Frühe Hilfen in der Pädiatrie

Volker Mall
Anna Friedmann
Hrsg.

Frühe Hilfen in der Pädiatrie

Bedarf erkennen – intervenieren – vernetzen

Mit 29 Abbildungen

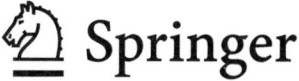

Herausgeber
Volker Mall
Inhaber Lehrstuhl Sozialpädiatrie der
Technischen Universität München
Ärztlicher Direktor
kbo Kinderzentrum München gGmbH
München
Deutschland

Anna Friedmann
Lehrstuhl Sozialpädiatrie der Technischen
Universität München
kbo Kinderzentrum München gGmbH
München
Deutschland

ISBN 978-3-662-49261-1   ISBN 978-3-662-49262-8   (ebook)
DOI 10.1007/978-3-662-49262-8

Die Deutsche Nationalbibliothek verzeichnet diese Publikation in der Deutschen Nationalbibliografie;
detaillierte bibliografische Daten sind im Internet über http://dnb.d-nb.de abrufbar.

Springer
© Springer-Verlag Berlin Heidelberg 2016
Das Werk einschließlich aller seiner Teile ist urheberrechtlich geschützt. Jede Verwertung, die nicht
ausdrücklich vom Urheberrechtsgesetz zugelassen ist, bedarf der vorherigen Zustimmung des Verlags.
Das gilt insbesondere für Vervielfältigungen, Bearbeitungen, Übersetzungen, Mikroverfilmungen und
die Einspeicherung und Verarbeitung in elektronischen Systemen.
Die Wiedergabe von Gebrauchsnamen, Handelsnamen, Warenbezeichnungen usw. in diesem Werk
berechtigt auch ohne besondere Kennzeichnung nicht zu der Annahme, dass solche Namen im Sinne
der Warenzeichen- und Markenschutz-Gesetzgebung als frei zu betrachten wären und daher von
jedermann benutzt werden dürften.
Der Verlag, die Autoren und die Herausgeber gehen davon aus, dass die Angaben und Informationen
in diesem Werk zum Zeitpunkt der Veröffentlichung vollständig und korrekt sind. Weder der Verlag,
noch die Autoren oder die Herausgeber übernehmen, ausdrücklich oder implizit, Gewähr für den
Inhalt des Werkes, etwaige Fehler oder Äußerungen.

Zeichnungen: Fotosatz Köhler GmbH, Würzburg
Umschlaggestaltung: deblik Berlin
Fotonachweis Umschlag: © iStock.com/Wavebreak

Gedruckt auf säurefreiem und chlorfrei gebleichtem Papier

Springer ist Teil von Springer Nature
Die eingetragene Gesellschaft ist Springer-Verlag GmbH Berlin Heidelberg

Geleitwort

Alle Kinder haben das Recht, in unserer Gesellschaft gesund aufzuwachsen und gleiche Teilhabechancen zu genießen. Bei der Geburt eines Kindes wünschen sich alle Eltern, ihrem Kind einen guten Start ins Leben ermöglichen zu können. Dennoch gelingt dies bei bis zu 20% der Mädchen und Jungen in Deutschland aufgrund belastender Lebenslagen nicht und ein Teil hat schon früh mit erheblichen Beeinträchtigungen zu kämpfen. Das Krankheitsspektrum bei Kindern hat sich entscheidend verändert. Die sogenannte „Neue Morbidität" ist nicht mehr so neu. Schon seit einigen Jahrzehnten zeigt sich eine Verschiebung von akuten zu chronischen Erkrankungen, von somatischen zu psychischen Störungen. Die meisten Kinder sind heute körperlich gesund, aber emotionale und funktionelle Entwicklungsstörungen, Besonderheiten des Verhaltens wie Aufmerksamkeits-, Aktivitäts- und Emotionalitätsprobleme, Teilleistungsstörungen und inadäquates Sozialverhalten haben zugenommen. Dies ist häufig auf wenig förderliche gesellschaftliche Rahmenbedingungen zurückzuführen. Allzu oft wird die Zukunft eines Kindes erheblich davon beeinflusst, in welche soziale Lage es hineingeboren wird.

Kinder- und Jugendärzte sind häufig die ersten professionellen Fachkräfte, die von belasteten und erschöpften Familien kontaktiert werden. Dadurch kommt ihnen eine wichtige Rolle zu, die familiäre Belastung früh zu erkennen, anzusprechen und den Zugang in passende Unterstützungsangebote der Frühen Hilfen zu eröffnen. Über die Früherkennungsuntersuchungen für Kinder werden beispielsweise zahlreiche Familien erreicht, auch weil viele Bundesländer verbindliche Einladewesen etabliert haben. Erfreulich ist, dass über diesen Weg Entwicklungsstörungen bei Kindern früher diagnostiziert werden. Eine effektive Nutzung dieses Zugangs zur Weiterleitung der Familien in die Angebote der kommunalen Netzwerke Früher Hilfen findet vielerorts schon statt, dennoch werden die Möglichkeiten flächendeckend noch nicht ausreichend genutzt. Daher wurde im neuen Präventionsgesetz geregelt, dass die Gesundheitsuntersuchungen für Kinder bei gesundheitlichen Risiken Informationsvermittlung zu regionalen Unterstützungsangeboten für Familien beinhalten.

Die Weiterleitung von Familien aus dem Gesundheitswesen in Angebote der Frühen Hilfen ist eines der zentralen Anliegen des Nationalen Zentrums Frühe Hilfen (NZFH), das von der Bundeszentrale für gesundheitliche Aufklärung (BZgA) in Kooperation mit dem Deutschen Jugendinstitut (DJI) getragen wird. Gefördert aus Mitteln des Bundesministeriums für Familie, Senioren, Frauen und Jugend (BMFSFJ) hat das NZFH zahlreiche Projekte, Programme und Produkte (mit-)entwickelt, damit sich Akteure und Institutionen des Gesundheitswesens noch stärker – quantitativ und qualitativ – in die kommunalen Netzwerke Früher Hilfen einbringen können.

Der vorliegende Leitfaden nimmt dieses Anliegen auf. Den Herausgebern Volker Mall und Anna Friedmann ist es gelungen, Erkenntnisse, Informationen und Orientierungshilfen zusammen zu tragen, die sowohl niedergelassene Kinderärzte als auch interdisziplinäre Teams in der Sozialpädiatrie ansprechen werden. Die Beiträge der Autorinnen und Autoren geben eine kompakte und fundierte Übersicht zu den relevanten Themengebieten. Diese beinhalten sowohl die Grundlagen der Frühen Hilfen in der Pädiatrie sowie die Störungsbilder und Belastungsfaktoren in der frühen Kindheit. Darauf aufbauend liefert der Leitfaden einen Überblick zu Einschätzungshilfen im Kontext der Frühen Hilfen. Schließlich werden sozialpädiatrische

Unterstützungsmöglichkeiten, aber auch darüber hinausgehende Angebote aus der Kinder- und Jugendhilfe sowie aus weiteren benachbarten Hilfesystemen beschrieben. Abgerundet werden die Beiträge aus unterschiedlichen Professionen durch ein Manual, das validierte Instrumente als Kopiervorlage für die klinische Praxis zur Verfügung stellt.

Ich bin überzeugt, dass der vorliegende Leitfaden insbesondere pädiatrischen Kollegen, darüber hinaus aber auch alle anderen Professionen, die im Handlungsfeld der Frühen Hilfen unterwegs sind, hilfreich begleiten und sie dabei unterstützen wird, ihre Rolle in den Netzwerken Früher Hilfen besser definieren und finden zu können.

Dr. Heidrun Thaiss,
Bundeszentrale für gesundheitliche Aufklärung

Vorwort

Das Ziel der frühen Hilfen, Entwicklungsmöglichkeiten von Kindern und Eltern in Familie und Gesellschaft frühzeitig und nachhaltig zu verbessern, ist auch ein zentrales Anliegen der Pädiatrie. Mit dem vorliegenden Buch soll diesem gemeinsamen Anliegen Rechnung getragen werden, indem die vorhandenen Berührungspunkte zwischen Arbeitsfeldern der Praxispädiatrie und Akteuren der Frühen Hilfen dargestellt werden. Dabei stehen praxisrelevante Fragen für den klinischen Alltag von Kinder- und Jugendärzten im Vordergrund: Wie kann ein Bedarf an Frühen Hilfen im pädiatrischen Kontext erkannt werden und an welche Angebote können betroffene Familien vermittelt werden? Hierzu dient neben den Kapiteln im inhaltlichen Hauptteil des Buchs auch ein Praxisteil in Form einer Handreichung (▶ Kap. 15), die relevante Erfassungs- und Screeningbögen rund um das Thema frühkindliche Entwicklung und psychosoziale Belastungsfaktoren für den klinischen Alltag enthält. Aufgrund der hohen Praxisrelevanz ist dem Thema Regulationsstörungen ein eigenes ausführliches Kapitel gewidmet, ebenso werden die Themen Screening und pädiatrische Früherkennungsuntersuchungen in den Fokus genommen. Abgerundet wird der inhaltliche Teil dann durch die Darstellung interdisziplinärer Interventionsmöglichkeiten, wobei sowohl die unterstützenden Maßnahmen im Bereich der Frühen Hilfen selbst als auch medizinisch-therapeutische Interventionen beleuchtet werden.

Wir freuen uns, dass wir für dieses Buch so namhafte Autoren gewinnen konnten, alle ausgewiesene Experten auf ihrem Gebiet. Unser Dank gilt neben den Autoren auch Frau Dr. Lerche und Frau Bauer vom Springer Verlag für die Koordination des Buchprojekts, Frau Dr. Meinrenken für das geduldige und kreative Lektorat sowie allen Kolleginnen und Kollegen, die uns nicht nur zu diesem Buch inspiriert haben, sondern uns auch stets mit Rat und Tat zu Seite standen.

Aufgrund der besseren Lesbarkeit verzichten wir im Buch auf die gleichzeitige Verwendung männlicher und weiblicher Sprachformen. Wir möchten ausdrücklich darauf hinweisen, dass sämtliche Personenbezeichnungen gleichwohl für beide Geschlechter gelten.

Anna Friedmann und Volker Mall
München im Februar 2016

Lebenslauf

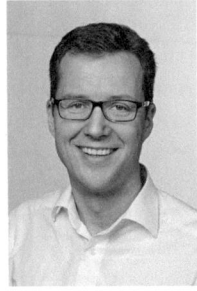

Volker Mall

Prof. Dr. med. Volker Mall wurde 1968 geboren und studierte von 1989–1996 Humanmedizin an der Albert-Ludwigs-Universität in Freiburg. Nach verschiedenen Auslandsaufenthalten und seiner Promotion 1996 begann er seine Facharztausbildung am Zentrum für Kinderheilkunde und Jugendmedizin, Klinik II: Neuropädiatrie und Muskelerkrankungen der Albert-Ludwigs-Universität Freiburg und schloss diese 2002 als Facharzt für Kinderheilkunde ab. Ab 2003 arbeitete er als Oberarzt in der Pädiatrie, habilitierte zum Thema „Die Entwicklung von Therapiestrategien für spastische Bewegungsstörungen nach frühen Hirnläsionen", erhielt 2007 die Schwerpunktsbezeichnung Neuropädiatrie und wurde 2008 zum außerplanmäßigen Professor ernannt. 2009 erfolgte die Berufung zur Professur für Jugendmedizin und Neuropädiatrie, Schwerpunkt Neuropädiatrie an der TU Dresden, wo Prof. Mall ab 2010 die Abteilung Neuropädiatrie und Sozialpädiatrisches Zentrum leitete. Nach der Berufung auf die Professur Sozialpädiatrie der TU München hat Prof. Mall seit 2012 den Lehrstuhl Sozialpädiatrie inne und ist Ärztlicher Direktor des Kinderzentrums München. Aktuelle Forschungsschwerpunkte umfassen Frühe Hilfen, Entwicklung und Entwicklungsstörungen, psychosoziale Aspekte chronischer Erkrankungen und die seelische Gesundheit von Kindern und Jugendlichen mit Flüchtlingshintergrund.

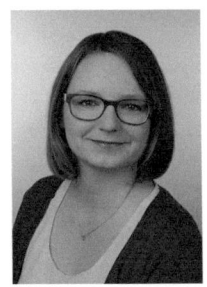

Anna Friedmann

Anna Friedmann wurde 1986 geboren und studierte von 2007–2012 Pädagogik, Psychologie (Schwerpunkt Entwicklungspsychologie) und Rechtswissenschaft (Schwerpunkt Jugendstrafrecht) an der Ludwig-Maximilians-Universität München. In den letzten beiden Jahren des Studiums war sie als wissenschaftliche Hilfskraft in der Forschungsabteilung der Klinik für Kinder- und Jugendpsychiatrie, Psychosomatik und Psychotherapie der Ludwig-Maximilians-Universität beschäftigt und verfasste ihre Magisterarbeit im Rahmen der Studie „Sprachentwicklung und deren Vorhersagbarkeit: Was wird aus Late Talkers?".

Seit 2012 ist Anna Friedmann wissenschaftliche Mitarbeiterin am Lehrstuhl Sozialpädiatrie der Technischen Universität München, leitet die Arbeitsgruppe „Frühe Hilfen". Zudem begann sie 2013 eine Ausbildung zur Kinder- und Jugendlichenpsychotherapeutin (Verhaltenstherapie) und arbeitet seitdem auch an ihrer Promotion zum Thema „Frühe Hilfen in der Pädiatrie – Evaluation psychosozialer Belastungen innerhalb der pädiatrischen Früherkennungsuntersuchung".

Aktuelle Forschungsschwerpunkte umfassen den präventiven Kinderschutz (Frühe Hilfen in der Pädiatrie; Vernetzung von Gesundheitswesen und Jugendhilfe), frühkindliche Regulationsstörungen, psychosoziale Belastungen und deren Auswirkungen auf die kindliche Entwicklung sowie die Inklusion im Bildungskontext.

Inhaltsverzeichnis

I Grundlagen

1 Frühe Hilfen in der Pädiatrie 3
V. Mall
Literatur 5

2 Konzept der Frühen Hilfen im Wandel 7
M. Paul
2.1 Einleitung 8
2.2 Frühe Hilfen vom Projekt zum Regelangebot 8
2.3 Frühe Hilfen im Spannungsfeld zwischen Förderung und Kontrollauftrag 10
2.4 Sektorenübergreifende Zusammenarbeit von Gesundheitswesen und Kinder- und Jugendhilfe als Kernstück der Frühen Hilfen 11
2.5 Ausblick 12
Literatur 12

3 Frühe Hilfen und interventiver Kinderschutz – eine Abgrenzung 13
H. Kindler
3.1 Einleitung 14
3.2 Der Fachbegriff „Kinderschutz" 15
3.3 Der Rechtsbegriff „Kindeswohlgefährdung" 17
3.4 Der Rechtsbegriff des „gewichtigen Anhaltspunkts" 20
3.5 Unterschiede und Gemeinsamkeiten zwischen Frühen Hilfen und interventivem Kinderschutz 23
Literatur 25

4 Bedarf an Frühen Hilfen: Epidemiologie 27
R. von Kries, T. Haack
4.1 Einleitung 28
4.2 Primäre oder Sekundäre Prävention? 28
4.3 Wie häufig sind welche Risikokonstellationen bei welchen Subgruppen von Familien? 30
4.3.1 Besonderheiten des kindlichen Temperaments bzw. der Entwicklung 30
4.3.2 Belastungen durch Aufwachsen unter ungünstigen Bedingungen 31
4.3.3 Daten zur Koinzidenz von Risikofaktoren 32
4.4 Möglichkeiten der Evaluation der Wirksamkeit Früher Hilfen 32
4.4.1 Fazit 35
Literatur 35

II Belastungsfaktoren und Störungen der frühkindlichen Entwicklung (Klinik, Diagnostik, Therapie)

5	**Störungsbilder**	39
5.1	**Kindbezogene Auffälligkeiten**	40
5.1.1	Frühkindliche Regulationsstörungen	40
	M. Ziegler	
5.1.2	Langzeitfolgen von frühkindlichen Regulationsstörungen	63
	M. Licata	
5.2	**Elternbezogene Auffälligkeiten**	65
5.2.1	Postpartale psychische Erkrankungen	65
	T. Besier, U. Ziegenhain	
5.2.2	Kinder psychisch kranker Eltern	75
	S. Wiegand-Grefe, M. Licata	
5.3	**Mütterliche Feinfühligkeit verbessern – der zentrale Ansatzpunkt bei auffälliger Eltern-Kind-Interaktion**	88
	M. Schieche	
5.3.1	Die Notwendigkeit elterlicher Feinfühligkeit	88
5.3.2	Psychobiologische Grundlagen	89
5.3.3	Mütterliche Feinfühligkeit – das Konzept	90
5.3.4	Die Feinfühligkeitsskala	92
5.3.5	Integrative Eltern-Säuglingsberatung	97
5.3.6	Fallvignette	100
5.3.7	Zusammenfassung und Ausblick	101
	Literatur	102
6	**Psychosoziale Belastungen und protektive Faktoren**	109
	A. Friedmann	
6.1	**Einleitung**	110
6.2	**Psychosoziale Belastungen**	110
6.3	**Protektive Faktoren**	113
6.4	**Ausblick**	114
	Literatur	114

III Bedarf an Frühen Hilfen in der Pädiatrie

7	**Screeninginstrumente im Bereich der Frühen Hilfen**	119
	A. Friedmann, V. Mall	
7.1	**Einleitung**	120
7.2	**Anwendungsbereich von Screeninginstrumenten im Bereich der Frühen Hilfen**	120
7.2.1	Zielgruppe	120
7.2.2	Gegenstand	121
7.2.3	Einsatzorte	122

7.3	Nutzen von Screeninginstrumenten in den Frühen Hilfen	123
7.4	Zusammenfassung	123
	Literatur	124

8 Der Pädiatrische Anhaltsbogen zur Einschätzung von psychosozialem Unterstützungsbedarf (U3–U6) 125
V. Mall, A. Friedmann

8.1	Einleitung	126
8.2	Entwicklung des Pädiatrischen Anhaltsbogens	127
8.3	Aufbau und Inhalt	128
8.4	Handhabung und Auswertung	133
8.5	Evaluation im Praxistest – Ausgewählte Studienergebnisse	133
8.5.1	Methoden	134
8.5.2	Ergebnisse	134
8.5.3	Diskussion	138
8.6	Zusammenfassung	145
8.7	Ausblick	146
	Literatur	147

9 Strategien der Erkennung im Rahmen der pädiatrischen Früherkennungsuntersuchungen 149
R. G. Schmidt

9.1	Einleitung	150
9.2	Fortentwicklung des Früherkennungsprogramms	150
9.3	Grundlagen von Screening-Untersuchungen	152
9.4	Beurteilung des pädiatrischen Früherkennungsprogramms	153
9.5	Zukunftsentwicklung der pädiatrischen Früherkennungsuntersuchungen	153
9.6	Zusammenfassung	157
	Literatur	157

IV Interventionen und vernetzte Versorgungsangebote

10 Schreibabyambulanz und stationäre Sozialpädiatrie 161
M. Ziegler

10.1	Einleitung	162
10.2	Ambulante Therapie bei frühkindlichen Regulationsstörungen	162
10.2.1	Interventionen bei exzessivem Schreien	163
10.2.2	Ambulante Therapie bei Schlafstörungen	166
10.2.3	Ambulante Behandlung bei Fütterstörungen	170
10.3	Stationäre Sozialpädiatrie	173
10.3.1	Stationäre Behandlung bei frühkindlichen Regulationsstörungen	173
10.3.2	Stationäre Behandlung	175

10.3.3	Fallbeispiel: stationäre Behandlung bei Fütterstörung	175
10.4	Zusammenfassung	177
	Literatur	177

11 Interaktionsorientierte Mutter-Kind-Psychotherapie im stationären Setting ... 179
C. Reck, N. Schlegel

11.1	Postpartale psychische Störung als entwicklungsrelevanter Risikofaktor	180
11.2	Bedeutung der Mutter-Kind-Interaktion in den ersten Lebensmonaten	180
11.3	Therapie	182
11.3.1	Spezifische Themen der Psychotherapie im Postpartalzeitraum	182
11.3.2	Psychotherapie der Mutter- Kind-Beziehung	183
11.3.3	Mutter-Kind-zentrierte Interventionsansätze im stationären Setting	184
11.3.4	Schlussbemerkung	186
11.4	Aktuelle Versorgungs- und Finanzierungslage stationärer Mutter-Kind-Therapien	187
	Literatur	188

12 Angebote der Kinder- und Jugendhilfe im Bereich der Frühen Hilfen ... 191
C. Hack, R. Schone

12.1	Einleitung	192
12.2	Aufgaben und Struktur der Kinder- und Jugendhilfe	192
12.3	Was sind und was wollen Frühe Hilfen?	193
12.4	Handlungsfelder der Frühen Hilfen und Anknüpfungspunkte für die Pädiatrie	194
12.4.1	Förderung der Erziehung in der Familie	195
12.4.2	Tageseinrichtungen und Tagespflege für Kinder	198
12.4.3	Projekte im Rahmen der Frühen Hilfen	199
12.5	Fazit	200
	Literatur	201

13 Interdisziplinäre Frühförderung im Kontext der Frühen Hilfen ... 203
H. Weiß

13.1	Interdisziplinäre Frühförderung und Frühe Hilfen – begriffliche Orientierungen	204
13.2	Das System der Interdisziplinären Frühförderung	204
13.3	Zum Stellenwert der Interdisziplinären Frühförderung für den präventiven Kinderschutz	205
13.3.1	Behinderungen und kindliche Entwicklungsauffälligkeiten als Risikofaktoren für Kindeswohlgefährdungen	205
13.3.2	Positive Bedingungen und Ansatzpunkte	206
13.4	Interdisziplinäre Frühförderung und Frühe Hilfen: Gemeinsamkeiten, Unterschiede und Vernetzungsbedarf	207
13.4.1	Behinderung und drohende Behinderung als Indikationskriterien der Frühförderung	207
13.4.2	Verstärkte Vernetzung als Chance einer angemessenen Früherkennung und Frühförderung	208
13.4.3	Zur Frage der (nachhaltigen) Wirksamkeit früher Interventionen	209
13.5	Präventivauftrag der Frühen Hilfen und Familienorientierung der Interdisziplinären Frühförderung	209
	Literatur	211

14	**Bedeutung der Schwangerschaftsberatung im Rahmen Früher Hilfen** 213	
	U. Busch	
14.1	Aufgaben der Schwangerschaftsberatung. 214	
14.2	Arbeitsweisen der Schwangerschaftsberatung 215	
14.3	Frühe Hilfen, Kinderschutz und Schwangerschaftsberatung. 216	
14.4	Besonderheiten und Abgrenzungen. 217	
14.5	Zusammenarbeit zwischen kinderärztlicher Versorgung und Schwangerschaftsberatung. 219	
	Literatur. 221	

V Instrumente zur Einschätzung des Bedarfs an Frühen Hilfen

15	**Ausgewählte Instrumente für die klinische Praxis zur Einschätzung des psychosozialen Unterstützungsbedarfs** 225	
	S. Schneidewind, A. Friedmann, V. Mall	
15.1	Pädiatrischer Anhaltsbogen zur Einschätzung von psychosozialem Unterstützungsbedarf (U3–U6). 227	
15.2	Wahrnehmungsbogen für den Kinderschutz 232	
15.3	Heidelberger Belastungs-Skala (HBS). 246	
15.4	Fragebogen zum Schreien, Füttern und Schlafen 250	
15.5	Protokolle: Fütter-, Verhaltens- und Schlafprotokoll 258	
15.5.1	Fütterprotokoll. 258	
15.5.2	Verhaltens- und Schlafprotokoll in Form des Wochenprotokolls 260	
15.5.3	Verhaltens- und Schlaftagebuch in der Form eines Tagesprotokolls. 262	
15.6	Fragebogen zur PPD-Selbsteinschätzung: Edinburgh-Postnatal-Depression-Scale. . . . 264	
15.7	Die Depression-Angst-Stress-Skala für die Perinatalzeit (DASS-P). 266	
15.8	Fragebogen zu Erziehungseinstellungen im Säuglingsalter und im Kleinkindalter. . . . 268	
	Literatur. 273	

Serviceteil 275
Stichwortverzeichnis 276

Autorenverzeichnis

Besier, Tanja, Dr.
Universitätsklinikum Ulm
Klinik für Kinder- und Jugendpsychiatrie/
Psychotherapie
Steinhövelstraße 5
89075 Ulm

Busch, Ulrike, Prof.
Hochschule Merseburg
Eberhard-Leibnitz-Straße 2
06217 Merseburg

Friedmann, Anna, M.A.
Lehrstuhl Sozialpädiatrie der Technischen
Universität München
kbo Kinderzentrum
Heiglhofstraße 63
81377 München

Hack, Carmen, M.A.
Fachhochschule Münster
Fachbereich Sozialwissen
Hüffernstraße 27
48149 Münster

Haack, Tatjana
Technische Universität München
Arcisstraße 21
80333 München

Kindler, Heinz, Dr.
Deutsches Jugendinstitut
Nockherstraße 2
81541 München

von Kries, Rüdiger, Prof.
Ludwig-Maximilians-Universität München
Institut für Soziale Pädiatrie und
Jugendmedizin
Haydnstraße 5/IV. Stock
80336 München

Mall, Volker, Prof.
Lehrstuhl Sozialpädiatrie der Technischen
Universität München
kbo Kinderzentrum
Heiglhofstraße 63
81377 München

Paul, Mechthild, Dipl.-Päd.
Nationales Zentrum Frühe Hilfen (NZFH) in der
Bundeszentrale für gesundheitliche Aufklärung
Ostmerheimer Straße 220
51109 Köln

Reck, Corinna, Prof.
Ludwig-Maximilians-Universität
Fakultät für Psychologie und Pädagogik
Leopoldstraße 13
80802 München

Schieche, Michael, Dr.
kbo Kinderzentrum
Heiglhofstraße 63
81377 München

Schlegel, Nina, Dipl.-Psych.
Zentrum für Psychosoziale Medizin
Universitätsklinikum Heidelberg
Voßstraße 2
69115 Heidelberg

Schmid, Roland G., Prof.
Zentrum für Kinder und Jugendliche e.V.
Vinzenz-von-Paul-Straße 14
84503 Altötting

Schneidewind, Svenja
Lehrstuhl Sozialpädiatrie der Technischen
Universität München
kbo Kinderzentrum
Heiglhofstraße 63
81377 München

Schone, Reinhold, Prof. Dr. phil.
Fachhochschule Münster
Fachbereich Sozialwissen
Hüffernstraße 27
48149 Münster

Weiß, Hans, Prof.
Pädagogische Hochschule Ludwigsburg
Fakultät für Sonderpädagogik
Reuteallee 25
71634 Reutlingen

Wiegand-Grefe, Silke, Prof.
Medical School Hamburg
Am Kaiserkai 1
20457 Hamburg

Ziegenhain, Ute, Prof.
Universitätsklinikum Ulm
Klinik für Kinder- und Jugendpsychiatrie/
Psychotherapie
Steinhövelstraße 5
89075 Ulm

Ziegler, Margret, Dr.
kbo Kinderzentrum
Heiglhofstraße 63
81377 München

Grundlagen

Kapitel 1   Frühe Hilfen in der Pädiatrie – 3
             V. Mall

Kapitel 2   Konzept der Frühen Hilfen im Wandel – 7
             M. Paul

Kapitel 3   Frühe Hilfen und interventiver Kinderschutz – eine Abgrenzung – 13
             H. Kindler

Kapitel 4   Bedarf an Frühen Hilfen: Epidemiologie – 27
             R. von Kries, T. Haack

Frühe Hilfen in der Pädiatrie

V. Mall

Literatur – 5

Eltern bei der Fürsorge für Entwicklung und Gesundheit zu unterstützen kann als eine der genuinen Aufgaben der Pädiatrie bezeichnet werden. Hier spielt der – jetzt auch gesetzlich verankerte – präventive Anspruch der Kinderheilkunde eine große Rolle: Die Einbeziehung des psychosozialen Umfeldes in den Vorsorgeprozess und die Krankheitsbehandlung kann die Entstehung von somatischen und psychischen Erkrankung verhindern bzw. bei vorhandenen Erkrankungen deren Verlauf günstig beeinflussen und somit sowohl primär präventiv als auch sekundär präventiv wirksam sein.

Der Einbezug des psychosozialen Umfeldes in den Vorsorge-, Untersuchungs- und Behandlungsprozess ist in der Pädiatrie seit der Existenz dieses Fachs tief verankert und war eine der Hauptmotivationen, die Früherkennungsuntersuchungen ins Leben zu rufen. So ist es kein Zufall, dass der Initiator der Früherkennungsuntersuchungen (▶ Kap. 9), Professor Dr. Th. Hellbrügge, auch der Gründer der Sozialpädiatrie war, der Wissenschaft, die sich dieser Fragestellung in besonderem Maße annimmt.

> **Definition Sozialpädiatrie:** Sozialpädiatrie ist ein Zugang zur Kindergesundheit, mit Fokus auf dem Kind in Krankheit und Gesundheit im Kontext der Gesellschaft, des Umfeldes, der Schule und der Familie.

So ist ein Schwerpunkt der Sozialpädiatrie die Erforschung der Zusammenhänge zwischen Gesundheits- und Entwicklungsstörungen mit dem sozialen, insbesondere familiären Umfeld und der natürlichen Umwelt. Im klinischen Alltag stehen die Diagnostik, Beratung und Therapie von Kindern und Jugendlichen mit besonderen Bedürfnissen und deren Familien im Vordergrund. Traditionelle Zielgruppen sind Säuglinge und Kleinkinder mit Regulationsstörungen, Kinder und Jugendliche mit tiefgreifenden Entwicklungsstörungen und emotionalen und Verhaltensstörungen, mit kinderneurologischen Krankheitsbildern und anderen chronischen Erkrankungen. Neben der organspezifischen, somatischen Diagnostik und Therapie steht die Frage nach der Förderung der Entwicklung und der Teilhabe im Vordergrund.

Dies, die Förderung der Entwicklung und der Teilhabe, ist auch zentraler Bestandteil des Leitbildes der frühen Hilfen. So zielen die Frühen Hilfen darauf ab, „ … Entwicklungsmöglichkeiten von Kindern und Eltern in Familie und Gesellschaft frühzeitig und nachhaltig zu verbessern … damit tragen sie maßgeblich zum gesunden Aufwachsen von Kindern bei und sichern deren Rechte auf Schutz, Förderung und Teilhabe." (Begriffsbestimmung Frühe Hilfen, Nationales Zentrum Frühe Hilfen 2014). Handelt es sich somit bei den Frühen Hilfen aus sozialpädiatrischer Sicht um Parallelstrukturen? Die (Sozial-) Pädiatrie hat den Anspruch an sich, Entwicklungsförderung und Teilhabe bereits im Fokus zu haben und hierfür die entsprechenden Strukturen, ein interdisziplinäres Team aus Ärztinnen, Psychologinnen, Therapeutinnen, Sozialpädagoginnen, vorzuhalten. Anhand eines Fallbeispiels soll dargestellt werden, dass Frühe Hilfen und Sozialpädiatrie sich sinnvoll ergänzen und eine enge Kooperation zwingend erforderlich ist.

Fallbeispiel

Ein 2,5-jähriger Junge wird wegen einer Gehirnerschütterung nach Sturz von einem Klettergerüst zur 24 h-Überwachung in einer Universitätskinderklinik stationär aufgenommen. Während des stationären Aufenthalts kommt es zu einem zweiten Sturz auf den Kopf, sodass die Überwachung auf 48 h ausgedehnt wird. In der Visite werden die Unruhe des Kindes und die offensichtliche Überforderungssituation der alleinerziehenden Mutter von drei Kindern thematisiert. Bei der Entlassungsuntersuchung wird eine trockene Haut festgestellt und eine Vorstellung in der allergologischen Spezialsprechstunde veranlasst.

Anhand dieser Alltagssituation in einer Kinderklinik lässt sich die Notwendigkeit einer engen Verknüpfung Früher Hilfen und der Kinderheilkunde darstellen. Oft wird ein Unterstützungsbedarf im psychosozialen Bereich im Kontext von „medizinischen Bagatellangelegenheiten" manifest, die Vermittlung der Unterstützung jedoch scheitert an nicht vorhandenen Zugangswegen. So ist es für die Stationsärztin viel einfacher, einen Termin in einer somatischen Spezialsprechstunde zu vereinbaren als einen bedarfsgerechten psychosozialen Unterstützungsbedarf zu vermitteln. Der herkömmliche Sozialdienst einer Kinderklinik wird in der Regel für die Unterstützung schwer somatisch erkrankter Kinder und Jugendlicher benötigt, um mit einem entsprechend fachspezifischen Hintergrund psychosoziale Unterstützung zu organisieren, für ein Kind mit einer Gehirnerschütterung sind in der Regel keine Ressourcen vorhanden. Auch ist eine zwingende Notwendigkeit, den psychosozialen Unterstützungsbedarf in einen solchem Fall aus der Klinik heraus zu organisieren, nicht gegeben. Während das onkologisch kranke Kind, das Kind mit einer schweren Epilepsie oder einer Muskelerkrankung von einem psychosozialen Team profitiert, das sich mit den Hintergründen der Erkrankung und den daraus resultierenden spezifischen Bedürfnissen der Patienten auskennt, spielt der medizinische Hintergrund zur Abklärung und Organisation des psychosozialen Unterstützungsbedarfes bei einem Kind nach Gehirnerschütterung eine untergeordnete Rolle.

Das Thema psychosoziale Umgebung und Pädiatrie ist keineswegs auf die Klinikpädiatrie beschränkt; besonders auch in der Praxispädiatrie spielt es eine große Rolle. So ist die Sozialraumvernetzung ein wichtiges Merkmal der ambulanten Pädiatrie. Hier stehen die gemeindenahe Ausrichtung und die Notwendigkeit einer guten Sozialraumvernetzung zwischen Mitarbeitern des Gesundheitssystems, dem sozialen Hilfesystem, dem Bildungssystem und den freien Organisationen im Vordergrund. Die Notwendigkeit einer engen Verbindung und Verknüpfung mit den Frühen Hilfen spielt hier eine besonders große Rolle. Die Konzepte diesbezüglich unterscheiden sich regional stark und werden in den Kapiteln dieses Buchs exemplarisch entsprechend vorgestellt. Die regionale Diversität hat den Vorteil „gewachsenen Strukturen" am ehesten gerecht zu werden. Aus pädiatrischer Sicht ist zu fordern, dass der Zugang zu den Frühen Hilfen „niederschwellig" ist und sich mit dem hohen Zeitdruck in einer Kinderarztpraxis vereinen lässt.

Literatur

Nationales Zentrum Frühe Hilfen (2014) Leitbild Frühe Hilfen, Beitrag des NZFH Beirates., 1. Aufl., S. 13, http://www.fruehehilfen.de/fileadmin/user_upload/fruehehilfen.de/pdf/NZFH_Kompakt_Beirat_Leitbild_fuer_Fruehe_Hilfen_BZgA_low_14-02332.pdf

Konzept der Frühen Hilfen im Wandel

M. Paul

2.1 Einleitung – 8

2.2 Frühe Hilfen vom Projekt zum Regelangebot – 8

2.3 Frühe Hilfen im Spannungsfeld zwischen Förderung und Kontrollauftrag – 10

2.4 Sektorenübergreifende Zusammenarbeit von Gesundheitswesen und Kinder- und Jugendhilfe als Kernstück der Frühen Hilfen – 11

2.5 Ausblick – 12

Literatur – 12

© Springer-Verlag Berlin Heidelberg 2016
V. Mall, A. Friedmann (Hrsg.), *Frühe Hilfen in der Pädiatrie*,
DOI 10.1007/978-3-662-49262-8_2

2.1 Einleitung

Gravierende Fälle von Kindesmisshandlung und -vernachlässigung gaben ab 2006 Anlass zu einer breiten gesellschaftlichen Debatte zum Kinderschutz in Deutschland mit dem erklärten Ziel, das Wohl der Kinder in den Mittelpunkt der gesellschaftlichen Verantwortung zu rücken. Gleichzeitig wiesen auch Ergebnisse der Kindergesundheitsstudie KIGGS auf eine Veränderung des Krankheitsspektrums bei Kindern hin (Ravens-Sieberer et al. 2007). Die sog. neue Morbidität zeigt sich in einer Verschiebung von den akuten zu den chronischen Erkrankungen und von den somatischen zu den psychischen Störungen. Die meisten Kinder sind heute körperlich gesund, aber Entwicklungs- und Verhaltensstörungen sowie psychische Erkrankungen haben in den letzten Jahren zugenommen vor dem Hintergrund der Veränderung von gesellschaftlichen Rahmenbedingungen, v. a. von sozialen Lagen (Ravens-Sieberer et al. 2007, Sachverständigenrat zur Begutachtung der Entwicklung im Gesundheitswesen 2009). Ebenso wiesen steigende Ausgaben in der kommunalen Kinder- und Jugendhilfe darauf hin, dass zwar zunehmend Mittel v. a. in den sog. Pflichtaufgaben wie z. B. „Hilfen zur Erziehung" benötigt und eingesetzt werden, dies aber nicht zu einer grundlegenden Verbesserung der Versorgung von Kindern führt (Meier-Gräwe u. Wagenknecht 2011).

> Ab 2006 gaben schwere Fälle von Kindesmisshandlung und -vernachlässigung Anlass zu einer breiten gesellschaftlichen Debatte zum Kinderschutz in Deutschland mit dem erklärten Ziel, das Wohl der Kinder in den Mittelpunkt der gesellschaftlichen Verantwortung zu rücken.

Aufgrund des hohen gesellschaftlichen und politischen Handlungsdrucks in der Kinder- und Jugendhilfe, hier schnell tätig zu werden und den Kinderschutz zu stärken, wurde ein intensiver Diskurs darüber geführt, ob mit kontrollstärkenden oder mehr präventiv ausgerichteten Ansätzen dieser Entwicklung begegnet werden sollte. Auf allen unterschiedlichen föderalen Ebenen wurden Maßnahmen in beide Richtungen ergriffen. Konsens bestand auf allen Ebenen darüber, so früh wie möglich, d. h. bereits möglichst ab der Schwangerschaft bzw. im Kleinkindalter, anzusetzen und nicht erst abzuwarten, bis sich bereits Entwicklungs- und Gedeihstörungen oder gar Gefährdungen für die Kinder eingestellt haben. Der Fokus auf die frühe Kindheit begründete sich auch dadurch, dass zum einen diese Altersgruppe bei den erzieherischen Hilfen bis dato deutlich unterrepräsentiert war (Fendrich u. Pothmann 2009), zum anderen, dass schwerwiegende Fälle von Vernachlässigung aufgrund der besonderen Vulnerabilität von Säuglingen und Kleinkindern in dieser Altersgruppe häufiger vorkommen und mit massiveren Schädigungen einhergehen (Münder et al. 2000). Auch die Fälle gravierender Kindeswohlgefährdungen, die 2006/2007 zu der intensiven öffentlichen Diskussion geführt haben, bezogen sich auf Kinder unter 3 Jahren.

2.2 Frühe Hilfen vom Projekt zum Regelangebot

Auf Bundesebene waren sich die koalitionsbildenden Parteien einig, die Prävention zu stärken. 2006–2010 wurde daher vom Bundesministerium für Familie, Senioren, Frauen und Jugend (BMFSFJ) das Aktionsprogramm „Frühe Hilfen und soziale Frühwarnsysteme" auf den Weg gebracht. Diesem Programm zufolge sollten sich Frühe Hilfen v. a. an Familien in besonders belastenden Lebenslagen richten und dazu beitragen, möglichst früh die Voraussetzungen für eine tragfähige Eltern-Kind-Beziehung herzustellen, Risiken und Gefährdungen zu erkennen und durch wirksame Programme und unterstützende Hilfen Fehlentwicklungen vorzubeugen. Parallel zum Aktionsprogramm brachten einige Länder und Kommunen eigene Programme und Maßnahmen zu Frühen Hilfen auf den Weg.

Im Rahmen des Aktionsprogramms wurde vom BMFSFJ 2007 das Nationale Zentrum Frühe Hilfen (NZFH) zur Unterstützung des wissensbasierten qualitativen Auf- und Ausbaus der Frühen Hilfen unter der Trägerschaft der Bundeszentrale für gesundheitliche Aufklärung (BZgA) in Kooperation mit dem Deutschen Jugendinstitut e.V. (DJI) eingerichtet. Durch die Generierung und Bereitstellung von Wissen und dessen Transfer in die Praxis und die Öffentlichkeit soll das NZFH dazu beitragen, den wissenschaftlichen Diskurs zu Frühen Hilfen

2.2 · Frühe Hilfen vom Projekt zum Regelangebot

anzuregen, Frühe Hilfen systematisch in der Fachpraxis zu verankern und als wirksames, präventives sowie dauerhaftes Unterstützungsangebot für (werdende) Eltern und ihre Kinder zu etablieren.

> Zu den zentralen Qualitätsdimensionen Früher Hilfen gehörte von Anfang an die konsequente Orientierung an den Unterstützungsbedarfen der Familie und ihrer Kinder in einem Verbund systemübergreifender koordinierter Hilfen und Angebote in ihrer Lebenswelt v. a. des Gesundheitswesens und der Kinder- und Jugendhilfe.

Eine stärkere Verzahnung gesundheitsbezogener Leistungen und Jugendhilfeleistungen wurde von der Erkenntnis geleitet, dass das Gesundheitswesen über die notwendigen, nicht-stigmatisierenden Zugänge zu **allen** – und somit auch zu den belasteten, schwer erreichbaren Familien – und die Jugendhilfe über weiterführende Hilfen verfügt.

Die Gesundheitsministerkonferenz und die Jugendministerkonferenz sprachen sich ebenfalls für den Aufbau präventiver gesundheitsbezogener und psychosozialer Hilfen zur Verstärkung des Kinderschutzes sowie für eine stärkere systematische Vernetzung und Zusammenarbeit zwischen den Systemen aus. In den meisten Ländern wurden z. B. verbindliche Einladewesen bei den Früherkennungsuntersuchungen bei Kindern eingeführt.

Im Rahmen des Aktionsprogramms wurden daher 10 Modellprojekte übergreifend in allen Bundesländern aufgesetzt. Der Praxisteil wurde von Ländern, Kommunen, Stiftungen sowie Freien Trägern durchgeführt. Die wissenschaftliche Begleitung der Modellprojekte wurde vom NZFH aus Mitteln des BMFSFJ gefördert. Dabei ging es zum einen um die geeigneten Zugangsmöglichkeiten zu belasteten Familien, die Wirksamkeit von Hilfetypen, die Bedingungsfaktoren gelingender Vernetzung und Kooperation, aber auch um die Verstetigung der Frühen Hilfen im Regelsystem.

Die Erkenntnisse fanden Eingang in die Beratungen zum Bundeskinderschutzgesetz, das Anfang 2012 in Kraft getreten ist. Die Frühen Hilfen wurden darin erstmalig vom Gesetzgeber in § 1 Abs. 4 KKG Frühe Hilfen normiert (KKG: Gesetz zur Kooperation und Information im Kinderschutz): „[...] die Unterstützung der Eltern bei der Wahrnehmung ihres Erziehungsrechts und ihrer Erziehungsverantwortung durch die staatliche Gemeinschaft [umfasst] insbesondere auch Information, Beratung und Hilfe. Kern ist die Vorhaltung eines möglichst frühzeitigen, koordinierten und multiprofessionellen Angebots im Hinblick auf die Entwicklung von Kindern vor allem in den ersten Lebensjahren für Mütter und Väter sowie schwangere Frauen und werdende Väter (Frühe Hilfen)."

Des Weiteren wurde im Gesetz eine von 2012–2015 zeitlich befristete „Bundesinitiative Netzwerke Frühe Hilfen und Familienhebammen (§ 3 Abs. 4 KKG) – kurz Bundesinitiative Frühe Hilfen – in das Gesetz aufgenommen und deren Umsetzung dem BMFSFJ übertragen. Ziel der Bundesinitiative ist die Vorbereitung eines ebenfalls im Gesetz verankerten Fonds, der ab 2016 zur Sicherstellung der Netzwerke Frühe Hilfen und psychosozialen Unterstützung von Familien eingerichtet werden soll und für den jährlich 51 Mio. € zur Verfügung stehen. Mit der Bundesinitiative Frühe Hilfen (BIFH) soll ein Qualitätsentwicklungsprozess angestoßen werden, der sicherstellt, dass bis zum Fonds ein flächendeckender Ausbau und Aufbau auf einem annähernd vergleichbaren Qualitätsniveau in den Frühen Hilfen erreicht wird. Hierzu stellt der Bund 177 Mio. € für die Jahre 2012–2015 zur Verfügung.

Sowohl die Ergebnisse der Modellprojekte aus dem Aktionsprogramm als auch die Erfahrungen der Länder beim Aufbau der Frühen Hilfen wurden als Grundlage für eine gemeinsame Verwaltungsvereinbarung (VV) von Bund und Ländern für die Ausgestaltung der Bundesinitiative genutzt.

Bund und Länder einigten sich darin auf folgende **Förderbereiche**, um dieses Ziel zu erreichen
1. Netzwerke mit Zuständigkeit für Frühe Hilfen (Art. 2 Abs. 3 VV BIFH)
2. Einsatz von Familienhebammen und Fachkräften aus vergleichbaren Gesundheitsfachberufen im Kontext Frühe Hilfen (Art. 2 Abs. 4 VV BIFH)
3. Ehrenamtsstrukturen im Kontext Frühe Hilfen (Art. 2 Abs. 5 VV BIFH)
4. Weitere zusätzliche Maßnahmen zur Förderung Früher Hilfen, sofern die Strukturen und Angebote des ersten und zweiten Förderbereichs bedarfsgerecht zur Verfügung stehen (Art. 2 Abs. 6 VV BIFH)

2.3 Frühe Hilfen im Spannungsfeld zwischen Förderung und Kontrollauftrag

In der Anfangszeit der Frühen Hilfen wurde unter dem starken Eindruck der gravierenden Misshandlungsfälle intensiv um den Grad der Ausprägung von Kontrolle und Förderung in den Frühen Hilfen gerungen. Gerade Vertreterinnen und Vertreter aus dem Gesundheitswesen taten sich anfangs sehr schwer, Kooperationen mit der Kinder- und Jugendhilfe einzugehen, aus Sorge davor, das Vertrauen der Familien zu verlieren. Auch die begleitende Fachdiskussion zum Bundeskinderschutzgesetz war stark geprägt von einem Ringen um Förderung und Prävention auf der einen Seite und Sicherung des Kindeswohls durch gesetzliche Kontrollregelungen auf der anderen Seite. Für alle, die in den Frühen Hilfen und im Kinderschutz tätig sind, ist die Herausforderung, hier das Verhältnis zwischen Prävention und Handeln bei drohender Kindeswohlgefährdung zu klären.

Um der Fachpraxis eine erste Orientierung für den Prozess der Verortung Früher Hilfen zu geben und den Diskurs darüber anzuregen, hat das NZFH 2009 gemeinsam mit seinem wissenschaftlichen Beirat eine Begriffsbestimmung Früher Hilfen (Nationales Zentrum Frühe Hilfen 2009) erarbeitet, um sie in ein umfassendes Verständnis der Förderung positiver Entwicklungsbedingungen und nicht in erster Linie in eine Strategie der einseitigen Gefahrenabwehr einzubetten (Sann et al. 2013).

> Frühe Hilfen reichen von alltagspraktischer Unterstützung bis hin zur Förderung der Beziehungs- und Erziehungskompetenz von (werdenden) Müttern und Vätern. Zielgruppen sind alle Eltern (universelle Prävention), allerdings mit dem Fokus auf Familien in Problemlagen (selektive Prävention).

Frühe Hilfen dienen der frühzeitigen Wahrnehmung von Risiken für die Gesundheit und das Wohl des Kindes, leiten aber weitergehende Hilfen ein, wenn die Frühen Hilfen nicht ausreichen, um den Schutz der Kinder zu sichern. Sie sind an der Schnittstelle zum Schutzauftrag tätig, aber handeln nicht zur Erfüllung desselben. Und dies tun sie in einem multiprofessionellen Netzwerk unterschiedlicher sowohl professioneller als auch ehrenamtlicher Anbieter von Maßnahmen. Frühe Hilfen sind ein Unterstützungsangebot, das Eltern freiwillig in Anspruch nehmen können. Darin eingebettet bedarf es aber besonderer Bemühungen, um Familien in schwierigen Lebenslagen zu erreichen und bedarfsgerecht zu unterstützen. Denn gerade belasteten Familien fehlen oft das Wissen und auch die Kraft, sich Unterstützung aktiv zu erschließen. Sie benötigen spezifische, niedrigschwellige, meist aufsuchende Angebote, die ihre besondere Lebenslage berücksichtigen (Nationales Zentrum Frühe Hilfen 2014a). Die Vermeidung von Stigmatisierung ist dabei in erster Linie eine Frage der Haltung, mit der Fachkräfte Müttern und Vätern gegenübertreten, um sie für die Teilnahme an den rein freiwilligen Angeboten der Frühen Hilfen zu motivieren. Eltern als potenzielle Gefährdung für ihr Kind zu adressieren, bietet hier keine Ausgangsbasis, sondern blockiert den Aufbau einer Vertrauensbeziehung (Geene 2011).

> Daher gilt es, in der Ansprache positive Ziele Früher Hilfen zu formulieren, wie beispielsweise die Förderung einer altersgemäßen Entwicklung des Kindes und das Erleben von mehr Sicherheit und Selbstwirksamkeit in der Elternrolle. Dies kommt in der Regel den Bedürfnissen und Wünschen von Eltern entgegen (Renner u. Heimeshoff 2010) und kann die Motivierung zur Inanspruchnahme einer Hilfe stützen.

Bei dieser Begriffsbestimmung handelt es sich um eine dynamische Standortbestimmung der Frühen Hilfen, die weiteren Entwicklungen in den Frühen Hilfen als sehr junges Handlungsfeld offensteht. 2014 wurde es vom gemeinsamen Beirat aus Vertretungen der Wissenschaft und Praxis des NZFH ergänzt durch ein Leitbild Früher Hilfen (Nationales Zentrum Frühe Hilfen 2014b). Im Leitbild wurden die Eckpfeiler der Frühen Hilfen weiter ausdifferenziert. Vor allem hebt es die Orientierung an den Bedarfen der Familien, die wertschätzende und auf Vertrauen basierende Grundhaltung sowie den Ressourcenstärkenden, die selbsthilfefördernde Orientierung der Frühen Hilfen heraus.

2.4 Sektorenübergreifende Zusammenarbeit von Gesundheitswesen und Kinder- und Jugendhilfe als Kernstück der Frühen Hilfen

Je früher passgenaue Unterstützungsmöglichkeiten angeboten werden, umso größer sind die Chancen, Fehlentwicklungen bei Kindern entgegenzuwirken. Entscheidend ist dabei allerdings, ob (werdenden) Eltern rechtzeitig Zugänge zum Hilfesystem eröffnet werden können. Wie bereits oben dargestellt, kommt der Kooperation von Gesundheitswesen und Kinder- und Jugendhilfe eine besondere Bedeutung zu.

> Durch den nicht stigmatisierenden und vertrauensvollen Zugang der Akteure im Gesundheitswesen werden alle Familien mit Kindern und somit auch Familien in besonderen Problemlagen erreicht, die in der Regel herkömmliche Familienbildungsangebote nicht in Anspruch nehmen.

Die Eltern in besonderen Problemlagen brauchen eine besondere Ansprache, da sie oft keine Kenntnis von entsprechenden Angeboten haben bzw. keine Ressourcen, um sie sich selbst zu erschließen. In der Schwangerschaft, rund um die Geburt und in der ersten Zeit mit dem Säugling nehmen alle Familien – und damit auch die Familien aus dieser Zielgruppe – Leistungen des Gesundheitswesens regelhaft in Anspruch, z. B. im Rahmen der Schwangerenvorsorge, der Geburtshilfe und der kinderärztlichen Vorsorgeuntersuchungen. Daher werden sie von den Eltern zumeist nicht als stigmatisierend empfunden, wodurch die Akteure im Gesundheitswesen in der Regel ein hohes Vertrauen genießen. Deshalb sollen die Einrichtungen und Dienste des Gesundheitswesens systematischer in die Netzwerke Frühe Hilfen eingebunden werden. Auf diese Weise können neben medizinischen Risiken und Problemen auch psychosoziale Belastungen frühzeitig wahrgenommen werden und Familien in entsprechende Unterstützungsangebote der Kinder- und Jugendhilfe

übergeleitet werden (Nationales Zentrum Frühe Hilfen 2014a). Der Gesetzgeber hat im Bundeskinderschutzgesetz festgelegt, dass insbesondere auch die Mitglieder der Heilberufe in das Netzwerk Frühe Hilfen einbezogen werden sollen (KKG §3). Auf die Notwendigkeit der systemübergreifenden Kooperation und Vernetzung wurde auch in Beschlüssen der Ministerpräsidentenkonferenz (Ministerpräsidentenkonferenz 2008) sowie der Gesundheits- und Familienministerkonferenzen der Expertenkommission des 13. Kinder- und Jugendbericht (Bundesministerium für Familie, Senioren, Frauen und Jugend 2009) und dem Sondergutachten des Sachverständigenrats im Gesundheitswesen hingewiesen (Sachverständigenrat zur Begutachtung der Entwicklung im Gesundheitswesen 2009).

Eine systematische **Vernetzung** mit den Akteuren des Gesundheitswesens in den Frühen Hilfen ist allerdings bislang noch nicht umgesetzt. Im Rahmen des Aktionsprogramms und der Bundesinitiative Frühe Hilfen wurden vom NZFH gemeinsam mit Ländern und Kommunen eine Reihe von strukturellen Vernetzungsansätzen erfolgreich entwickelt und erprobt, z. B.:

- Lotsensysteme von der Geburtsklinik zu kommunalen Angeboten der Frühen Hilfen,
- interprofessionelle Qualitätszirkel als Vernetzungsplattform von niedergelassenen Ärztinnen und Ärzten sowie
- notwendige Arbeitsinstrumente wie ein Beobachtungsbogen zur Erkennung psychosozialer Belastungen von Familien im Rahmen pädiatrischer Früherkennungsuntersuchungen (Martens-Le-Bouar et al. 2013).

Die flächendeckende Disseminierung dieser Modelle steht noch aus, sodass sie Teil des regelhaften Angebots für Familien werden.

> Im neu verabschiedeten Präventionsgesetz ist durch die im §26 festgelegte Präventionsempfehlung im Rahmen der Früherkennungsuntersuchungen bei Kindern ein Ansatzpunkt geschaffen worden, indem darin Informationen auch zu regionalen Unterstützungsangeboten für Eltern und Kind und somit auch zu den Frühen Hilfen gegeben werden sollen.

2.5 Ausblick

Frühe Hilfen haben sich als lebensweltorientiertes, sozialräumlich verankertes Handlungsfeld zur förderlichen und präventiven Unterstützung von (werdenden) Müttern und Väter etabliert. Die Strukturen und damit die Voraussetzungen für einen, flächendeckenden Ausbau sind durch die Bundesinitiative Frühe Hilfen geschaffen worden (Nationales Zentrum Frühe Hilfen 2014a). Durch die Entwicklung eines eigenen Profils und der interdisziplinären sowie sektorenübergreifenden Ausrichtung entwickeln sie eine neue Versorgungsqualität, die durch die Frühen Hilfen erreicht wird. Dennoch bleiben zukünftig noch wichtige Aufgaben bei der Qualitätsentwicklung und -sicherung von passgenauen Angebotsprofilen, bei der systematischen Vernetzung mit Akteuren aus dem Gesundheitswesen sowie der Partizipation der Familien auf allen Ebenen in den Frühen Hilfen. Auch steht noch der Nachweis der nachhaltigen Wirkung Früher Hilfen aus, die nur durch Längsschnittuntersuchungen begleitend erforscht werden kann. Das NZFH hat dazu erste Forschungsansätze auf den Weg gebracht.

Literatur

Bundesministerium für Familie, Senioren, Frauen und Jugend, Hrsg. (2009) 13. Kinder- und Jugendbericht. Berlin: S. 251

Fendrich S, Pothmann J (2009) Gefährdungslagen für Kleinkinder in der Familie und die Handlungsmöglichkeiten der Kinder – und Jugendhilfe im Spiegel der Statistik. In: Beckmann, C, Richter, M, Otto, H-J et. al., Hrsg. Neue Familialität als Herausforderung der Jugendhilfe. Neue Praxis, Lahnstein: S 160–169

Geene R (2011) Kindeswohl und Frühe Hilfen. In: Bartsch G, Gassmann R, Hrsg. Generation Alkopops. Lambertus, Freiburg: S. 77–88

Martens-Le-Bouar H, Renner I et al. (2013) Erfassung psychosozialer Belastungen in den Früherkennungsuntersuchungen im 1. Lebensjahr. In: Kinderärztliche Praxis – Soziale Pädiatrie und Jugendmedizin, Jg. 84: S. 94–100

Meier-Gräwe U, Wagenknecht I (2011) Kosten und Nutzen Früher Hilfen im Kinderschutz. Studie im Auftrag des Nationalen Zentrums Frühe Hilfen. Köln.

Ministerpräsidentenkonferenz (2008) Beschluss http://www.fruehehilfen.de/fruehe-hilfen/rechtliche-grundlagen/beschluesse-der-ministerkonferenzen/beschluss-der-ministerpraesidentenkonferenz-2008/?L=0&sword_list[]=mpk&sword_list[]=beschluss&no_cache=1 (Zugriff 21.08.2015)

Münder J, Mutke B, Schone R (2000) Kindeswohl zwischen Jugendhilfe und Justiz. Professionelles Handeln in Kindeswohlverfahren. Münster.

Nationales Zentrum Frühe Hilfen (2009) Begriffsbestimmung Frühe Hilfen des wissenschaftlichen Beirats des NZFH http://www.fruehehilfen.de/fruehe-hilfen/was-sind-fruehe-hilfen/ (Zugriff 21.08.2015)

Nationales Zentrum Frühe Hilfen (2014a) Bundesinitiative Frühe Hilfen – Zwischenbericht 2014. Köln.

Nationales Zentrum Frühe Hilfen (2014b) Leitbild Frühe Hilfen. Beitrag des NZFH-Beirats. Köln.

Renner I, Heimeshoff V (2010) Modellprojekte in den Ländern. Zusammenfassende Ergebnisdarstellung. Nationales Zentrum Frühe Hilfen, Hrsg., Köln.

Sachverständigenrat zur Begutachtung der Entwicklung im Gesundheitswesen (2009) Koordination und Integration – Gesundheitsversorgung in einer Gesellschaft des längeren Lebens. Sondergutachten 2009. Kurzfassung. http://www.svr-gesundheit.de/index.php?id=14 (Zugriff: 21.08.2015)

Sann A, Geene R, Paul M (2013) Frühe Hilfen – Ein neues Handlungsfeld zur Stärkung von Kindern und Familien. In: Geene R, Höppner C, Lehmann F, Hrsg. Kinder stark machen: Ressourcen, Resilienz, Respekt. Bad Gandersheim: S. 361–385

Frühe Hilfen und interventiver Kinderschutz – eine Abgrenzung

H. Kindler

3.1 Einleitung – 14

3.2 Der Fachbegriff „Kinderschutz" – 15

3.3 Der Rechtsbegriff „Kindeswohlgefährdung" – 17

3.4 Der Rechtsbegriff des „gewichtigen Anhaltspunkts" – 20

3.5 Unterschiede und Gemeinsamkeiten zwischen Frühen Hilfen und interventivem Kinderschutz – 23

Literatur – 25

© Springer-Verlag Berlin Heidelberg 2016
V. Mall, A. Friedmann (Hrsg.), *Frühe Hilfen in der Pädiatrie*,
DOI 10.1007/978-3-662-49262-8_3

3.1 Einleitung

Es gibt Bereiche der Sprache in den Gesundheitswissenschaften, insbesondere in der Medizin, die sich durch ein hohes Maß an Verbindlichkeit und Standardisierung auszeichnen. Dies betrifft beispielsweise die Klassifikationssysteme der Weltgesundheitsorganisation für Krankheiten oder Behinderungen. Im Einzelnen kann es schwierig sein, sich auf Kriterien zu verständigen und die Verbesserung der Reliabilität von Diagnosen ist zudem ein ständiges Thema für die Qualitätsentwicklung. Trotzdem wird eine präzise und einheitliche Terminologie doch als grundlegender Bestandteil fundierter Praxis gesehen, weil sie Fachkräften ermöglicht wissenschaftlich generiertes Wissen für den Einzelfall nutzbar zu machen und zuverlässig mit anderen Angehörigen der Gesundheitsberufe zu kommunizieren.

Wenn sich kinderärztliche Praxen und Kinderkliniken zur Gemeinde hin öffnen und soziale Einflüsse auf Gesundheit und Entwicklung von Kindern und Jugendlichen nicht nur anerkannt, sondern mitgestaltet werden sollen, kommt es unvermeidlich zum Kontakt mit anderen Fachsprachen und einem mitunter mühsamen Erschließen der Bedeutung von neuen Begriffen oder evtl. sogar identischen Wörtern, die aber anders gebraucht werden. Nachdem im vorangegangenen Kapitel die Bedeutung des Begriffs der Frühen Hilfen erläutert wurde, werden in diesem Beitrag drei andere Begriffe erklärt, nämlich **„Kinderschutz"**, **„Kindeswohlgefährdung"** und **„gewichtige Anhaltspunkte"**. Vor dem Hintergrund dieser Erläuterungen wird dann die Abgrenzung zwischen Frühen Hilfen und interventivem Kinderschutz erörtert.

Die nachfolgend im Mittelpunkt stehenden Begriffe entstammen überwiegend dem Recht, genauer gesagt dem Familien- und Jugendhilferecht. Jedoch liefert das Recht in der Form von Gesetzen, Gesetzesbegründungen und Definitionen in der höchstrichterlichen Rechtsprechung nur einen groben Rahmen. Die Rechtswissenschaft spricht dabei von unbestimmten Rechtsbegriffen, die vielgestaltigen und dynamischen Situationen von Kindern und Familien besser gerecht werden können als genaue gesetzliche Festlegungen. Der vom Recht gesetzte begriffliche Rahmen bedarf damit der Auslegung durch Behörden und Gerichte. Da solche Auslegungen stets strittig werden können und Wissenschaft in unserer säkularen Gesellschaft als Instrument zur Klärung faktischer Fragen anerkannt ist, gibt es einen beständigen Bedarf an empirisch-wissenschaftlicher Unterstützung und Anleitung durch die Humanwissenschaften. Diese Unterstützung kann sich darauf beziehen, wie ein Begriff überhaupt sinnvoll zu füllen ist oder darauf, nach welchen Regeln und mit welchem Ergebnis im Einzelfall unbestimmte Rechtsbegriffe konkretisiert werden können. Für medizinisch ausgebildete Fachkräfte mit einem an naturwissenschaftlichen Begriffen geschulten Verständnis von Definitionen ist das gewöhnungsbedürftig und führt manchmal zu dem falschen Eindruck, unbestimmte Rechtsbegriffe seien beliebig zu gebrauchen. Das ist aber nicht der Fall, und wer sich mit den rechtlichen Rahmenbedingungen offenkundig nicht auskennt, dessen fachliche Einschätzung kann schnell als irrelevant bewertet werden.

Eindeutige disziplinäre Zuordnungen, die die Aufgabe des Ausbuchstabierens beispielsweise des unbestimmten Rechtsbegriffs der Kindeswohlgefährdung etwa der Medizin oder der Psychologie zuweisen, existieren von der Seite des Rechts nicht. Wenn überhaupt, wird auf Konzepte wie den „Stand der Wissenschaft" zurückgegriffen, die universalistisch von einer Einheit der Wissenschaft ausgehen und mithin interdisziplinäre Verständigungen erfordern.

Das Jugendhilferecht und Familiengerichtsverfahrensgesetz weisen dem Jugendamt eine Schlüsselstellung bei der Bearbeitung von möglichen Gefährdungsfällen zu und verpflichtet es zur Mitwirkung im familiengerichtlichen Verfahren. Daher bedingen gesetzliche Regelungen in der Praxis, dass die in den Jugendämtern hauptsächlich tätige Berufsgruppe der sozialpädagogischen Fachkräfte mit ihren disziplinären Orientierungen eine sehr wichtige Rolle bei der Auslegung der unbestimmten Rechtsbegriffe im Kinderschutz spielt. Insoweit die Sozialpädagogik unter professionssoziologischen Gesichtspunkten (für eine Einführung siehe Abbott 1988) aber nur als Semiprofession angesehen werden kann, führt die Dominanz dieser Berufsgruppe in den deutschen Kinderschutzbehörden und ihre Präsenz in allen gerichtlichen Kinderschutzverfahren in der Regel sehr viel weniger als dies etwa bei Medizinern im Krankenhaus der Fall ist zu einem Ausschluss anderer Expertengruppen, die zu dem im Mittelpunkt stehenden Problem beitragen können. Im Gegenteil bemühen sich sozialpädagogische Fachkräfte häufig um Interdisziplinarität und gerade in strittigen Kinderschutzfällen kommt Expertenmeinungen aus gefestigten Professionen, wie etwa der Medizin oder der Psychologie, oft eine entscheidende Bedeutung zu. Vor diesem Hintergrund stellt sich aber nicht nur die Frage, welche Expertise die Fachdisziplinen der Medizin und der Gesundheitsberufe insgesamt in den Kinderschutz einbringen können, sondern auch, mit welchen rechtlich gebahnten Schwellen und Kategorien sie hier operieren müssen und welche Handlungspflichten bzw. -rechte wichtig werden können.

> Für den zentralen Begriff „Kindeswohlgefährdung" gibt es eine rechtliche Rahmendefinition, die aber inhaltlich ausgefüllt werden muss. Diese Aufgabe ist keiner Disziplin allein zugewiesen und bedarf daher der Zusammenarbeit zwischen Medizin, Gesundheits- und Sozialberufen.

3.2 Der Fachbegriff „Kinderschutz"

„Kinderschutz" stellt keinen Rechtsbegriff, sondern einen Fachbegriff dar. Zu definieren, was mit Kinderschutz gemeint ist, ist in Deutschland aus zwei Gründen gar nicht so einfach. Zum einen sind Aufgaben im Kinderschutz in Deutschland hauptsächlich der Institution des Jugendamts übertragen, das meist ohne Spezialisierung mit einem sehr weiten Spektrum an Fällen arbeitet und daher wenig institutionellen Druck erzeugt hat, genau zu klären, was eigentlich unter einem Kinderschutzfall zu verstehen ist. Das ist in Ländern mit spezialisierten Institutionen, wie etwa den amerikanischen „Child Protection Services" erkennbar anders, da die Legitimation dieser Institutionen es erforderlich machte, genau zu klären, wann sie tätig werden dürfen und müssen. Erst mit der öffentlichen Debatte um fehlgeschlagene Kinderschutzfälle und nachfolgenden Gesetzen, v. a. dem §8a SGB VIII, die ein Qualitätssicherungsprogramm für Fälle einer möglichen Kindeswohlgefährdung enthalten, ist ein institutionelles Interesse entstanden, die Kategorie „Kinderschutz" auch in Deutschland genauer zu fassen.

Der zweite Grund liegt darin, dass mit der Abkehr vom stark ordnungspolitisch geprägten Kinderschutzdiskurs in der ersten Hälfte des vergangenen Jahrhunderts und dem wohlfahrtsstaatlichen Optimismus in der zweiten Hälfte des Jahrhunderts Kinderschutzthemen in den Humanwissenschaften in Deutschland lange nicht wirklich als zukunftsträchtig galten. Damit gab es aber schlicht zu wenige Expertinnen und Experten, um in Deutschland einen gesellschaftlichen Diskurs darüber zu führen, was mit Kinderschutz gemeint ist. Erstmals durchbrochen wurde diese Situation bei der Gefährdungsform des sexuellen Missbrauchs, die am ehesten ein breites öffentliches Interesse wecken konnte. Entsprechend existiert heute eine umfängliche Literatur darüber, was unter sexuellem Missbrauch verstanden werden sollte (z. B. Bange 2002). Bei anderen Gefährdungsformen und dem Kinderschutzsystem als Ganzes sind es in Deutschland aber nach wie vor nur sehr wenige Menschen, die eine Rolle als öffentlich wirksame Experten übernehmen können.

> „Kinderschutz" stellt – im Unterschied zu den anderen beiden hier erörterten Begriffen – keinen Rechtsbegriff, sondern einen Fachbegriff dar.

Um in dieser Situation eine Standortbestimmung vorzunehmen, haben wir am Deutschen Jugendinstitut (DJI) zur Verwendung des Begriffs **Kinderschutz** eine Analyse von Gesetzen und zentralen Dokumenten zur nationalen Kinderschutzpolitik vorgenommen und drei unterschiedliche Wortbedeutungen identifiziert (Kindler 2013). Bezogen auf ein **enges Begriffsverständnis** zielt Kinderschutz auf organisierte Aktivitäten, um Fälle von Misshandlung, Vernachlässigung, sexuellem Missbrauch und anderen Gefährdungsformen zu erkennen und zu bearbeiten. Innerhalb dieses engen Begriffs gibt es im Diskurs bislang einen Schwerpunkt auf dem Entdecken neuer Fälle.

> In einem engen Begriffsverständnis zielt Kinderschutz darauf ab, Gefährdungsfälle zu erkennen und zu bearbeiten; hierbei liegt der Schwerpunkt darin, neue Fälle zu entdecken.

Dies ist einerseits begründet, weil rückblickende Befragungen von Jugendlichen und jungen Erwachsenen deutlich zeigen, dass nur eine Minderheit der Fälle Fachkräften bekannt wird, sodass Schutzmaßnahmen eingeleitet werden können (z. B. Finkelhor et al. 2011). Andererseits greift dieser Fokus selbst innerhalb eines engen Begriffs von Kinderschutz zu kurz, da Verlaufsstudien zur Entwicklung von Kindern nach Kinderschutzinterventionen häufig weitere Gefährdungsereignisse und bei einer substanziellen Minderheit problematische Entwicklungsverläufe zu Tage gefördert haben. Aus Deutschland liegen hier bislang nur Studien auf kurze Zeiträume von 1–3 Jahren vor (Kindler u. Jagusch, in Vorb.), international auch Langzeituntersuchungen (z. B. Vinnerljung et al. 2006).

Bei einem **weiten Begriff von Kinderschutz** werden präventive Anstrengungen einbezogen, die – getragen von Befunden, vielfach auch nur von guten Absichten – darauf abzielen, das Entstehen von Misshandlung, Vernachlässigung oder sexuellem Missbrauch zu verhindern. Schließlich fand sich auch noch ein **entgrenzter Kinderschutzbegriff**. Davon lässt sich sprechen, wenn Kinderschutz in Richtung auf eine generelle Sozialpolitik bzw. Politik der Gesundheitsförderung für Kinder aufgelöst wird. Eine Entgrenzung stellt es auch dar, wenn der Kinderschutzbegriff aus seiner Kopplung an das Tun oder Unterlassen von Eltern bzw. anderen Fürsorgepersonen herausgelöst und beispielsweise auf Bemühungen zur Verminderung von Gewalt unter Gleichaltrigen angewandt wird. Am stärksten verbreitet ist ein entgrenzter Kinderschutzbegriff im Bereich sexueller Gewalt, wo Maßnahmen gegen sexuelle Übergriffe unter Gleichaltrigen oder sexuelle Grenzverletzungen in neuen Medien häufig ebenfalls als Kinderschutz bezeichnet werden.

> **Bei einem weiten Begriff von Kinderschutz sind auch Anstrengungen zur Prävention gemeint. Ein entgrenztes Begriffsverständnis bezieht eine Politik der Gesundheitsförderung für Kinder in den Kinderschutz mit ein oder umfasst auch Gefahren durch Medien oder Gleichaltrige.**

Die Pluralität der verschiedenen Kinderschutzbegriffe kann zu Missverständnissen führen, wenn die jeweiligen Begriffsverständnisse nicht explizit erklärt werden. Wenn beispielsweise unter einem weiten Begriffsverständnis von Initiativen zur Verbesserung des Kinderschutzes gesprochen wird, kann es sein, dass ausschließlich oder vorrangig in den Ausbau Früher Hilfen investiert wird. Das ist anderen Personen, die beim Begriff „Kinderschutz" v. a. an wirksamere Hilfen für Kinder nach Misshandlung und Vernachlässigung denken, unter Umständen nicht klar. Ein anderes Problem kann sein, dass Gefühle und Einstellungen aus dem öffentlich hochgradig emotionalisierten Bereich des Kinderschutzes (Warner 2015) unter einem engen Begriffsverständnis auf präventive Maßnahmen unter einem weiten Begriffsverständnis ausstrahlen. Beispielsweise hat Schone wiederholt die Befürchtung geäußert, Eltern könnten Frühe Hilfen als Kontrolle ihres Verhaltens missverstehen und daher ablehnen, wenn Frühe Hilfe allzu sehr als Teil von Kinderschutz beschrieben werden (Schone 2011). Auch könnten Fachkräfte in den Frühen Hilfen fälschlich annehmen, sie seien mit einem Kontrollauftrag ausgestattet. Zugleich eröffnet die Ausweitung oder Entgrenzung des Kinderschutzbegriffs natürlich auch die Chance breiter Bündnisse unter dem Schirm der teleologischen Gemeinsamkeit, Kinder vor Gewalt und anderen erheblich schädigenden Einflüssen schützen zu wollen.

Wie nicht anders zu erwarten, gibt es verschiedene Versuche den jeweils gebrauchten Kinderschutzbegriff durch die Hinzunahme von Adjektiven näher zu charakterisieren. So wird etwa manchmal von einem „umfassenden Kinderschutz" oder – unter Rückgriff auf eine im Jahr 2009 erschienene Broschüre des Bundesfamilienministeriums (BMFSFJ, 2009) – von „aktivem Kinderschutz" gesprochen, wenn ein weites Begriffsverständnis gemeint ist. Für ein enges Begriffsverständnis stehen Wortkombinationen wie „intervenierender" oder „interventiver Kinderschutz", teilweise auch „reaktiver Kinderschutz". Durch die Verankerung in den Kinderschutzkonzepten mehrerer Bundesländer (z. B. Freistaat Bayern) ist weiter der Begriff des „präventiven Kinderschutzes" bereits relativ fest im Fachdiskurs etabliert, wenn auch die Bedeutung variabel erscheint. Innerhalb eines weiten Begriffsverständnisses zielt dieser Begriff zunächst einmal nur auf Aktivitäten, die das Entstehen von Misshandlung, Vernachlässigung und sexuellem Missbrauch verhindern sollen. De facto

3.3 · Der Rechtsbegriff „Kindeswohlgefährdung"

wird der Begriff aber teilweise noch eingeschränkter gebraucht, indem manchmal Maßnahmen zur Prävention von sexuellem Missbrauch nicht mitgedacht werden oder sogar das etablierte System der Hilfen zur Erziehung nicht berücksichtigt werden, deren Einsatz entsprechend §27 SGB VIII ausdrücklich unterhalb der Gefährdungsschwelle beginnen soll. Unter solchen Einschränkungen wird der Begriff des „präventiven Kinderschutzes" dann unter Umständen mit den Frühen Hilfen gleichgesetzt. Stellenweise, wenngleich eher selten, wird der Begriff auch entgrenzt als Summe aller Maßnahmen zur Förderung positiver Lebensbedingungen von Kindern verwandt (z. B. Buchholz 2011).

3.3 Der Rechtsbegriff „Kindeswohlgefährdung"

Im Unterschied zum Fachbegriff „Kinderschutz" gibt es für den Rechtsbegriff der **„Kindeswohlgefährdung"** stärker vereinheitlichende Kräfte. Diese kommen zum Tragen, weil das Vorliegen einer Kindeswohlgefährdung eine von zwei Voraussetzungen (sog. Tatbestandsmerkmale) darstellt, die erfüllt sein müssen, damit ein Gericht zum Schutz eines Kindes in elterliche Rechte eingreifen kann. Da solche Gerichtsverfahren meist nur nötig werden, wenn das Vorliegen einer Kindeswohlgefährdung strittig ist, war die Bedeutung des Begriffs entsprechend umkämpft und die höchsten deutschen Gerichte als Instanzen mit der Autorität zur Klärung normativer Konflikte waren genötigt, die in den relevanten Gesetzen (§ 666 BGB und §8a SGB VIII) nicht näher ausgeführte Bedeutung des Begriffs klarer festzulegen. Die wichtigste derartige Arbeitsdefinition stammt vom Bundesgerichtshof und wurde bereits im Jahr 1956 formuliert. Ihre Stellung als gemeinsamer Bezugspunkt für die Kinderschutzpraxis in Deutschland hat diese Explikation erworben, da sie vom Bundesverfassungsgericht wortgleich übernommen und auch aktuell verwandt wird. Eine Kindeswohlgefährdung bezeichnet demnach eine „gegenwärtige in einem solchen Maße vorhandene Gefahr, dass sich bei der weiteren Entwicklung eine erhebliche Schädigung [des Kindes] mit ziemlicher Sicherheit voraussehen läßt" (Bundesgerichtshof, FamRZ, 1956, Seite 350).

> **Eine Kindeswohlgefährdung ist rechtlich gefasst als gegenwärtig bestehende Gefahr, die so groß ist, dass eine erhebliche Schädigung des Kindes in dessen weiterer Entwicklung mit großer Sicherheit abzusehen ist.**

Obwohl das Vergnügen der juristischen Profession an abstrakten Formulierungen hier deutlich durchscheint, ergeben sich aus dieser Definition doch mindestens vier klare, für das Verständnis zentrale Eckpunkte:

Punkt 1 Zum ersten lässt sich festhalten, dass es sich bei der „Kindeswohlgefährdung" um einen zukunftsbezogenen Begriff handelt. Die bereits eingetretene Schädigung des Kindes kann zwar in der Argumentation verwandt werden, ist aber keine zwingende Voraussetzung für die Bejahung einer Gefährdung, sofern nur die Gefahr einer solchen Schädigung gegenwärtig (also nicht irgendwann in der Zukunft zu vermuten) ist und eine Schädigung sich deutlich abzeichnet (z.B. aufgrund einer schweren psychischen Erkrankung der Eltern).

Punkt 2 Zweitens geht es bei der Gefährdung nur um drohende erhebliche Schädigungen, also um Gefahren für Leib und Leben eines Kindes, für fortgesetzte erhebliche Schmerzen oder um ein sich abzeichnendes Scheitern an zentralen Sozialisationszielen, v. a. den Zielen der Gemeinschaftsfähigkeit und der Fähigkeit zur eigenständigen Lebensführung im Rahmen der Anlagen eines Kindes. Moderate psychische Belastungen, leichte Körperstrafen bei ansonsten intakter Eltern-Kind-Beziehung oder das Verweigern einer optimalen Förderung bzw. einer optimalen medizinischen Versorgung erfüllen dieses Kriterium klar nicht. Demnach gibt es unterhalb der Spanne guter oder zumindest durchschnittlicher Fürsorge und Erziehung für Kinder immer noch einen Bereich unterdurchschnittlicher, wenig engagierter oder moderat schädlicher Fürsorge, in dem es verfehlt wäre, nach Kinderschutzmaßnahmen zu rufen. Hier haben medizinische, pädagogische sowie sozialpädagogische Fachkräfte nur die Möglichkeit, bei Eltern um Mitarbeit bzw. Zustimmung zu werben. Die Beschränkung des Begriffs der Kindeswohlgefährdung auf drohende erhebliche

Schädigungen trifft manchmal auf Unverständnis und Kritik. Jedoch ist zu bedenken, dass mit der Bejahung einer Kindeswohlgefährdung prinzipiell Zwangsmaßnahmen in den Bereich des Möglichen rücken, die ihrerseits das Potenzial haben, Kinder und Eltern schwer zu belasten (z. B. sekundäre Traumatisierungen infolge von Herausnahmen: Schmitt 1999), sodass es hier um eine sinnvolle Selbstbeschränkung staatlicher Gewalt geht.

Punkt 3 Exzessiven und damit letztlich kontraproduktiven Schutzmaßnahmen sollen, drittens, auch die beiden weiteren Forderungen vorbeugen, die Gefahr einer erheblichen Schädigung müsse bereits gegenwärtig und bei Prognosen mit ziemlicher Sicherheit vorhersehbar sein. Damit soll der Neigung mancher Fachkräfte und Gerichte zu spekulativen Befürchtungen, was passieren könnte, und zu voreiligen, weil nicht belegbaren Gewissheiten, was passieren wird, vorgebeugt werden. Stattdessen soll sichergestellt werden, dass die Fragen nach konkreten Anhaltspunkten für eine bestehende Gefahr und danach, wie sicher wir uns tatsächlich sein können, dass es zu einer erheblichen Schädigung kommen wird, auch wirklich gestellt werden. In der Rechtsgeschichte der Bundesrepublik gab es mehrere bekannt gewordene Fälle, in denen Eingriffe genau an dieser Stelle gescheitert sind, etwa bei geistig behinderten Eltern, die zum Zeitpunkt der Entscheidung gut mit ihren Versorgungsaufgaben zurechtkamen (was belegt war), denen aber in der Zukunft eine schwerwiegende Überforderung vorhergesagt wurde. Andere solche Fälle waren Eltern mit langjährigen heftigen Sorgerechtsstreitigkeiten, die als hochstrittig bezeichnet werden. Ein solches Kind konnte zum Zeitpunkt der Entscheidung über eine Kinderschutzmaßnahme die hierdurch ausgelöste Belastung zwar gut bewältigen. Dennoch wurde dem Kind – ohne Langzeitstudien mit einem solchen Ergebnis – eine spätere erhebliche Schädigung prognostiziert (Exzessprognose).

Punkt 4 Viertens ist der Ausgangspunkt der Definition von Kindeswohlgefährdung nicht die Schädigung, sondern die von den Eltern (bzw. in der Rechtssprache den Sorgeberechtigten) durch ihr Tun oder Unterlassen zu vertretende gegenwärtige Gefahr. Dies bedeutet, dass eine Schädigung (z. B. eine Gedeihstörung, ein sehr ungünstiger Entwicklungsverlauf oder eine Verletzung) Kinderschutzmaßnahmen nur dann rechtfertigen kann, wenn eine Verbindung zum Verhalten der Sorgeberechtigten hergestellt werden kann. Damit ist aber nicht, wie im Strafrecht, eine individuell, über jeden vernünftigen Zweifel hinaus zurechenbare Verantwortung gemeint, sondern die (nach Überzeugung des Gerichts) begründete Besorgnis, dass es ohne ein Eingreifen im Verantwortungsbereich der Eltern zu einer Schädigung des Kindes kommen würde. Deshalb gibt es auch immer wieder Fälle, in denen ein Strafverfahren eingestellt wird, weil keinem der beiden Elternteile die beim Kind festgestellten, von außen zugefügten Verletzungen eindeutig zugeordnet werden können, trotzdem aber in einem familiengerichtlichen Verfahren Sorgerechtseingriffe beschlossen werden.

Dass die Gerichte im Rahmen ihrer Auseinandersetzung mit der zentralen familiengerichtlichen Kinderschutzvorschrift des §1666 BGB so viel zur klärenden Eingrenzung des Begriffs der „Kindeswohlgefährdung" beigetragen haben, heißt nicht, dass bekannt werdende Gefährdungsfälle prinzipiell beim Familiengericht landen oder landen sollten. Tatsächlich liegt das Verhältnis von beim Jugendamt neu bekannt werdenden Fällen mit Kindeswohlgefährdung, die ohne Einschaltung des Gerichts bearbeitet werden können, und solchen, in denen es zu einer Anrufung des Gerichts kommt, ungefähr beim Wert 4:1 (Statistisches Bundesamt 2014). Grund dafür ist, dass gerichtliche Eingriffe nur dann zulässig und sinnvoll sind, wenn die Eltern selbst nicht, auch nicht mit freiwillig in Anspruch genommenen Hilfen, zur Abwehr bereits entstandener Gefährdungen in der Lage sind. Gelingt es jedoch bei den Eltern die Bereitschaft zu wecken, geeignete Hilfen zur Abwehr der im Einzelfall vorhandenen Gefahren zu nutzen, so ist der Gang zum Gericht sinnlos.

Für die **Praxis** bedeutet dies, dass pädiatrische Fachkräfte manchmal im Rahmen eines familiengerichtlichen Verfahrens, häufiger aber noch im Rahmen eines Kinderschutzverfahrens beim Jugendamt (manchmal salopp 8a-Verfahren genannt) um Auskunft gebeten werden, wie sie den Gesundheitszustand eines Kindes oder den Verursachungsmechanismus einer Verletzung einschätzen, wie die

3.3 · Der Rechtsbegriff „Kindeswohlgefährdung"

bisherige Zusammenarbeit mit den Eltern verlaufen ist, welche Maßnahmen zur Heilbehandlung erforderlich sind und ob eine regelmäßige ärztliche Vorstellung ein sinnvolles Element in einem Schutzkonzept sein kann. Unabhängig davon, ob ein Kinderschutzverfahren beim Jugendamt oder vor den Schranken des Gerichts durchgeführt wird, sollte das Verständnis des Begriffs der Kindeswohlgefährdung identisch sein, da sich die Gefährdungsbegriffe im Familien- und Jugendhilferecht entsprechen. In der Praxis werden in jugendamtlichen Kinderschutzverfahren allerdings rechtliche Vorgaben manchmal weniger genau angewandt. Betrachten in einem Fall Kooperationspartner aus dem Gesundheitswesen das Schutzhandeln eines Jugendamts als grob unzureichend und sehen deshalb einen rechtfertigenden Notstand im Sinn des §203 StGB als erfüllt an, gibt es jederzeit die Möglichkeit das Familiengericht selbst anzurufen. Das Gericht wird von Amts wegen tätig, wenn es Hinweise auf die Gefährdung eines Kindes erhält. Von wem es diese Hinweise erhält, ist zunächst einmal gleichgültig. Fest steht nur, dass das Jugendamt im gerichtlichen Verfahren gehört werden muss, also Gelegenheit erhält, eine ggf. abweichende Einschätzung vorzutragen und zu begründen.

Die rechtlichen Einhegungen des Begriffs der Kindeswohlgefährdung bedeuten auch keineswegs, dass humanwissenschaftliche Befunde nur am Rande von Bedeutung wären. Zentrale Fragen, etwa bei welchen Fallkonstellationen mit welcher Sicherheit erhebliche Schädigungen vorhergesagt werden können, können mit juristischem Sachverstand alleine regelhaft nicht beantwortet werden. Aus einer Vogelperspektive lassen sich dabei grob drei Arten von **Fallkonstellationen** unterscheiden:

– Zum einen gibt es Konstellationen, die sich in das Bild der klassischen Gefährdungsformen von körperlicher Misshandlung, Vernachlässigung und sexuellem Missbrauch einordnen lassen. Die diagnostischen Beiträge aus der Medizin zur Identifikation solcher Fälle haben in den letzten Jahrzehnten noch einmal einen Qualitätssprung erlebt (z. B. Herrmann et al. 2008). Trotzdem kann es im Einzelfall äußerst anspruchsvoll sein, nachzuweisen, dass beispielsweise die vorhandenen Verletzungsanzeichen eines Kindes auf eine Misshandlung hinweisen. Kann dies jedoch belegt werden, so ist die Einordnung des Falls als Kindeswohlgefährdung eher unproblematisch, da es genügend Studien an vergleichbaren Fällen gibt, die zeigen, dass betroffene Kinder im Verlauf teilweise schwere Verletzungen erleiden, jedenfalls aber mehrheitlich erhebliche Beeinträchtigungen ihrer psychischen Gesundheit (z. B. Egeland 1997).

– In einer zweiten Gruppe finden sich Fallkonstellationen, die sich durch ernsthafte Belastungen für Kinder auszeichnen, bei denen aber in Längsschnittstudien maximal Anteile von 30–40% der Kinder erhebliche Beeinträchtigungen entwickeln. Hierzu zählen etwa Fallkonstellationen, die sich durch ein Miterleben von Partnerschaftsgewalt, elterlicher Hochstrittigkeit oder Alkoholabhängigkeit eines Elternteils auszeichnen. Als Gruppe sind solche Fälle nicht als Kindeswohlgefährdung einzuordnen, da das Kriterium der mit ziemlicher Sicherheit vorhersehbaren erheblichen Schädigung nicht regelhaft erfüllt wird. Jedoch kann es in manchen Einzelfällen sehr wohl erforderlich sein eine Gefährdung zu bejahen, etwa weil bei einem Kind mehrere Belastungen zusammenkommen oder weil das Kind besonders belastet auf seine Lebensumstände reagiert. Damit ist es bei dieser Gruppe von Fällen nicht nur erforderlich zu zeigen, dass die Gefahr, beispielweise in Form einer elterlichen Alkoholabhängigkeit, überhaupt vorliegt, sondern es muss auch begründet werden, warum im Einzelfall eine Bewertung als Kindeswohlgefährdung gerechtfertigt ist.

– Schließlich gibt es eine dritte Gruppe mit prognostisch im Hinblick auf erhebliche Schädigungen nur schwach vorhersagekräftigen Belastungen, die aber trotzdem nicht völlig aus dem Blick geraten dürfen, weil in Sonderfällen eine Einordnung als Kindeswohlgefährdung erforderlich sein kann. Ein in der Literatur hierfür häufig diskutiertes Beispiel sind Formen extremen Übergewichts von Kindern in Verbindung mit daraus bereits erwachsenen Gesundheitsbeeinträchtigungen (für eine Forschungsübersicht siehe Harper 2014).

Die vorangegangenen Abschnitte zum juristischen Rahmen und der humanwissenschaftlichen Füllung des Begriffs der **Kindeswohlgefährdung** lassen vielleicht schon erahnen, dass erhebliche Unterschiede zu einem alltagssprachlichen Gebrauch des Wortes „Gefährdung" bestehen. Vor allem wird in der Alltagssprache nicht zuverlässig zwischen vorübergehenden oder leichten Beeinträchtigungen und erheblichen Schädigungen unterschieden. Auch ob eventuelle Schädigungen bloß möglich, wahrscheinlich oder ziemlich sicher auftreten, spielt möglicherweise keine Rolle. In Netzwerken Früher Hilfen oder im Rahmen der sonstigen Zusammenarbeit mit der Jugendhilfe kann eine alltagssprachliche Verwendung des Begriffs der Gefährdung fatal sein, wenn sie vom Gegenüber als wohl abgewogene, an den rechtlichen Leitlinien ausgerichtete Einschätzung aus dem Gesundheitsbereich missverstanden wird. Daher sollten Fachkräfte aus den Gesundheitsberufen an dieser Stelle an die Tradition exakter Begriffsverwendungen in ihren Disziplinen anknüpfen.

> **In der Zusammenarbeit mit der Jugendhilfe sollte man den Begriff der „Gefährdung" nicht aus der Alltagssprache heraus, sondern exakt definiert verwenden, um Missverständnisse zu vermeiden.**

Auch beim Wort Kindeswohlgefährdung haben sich zahlreiche Kombinationen mit verschiedenen Adjektiven eingebürgert, was aufgrund der meist nicht geklärten Bedeutung nicht selten verunklarend wirkt. So wird etwa manchmal von „akuter Gefährdung" gesprochen, was die bei einer Kindeswohlgefährdung stets geforderte gegenwärtige Gefahr einer erheblichen Schädigung doppelt und Fälle markieren soll, in denen dringender Handlungsbedarf besteht. Teilweise handelt es sich aber auch einfach um eine Verwechslung mit dem Rechtsbegriff der „dringenden Gefahr" nach § 42 SGB VIII. Liegt eine „dringende Gefahr" vor, dürfen Jugendämter zum Zweck der Abwehr unmittelbar bevorstehender Schädigungen eines Kindes vorübergehend Maßnahmen ergreifen (z. B. eine Herausnahme), die ansonsten einer gerichtlichen Entscheidung bedürfen. Eine solche Herausnahme wird Inobhutnahme genannt. Sie kann zunächst einmal auch gegen den Willen von Eltern vollzogen werden, allerdings muss das Gericht unverzüglich angerufen werden, wenn Eltern ihr widersprechen. Weiter spukt der Begriff der „latenten Gefährdung" durch Dienstanweisungen und hat es sogar als Kategorie in die Bundesjugendhilfestatistik geschafft. Teilweise wird auch von einer „Gefährdung im Graubereich" gesprochen. Mit diesen beiden Begriffen werden in der Praxis drei sehr unterschiedliche Fallsituationen und -konstellationen bezeichnet:

- Zum einen können damit Fälle gemeint sein, in denen nach einer Gefährdungsmitteilung gerade eine Überprüfung stattfindet, ob eine Kindeswohlgefährdung vorliegt,
- zum zweiten Fälle, in denen gegenwärtig keine Kindeswohlgefährdung vorliegt, die aber nach Einschätzung von Fachkräften das Potenzial haben, sich zu einer Gefährdung weiterzuentwickeln,
- drittens Fallkonstellationen, in denen eine Gefährdungsüberprüfung stattgefunden, aber zu einem unsicheren Ergebnis geführt hat.

Wird bei Fallbesprechungen von einer latenten Gefährdung gesprochen, sind aufgrund dieser Bedeutungsvielfalt meist Nachfragen sinnvoll, was genau gemeint ist.

3.4 Der Rechtsbegriff des „gewichtigen Anhaltspunkts"

Im Vergleich zu den bislang erläuterten Begriffen erscheint der Rechtsbegriff des **„gewichtigen Anhaltspunkts für das Vorliegen einer Kindeswohlgefährdung"** bislang am unbekanntesten. Dabei ist er klar praxisrelevant. Gewichtige Anhaltspunkte bilden eine Art Eingangsschwelle. Liegt mindestens ein gewichtiger Anhaltspunkt vor, so ist es das Ziel des Gesetzgebers hieran möglichst zuverlässig einen fachlichen Klärungs- und Hilfeprozess anzuknüpfen, der – falls erforderlich – zum Schutz eines betroffenen Kindes führt.

> **Liegt ein gewichtiger Anhaltspunkt vor, soll laut Gesetzgeber möglichst zuverlässig ein Prozess zur Klärung der Situation folgen, um das Kind ggf. zu schützen.**

3.4 · Der Rechtsbegriff des „gewichtigen Anhaltspunkts"

Der Begriff des „gewichtigen Anhaltspunkts" entfaltet seine Bedeutung daher allein auf der prozeduralen Ebene. Bei Fachkräften, die der Jugendhilfe zuzurechnen sind, weil sie beim Jugendamt oder einem Träger der Jugendhilfe angestellt sind, ist der nachgelagerte Klärungsprozess, ob eine Kindeswohlgefährdung vorliegt, als Pflicht ausgestaltet. Dies kann auch bei Einzelpersonen in einem Honorarverhältnis zum Jugendamt der Fall sein, wenn der Honorarvertrag dies vorsieht. Weiter unterliegen Fachkräfte aus der Jugendhilfe der Pflicht, im Klärungsprozess entweder eine mit Gefährdungsfällen erfahrene Fachkraft einzubeziehen (insoweit erfahrene Fachkraft im Fall freier Träger) oder eine gemeinsame Einschätzung mehrerer Fachkräfte zu organisieren (öffentlicher Träger). Innerhalb der Jugendhilfe wird vom Gesetzgeber unterstellt, dass Fachkräfte zusammen bzw. mit der Hilfe einer insoweit erfahrenen Fachkraft hierfür genügend Know-how besitzen. Daher sollen diese sich festlegen, ob zum gegenwärtigen Zeitpunkt eine Kindeswohlgefährdung vorliegt oder nicht.

Bei Fachkräften außerhalb der Jugendhilfe (z. B. einer Kinderärztin oder einem Kinderarzt) geht es weniger um Pflichten, sondern um Soll-Vorschriften und Befugnisse. Solche Soll-Vorschriften bedeuten allerdings mehr als eine höfliche Bitte, sie erfordern vielmehr eine Prüfung und eine ggf. begründungspflichtige Ermessensentscheidung, ob der Aufforderung des Gesetzgebers gefolgt wird. Erwartet wird in §4 des Gesetzes zur Kooperation und Information im Kinderschutz (KKG) von Ärzten, Hebammen und anderen Angehörigen von Heilberufen, dass sie bei Vorliegen eines gewichtigen Anhaltspunkts in der Regel die Situation mit dem Kind und den Eltern erörtern und – soweit erforderlich – auf die Inanspruchnahme von Hilfen hinwirken. Das als Regel vorgesehene Gespräch wird ausdrücklich unter den Vorbehalt gestellt, dass hierdurch der Schutz des Kindes nicht infrage gestellt wird. Bei einem stationär aufgenommenen Kind wird es in der Regel als sicher gelten können, dass dessen Schutz durch das Gespräch mit den Eltern nicht infrage gestellt wird, während dies im Alltag in kinderärztlichen Praxen mitunter zweifelhaft erscheinen wird.

> In jedem Fall haben Ärzte, Hebammen und andere Angehörige von Heilberufen bei Hinweisen auf Gefährdung das Recht, über den Fall mit einer vom Jugendamt benannten insoweit erfahrenen Fachkraft zu beraten und zu diesem Zweck anonymisierte Daten weiterzugeben (§4 Abs. 2 KKG).

Eine solche Fallberatung mit dem Jugendamt anhand anonymisierter Datenkann etwa sinnvoll sein, um geeignete Hilfen auszuloten. Prinzipiell könnten auch rechtsmedizinisch ausgebildete Fachkräfte als insoweit erfahrene Beratungspersonen von den Jugendämtern eingesetzt werden. Jedoch geschieht dies bislang selten. An einigen Orten, z. B. in München, bieten allerdings rechtsmedizinische Universitätsinstitute – unabhängig von einer Benennung durch Jugendämter – kostenlos Beratung in Fällen einer möglichen Gefährdung an. Weiter sind Ärzte, Hebammen und andere Angehörige von Heilberufen befugt die Schweigepflicht zu durchbrechen und dem Jugendamt die notwendigen Daten über ein Kind bzw. eine Familie mitzuteilen, wenn ein klärendes Gespräch mit den Eltern nicht möglich ist bzw. gewichtige Anhaltspunkte vorliegen und die Kontaktaufnahme mit dem Jugendamt zur Abwehr einer Kindeswohlgefährdung notwendig erscheint (§4 Abs. 3 KKG).

> Unter bestimmten Umständen dürfen Ärzte und andere Angehörige aus Heilberufen die Schweigepflicht durchbrechen.

Diese Regelung bzgl. der Schweigepflicht ist für das Selbstverständnis der Gesundheitsberufe von unzweifelhaft großer Bedeutung und stellt insofern einen großen Vertrauensbeweis dar, als eben keine Handlungspflichten, sondern Befugnisse geschaffen wurden, die verantwortungsbewusst gehandhabt werden müssen. Zwangsläufig verbindet sich damit die Notwendigkeit die relevanten Rechtsbegriffe zu kennen und zu verstehen.

Möglicherweise stellen sich Fachkräfte die Frage, warum der Gesetzgeber mit der Einführung des Begriffs des gewichtigen Anhaltspunkts einen ohnehin schon schwierigen Bereich noch komplexer ausgestaltet hat. Der Grund dafür, dass es überhaupt eine Eingangsschwelle in den Prüfprozess braucht, ob eine Gefährdung vorliegt, liegt in dem Umstand begründet, dass sich an ein Überschreiten dieser Eingangsschwelle schon Rechtsfolgen für Eltern knüpfen können. Beispielsweise müssen es Eltern bei Vorliegen eines gewichtigen Anhaltspunkts hinnehmen, dass Kinderärzte dann – jenseits des geschlossenen Behandlungsvertrags – ihren Fall mit einer insoweit erfahrenen Fachkraft erörtern. Wenn die Eltern nicht zu einem klärenden Gespräch bereit sind, müssen sie es darüber hinaus hinnehmen, dass das Jugendamt informiert wird. Beides greift in das Recht der informationellen Selbstbestimmung ein und bedarf daher der Rechtfertigung. Diesen Zweck erfüllen gewichtige Anhaltspunkte und damit ist auch schon ein Teil der inhaltlichen Anforderungen umrissen. Da Eingriffe in Rechte nicht durch bloß subjektive Eindrücke, etwa das berühmte ungute Gefühl, gerechtfertigt werden können, können nur konkrete Wahrnehmungen, die auf eine Gefährdung hindeuten, als gewichtige Anhaltspunkte gelten.

Unbestreitbar ist die mit gewichtigen Anhaltspunkten verknüpfte Handlungslogik in der Pädiatrie und in den Frühen Hilfen noch nicht wirklich angekommen, obwohl sie Erleichterungen, aber auch Reibungsflächen bietet, die beide der fachlichen Diskussion bedürfen. Als Erleichterung könnte etwa gesehen werden, dass auch bei einer nicht beweisenden Befundlage Rücksprache mit dem Jugendamt gehalten werden kann. Als Reibungsfläche könnte verstanden werden, dass die Frage der Berechtigung zu einer vertiefenden Diagnostik, etwa zur Klärung von Verletzungsursachen, überhaupt nicht angesprochen wird, sondern im Gesetz erwähnte Handlungsschritte einseitig auf Gespräche und die Einschaltung der Jugendhilfe fokussieren. Die an dieser Stelle ausbleibende Diskussion könnte z. T. dem Umstand geschuldet sein, dass wenn dann das Ergebnis einer Gefährdungseinschätzung, seltener aber der Weg dorthin rechtlich strittig wird, also kein allzu großes Bedürfnis nach Klärung besteht. Entsprechend haben sich bislang nur wenige Handreichungen mit der Frage auseinandergesetzt, welche Wahrnehmungen und Befunde im Bereich der Pädiatrie als gewichtige Anhaltspunkte gesehen werden können (z. B. Bayerisches Staatsministerium für Arbeit und Soziales, Familie und Integration 2012). Gleiches gilt für den Bereich der Frühen Hilfen.

Prinzipiell können sich gewichtige Anhaltspunkte auf das Erscheinungsbild des Kindes, der Eltern und des Lebensumfeldes beziehen, weiter auf das Verhalten von Kind und Eltern sowie auf Äußerungen der Eltern bzw. Kinder. Gewichtige Anhaltspunkte können sich aus Einzelbeobachtungen ergeben, aber auch aus mehreren Beobachtungen zusammen oder aus Beobachtungen, die ihre Bedeutung erst aus der Kenntnis des Falls (z. B. einer früheren Krankheitsepisode der Mutter) erhalten.

> **Gewichtige Anhaltspunkte können sich auf z. B. auf Erscheinungsbild, Verhalten von Kind, Eltern, Umfeld beziehen. Sie können aus Einzelbeobachtungen oder auch aus mehreren Beobachtungen resultieren; grundsätzlich sind sie kaum vollständig aufzuführen.**

Das Ziel einer vollständigen Auflistung aller möglichen gewichtigen Anhaltspunkte, die Fachkräften aus den Frühen Hilfen begegnen können, ist angesichts dieser Bandbreite an Gesichtspunkten grob unrealistisch. Möglich wären aber Diskussions- und Verständigungsprozesse an einzelnen Beispielen, die Fachkräften dann ein gewisses Maß an Orientierung bieten. Beispielsweise lernen Fachkräfte der Frühen Hilfen im Rahmen von bindungsorientierten Angeboten das Beobachten verschiedener Bindungsmuster. Teilweise wird dabei auch vermittelt, dass 60–80% misshandelter Kinder desorganisiertes Bindungsverhalten zeigen. Soll ein beobachtbar desorganisiertes Bindungsverhalten jetzt als gewichtiger Anhaltspunkt, also als konkreter Hinweis auf Misshandlung mit der Folge eines Klärungsprozesses verstanden werden? Vermutlich nicht, da nach dem Bayes-Theorem die Wahrscheinlichkeit, dass ein einzelnes Kind mit Bindungsdesorganisation misshandelt wurde, unter einigermaßen realistischen Zusatzannahmen bei lediglich 8–10% liegt. Diese Zusatzannahmen umfassen hier eine Grundrate von Kindesmisshandlung bei Eltern jüngerer Kinder von 5%, was selbst für sekundärpräventive Angebote Früher Hilfen eher hoch gegriffen sein dürfte, sowie eine Häufigkeit von Bindungsdesorganisation in belasteten Stichproben von ungefähr 40%. Im Moment stehen solche Überlegungen allein in der Verantwortung und im Ermessen der einzelnen Fachkräfte, die sich dabei aber teilweise Unterstützung durch eine Weiterentwicklung der Fachdiskussion wünschen.

3.5 Unterschiede und Gemeinsamkeiten zwischen Frühen Hilfen und interventivem Kinderschutz

Nach der Erörterung zentraler Begriffe ist es nicht mehr schwierig, Unterschiede und Gemeinsamkeiten zwischen Frühen Hilfen und interventivem Kinderschutz zu beschreiben und dies auf 5 Punkte zu kondensieren:
1. Frühe Hilfen und interventiver Kinderschutz betreffen nicht völlig getrennte Fallgruppen.
2. In beiden Bereichen gilt das Ziel, Gefährdung in der Gesellschaft zurückzudrängen; weitere Zielsetzungen allerdings unterscheiden sich z. T. deutlich.
3. Aufgrund der verschiedenen Zielsetzungen unterscheiden sich auch die Arbeitsmittel und die Gestaltung der Arbeitsbeziehung zwischen Fachkräften und Eltern.
4. Der Bereich der Frühen Hilfen ist deutlich stärker durch Interdisziplinarität geprägt als der Bereich des interventiven Kinderschutzes.
5. Deutlich unterscheidet sich in beiden Bereichen die rechtliche Situation der Eltern bzw. Sorgeberechtigten.

Punkt 1 Zunächst ist festzuhalten, dass es bei den Frühen Hilfen und dem interventiven Kinderschutz nicht um völlig getrennte **Fallgruppen** geht. Vielmehr wird es einzelne Fälle in den Frühen Hilfen geben, in denen gewichtige Anhaltspunkte für das Vorliegen einer Kindeswohlgefährdung auffallen und es nachfolgend zu einer Gefährdungseinschätzung und ggf. auch zu Schutzmaßnahmen kommt. Umgekehrt gibt es Familien mit einer Kinderschutzintervention in der Vorgeschichte, die nach einer Stabilisierung und der Geburt eines weiteren Kindes Frühe Hilfen annehmen, selbst wenn diese dann manchmal nur im Tandem mit einer Fachkraft aus den Hilfen zur Erziehung zum Einsatz kommen. Kommt es in einem Angebot Früher Hilfen über Jahre hinweg nie zu einem Gefährdungsfall, ist es – angesichts der insgesamt zwar positiven, aber nur moderat starken Effekte Früher Hilfen (Chen u. Chang 2016) – unwahrscheinlich, dass es sich um einen fachlichen Erfolg handelt. Wahrscheinlicher ist, dass belastete Eltern einfach nicht ausreichend erreicht werden. Die Schnittmenge im Adressatenkreis ist aber eher klein und auftretende Überschneidungen müssen zwar gehandhabt werden, werden konzeptuell jedoch nicht angestrebt. Als niedrigschwellig angelegte präventive Angebote wenden sich Frühe Hilfen an alle werdenden Eltern bzw. alle Eltern mit Säuglingen und Kleinkindern oder an solche Eltern aus diesen Gruppen, die sich ihren Fürsorge- und Erziehungsaufgaben mit einer Reihe von Risiken stellen müssen und die deshalb von zusätzlicher Unterstützung besonders profitieren können. Bei erheblich verfestigten elterlichen Problemlagen oder einer erheblich abweichenden Fürsorge- und Erziehungssituation wird jedoch das Instrument der Hilfeplanung (§ 36 SGB VIII) benötigt, was der Niedrigschwelligkeit Früher Hilfen widerspricht. Die dann als erforderlich angesehenen Hilfen übersteigen meist in Dauer und Intensität Leistungen im Rahmen Früher Hilfen. Aufgrund dieser generellen Arbeitsteilung zwischen Frühen Hilfen und Hilfen zur Erziehung – die freilich im Einzelfall Frühe Hilfen als Teil eines Hilfekonzepts nicht ausschließt – ist zu betonen, dass Problemlagen bei Adressaten Früher Hilfen nur selten über die Schwelle der Kindeswohlgefährdung hinaus eskalieren. Dies gilt auch für sekundärpräventive Angebote im Rahmen der Frühen Hilfen. In einer der weltweit größten Evaluationsprojekte im Bereich der sekundär präventiven Frühen Hilfen kam es beispielsweise in den ersten 4 Jahren bei Familien, die nach der Geburt als belastet eingeschätzt wurden und die keine Frühen Hilfen annahmen, bei nur 1,5 % der Fälle zu einem gefährdungsbedingten Krankenhausaufenthalt im Verhältnis zu 0,3 % belasteter Familien mit Frühen Hilfen (Dew u. Breakey 2014).

Punkt 2 Angesichts solcher Zahlen ist klar, dass die **Zielsetzung** der Verhinderung von früher Misshandlung und Vernachlässigung alleine nicht ausreicht, um die großen gesellschaftlichen Anstrengungen im Zusammenhang mit Frühen Hilfen zu rechtfertigen. Zwar gibt es zwischen den Frühen Hilfen und dem interventivem Kinderschutz auch hier eine Überschneidung. In beiden Fällen soll die Häufigkeit von Gefährdung in der Gesellschaft zurückgedrängt werden. Unterhalb dieses verbindenden Schirms überwiegen aber die Unterschiede. Im interventiven Kinderschutz geht es zunächst um das Erkennen und Beenden bereits bestehender Gefährdung, die

Abmilderung der Folgen bei Kindern und die Wiederherstellung der Erziehungsfähigkeit bei Eltern. Bei den Frühen Hilfen steht das sehr viel allgemeinere, präventive Ziel der Förderung von Erziehungs- und Entwicklungsbedingungen im Mittelpunkt und das Angebot der Unterstützung erfolgt zu einem Zeitpunkt, an dem von der Abwehr von Gefahren oder dem Überwinden verfestigter Erziehungsprobleme noch keine Rede sein kann. Selbst wenn im interventiven Kinderschutz ähnliche ultimative Ziele im Hinblick auf positive Erziehungs- und Fürsorgebedingungen formuliert werden, ist der Weg dorthin doch deutlich länger und proximale Hilfeziele werden vielfach sehr viel bescheidener ausfallen.

Punkt 3 Die Unterschiede in den Zielsetzungen bedingen graduelle Unterschiede in den **Arbeitsmitteln und in der Gestaltung der Arbeitsbeziehung** zwischen Fachkräften und Eltern. Steht Misshandlung, Vernachlässigung oder sexueller Missbrauch im Raum oder sind sie sogar belegt, kann nicht davon ausgegangen werden, dass Eltern das in der generationalen Ordnung eingebaute Machtungleichgewicht zu ihren Gunsten zwangsläufig im Sinne guter Autorität zum Wohl ihrer Kinder einsetzen. Hieraus ergibt sich für Fachkräfte, die im interventiven Kinderschutz tätig sind, die Notwendigkeit, dass sie bereit sein müssen im Schutzinteresse des Kindes unter Umständen als Gegenmacht zu agieren. Zudem handhaben die Fachkräfte im interventiven Kinderschutz hochgradig tabuisierte, teilweise sogar strafrechtlich relevante Problemlagen in Familien, in denen sie nur sehr begrenzt eine Offenheit der Eltern unterstellen dürfen. Zwar können auch im interventiven Kinderschutz im Verlauf der Fallarbeit Vertrauensbeziehungen entstehen und zumindest für die Wirksamkeit sozialpädagogischer Interventionen sind die Mitwirkungsbereitschaft der Eltern und deren Vertrauen in Fachkräfte auch essenziell. Gelingt der Aufbau einer solchen Arbeitsbeziehung aber nicht und ist von einer Gefährdung auszugehen, so stehen den Fachkräften im interventiven Kinderschutz familienersetzende Maßnahmen (z. B. Pflegefamilien) als Arbeitsmittel zur Verfügung. Diese fehlen in den Frühen Hilfen und werden aufgrund des geringeren Schweregrads der behandelten Probleme auch nicht benötigt. Zudem kann die Arbeitsbeziehung zwischen Eltern und Fachkräften in den Frühen Hilfen auf einem ungebrochenen wechselseitigen Vertrauen beruhen. Eine Veränderung kann sich zwar ergeben, wenn von einer Fachkraft in den Frühen Hilfen gewichtige Anhaltspunkte für das Vorliegen einer Kindeswohlgefährdung wahrgenommen werden, jedoch ist dies weder häufig noch haben die Fachkräfte in diesem Rahmen den Auftrag nach solchen Hinweisen zu suchen. Arbeitsmittel im Bereich der Diagnostik können übereinstimmen oder sich zumindest ähneln, etwa Beobachtungsverfahren zur Beschreibung der Qualität von Eltern-Kind-Interaktionen. Zumindest hinsichtlich des diagnostischen Umgangs mit Risiken werden aber unterschiedliche Schwerpunkte gesetzt. In den Frühen Hilfen dominieren Verfahren, die Risiken für kindliche Entwicklung, Erziehungsprobleme und Gefährdung breit zu erfassen suchen. Ansonsten wird das Ausmaß elterlicher Belastung und sozialer Isolation fokussiert. Im interventiven Kinderschutz zielt Diagnostik auf die Feststellung bzw. den Ausschluss von Gefährdung, das Wiederholungsrisiko, die hinter der Gefährdung stehenden Risikomechanismen und die elterliche Veränderungsbereitschaft bzw. -fähigkeit. Über Unterschiede in den Techniken zur Unterstützung von Veränderung, beispielsweise dem Verhältnis von Psychoedukation, Selbstmanagement und psychotherapeutischen Elementen, liegen keine belastbaren Informationen vor. Angesichts der Grundrechtsrelevanz fachlichen Handelns im interventiven Kinderschutz wäre es sehr wünschenswert feststellen zu können, dass in diesem Bereich evidenzbasierte Hilfekonzepte zur Verfügung stehen. Tatsächlich gibt es in Deutschland bislang aber keine einzige kontrollierte Interventionsstudie nach Misshandlung bzw. Vernachlässigung. Aus dem Bereich der Frühen Hilfen liegt dagegen deutlich mehr belastbare Evidenz vor (Taubner et al. 2015), die allerdings die Notwendigkeit von Weiterentwicklungen aufzeigt.

Punkt 4 Hinsichtlich der **Fachbasis** lässt sich feststellen, dass der Bereich der Frühen Hilfen deutlich stärker durch Interdisziplinarität geprägt ist als der Bereich des interventiven Kinderschutzes (Sann u. Küster 2013). Zwar wächst auch im interventiven Kinderschutz durch die Verbreitung der medizinischen Kinderschutzgruppen der Stellenwert von Gesundheitsberufen und an kritischen

Entscheidungspunkten ist im interventiven Kinderschutz juristische Fachlichkeit gefragt, die in den Frühen Hilfen in der Regel keine Rolle spielt. Trotzdem wird der Bereich des interventiven Kinderschutzes weitgehend von sozialpädagogischer Fachlichkeit dominiert (Fendrich et al. 2014), und der potenzielle Nutzen verschiedener professioneller Sichtweisen, Wissensbestände und Wissenschaftsverständnisse kommt weniger zum Tragen als im Bereich der Frühen Hilfen. In beiden Bereichen, also den Frühen Hilfen und dem interventiven Kinderschutz, stellen sich jedoch noch erhebliche Entwicklungsaufgaben wenn ein tatsächlich interdisziplinär organisiertes Hilfesystem aufgebaut werden soll.

Punkt 5 Ein ganz klarer Kontrast, der die Unterschiedlichkeit der beiden Arbeitsfelder abschließend noch einmal hervorhebt, besteht in der **rechtlichen Situation der Eltern** bzw. der Sorgerechtsinhaber. Bei den Frühen Hilfen handelt es sich um strikt freiwillige Angebote, die ihre Attraktivität allein aus dem von Eltern wahrgenommenen Nutzen ziehen. Auch im Bereich des interventiven Kinderschutzes werden Klärungsprozesse und Hilfen überwiegend mit Einverständnis mit den Eltern erbracht. Jedoch können sich Eltern bei Vorliegen eines gewichtigen Anhaltspunktes Klärungsprozessen nicht vollständig entziehen und, sofern eine Gefährdung festgestellt wird, stehen Eingriffe in elterliche Sorgerechte im Raum, wenn Eltern sich einer Zusammenarbeit verweigern. Jedoch wäre es für Fachkräfte im interventiven Kinderschutz ein schwerer rechtlicher wie fachlicher Fehler allein auf die verfügbaren Zwangsmittel zu setzen. Vielmehr gilt es auch hier um Einsicht in den Nutzen von Veränderung zu werben und Eingriffe als letztes Mittel zu verstehen. Umgekehrt können Fachkräfte aus den Frühen Hilfen in Einzelfällen in Fallsituation geraten, in denen Eltern darüber aufgeklärt werden müssen, dass ihre Mitarbeit bei der Klärung eines gewichtigen Anhaltspunkts nicht mehr völlig freiwillig ist.

Literatur

Abbott A (1988) The System of Professions. An Essay on the Division of Expert Labor. University of Chicago Press, Chicago

Bange D (2002) Definitionen und Begriffe. In: Bange D, Körner W, Hrsg. Handwörterbuch sexueller Missbrauch. Hogrefe Verlag, Göttingen: 47–52

Bayerisches Staatsministerium für Arbeit und Soziales, Familie und Integration (2012). Gewalt gegen Kinder und Jugendliche. Erkennen und Handeln – Leitfaden für Ärztinnen und Ärzte. BSASFI, München

Buchholz T (2011) Präventiver Kinderschutz durch Förderung durch Stärkung von Schutzfaktoren. Zur Resilienzförderung in Schulen. In: Fischer J, Buchholz T, Merten R, Hrsg. Kinderschutz in gemeinsamer Verantwortung von Jugendhilfe und Schule. Springer VS, Wiesbaden: 319–340

Bundesministerium für Familie, Senioren, Frauen und Jugend (2009) Aktiver Kinderschutz – Entwicklung und Perspektiven. BMFSFJ, Berlin

Chen M, Chang K (2016) Effects of Parenting Programs on Child Maltreatment Prevention. A Meta-Analysis. Trauma, Violence & Abuse 17: 88–104

Dew B, Breakey G (2014) An Evaluation of Hawaii's Healthy Start Program Using Child Abuse Hospitalization Data. Journal of Family Violence 29: 893–900

Egeland B (1997) Mediators of the Effects of Child Maltreatment on Developmental Adaptation in Adolescence. In: Cicchetti D, Toth S, eds. The Effects of Trauma on the Developmental Process. Rochester Symposium on Developmental Psychopathology, Vol. 8. University of Rochester Press, Rochester: 403–434

Fendrich S, Pothmann J, Tabel A (2014) Monitor Hilfen zur Erziehung 2014. Dortmund

Finkelhor D, Ormrod R, Turner H, Hamby S (2011) School, Police, and Medical Authority Involvement With Children Who Have Experienced Victimization. Archives of Pediatrics and Adolescent Medicine 165: 9–15

Harper N (2014) Neglct: Failure to Thrive and Obesity. In: Dubowitz H, Leventhal J, Stanton B, eds. Child Maltreatment. Pediatric Clinics of America, 65(5): 937–958

Herrmann B, Dettmeyer R, Banaschak S, Thyen U (2008) Kindesmisshandlung. Medizinische Intervention, Diagnostik und rechtliche Grundlagen. Springer Medizin Verlag, Heidelberg

Kindler H (2013) Qualitätsindikatoren für den Kinderschutz in Deutschland. Analyse der nationalen und internationalen Diskussion – Vorschläge für Qualitätsindikatoren. In: Nationales Zentrum Frühe Hilfen (NZFH), Hrsg. Beiträge zur Qualitätsentwicklung im Kinderschutz. Paderborn: Bonifatius

Sann A, Küster E.-U. (2013) Zum Stand des Ausbaus Früher Hilfen in den Kommunen. In: Nationales Zentrum früher Hilfen, Hrsg. Datenreport Früher Hilfen. Ausgabe 2013. Köln: 36–45

Schmitt A (1999) Sekundäre Traumatisierungen im Kinderschutz. Praxis der Kinderpsychologie und Kinderpsychiatrie 48: 411–424

Schone R (2011) „Frühe Hilfen" und „Schutzauftrag bei Kindeswohlgefährdung" – Plädoyer für eine fachliche und begriffliche Differenzierung. In: Freese J, Göppert V, Paul

M, Hrsg. Frühe Hilfen und Kinderschutz in den Kommunen. Wiesbaden, Kommunal- und Schulverlag, 17–33

Statistisches Bundesamt (2014) Statistiken der Kinder- und Jugendhilfe: Gefährdungseinschätzungen nach § 8a Absatz 1 SGB VIII 2013. destatis, Wiesbaden

Taubner S, Wolter S, Rabung S (2015) Effectiveness of early-intervention programs in German-speaking countries – a meta-analysis. Mental Health & Prevention 3: 69–78

Vinnerljung B, Sundell K, Löfholm C, Humlesjö E (2006) Former Stockholm child protection cases as young adults: do outcomes differ between those that received services and those that did not? Children and Youth Services Review 28: 59–77

Warner J (2015) The emotional politics of social work and child protection. Bristol: Policy Press

Weiterführende Literatur:

Kindler H, Jagusch B (in Vorb.) 3-Jahres Katamnese von Kinderschutzfällen aus der Landeshauptstadt Stuttgart

Bedarf an Frühen Hilfen: Epidemiologie

R. von Kries, T. Haack

4.1 Einleitung – 28

4.2 Primäre oder Sekundäre Prävention? – 28

4.3 Wie häufig sind welche Risikokonstellationen bei welchen Subgruppen von Familien? – 30
4.3.1 Besonderheiten des kindlichen Temperaments bzw. der Entwicklung – 30
4.3.2 Belastungen durch Aufwachsen unter ungünstigen Bedingungen – 31
4.3.3 Daten zur Koinzidenz von Risikofaktoren – 32

4.4 Möglichkeiten der Evaluation der Wirksamkeit Früher Hilfen – 32
4.4.1 Fazit – 35

Literatur – 35

© Springer-Verlag Berlin Heidelberg 2016
V. Mall, A. Friedmann (Hrsg.), *Frühe Hilfen in der Pädiatrie*,
DOI 10.1007/978-3-662-49262-8_4

4.1 Einleitung

In der Epidemiologie wird die zeitliche und räumliche Verteilung von Krankheiten in Populationen und deren Determinanten beschrieben. In diesem Sinne kann es, per definitionem, keine Epidemiologie Früher Hilfen geben: Frühe Hilfen sind keine Krankheit. Vielmehr wird hiermit ein Bündel sehr unterschiedlicher Interventionen beschrieben, die sich „primär und/oder sekundär präventiv an Eltern mit kleinen Kindern (pränatal bis 3 Jahre) richten und deren Beziehungs- und Erziehungskompetenz verbessern sollen, um Kindern eine gute Entwicklung zu ermöglichen sowie Kindesmissbrauch und Vernachlässigung zu verhindern" (Taubner et al. 2013a).

Die Programme werden derzeit durch das das Bundesministerium für Familie, Senioren, Frauen und Jugend (BMFSFJ) im Rahmen des Aktionsprogramms „Frühe Hilfen für Eltern und Kinder und Soziale Frühwarnsysteme" gefördert. Ab 2016 wird es einen Fond des BMFSFJ zur Finanzierung der Programme geben. Für einige Programme stellen auch die Länder und Gebietskörperschaften (z. B. Landkreise) Gelder zur Verfügung. Weitere finanzielle Mittel fließen als Spenden von Verbänden, Stiftungen oder kirchlichen Einrichtungen in die Programme ein.

Obwohl Frühe Hilfen keine Krankheit sind, können epidemiologische Konzepte bei der Entwicklung von Ansätzen zur Prävention von Kindesmissbrauch und Vernachlässigung einen Beitrag leisten. Dies sei an 3 Bereichen erläutert:
- Wie kann der „maximale" Gewinn etwaiger Interventionen auf Populationsebene erreicht werden: Primäre oder Sekundäre Prävention?
- Identifikation von Zielgruppen für die sekundäre Prävention.
- Evaluation der Prozess-/Ergebnisqualität der Interventionen.

> Frühe Hilfen sind keine Krankheit, sondern beschreiben unterschiedliche Interventionen. Deshalb kann es keine Epidemiologie früher Hilfen geben. Epidemiologische Methoden jedoch können bei der Konzeption Früher Hilfen hilfreich sein.

4.2 Primäre oder Sekundäre Prävention?

Während die primäre Prävention beim Gesunden mit oder ohne erkennbare Risikofaktoren ansetzt, damit er gesund bleibt, fokussiert die sekundäre Prävention Menschen mit Frühstadien der Zielkrankheit bzw. solche mit besonderem Risiko für die Zielkrankheit um das Vollbild bzw. das Entstehen der Erkrankung zu verhindern. Was können Frühe Hilfen hierbei leisten?
- Verbesserung der Beziehungs-und Erziehungskompetenz:
  - Verbessert das Entwicklungspotenzial von Kindern und
  - verhindert Kindesmissbrauch und Vernachlässigung.

Für beide Zusammenhänge sprechen Plausibilität und empirische Beobachtungen: Erziehungskompetenz von Eltern ist eine entscheidende Grundlage für die Entwicklung von Kindern (Petermann u. Petermann 2006). „Frühkindliche Risiken haben spezifische und langfristige Auswirkungen. Kinder mit multiplen Risikobelastungen sind in ihrer Entwicklung am stärksten gefährdet" (Laucht et al. 2000). Als Schutzfaktor gilt ein sicheres Bindungsverhalten und als Risikofaktor z. B. Erziehungsdefizite der Eltern (Sturzbecher u. Dietrich 2007). Die biologisch fundierten Verhaltensbereitschaften von Eltern wie etwa intuitives Elternverhalten bestimmen den Umgang mit dem Säugling unbewusst. Biografische Traumata bei den Eltern, eine ungünstige Lebenssituation und Besonderheiten des Temperaments des Kindes machen es den Eltern schwierig, sich flexibel auf die Bedürfnisse des Kindes einstellen zu können, bis hin zu vernachlässigendem und misshandelndem Verhalten (Ziegenhain 2007).

Besondere Aufmerksamkeit hat die Notwendigkeit der Verhinderung des Kindesmissbrauchs und der -vernachlässigung durch spektakuläre und besonders tragische Fälle erfahren. Durch welchen Präventionsansatz lässt sich die größte Zahl solcher Fälle verhindern? Grundsätzlich ist ein primär- wie auch ein sekundärpräventiver Ansatz möglich. Ob nun hierbei eine primäre Prävention für alle oder eine auf Risikogruppen fokussierte sekundäre Prävention effizienter ist – d. h. mehr Gewinn

4.2 · Primäre oder Sekundäre Prävention?

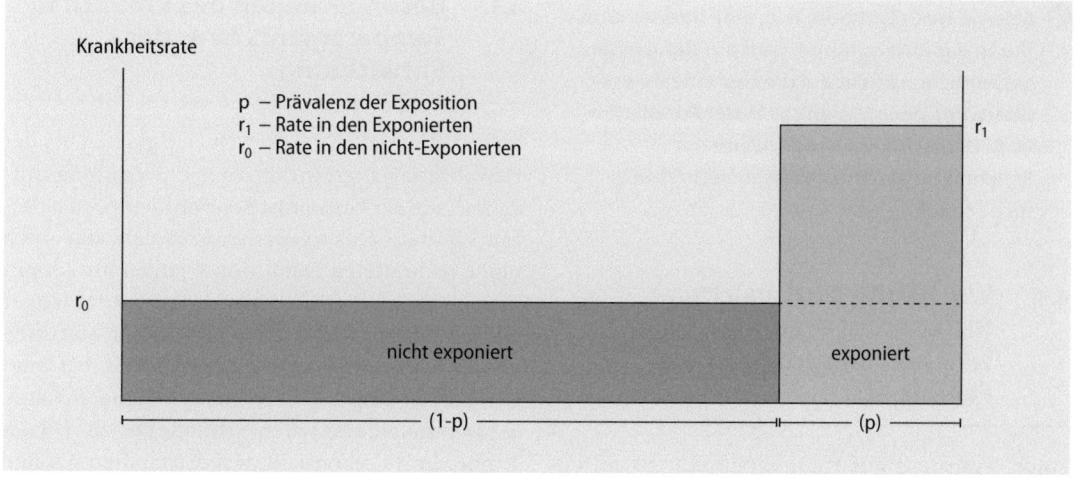

Abb. 4.1 Schema zur Beschreibung der Zusammenhangs von Prävalenz (p) der Exposition (welcher Anteil der Bevölkerung hat den Risikofaktor für Kindesmisshandlung) und Erkrankungsrate (Risiko für Kindesmisshandlung) in der Risikogruppe und bei denjenigen ohne erhöhtes Risiko

für die eingesetzten Ressourcen ergibt, hängt von der Stärke des Risikofaktors und dessen Verbreitung (Prävalenz) ab. Die Stärke des Risikofaktors wird häufig als die Risiko Ratio (RR, Risiko bei Exponierten (r_1)/Risiko bei nicht Exponierten (r_0)) bestimmt. Das Gesamtrisiko für z. B. Kindesmisshandlung in der Bevölkerung ist durch die Gesamtfläche (◘ Abb. 4.1) aus hellgrauer Säule (Risikofaktor vorhanden) und dem dunkelgrauen Balken (Risikofaktor nicht vorhanden) bestimmt. Ist nun der Anteil der hellgrauen Säule an der Gesamtfläche sehr groß, ist eine Intervention nur in der Gruppe mit besonders hohem Risiko (Sekundäre Prävention) besonders effektiv bezogen auf das Ziel, Kindesmisshandlung zu verhindern. Dies ist bei nicht zu seltenem und starkem Risikofaktor gegeben. Ist hingegen das Gesamtrisiko für Kindesmisshandlung (hellgraue Säule und dunkelgrauer Balken zusammen) im Wesentlichen durch den dunkelgrauen Balken bestimmt, sollte besser eine primäre Prävention für alle erfolgen.

Die Gesamtfläche in ◘ Abb. 4.1 könnte z. B. auch das Gesamtrisiko für Schütteltrauma, eine der häufigsten Ursachen für Tod und Behinderung durch Kindesmisshandlung im Säuglingsalter, in Deutschland beschreiben. In allen Familien gibt es „pflegeleichte" und weniger „pflegeleichte" Kinder, z. B. solche, die exzessiv schreien. Auch gibt es in allen Elternhäusern – unabhängig von der sozialen Schicht und sonstigen Lebensumständen – Mütter und Väter mit mangelnder Impulskontrolle und geringer Feinfühligkeit. Mangelnde Impulskontrolle und geringere Feinfühligkeit wird bei drogenabhängigen Eltern häufiger beobachtet. Aufwachsen in einer Familie mit drogenabhängigen Eltern ist ein bekannter Risikofaktor für Schütteltrauma (Kairys et al. 2001). Welcher Effekt für die Gesamtzahl an Fällen mit Schütteltrauma in Deutschland könnte für ein Training zur Feinfühligkeit und Impulskontrolle nur in dieser Risikogruppe – Kinder drogenabhängiger Eltern – erwartet werden? Selbst wenn alles optimal liefe und diese Eltern eine ebenso große Impulskontrolle und Feinfühligkeit wie die nicht drogenabhängigen Eltern erreichen würden, wäre der Effekt für die Gesamtzahl an Fällen mit Schütteltrauma in Deutschland minimal, weil die hellgraue Säule extrem schmal ist (p steht für die Prävalenz drogenabhängiger Eltern; 1−p ist die Prävalenz nicht drogenabhängiger Eltern): Selbst wenn das Risiko (r_1) für Schütteltrauma bei Kindern drogenabhängiger Eltern sehr viel höher ist als das Risiko (r_0) bei den Kindern der übrigen Eltern, tragen die Eltern mit dem Risiko (r_0) für die allermeisten Fälle Verantwortung, denn erfreulicherweise sind die meisten jungen Eltern bekanntlich nicht drogenabhängig.

> Sekundäre Prävention, d. h. eine Intervention nur in der Risikogruppe, wird nur dann einen wesentlichen Effekt auf die Gesamtzahl der unerwünschten Ereignisse in der Population (z. B. Deutschland) haben, wenn der Risikofaktor stark und dessen Verbreitung nicht zu selten ist.

4.3 Wie häufig sind welche Risikokonstellationen bei welchen Subgruppen von Familien?

Auch wenn ein auf Risikogruppen fokussierter Ansatz unter Umständen geringere Effekte auf Bevölkerungsebene erwarten lässt, kann dieser bei begrenzten Ressourcen gerechtfertigt sein: Da in solchen Risikogruppen die meisten Fälle zu erwarten sind, wird eine effektive Intervention auch viele Fälle verhindern können.

> Das Ziel der Identifikation von Risikogruppen ist also ein passgenauer und somit effizienter Einsatz der Ressourcen.

Wie häufig also sind welche Risikokonstellationen in der Bevölkerung allgemein? Gibt es Subpopulationen, in denen diese Risikofaktoren besonders verbreitet sind?

Die Risikofaktoren können beim Kind und/oder im familiären Umfeld z. B. bei der Mutter liegen. Sie können isoliert und in Kombination vorliegen. Eine ausgezeichnete Recherche hierzu wurde kürzlich von Kindler und Künster vorgelegt (Kindler u. Künster 2013). Kernaussagen aus dieser Arbeit werden im Folgenden referiert. Im Wesentlichen sind dies Risikofaktoren, die die Interaktion von Kind und Lebensumfeld negativ beeinflussen. Diese können das Entwicklungspotenzial des Kindes beeinträchtigen bzw. im schlimmsten Fall Gesundheit und Leben bedrohen:
- Besonderheiten des kindlichen Temperaments bzw. der Entwicklung
- Belastungen durch Aufwachsen unter ungünstigen Bedingungen

4.3.1 Besonderheiten des kindlichen Temperaments bzw. der Entwicklung

Im 1. Lebensjahr sind es „Schwierigkeiten bei der Bewältigung altersspezifischer Entwicklungsaufgaben", die ein harmonisches Familienleben belasten können: Das exzessive Schreien, das nach einer verbreiteten Definition – länger als 3 h pro Tag, an mehr als 3 Tagen pro Woche und länger als 3 Wochen – etwa 1/6 aller Kinder betreffen kann, wobei die Symptomatik bei 1/3 der betroffenen Kinder länger als 3 Monate persistieren kann. Schlafprobleme betreffen ebenfalls fast ein 1/6 der Kinder im 1. Lebensjahr, wobei sich dieser Anteil bis zum 3. Lebensjahr auf 2,5% reduziert. Fütter- bzw. Essstörungen sind seltener, nehmen aber bis zum 3. Lebensjahr zu auf 3–4% (◐ Tab. 4.1) (▶ Kap. 5). Diese Symptome sind das tägliche Brot des Kinderarztes. Manche Kinder bzw. Familien bedürfen aber spezieller Beratungs- und Therapieangebote. Wie groß der Anteil dieser Familien ist und ob diese Angebote alle Familien erreichen, die derer bedürfen, ist unbekannt. Evident ist, dass solche Herausforderungen die Familienharmonie belasten können. Zusammenhänge von exzessivem Schreien und Schütteltrauma sind gut belegt (Lazoritz u. Palusci 2001).

Eine wichtige Entwicklungsaufgabe in der ersten Hälfte des 1. Lebensjahres ist der Aufbau von Bindungsbeziehungen. Entscheidend ist die Qualität dieser Bindungsbeziehungen. Bindungsdesorganisation stellt einen Risikofaktor für spätere Psychopathologie dar. Belastungssituationen gibt es in jeder Biografie. Dass die meisten Menschen diese recht gut bewältigen können, liegt u. a. daran, dass ihnen eine in der frühen Kindheit erlebte vertrauensvolle Beziehung zur Bezugsperson Sicherheit bei der Bewältigung von Lebenskrisen gibt. Bindungsdesorganisation ist jedoch nicht selten: Bei Kindern aus der Allgemeinbevölkerung ca. 20%, in Risikopopulationen wie bei Kindern drogenabhängiger Eltern mehr als doppelt so häufig (◐ Tab. 4.1). Auch hier ist unbekannt, inwieweit ausgeprägte Defizite diagnostiziert und behandelt werden.

Im 2. und 3. Lebensjahr ist das Erlernen sozialer Regeln eine wichtige Aufgabe. Dies erfordert

4.3 · Wie häufig sind welche Risikokonstellationen bei welchen Subgruppen von Familien?

◘ Tab. 4.1 Prävalenz verschiedener Belastungen und Risiken in der frühen Kindheit. (Aus: Kindler u. Künster 2013)

Belastung/Risikofaktoren	%	Quelle
Probleme mit Entwicklungsaufgaben		
Regulationsstörung Exzessives Schreien	2,5–16%	Wurmser et al. 2001, von Kries et al. 2006
Regulationsstörung Schlafen	19%	von Kries et al. 2006
Regulationsstörung Füttern	13%	von Kries et al. 2006
Bindungsdesorganisation	20%	Gloger-Tippelt et al. 2000
Probleme mit sozialen Regeln	–	
Belastende Umstände des Aufwachsens		
Relative Armut	18%	Grabka u. Frick 2010
Trennung der Eltern	7% (Westdeutschland) 10% (Ostdeutschland)	Bastin et al. 2012
Gewalt gegen Mutter	4%	Stoeckl et al. 2012
Misshandlung, Vernachlässigung, sexueller Missbrauch	–	
Erhöhte Angst Mutter Depressivität Mutter	17% 18%	Sperlich et al. 2011
Geringe Feinfühligkeit, Anregung	–	

überzeugende Vorbilder und lebenskluge und warmherzige Vermittlung. Im Kindergartenalter werden bei 20% der Kinder entsprechende Defizite berichtet.

> Regulationsstörungen, Bindungsstörungen und dissoziales Verhalten schränken nicht nur die Möglichkeiten zur Entfaltung des Persönlichkeitspotenzials ein, sondern erhöhen auch das Risiko, selbst Opfer von Vernachlässigung und Gewalt zu werden.

4.3.2 Belastungen durch Aufwachsen unter ungünstigen Bedingungen

Unter diesen Belastungen werden distale Risikofaktoren, wie z. B. relative Armut, und proximale Faktoren, wie z. B. Trennung der Eltern, erhöhte Angst und Depressivität der Mutter, geringe Feinfühligkeit der Eltern, wenig Anregung durch Mutter und Vater, sowie Gewalterfahrung der Mutter in der Beziehung genannt.

Bei den gelisteten und hinsichtlich ihrer Prävalenz quantifizierten belastenden Umständen des Aufwachsens (◘ Tab. 4.1) ist deren Relevanz für eine Beeinträchtigung der Persönlichkeitsentwicklung mit hoher Wahrscheinlichkeit unterschiedlich stark ausgeprägt. Distale ungünstige Umstände, wie z. B. relative Armut, sind wahrscheinlich für das individuelle Kind ein weniger starker Risikofaktor für die Entwicklung als z. B. persönliches Erleben einer Vernachlässigung oder einer depressiven, von Angst gequälten oder wenig feinfühligen Mutter, die möglicherweise in der aktuellen Beziehung selbst Opfer von Gewalt geworden ist. Bei der Bedeutung für die Gefährdung durch Vernachlässigung und Misshandlung kann die relative Stärke der Risikofaktoren anders verteilt sein.

4.3.3 Daten zur Koinzidenz von Risikofaktoren

Daten zur Koinzidenz von Risikofaktoren wurden bislang ausschließlich zum Zeitpunkt der Geburt erfasst. Hierbei zeigte sich, dass viele Kinder mehreren Risikofaktoren exponiert sind (Kindler u. Künster 2013). Da sich viele, insbesondere aber die Risikofaktoren auf der Seite des Kindes, erst im Laufe der ersten Lebensmonate entwickeln, kann das Muster der Koinzidenz unterschiedlicher ungünstiger Faktoren für die Entwicklung sowie für Leben und Gesundheit der betroffenen Kinder zum Zeitpunkt der Geburt nur partiell erfasst werden. Eine entsprechende Studie zur Prävalenz des Bedarfs müsste deshalb ein größeres Altersspektrum von der Geburt bis zum Alter von 3 Jahren berücksichtigen. Eine solche Erhebung sollte nicht nur die Prävalenz des Bedarfs, sondern auch die des Angebots und der Inanspruchnahme umfassen (Renner u. Sann 2013).

Zusammenfassend ergeben sich folgende **Herausforderungen für die weitere Forschung**:
- Eine Erfassung der Häufigkeit der Risikofaktoren muss ein Altersspektrum von vor der Geburt bis zum Alter von 3 Jahren berücksichtigen. Hierzu ist die Datenlage derzeit eher ein Flickenteppich als erschöpfend und muss verbessert werden:
    - Durch Füllen von Lücken bzgl. relevanter Risikofaktoren
    - Erfassung im gesamten Altersspektrum von 0–3 Jahren
    - Berücksichtigung nicht nur des Bedarfs, sondern auch des Angebots und der Inanspruchnahme verfügbarer Früher Hilfen
    - Versuch einer Quantifizierung der Effektstärke unterschiedlicher Risikofaktoren als Gefahr für Leib und Leben und/oder sonstige Entfaltung des Entwicklungspotenzials der Kinder
    - Identifikation von Subgruppen mit Clustering oder besonders starker Ausprägung der Risikofaktoren
- Die valide Erfassung dieser Daten ist die Voraussetzung für passgenaue Allokation der Mittel bei der sekundären Prävention.

4.4 Möglichkeiten der Evaluation der Wirksamkeit Früher Hilfen

Zu dieser Thematik liegen eine ausgezeichnete Literatursuche und eine Metaanalyse vor (Taubner et al. 2013b). Diese systematische Suche wurde in 6 Datenbanken (PSYNDEX, Academic Search Premier, eBook Collektion (EBSCOhost, Pubmed, PsycARTICLES und PsycINFO) durchgeführt. Zusätzlich wurde auf der Homepage des Nationalen Zentrums für Frühe Hilfen eine Handrecherche vorgenommen und an dem Thema Frühe Hilfen forschende und an den Programmen arbeitende Personen kontaktiert. Die Recherche betraf den Publikationszeitraum 2003–2013; die Suche ergab insgesamt 468 Treffer.

Aufgrund stringenter Auswahlkriterien konnten von diesen jedoch nur 8 Programme in die Metaanalyse aufgenommen werden, zu denen jeweils 1 Studie vorlag. Die wesentlichen Merkmale für die Evaluation dieser 8 Programme werden in ◻ Tab. 4.2 dargestellt.

Diese in der Metaanalyse (Taubner et al. 2013b) zusammengefassten Arbeiten beschreiben fast ausschließlich Evaluationen von sekundärpräventiven Interventionen (7/8). Das Risiko wird meist durch die Lebensumwelt definiert (5/7). Zwei Studien beschäftigen sich mit Frühgeborenen. Insgesamt sind die Interventionen theoretisch gut begründet oder testen plausible Hypothesen. Die Intensität der Interventionen ist sehr variabel. Die Messinstrumente für das Outcome sind meist gut etabliert, wobei die Messung z. T. mit Verblindung des Untersuchers erfolgt. Klinisch patientenrelevante Outcomes zu Vernachlässigung und Misshandlung werden nie berichtet. Das Follow-Up ist meist kurz.

Auffällig ist, dass eine Powerberechnung häufig gar nicht durchgeführt wurde bzw. unzureichend beschrieben war. Dies könnte die meist negativen Studienergebnisse erklären, obwohl andere Faktoren eine Überschätzung der Effekte begünstigen könnten: Keine vergleichbaren Interventionen in Kontrollgruppen, weshalb unspezifische Zuwendungseffekte von programmspezifischen Effekten nicht unterschieden werden können. Häufig hat keine Randomisierung bzw. eine nur unzureichend beschriebene Randomisierung stattgefunden. Hinzu kommt, dass die Verblindung der Studienteilnehmer nie und die des Untersuchers nicht durchgängig gegeben war.

4.4 · Möglichkeiten der Evaluation der Wirksamkeit Früher Hilfen

Tab. 4.2 Merkmale der in der Metaanalyse berücksichtigten Studien

	Zielgruppe	Präventionsansatz	Interventionsziel	Powerberechnung	Randomisierung	KG-Intervention	Messinstrumente (reliabel/valide)	Verblindung des Untersuchers	Allegiance
Guter Start ins Kinderleben	Eltern in prekären Lebenslagen und Risikosituationen – Mütter bis 20 Jahre, Migrationshintergrund, psychische Erkrankung, hohe psychosoziale Belastung	Sekundär präventiv	Förderung und Stärkung der Beziehungs- und Erziehungskompetenz zur Prävention von Vernachlässigung und Kindeswohlgefährdung im frühen Lebensalter → Förderung von elterlichem feinfühligen Verhalten, Verständnis der Bedürfnisse des Säuglings	Nein	Teilweise (2/3), ein Teil der Mütter bestand bei Teilnahme auf entwicklungspsychologische Beratung	Regelversorgung	Ja	Ja	Ja – Mitautoren der Studie haben Programm entwickelt
Eltern-AG	sozial benachteiligte Eltern in der Familienplanung oder mit Kindern im Vorschulalter	Sekundär präventiv (Studie selber sagt primär präventiv)	Verbesserung des Erziehungsverhaltens, der Erziehungskompetenz, der psychischen Entwicklung der Kinder	Nein	Nein	Regelversorgung	Ja	Unklar, eher nein	Nein – externe Evaluaion
Keiner fällt durchs Netz	Familien mit psychosozialen Risikofaktoren	Sekundär präventiv	Verbesserung der Elternkompetenzen durch Unterstützung der grundlegenden elterlichen Fähigkeiten zu einem frühen Zeitpunkt	Nein	Nein	Mütter und Kinder aus Landkreisen, in denen das Programm nicht durchgeführt wurde, keine Intervention	Ja	Nein	Ja – Studienautoren haben Programm entwickelt
Steps for effective and enjoyable parenting (STEEP)	Mütter <25 Jahre mit Hochrisikobedingungen	Sekundär präventiv	Förderung von sicheren Eltern-Kind-Bindungen	Nein	Nein	Übliche Jugendhilfeleistungen (meist sozialpädagogische Familienhilfe)	Ja	Ja	Möglich – Erstautor der Studie weist konzeptuelle Publikationen zum STEEP-Programm vor

Tab. 4.2 Fortsetzung

	Zielgruppe	Präventionsansatz	Interventionsziel	Powerberechnung	Randomisierung	KG-Intervention	Messinstrumente (reliabel/valide)	Verblindung des Untersuchers	Allegiance
Familienhebammen	alle Familien mit Neugeborenen	Primär präventiv	Höhere Zahl der Hebammen-Kontakte durch Ausweitung des Zeitfensters, besseres Befinden der Mütter und Steigerung der „Elternkompetenz"	Nein	Nein	Regelbetreuung, zusätzlicher Kontakt am Ende des 6. Lebensmonats zur Vergleichsmessung	Ja	Nein	Nein
Bindungsorientierte psychotherapeutische Intervention bei Frühgeburt	Mütter von frühgeborenen Kindern mit Geburtsgewicht <1500 g	Sekundär präventiv	Höhere Anzahl an sicher gebundenen Kindern	Ja – aber nicht spezifiziert	Ja – aber nicht spezifiziert	Volle medizinische Versorgung und Schulung im Umgang und der Versorgung mit Frühgeborenen (Regelversorgung)	Ja	Ja	Ja – Erstautor der Studie hat Programm mitentwickelt
Traumapräventive psychologische Intervention bei Frühgeburt	Mütter nach Frühgeburt <37 Wochen	Sekundär präventiv	verringerte Trauma-Belastung der Mütter	Nein	Nein, Rekrutierung sequenziell: erst Rekrutierung der KG, dann TG	Beratungsangebot durch Krankenhauspfarrer	Ja	Ja	Ja – Erstautorin der Studie hat Programm mitentwickelt
Pro Kind	Erstgebärende Mütter mit einem finanziellen und einem anderen Belastungsfaktor	Sekundär präventiv	Verbesserung der elterlichen Erziehungs- und Versorgungskompetenzen, Verbesserung der mütterlichen Gesundheit während der Schwangerschaft und die Geburt eines gesunden Kindes, bessere Entwicklung der Kinder	Ja – aber nicht spezifiziert	Ja – aber nicht spezifiziert	Regelversorgung	Ja	Ja	Nein – unabhängige Forschergruppe

In der Metaanalyse wurden als zentrale Outcome-Bereiche der Studien die kindliche psychische Entwicklung und die Entwicklung der mütterlichen Kompetenz angesehen (Taubner et al. 2013b). Zusätzlich betrachtet man hier die 3 folgenden Outcome-Bereiche: Physische Entwicklung des Kindes, mütterliche Symptombelastung sowie soziale Unterstützung. Die in den Studien erhobenen Ergebnisse wurden in diese Bereiche aggregiert und ausgewertet.

Beim Vergleich der Treatment-Gruppe mit der Kontrollgruppe ergab sich lediglich ein kleiner Effekt für die mütterliche Symptombelastung (d=0,28). Für alle anderen genannten Bereiche waren hier keine signifikanten Effekte zu verzeichnen, für die Entwicklung der Kinder geht der Programmeffekt gegen Null.

Auch in den Einzelstudien waren die Effektstärken eher klein bzw. nicht signifikant. Bei signifikanten Effekten betraf dieser meist nur einzelne Tests, wobei multiples Testen nicht berücksichtigt wurde.

4.4.1 Fazit

Die Tatsache, dass auch bei gut geplanten und konzeptionell überzeugenden Studien keine eindeutigen Effekte beobachtet werden konnten, bei häufig fehlender bzw. unzureichend dokumentierter Randomisierung und der hohen Wahrscheinlichkeit für unspezifische Effekte, ist überraschend. Dieses Ergebnis könnte einerseits durch unzureichende Fallzahlen, durch die Seltenheit ungünstiger Outcomes in der untersuchten Gruppe, zu geringe Intensität der Interventionen bzw. unzureichende Inanspruchnahme der Interventionsangebote erklärt werden. Andererseits ist die Auswertung mancher Studien noch vorläufig, sodass „Sleeper"-Effekte, die sich erst nach längerer Laufzeit manifestieren, noch nicht erkennbar sind.

Weitere und noch bessere Interventionsstudien sind unverzichtbar. Diese sollten auch Risiken berücksichtigen, die sich aus Besonderheiten des kindlichen Temperaments ergeben. Bei zukünftigen Studien sollten folgende Aspekte insbesondere berücksichtigt werden:
- Gut begründete Fallzahlberechnungen, damit die erwarteten Effektstärken auch erkennbar sind.
- Ausreichende Intensität und Akzeptanz der Hilfen: Die Angebote müssen nicht nur gut begründet sondern auch so dosiert werden, dass Veränderungen in der Zielpopulation realistisch erscheinen. Darüber hinaus müssen die Angebote von der Zielpopulation angenommen werden.
- Eine Randomisierung mit „Concealment", sodass den Studienleitern keine Einflussnahme auf die Gruppenzuordnung möglich ist, ist unverzichtbar.
- Der Einsatz von „Placebo"-Programmen in der Kontrollgruppe sollte angestrebt werden: Nur so können unspezifische Interventionseffekte von spezifischen Programmeffekten differenziert werden.

Literatur

Bastin S, Kreyenfeld M, Schnor C (2012) Diversität von Familienformen in Ost-und Westdeutschland." Max-Planck-Institut für demografische Forschung, Arbeitspapier, 1, from http://www.researchgate.net/publication/254404975.

Gloger-Tippelt G, Vetter J, Rauh H (2000) Untersuchungen mit der „Fremden Situation" in deutschsprachigen Ländern: ein Überblick. Psychologie in Erziehung und Unterricht 47(2): 87–98

Grabka MM, Frick JR (2010) Weiterhin hohes Armutsrisiko in Deutschland: Kinder und junge Erwachsene sind besonders betroffen. Wochenbericht des DIW Berlin 7: 2–11

Kairys SW, Alexander RC, Block RW, Everett VD, Hymel KP, Jenny C (2001) Shaken baby syndrome Rotational cranial injuries-Technical report. Pediatrics 108(1): 206–210

Kindler H, Künster A (2013) Prävalenz von Belastungen und Risiken in der frühen Kindheit in Deutschland. Datenreport Frühe Hilfen, Ausgabe 2013, from http://bib.bzga.de/uploads/tx_wcoebookgenerator/Datenreport_Fru__he_Hilfen_-_Ausgabe_2013_03.pdf#page=8.

Laucht M, Esser G, Schmidt MH (2000) Längsschnittforschung zur Entwicklungsepidemiologie psychischer Störungen: Zielsetzung, Konzeption und zentrale Befunde der Mannheimer Risikokinderstudie. Zeitschrift für klinische Psychologie und Psychotherapie 29(4): 246–262

Lazoritz S, Palusci VJ (2001) The shaken baby syndrome: a multidisciplinary approach, Routledge

Petermann U, Petermann F (2006) Erziehungskompetenz. Kindheit und Entwicklung, Zeitschrift für Klinische Kinderpsychologie 15(1): 1–8

Renner I, Sann A (2013) Frühe Hilfen: Die Prävalenz des Bedarfs. Datenreport Frühe Hilfen, Ausgabe 2013, from http://bib.bzga.de/uploads/tx_wcoebookgenerator/Datenreport_Fru__he_Hilfen_-_Ausgabe_2013_03.pdf#page=8

Sperlich S, Arnhold-Kerri S, Geyer S (2011) Soziale Lebenssituation und Gesundheit von Müttern in Deutschland. Bundesgesundheitsblatt-Gesundheitsforschung-Gesundheitsschutz 54(6): 735–744

Stoeckl H, Hertlein L, Himsl I et al. (2012) Intimate partner violence and its association with pregnancy loss and pregnancy planning. Acta obstetricia et gynecologica Scandinavica 91(1): 128–133

Sturzbecher D, Dietrich PS (2007) Risiko-und Schutzfaktoren in der Entwicklung von Kindern und Jugendlichen. Kindesmisshandlung und Vernachlässigung 10 (1): 3–30

Taubner S, Munder T, Unger A, Wolter S (2013a) Wirksamkeitsstudien zu Frühen Hilfen in Deutschland. Kindheit und Entwicklung, Zeitschrift für Klinische Kinderpsychologie 22(4): 232–243

Taubner S, Munder T, Unger A, Wolter S (2013b) Zur Wirksamkeit präventiver Früher Hilfen in Deutschland – ein systematisches Review und eine Metaanalyse. Prax. Kinderpsychol. Kinderpsychiat. 62: 598–619

von Kries R, Kalies H, Papoušek M (2006) Excessive crying beyond 3 months may herald other features of multiple regulatory problems. Archives of pediatrics & adolescent medicine 160(5): 508–511

Wurmser H, Laubereau B, Hermann M, Papoušek M, von Kries R (2001) Excessive infant crying: often not confined to the first 3 months of age. Early human development 64(1): 1–6

Ziegenhain U (2007) Förderung der Beziehungs-und Erziehungskompetenzen bei jugendlichen Müttern. Praxis der Kinderpsychologie und Kinderpsychiatrie 56(8): 660–675

Belastungsfaktoren und Störungen der frühkindlichen Entwicklung (Klinik, Diagnostik, Therapie)

Kapitel 5 Störungsbilder – 39
M. Ziegler, M. Licata, T. Besier, U. Ziegenhain, S. Wiegand-Grefe, M. Schieche

Kapitel 6 Psychosoziale Belastungen und protektive Faktoren – 109
A. Friedmann

Störungsbilder

5.1	**Kindbezogene Auffälligkeiten – 40**	
5.1.1	Frühkindliche Regulationsstörungen – 40	
	M. Ziegler	
5.1.2	Langzeitfolgen von frühkindlichen Regulationsstörungen – 63	
	M. Licata	
5.2	**Elternbezogene Auffälligkeiten – 65**	
5.2.1	Postpartale psychische Erkrankungen – 65	
	T. Besier, U. Ziegenhain	
5.2.2	Kinder psychisch kranker Eltern – 75	
	S. Wiegand-Grefe, M. Licata	
5.3	**Mütterliche Feinfühligkeit verbessern – der zentrale Ansatzpunkt bei auffälliger Eltern-Kind-Interaktion – 88**	
	M. Schieche	
5.3.1	Die Notwendigkeit elterlicher Feinfühligkeit – 88	
5.3.2	Psychobiologische Grundlagen – 89	
5.3.3	Mütterliche Feinfühligkeit – das Konzept – 90	
5.3.4	Die Feinfühligkeitsskala – 92	
5.3.5	Integrative Eltern-Säuglingsberatung – 97	
5.3.6	Fallvignette – 100	
5.3.7	Zusammenfassung und Ausblick – 101	
	Literatur – 102	

© Springer-Verlag Berlin Heidelberg 2016
V. Mall, A. Friedmann (Hrsg.), *Frühe Hilfen in der Pädiatrie*,
DOI 10.1007/978-3-662-49262-8_5

5.1 Kindbezogene Auffälligkeiten

5.1.1 Frühkindliche Regulationsstörungen

M. Ziegler

Exzessives Schreien, Schlaf- und Fütterungsstörungen gehören zu den am häufigsten von Eltern geschilderten Problemen im frühen Kindesalter. Sie verunsichern die Eltern im Umgang mit ihrem Kind, können äußerst belastend für sie sein und veranlassen zu unterschiedlichen Interventionen. Extreme Ausprägungen von kindlichen Verhaltensweisen, Missverständnisse beim Entschlüsseln kindlicher Signale („warum schreit mein Kind?" – Schmerzen, Hunger, Müdigkeit, Langeweile, Bedürfnis nach Nähe, Unwohlsein?) und fehlende Unterstützungen der Eltern können schließlich zu Krisen oder manifesten Interaktionsstörungen und Eltern-Kind-Beziehungsstörungen führen. Langfristig können sich daraus psychische Störungen des Kindes entwickeln.

Begriffsklärung/Abgrenzung

Das Neugeborene, der Säugling, das Kleinkind ist in sämtlichen Alltagssituationen in besonderem Maße von der koregulatorischen Unterstützung durch seine primären Bezugspersonen abhängig, sei es beim Beruhigen, beim Füttern, beim Schlafen, beim Spielen und Erkunden, beim Abgrenzen von irritierenden und das Kind überfordernden Situationen. Die Eltern reagieren auf ihr Kind feinfühlig und kontingent – sei es bei Stress, Müdigkeit oder Hunger. So helfen sie dem Baby bei Erregung und Irritationen wieder in einen ausgeglichenen Zustand zurückzufinden. Gerade in emotional belastenden Situationen ist die Verfügbarkeit einer vertrauten Bindungsperson für die seelische Entwicklung des Kindes evident (Hédervári-Heller 2012).

Das **biopsychosoziale Konzept der frühkindlichen Regulationsstörungen** (Papoušek 2004) integriert kindliche Faktoren (z. B. mangelnde Selbstregulation), elterliche psychosoziale Belastungen (z. B. Erschöpfungssyndrom, fehlende Unterstützung) und gestörte Eltern-Kind-Interaktionen in belastenden Situationen (z. B. dysfunktionales Beruhigen) (◘ Abb. 5.1). Im Extremfall entstehen sich gegenseitig aufschaukelnde Teufelskreise aus kindlichem exzessivem Schreien und elterlicher Überforderung und

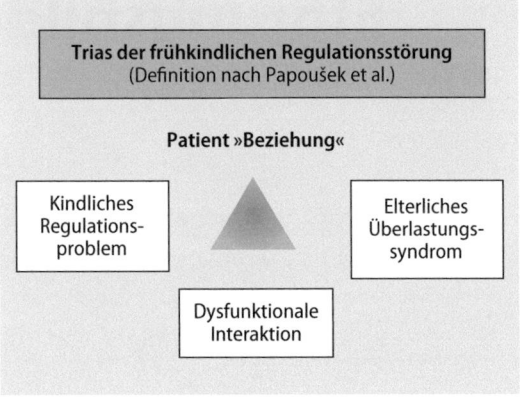

◘ Abb. 5.1 Diagnostische und therapeutische Trias der frühkindlichen Regulationsstörungen (adaptiert nach M. Papoušek)

Hilflosigkeit. Die koregulatorische Unterstützung des Kindes durch das Elternteil bleibt aus, die Abstimmung zwischen Kind und Elternteil misslingt.

Frühkindliche Verhaltensstörungen, exzessives Schreien, Schlafstörungen, Fütterstörungen, exzessives Trotzen, chronische Unruhe und exzessives Klammern werden unter dem Begriff der frühkindlichen Regulationsstörung zusammengefasst. Sowohl im Hinblick auf die Entstehungsbedingungen, kindlichen und elterlichen Faktoren, dysfunktionalen Interaktionen, multiplen psychosozialen Risikobelastungen, Dauer und Prognose finden sich viele Gemeinsamkeiten (Papoušek 2004, Benz u. Scholtes 2012). Der Schweregrad der einzelnen Störungen und die Prognose hinsichtlich der Entwicklung einer psychischen Störung des späteren Kindesalters ist abhängig von der Persistenz der Symptomatik, Anzahl der betroffenen Alltagsbereiche und von psychosozialen Belastungsfaktoren, insbesondere wenn eine psychische Erkrankung eines Elternteils vorliegt (Laucht et al 2004; ► Übersicht).

Schweregrad der frühkindlichen Regulationsstörung
- Dauer und Persistenz der Störung
- Mehrere Alltagsbereiche betroffen
- Multiple psychosoziale Risiken
- Psychische Erkrankung eines Elternteils
- Belastungen/Störungen in der Eltern-Kind-Beziehung

Hiervon abzugrenzen sind kürzer und leichter verlaufende Entwicklungskrisen bei der Bewältigung der altersspezifischen Entwicklungsaufgaben.

Die Frage der Zuordnung der frühkindlichen Regulationsstörungen und **diagnostischen Einordnung** ist schwierig (Papoušek 2004): Wer ist der Patient? ... das Kind? ... die Eltern? ... die Interaktion? ... die Beziehung?

Daran schließt sich die Frage: Wann sprechen wir von Störungen, wann von Auffälligkeiten oder altersentsprechenden Problemen, wann sprechen wir von Erkrankungen, wann von die Eltern belastenden Symptomen?

Die frühkindliche Entwicklung eines Kindes, insbesondere seine psychische Entwicklung ist in besonderem Maße abhängig von seiner psychosozialen Umgebung, seinen primären Bezugspersonen und seinen frühen Beziehungserfahrungen. Bei auftretenden Störungen ist eine Trennung in einzelne Bereiche diagnostisch und therapeutisch nicht sinnvoll. In der Eltern-Kleinkind-Therapie ist der „eigentliche Patient" die Beziehung zwischen Eltern und Kind (Stern 1998). Eine gelingende Beziehungsgestaltung zwischen Eltern und Kind ist einer der wichtigsten Ressourcen für die weitere kindliche Entwicklung, auch in Familien mit hohen psychosozialen Risiken und bei kindlichen Erkrankungen (Sarimski 2013).

Im Konzept der frühkindlichen Regulationsstörungen von Mechthild Papoušek werden übergreifend die verschiedenen Ebenen berücksichtigt, die für Diagnostik und Therapie auch handlungsleitend sind (Papoušek 2004):
- Kindliche Seite,
- elterliche Seite,
- Entwicklungsaufgaben,
- Eltern-Kind-Interaktions- und Beziehungsebene,
- psychosoziale Belastungsfaktoren.

In erster Linie müssen kindliche, organische Erkrankungen ausgeschlossen oder diagnostiziert und behandelt werden. Therapeutische Interventionen im frühen Kindesalter sollten alle involvierten Ebenen mitberücksichtigen, die Entwicklung der Verhaltensregulation- und Selbstregulationsfähigkeit des Kindes fördern, die Eltern in ihren intuitiven Kompetenzen stärken und gegenseitig gelingende alltägliche Interaktionen (gemeinsames Spiel, Beruhigen, Füttern, Wickeln, Schlafen legen) unterstützen.

Klassifikation
Für die frühkindlichen Regulationsstörungen, das exzessive Schreien in den ersten Lebensmonaten und die frühkindlichen Schlafstörungen sieht die **Internationale Klassifikation psychischer Störungen ICD-10** (Dilling et al. 2010) keine eigene angemessene Zuordnung vor. Am ehesten ist eine Zuordnung zur F43.2 (Anpassungsstörungen) im Sinne einer frühkindlichen Anpassungsstörung (oder Regulationsstörung) oder emotionalen Störung mit Beginn in der Kindheit F93.9 möglich (Thiel-Bonney u. Cierpka 2012). Klassifiziert sind hingegen die frühkindlichen Fütterungsstörungen (F98.2). Die **DC:0-3R** (ZERO TO THREE 2005) beinhaltet die Klassifikation psychischer Störungen im Alter von 0–3 Jahren. Dieses multiaxiale Klassifikationssystem stellt eine Ergänzung zur DSM IV für das Säuglings- und Kleinkindalter (0–3 Jahre) dar und wurde nun in der DSM V in Teilen übernommen. In Achse I sind die klinischen psychischen Störungen beschrieben, Achse II sieht eine Einschätzung der Eltern-Kind-Beziehung (PIR-GAS-Score: Parent-Infant Relationship Global-Assessment Scale) vor. In den Achsen III, IV und V werden medizinische Erkrankungen, Entwicklungsstörungen, psychosoziale Belastungsfaktoren und das emotionale Entwicklungs- und Funktionsniveau aufgenommen. Die kindlichen Störungen werden somit im Kontext der Eltern-Kind-Beziehung, kindlicher Entwicklung, Erkrankungen und sozialer Umwelt eingeordnet. Auf der Achse 1 werden psychische Störungen und Verhaltensstörungen im frühen Kindesalter deutlich besser differenziert. Das Exzessive Schreien in den ersten Lebensmonaten wird dort aber ebenfalls nicht als eigenständige Diagnose aufgeführt, sondern als ein belastendes Symptom (für die Eltern). Abgegrenzt wird die Störung der sensorischen Reizverarbeitung (s. unten). Eigenständige Diagnosen liegen für die kindlichen Schlafstörungen und Fütterstörungen vor. Eine wichtige Ergänzung stellt insbesondere eine eigene Achse zur Klassifikation der Eltern-Kind-Beziehung dar, mit Abgrenzungen zwischen angepasster, unterstützender Beziehung und verschiedenen Formen problematischer Beziehungsqualitäten bzw. Beziehungsstörungen (überinvolviert, unterinvolviert, ärgerlich/feindlich, ängstlich/angespannt, misshandelnd-vernachlässigend) (PIR-GAS: ZERO TO THREE 2005).

Die AWMF-Leitlinien zu psychischen Störungen im Säuglings-, Kleinkind- und Vorschulalter (von Gontard 2015) lehnen sich an diese Klassifikation weitgehend an.

Adaptive Entwicklungsaufgaben im frühen Kindesalter

Die frühe Kindheit ist von einer rasanten Entwicklung in allen Bereichen geprägt. Entwicklung verläuft nach genetisch-biologischen Vorgaben, abhängig von Umwelteinflüssen, in individuellem Tempo mit Ineinandergreifen der einzelnen Bereiche (Pauen et al. 2012). Zu betonen ist, dass das Baby bzw. das Kleinkind von Anfang an **Selbstwirksamkeit** in allen Verhaltensbereichen erleben möchte, auch im Kontakt und in der Beziehung mit seinen Eltern.

Zu den psychoemotionalen Entwicklungsaufgaben gehören:
- der Beziehung- und Bindungsaufbau zu den primären Bezugspersonen,
- stabile Verhaltenszustände und Selbstregulationsfähigkeit und
- die Regulation von Emotionen und Affekt.

In den ersten Lebensmonaten sind die Regulation von Aufmerksamkeit, Schlaf-Wach-Rhythmus und Nahrungsaufnahme evident. Dementsprechend gehören zu den phasenspezifischen Problemen/Störungen das exzessive Schreien mit Problemen in der Schlaf-Wach-Regulation und Fütterstörungen mit Trinkschwäche. Im 2. Lebenshalbjahr wird die Regulation von Bindung und Exploration relevant: Auf der einen Seite entwickelt das Baby die motorischen Fähigkeiten sich fortzubewegen, die große Entdeckerfreude beginnt, auf der anderen Seite festigt sich die Bindung zu den primären Bezugspersonen und es sucht engeren Kontakt zu ihnen. Phasentypisch treten jetzt häufig Schlafstörungen auf, auch übermäßige Ängstlichkeit mit klammerndem Verhalten. Das Entwicklungsthema des 2. Lebensjahrs heißt Abhängigkeit und Autonomie – das sog. Trotzalter. Nicht nur der Umgang mit Regeln und Grenzen, emotionale Regulation von Wut, Aggression und Frustrationen, sondern auch Autonomie und Nähebedürfnis, zielgesteuerte Handlungsorganisation, das Selbsterkennen im Spiegel und Empathie werden hier zentrale Themen. Die entsprechenden Probleme/Störungen in diesem Alter sind exzessives Trotzen oder Klammern, soziale Ängstlichkeit, Schlafstörungen und Fütterstörungen.

> Entsprechend den anstehenden Entwicklungsaufgaben treten als mögliche Schwierigkeiten im 1. Lebenshalbjahr Störungen der Verhaltensregulation mit exzessivem Schreien, Schlaf-Wach-Störungen und Fütterstörungen auf, nach dem 6. Lebensmonat Schlafstörungen oder übermäßige Ängstlichkeit mit klammerndem Verhalten. Im 2. Lebensjahr stehen exzessives Trotzen oder Klammern, soziale Ängstlichkeit, Schlafstörungen und Fütterstörungen im Vordergrund.

Zur Bewältigung der Entwicklungsaufgaben in der frühen Eltern-Kind-Beziehung sind sowohl das Baby als auch die Eltern gut gerüstet (Papoušek 2004). Das Baby mit großer Motivation und Fähigkeiten zur frühen vorsprachlichen Kommunikation, raschem Lernen und Bindungsaufbau und die Eltern mit intuitiven Kompetenzen für den feinfühligen Umgang mit dem Baby, um es in seiner Selbstregulation zu unterstützen und mit der Bereitschaft eigene Bedürfnisse zurückzustellen. Es verlangt jedoch eine große Anpassungsleistung von beiden Seiten, um die Entwicklungsaufgaben erfolgreich zu meistern.

Exzessives Schreien in den ersten Lebensmonaten

Definition, Inzidenz und Symptomatik

Fallbeispiel

„Mein Baby schreit Tag und Nacht, es lässt sich nicht beruhigen. Hat es Blähungen, Bauchschmerzen? Ist mein Kind ein Schreibaby? Was mache ich falsch? Ich habe Angst vor jedem neuen Tag. Ich fühle mich so hilflos."

Ein Baby, das über Stunden schreit, sich nicht beruhigen lässt, stundenlang herumgetragen werden muss, überfordert alle Eltern (▶ Fallbeispiel). Sie machen vermeintlich alles richtig und trotzdem schreit und schreit das Baby. Häufig fühlen sich die Eltern in ihrer Sorge, Hilflosigkeit und Erschöpfung nicht ernst genommen und allein, v. a. fehlt es meistens an Entlastung und Unterstützung.

Warum manche Babys viel oder exzessiv schreien und manche Babys nur wenig, ist letztlich noch immer nicht geklärt. Es werden Belastungs- und Risikofaktoren für das exzessive Schreien genannt, aber eine sichere Zuordnung ist, außer bei den organischen Belastungsfaktoren, häufig nicht möglich. Schnell fühlen sich die Eltern, v. a. die Mütter schuldig, v. a. zum einen bei Belastungsfaktoren in der Schwangerschaft oder bei der Geburt, zum anderen durch die Annahme, dass sie ihrer Aufgabe als Mutter nicht gerecht werden.

Seit Wessel, ein amerikanischer Kinderarzt, 1954 für das exzessive Säuglingsschreien die sog. 3er-Regel formulierte, werden diese Kriterien im Sinne einer Definition verwendet (**Wessel-Kriterien**):
- Ein gesundes, wohlgenährtes Baby mit Anfällen von Irritabilität, Schreien und Quengeln für mehr als 3 h am Tag,
- an mehr als 3 Tagen in der Woche,
- in einem Zeitraum von mehr als 3 Wochen.

Gemäß einer in Deutschland durchgeführten retrospektiven Telefonumfrage (Wurmser et al. 2001), erfüllen diese Kriterien mehr als 21% aller Säuglinge im Alter bis 3 Monate, bei ca. 40% der Fälle (8% der Gesamtpopulation) persistiert das exzessive Schreien über den 3. Lebensmonat hinaus. Je nach Erhebungsinstrumenten und Falldefinition wird in den westlichen Industrieländern eine Prävalenz zwischen 5% und 19% angegeben (von Kries 2006, St. James-Roberts u. Halil 1991). Ronald Barr (1990) zeigte in individuellen Tagebuchaufzeichnungen über die ersten 3 Lebensmonate, dass bei den meisten Säuglingen im Alter von 1–2 Wochen die Schrei- und Quengelphasen beginnen, ihr Höhepunkt mit 6 Wochen erreicht ist und diese dann bis zum Ende des 3. Lebensmonats, einhergehend mit dem ersten Reifungsschub, wieder abklingen.

Im Alltag einer Schreibabyberatung gilt in erster Linie der **Belastungsgrad der Eltern** als Indikation für eine Beratung, weniger der Nachweis diagnostischer Kriterien. Häufiger werden dort Säuglinge vorgestellt, bei denen das exzessive Schreien über den 3. Lebensmonat anhält (Ziegler et al. 2004, Thiel-Bonney u. Cierpka 2012); man spricht dann von persistierendem Schreien. Für Studien wird in der Regel die oben genannte Definition der Wessel-Kriterien herangezogen.

> Man spricht von exzessivem Schreien, wenn ein gesunder, wohlgenährter Säugling mehr als 3 h am Tag schreit, an mehr als 3 Tagen/Woche, über mehr als 3 Wochen hinweg. Hauptmerkmal des exzessiven Schreiens ist, dass es den Eltern schwer fällt, ihr Baby zu beruhigen. Für die Notwendigkeit einer Beratung ist aber der Belastungsgrad der Eltern ausschlaggebend.

Die Schwierigkeit das Baby nicht beruhigen zu können, z. T. auch über Stunden hinweg, ist das Hauptmerkmal des exzessiven Schreiens im frühen Säuglingsalter (▶ Übersicht).

Kardinalsymptome des exzessiven Schreiens
- Scheinbar grundloses unstillbares Schreien
- Der Schreizustand lässt sich nur kurz durch intensive und immer neue Reize durchbrechen
- Unfähigkeit zur Ruhe und in den Schlaf zu kommen
- Übermüdung und Überreizung
- Vermehrte Irritierbarkeit
- Es gelingt nicht, die Babys mit normalen Beruhigungsstrategien zur Ruhe zu bringen

Es scheint so, dass diese Babys sehr lange Wachphasen haben, sehr früh bereits ihre Umgebung beobachten, sich auch eher mit neuen visuellen Reizen, z. B. beim Herumtragen beruhigen. Gleichzeitig haben sie eingeschränkte selbstregulatorische Fähigkeiten, können sich selbst nur schwer beruhigen und abschalten, wenn sie überreizt oder erschöpft sind.

Sie sind häufig vermehrt irritierbar, wirken ständig angespannt und übermüdet und finden trotz Unterstützung durch die Eltern nicht in den Schlaf (von Hofacker et al. 1999). Man kann somit von einer **Entwicklungsverzögerung in der Verhaltensregulation und Selbstberuhigungsfähigkeit** sprechen. Schreiphasen können scheinbar plötzlich auftreten, auch aus einer spielerischen Situation heraus, ebenso beim Wickeln oder nach dem Füttern (▶ Fallbeispiel).

Fallbeispiel
Gerade eben noch hat der 2 Monate alte Luca friedlich auf dem Wickeltisch gelegen, hat seine Mutter angelächelt, versucht Laute hervorzubringen. Die Mutter freut sich über ihr Baby, redet mit ihm, massiert ihm das Bäuchlein. Dann beginnt sie ihn wieder anzuziehen, es fällt ihr etwas auf Boden, die Mutter macht eine hektische Bewegung und plötzlich beginnt Luca zu schreien. Er schreit immer heftiger, zieht die Beinchen an, wird rot. Auch als die Mutter ihn hochnimmt und an ihrem Körper versucht zu beruhigen, unterbricht dies nicht die Schreiphase. Was ist passiert? Hat er plötzlich Schmerzen? Hat ihn etwas erschreckt?

Könnte man wie in einem Film die Szene zurückspulen und Luca genau beobachten, würde man sehen, dass das unerwartete Geräusch und die hektische Bewegung der Mutter, die beim Herunterbücken aus dem Blickfeld des Babys verschwand, Luca sehr irritiert haben: Er findet den regulierenden Blickkontakt zur Mutter nicht mehr und kann sich nicht selbst beruhigen, beginnt zu schreien.

Schlaf- und Verhaltenstagebücher über mehrere Tage geben einen Einblick in die Tagesabläufe mit Schrei- und Quengelphasen, Schlafphasen, Beruhigungshilfen der Eltern, Füttern und gemeinsame Spiel- und Aktivitätsphasen (vgl. ◘ Abb. 5.2).

Entwicklung der Selbstregulationsfähigkeit in den ersten Lebensmonaten

Fallbeispiel
Die 4 Monate alte Lena ist schon zu Beginn der kinderärztlichen Untersuchung müde, aber beim Ausziehen auf der Untersuchungsliege zunächst noch ruhig und entspannt. Als die Kinderärztin sich nähert und die Mutter aus ihrem Blickfeld weicht, wird sie unruhig, ihre Bewegungen mit den Ärmchen werden fahrig, sie fäustelt mit den Händen und beginnt zu quengeln, als die Kinderärztin versucht, sie mit Streicheln und ruhiger Stimme zu beruhigen. Bei der Untersuchung beginnt sie dann heftig zu schreien, beruhigt sich immer wieder kurz auf dem Arm des Vaters beim Herumschauen und braucht dann lange, bis sie schließlich einschläft.

Die Fähigkeit eines Kindes zur Selbstregulation entwickelt sich in den ersten Lebensjahren und ist ein wichtiger Meilenstein seiner gesamten Entwicklung (▶ Fallbeispiel). Es geht um die Regulation von positiven und negativen psychischen Spannungszuständen, z. B. Freude, Irritationen, Angst, aber auch Hungergefühle und Müdigkeit. Das Kind braucht die koregulatorische Unterstützung der Eltern, um wieder in einen ausgeglichenen Zustand zu kommen; es lernt dabei seinen Affekt zu integrieren (Papoušek 2004, Schore 2007). Schon von Anfang an haben Babys selbstregulatorische Fähigkeiten, sie können sich bei Überreizung oder Übermüdung abwenden, einschlafen, an den Händchen saugen. Die Eltern unterstützen ihr Baby, wenn es schreit, aber auch bereits, wenn sie Überforderungssignale (distress) wahrnehmen (z. B. starrer Blick, heruntergezogene Lippen, Fäusteln). Sie nehmen das Baby an ihren Körper, halten es, wiegen es sanft, sagen liebevolle Worte in beruhigendem Tonfall. Der Körperkontakt, der vertraute Geruch, die bekannte, ruhige Stimme, Streicheln, Wiegen wirken beruhigend und unterstützen das Baby dabei, wieder in einen ausgeglichenen Zustand zu kommen (Papoušek u. Papoušek 1990). Das Baby beruhigt sich, schläft vielleicht ein.

Babys mit exzessivem Schreien bzw. mit frühkindlichen Regulationsstörungen zeigen weniger selbstregulatorische Fähigkeiten. Trotz Unterstützung durch die Eltern bleiben sie in einem Spannungszustand, kommen nicht zur Ruhe und finden nicht in den Schlaf. Schon bei kleinen Überforderungen können sie dann nur noch schreien. Scheinbar beruhigen sie sich mit immer neuen visuellen und auditiven Reizen, z. B. beim Herumtragen. Temperamentsfaktoren (Anlagen) spielen hier ebenso eine Rolle, wie Unreife in der Entwicklung und weitere, auch organische Bedingungsfaktoren (s. unten).

5.1 · Kindbezogene Auffälligkeiten

> **Babys mit exzessivem Schreien zeigen weniger selbstregulatorische Fähigkeiten.**

Mit dem ersten Reifungsschub im Alter von 2–3 Monaten werden die meisten Babys stabiler (Barr 1990), zeigen einen regelmäßigeren Tagesrhythmus, auch ruhigere und aufmerksame Wachphasen, mehr selbstregulatorische Kompetenzen und Selbstberuhigungsstrategien, wie z. B. an den Händchen saugen, stabilen Blickkontakt, Rückversicherungsblicke, auch Blickabwenden bei Überforderung. Ein Teil der Säuglinge bleibt, über den Reifungsschub hinaus, instabil in der Verhaltensregulation, sie sind irritabler bei Reizexposition und geraten v. a. bei Müdigkeit und Hunger schnell in eine Überforderungssituation mit vermehrter Unruhe und Schreien. Abgrenzungen und Parallelen finden sich in den Zuordnungen:

- Persistierendes exzessives Schreien (Wolke et al. 2002),
- „schwieriges" Temperament (Asendorpf 2011) und
- Störung der sensorischen Reizverarbeitung (regulatory disorder) (ZERO TO THREE 2005).

Persistierendes exzessives Schreien

Säuglinge mit persistierenden exzessiven Schreien über den 3. Lebensmonat, damit über den ersten Reifungsschub hinaus, haben nach Langzeitstudien ein erhöhtes Risiko für Verhaltensprobleme im weiteren Entwicklungsverlauf (siehe Metaanalyse Hemmi et al. 2011). Die AWMF-Leitlinien für psychische Störungen im Säuglings-, Kleinkind- und Vorschulalter (von Gontard 2015) sehen hierfür eine eigene diagnostische Zuordnung vor, wobei modifizierte „Wessel-Kriterien" (s. oben) verwendet werden und die Dringlichkeit für eine interdisziplinäre Diagnostik und Indikation für eine Eltern-Kleinkind-Therapie betont werden muss.

Regulationsstörung der sensorischen Reizverarbeitung

Diese Diagnose wird in der DC:0-3R (ZERO TO THREE 2005) für Säuglinge und Kleinkinder verwendet, die Schwierigkeiten in der Regulation von Emotionen, Verhalten und Motorik zeigen, als Überforderungsreaktion auf unterschiedliche sensorische Reize. Es werden 3 Subtypen unterschieden: ein überempfindlicher Typ, ein unterempfindlich-unterreagierender Typ und ein stimulationssuchender Typ.

Schwieriges Temperament

Temperament meint individuelle Unterschiede, die schon im Säuglingsalter beobachtbar und stark genetisch bedingt sind. Temperamentsfaktoren zeigen eine relativ hohe Stabilität über die Zeit und Entwicklungsphasen und können ein Risikofaktor für spätere Psychopathologie sein. Von einem „schwierigen" Temperament („difficult", „hard-to-handle") beim Säugling spricht man, wenn eine geringe Rhythmizität biologischer Funktionen wie Essen und Schlafen vorliegt, Rückzugsreaktionen angesichts neuer Situationen und Menschen zu erkennen sind (Verhaltenshemmung), auf Veränderungen mit einem langsamen und niedrigen Anpassungsvermögen reagiert wird (geringe Anpassungsfähigkeit) sowie eine negative Stimmungslage vorherrscht (Asendorpf 2011, Paulus et al. 2015).

Differenzialdiagnostische Abklärung

Die größte Sorge der Eltern ist, dass ihr Baby Schmerzen haben könnte und niemand ihm hilft; sie hoffen oft, dass irgendjemand eine organische Ursache finden wird und endlich eine Erlösung für das Baby und die Eltern bereithält. Kinderarzt und Hebamme sind die ersten Ansprechpartner für die Eltern bei unerklärlichen Schreiphasen des Babys. Eine ausführliche kinderärztliche Untersuchung mit Gewichtsentwicklung in den ersten Lebensmonaten und Ausschluss von organischen Ursachen für die Schreiphasen ist der erste diagnostische Schritt (▶ Übersicht).

Oftmals wird das Schreien des Kindes von den Eltern und Bezugspersonen als Hunger gedeutet. Gerade bei gestillten Kindern verunsichert es die Mutter sehr, wenn das Baby kurz nach der Stillmahlzeit zu schreien beginnt, oft auch in den Abendstunden, wenn meist die Stillabstände kürzer sind. Nimmt ein Baby gut zu und schläft in der Nacht ruhig, ist es wichtig, die Mutter zu beruhigen und darin zu bestärken nicht frühzeitig mit einer Säuglingsmilchnahrung zuzufüttern. Ein „Hungern an der Brust" bei unzureichender Muttermilchmenge oder restriktiven Nahrungsmengen (fehlende Berücksichtigung eines individuellen Nahrungsbedarfs) sind durch regelmäßige Gewichtskontrollen zu vermeiden.

Exzessives Schreien: Ausschluss von organischen Ursachen
- Infektionen
- Nahrungsmittelunverträglichkeiten, v. a. Kuhmilchproteinintoleranz
- Gastroösophagealer Reflux
- Gedeihstörung – „Hunger an der Brust"
- Leistenbruch
- Atopie/Allergien
- Neurologische Auffälligkeiten/Funktionsstörungen der Wirbelsäule
- Neurologische Erkrankungen
- Entwicklungsstörungen, u. a.

Fallbeispiel
Eben ist die 3 Monate alte Marie aus einem unruhigen Schlaf aufgewacht und schreit. Sie war 1 h zuvor gestillt worden, hatte etwas gespuckt und war dann mit Herumtragen eingeschlafen. Sie spuckt und erbricht häufig, nach jeder Mahlzeit, auch nachts. Mittlerweile nimmt sie auch nicht mehr gut an Gewicht zu, wirkt blass und hat kaum entspannte Phasen. Häufig ist ihr Bauch gebläht und die Beinchen sind angezogen. Im jetzt Erbrochenen sind auch dunkle Fäden zu sehen, es riecht säuerlich. Der Stuhlgang ist in den letzten Wochen unregelmäßig. Der Kinderarzt vermutet eine Kuhmilchproteinunverträglichkeit und empfiehlt eine kuhmilchfreie Ernährung mit einer extensiv hydrolysierten Nahrung. Bereits nach 2 Tagen schreit Marie weniger, sie erbricht kaum noch, der Stuhlgang normalisiert sich und nach 1 Woche nimmt sie wieder zu.

Die häufigsten organischen Ursachen für zunächst unerklärliche Schreiphasen sind in der Übersicht aufgeführt. Hervorzuheben sind Gedeihstörungen durch zu geringes Nahrungsangebot („Hunger an der Brust") und Kuhmilchproteinunverträglichkeiten (▶ Fallbeispiel). Exzessives Schreien mit hochrotem Kopf, geblähtem Bauch, angezogenen Beinchen und gefausteten Händchen sind der Grund, dass man auch von „Trimenonkoliken" spricht. Es scheint so, dass das Baby durch kolikartige Schmerzen und Blähungen nicht zur Ruhe kommen kann. So stellt sich die Frage: Sind die Drei-Monats-Koliken also ein Darmproblem? Eine erhöhte Darmgasproduktion liegt bei exzessiv schreienden Babys nicht vor. Kamillen- und Fencheltees, entblähende Medikamente mit Simethicon können bei einem Teil der Babys zu einer Besserung von Koliken und Verdauungsbeschwerden führen, aber nicht zu einer Besserung des exzessiven Schreiens. Ebenso verhält es sich bei der Gabe von Säuglingsmilchnahrung mit reduziertem Laktosegehalt. Ein angeborener Laktasemangel (Milchzucker spaltendes Enzym) ist extrem selten und wird meist schon in den ersten Lebenstagen evident. Untersuchungen mit Gabe von Probiotika, v. a. Lactobacillus species (Lactobacillus reuteri) zeigen z. T. positive Ergebnisse, wenn familiär gastrointestinale Probleme vermehrt vorkommen und das Baby vorwiegend mit oder kurz nach dem Füttern sehr unruhig wird (Savino et al. 2007).

> **Vor allem eine Kuhmilchproteinunverträglichkeit oder Gastroösophagealer Reflux (GÖR) müssen auf organischer Seite in Betracht gezogen werden, da das exzessive Schreien bei diesen Erkrankungen ein Frühsymptom sein kann.**

Unterschiedliche Studien belegen sehr divergente Prävalenzzahlen für Kuhmilchproteinunverträglichkeit oder Gastroösophagealen Reflux (GÖR) bei exzessiv schreienden Babys. In repräsentativen Studien geht man von einer Häufigkeit von 5–10% bei exzessiv schreienden Babys aus (Lehtonen et al. 2000). Auch unter einer ausschließlichen Muttermilchernährung kann es durch Kuhmilchproteine in der Muttermilch zu einer Kuhmilchproteinunverträglichkeit kommen. Eine **Kuhmilchproteinunverträglichkeit** kann zu folgenden Symptomen führen:
- entzündliche Reaktion im Magen-Darm-Trakt mit den Symptomen Schreien und Unruhe als Ausdruck von Schmerzen,
- Spucken und Erbrechen (auch längere Zeit nach den Mahlzeiten),
- blutiges Erbrechen bzw. mit Hämatinfäden im Erbrochenen,
- Stuhlgangunregelmäßigkeiten, auch blutiger Stuhlgang,
- Gedeihstörung und Anämie

- Nahrungsverweigerung
- Hautmanifestationen (Juckreiz, Urtikaria, Erythem, ekzematöse Hautveränderungen u. a.)

Die Labordiagnostik ist im frühen Kindesalter häufig negativ. Goldstandard der Diagnose ist in diesem Lebensalter eine Eliminationsdiät (kuhmilchfreie Ernährung) über mindestens 2 Wochen mit Besserung oder Verschwinden der Symptome, ggf. mit anschließender Provokation, welche dann zu erneuten Symptomen führt. Dies bedeutet eine kuhmilchfreie Diät der stillenden Mutter (auch Elimination von Kuhmilchprodukten aus der Nahrung) oder die Ernährung des Babys mit einer extensiv hydrolisierten Formula (eHF) oder Aminosäurenformula (AAF) (Koletzko et al. 2009).

Ein **Gastroösophagealer Reflux** kann durch eine Kuhmilchproteinunverträglichkeit ausgelöst werden, kann aber auch andere organische Ursachen haben, wie verzögerte Reifungsentwicklung der Cardia und sehr selten eine Hiatushernie. Durch das Zurückfließen von angesäuertem Mageninhalt in die Speiseröhre kommt es dort zu entzündlichen Veränderungen. Die Symptome können ähnlich wie bei einer Kuhmilchproteinunverträglichkeit sein mit häufigem auch blutigem Erbrechen, Gedeihstörung und Anämie. Typisch ist, dass die Babys zunächst einen Teil ihrer Nahrung trinken, dann unruhig werden, sich überstrecken und meist die Mahlzeit mit Weinen und Unruhe beenden. Zur gastroenterologischen Diagnostik gehören Breischluck, 24-h-ph-Metrie oder Ösophagogastroskopie. Häufig wird, bevor weitere Untersuchungen in die Wege geleitet werden, zunächst eine kuhmilchfreie Diät für mindestens 2 Wochen durchgeführt, da die Kuhmilchproteinunverträglichkeit die häufigste Ursache für einen GÖR in diesem Lebensalter ist. Therapeutisch ist die Gabe eines Protonenpumpenhemmers (strenge Indikationsstellung, da im 1. Lebensjahr noch nicht zugelassen) möglich.

Wie bereits erwähnt, kann das exzessive Schreien auch als **Erstsymptom einer organischen Erkrankung** auftreten. In der Regel zeigen diese Babys bereits auch früh weitere Symptome. Insbesondere die Gedeihstörung und ein unruhiger Nachtschlaf sollten immer zu weiteren diagnostischen Überlegungen führen.

Sehr kontrovers werden in Bezug auf das exzessive Schreien **Funktionsstörungen der Wirbelsäule** diskutiert. Nahezu alle Kinder, die in der Münchner Sprechstunde für Schreibabys vorgestellt werden, waren mittlerweile zuvor in einer osteopathischen Behandlung. Ohne eindeutige klinische Symptomatik (kontinuierliche Fehlhaltungen) finden sich keine eindeutigen Effekte einer Behandlung (Olafsdottir et al. 2001). Eine begleitende physiotherapeutische Behandlung wirkt bei vorliegenden leichten neurologischen Auffälligkeiten (Haltungsasymmetrien, motorische Entwicklungsverzögerungen) unterstützend auch für die kindliche Selbstregulationsfähigkeit (von Hofacker et al. 1999).

Schlaf-Wach-Regulation in den ersten Lebensmonaten

Für diesen Abschnitt siehe auch Besonderheiten des kindlichen Schlafs in den ersten 2 Lebensjahren, s. unten.

Die 2 Monate alte Mia hatte den ganzen Nachmittag nicht in den Schlaf gefunden, obwohl die Mutter alles versucht hatte. Auch am Vormittag hatte sie gerade mal 30 min auf dem Arm der Mutter geschlafen. Ab 17 Uhr ständiges Quengeln und Schreien, lässt sich aber noch kurz beruhigen. Nach 19 Uhr geht gar nichts mehr. Mia brüllt auf dem Arm der Mutter, brüllt, wenn sie ins Bettchen gelegt wird, auch im abgedunkelten Raum, im Kinderwagen, brüllt beim Stillen nach wenigen Schlucken, brüllt bei der Flasche, auf dem Arm des Vaters oder der Großmutter. Schließlich schläft sie um 23 Uhr auf dem Arm der Mutter ein, lässt sich ins Bettchen ablegen und schläft ruhig bis in die frühen Morgenstunden.

Ein Hauptmerkmal bei exzessiv schreienden Babys ist, dass sie v. a. am Tag zu wenig schlafen, oft nach der ersten Schlafphase nach 20 min wieder aufwachen und z. T. unmittelbar nach dem Aufwachen beginnen zu schreien (◘ Abb. 5.2) (▶ Fallbeispiel).

Der individuelle Schlafbedarf eines Kindes ist auch in den ersten Lebensmonaten schon sehr unterschiedlich (Largo 2013, Jenni et al. 2007) und bemisst sich an der Qualität der Wachphasen. Ist ein Kind in den Wachphasen zufrieden und aufnahmefähig, scheint es ausreichend Schlaf zu haben. Mithilfe von Verhaltens- und Schlaftagebüchern über mehrere

Verhaltens- und Schlaftagebuch (Tagesprotokoll)

Name des Kindes: _Mia_   Alter des Kindes: _2 Monate_

Datum		Vormittag						Nachmittag						Abend						Nacht					
Uhrzeit	6	7	8	9	10	11	12	13	14	15	16	17	18	19	20	21	22	23	24	1	2	3	4	5	6
Unruhe, Quengeln																										
Schreien																										
Schlafen																										
Füttern																										
Spiel mit Eltern																										
Schlafen und Beruhigen																										
Im eigenen Bettchen																										
Im Bett der Eltern																										
Beruhigungshilfen:																										
Herumtragen																										
Stillen/Flasche																										
Andere																										

Wann haben Sie Ihr Kind am Abend schlafen gelegt:	20^{00}	Um wieviel Uhr war Ihr Kind in der Früh ausgeschlafen?	8^{00}
Wie lange brauchte es zum Einschlafen am Abend?	3 Std.	Wann war der schönste Moment mit Ihrem Kind?	11^{30}
Brauchte es Hilfe beim abendlichen Einschlafen?	ja	Wie sah dieser Moment aus?	Lächeln
Wenn ja, welche?	alles, Herumtragen, Stillen	Wie haben Sie sich heute gefühlt?	müde
Wie oft ist es in der Nacht aufgewacht?	1x		
Brauchte es Hilfe beim Wiedereinschlafen in der Nacht?	nein		
Wenn ja, welche?			

Abb. 5.2 Verhaltens- und Schlaftagebuch (Tagesprotokoll)

Tage hinweg können die Schlafzeiten und Schrei- und Quengelzeiten verifiziert werden. Gleichzeitig verdeutlichen sie die Ansatzpunkte einer Beratung im Sinne, dass Schreien und Quengeln häufig Anzeichen von Müdigkeit sind und das Baby dann nicht abgelenkt und „bespaßt" werden soll, sondern Unterstützung braucht, um zur Ruhe und zum Schlaf zu kommen.

> Exzessiv schreiende Babys wachen oft nach kurzem Schlaf wieder auf und schlafen v. a. tagsüber meist zu wenig. Sie brauchen viel Unterstützung um zur Ruhe und in den Schlaf zu finden.

In Abb. 5.2 (Verhaltens- und Schlaftagebuch) ist deutlich, dass das Baby insgesamt für sein Alter sehr wenig schläft. Es erreicht eine Gesamtschlafdauer von nur 12 Stunden über den Tag und die Nacht. Durchschnittlich schlafen Säuglinge im Alter von 2–3 Monaten 16–18 h über 24 h hinweg (Jenni et al. 2007). Am Tag wacht es nach ca. 30 min wieder auf und findet am Nachmittag kaum noch in den Schlaf. Die Eltern tragen ihr Kind über viele Stunden, ohne dass es in den Schlaf findet. In den Nachmittags- und Abendstunden schreit und quengelt es nur, bis es schließlich um 23:00 Uhr einschläft. Gute Wachphasen für gemeinsames Spiel finden sich nur kurz in den Vormittagsstunden. Die Schrei- und Quengelphasen sind nicht mit den Mahlzeiten in Verbindung zu bringen. Es ist deutlich, dass dieses Baby zu wenig schläft und dann in den Nachmittagsstunden völlig übermüdet und überreizt ist (Abb. 5.2).

Jenny (2009) beschreibt den Zustand der Babys sehr treffend mit, „Wenn Babys Jetlag haben". Die Babys sind am Tag ständig müde, letztlich aber zu wach und können nicht schlafen. Bereits in den ersten Lebensmonaten findet sich ein zirkadianer Rhythmus mit Tag-Nacht-Organisation, die Schlafhomöostase (Schlafdruck) ist aber erst mit dem ersten Reifungsschub mit 3 Monaten stabil. Der erhöhte Wachheitsgrad am Tag ist bei exzessiv schreienden

Babys deutlich – sie „kämpfen" regelrecht gegen das Einschlafen, lassen sich eher noch mit Ablenkung und neuen Reizen beim Herumtragen „beruhigen". Das Einschlafen dauert oft lange, oft mehr als 1 h und ist von Schreien und Quengeln begleitet. Dagegen zeigen sie meist keine Probleme im Nachtschlaf; die „Nächte" beginnen aber z. T. erst gegen Mitternacht (Ziegler et al. 2004, Thiel-Bonney u. Cierpka 2012, von Hofacker et al. 1999).

In der Beratung ist die Arbeit mit Schlaftagebüchern sehr hilfreich (s. auch ▶ Abschn. Schlafstörungen weiter unten). Die Eltern brauchen darin Unterstützung, wie sie bei ihrem Baby frühzeitig Müdigkeitszeichen erkennen und wie es leichter gelingen kann, dass das Baby zur Ruhe und zu ausreichend Schlaf kommen kann. In den ersten Lebensmonaten sollte das Baby v. a. am Vormittag bereits nach 1–1,5 h wieder zur Ruhe und zum Schlafen gebracht werden; hilfreich sind eine reizarme Umgebung bzw. ein abgedunkeltes Schlafzimmer; möglichst im eigenen Bettchen, damit ein Ablegen im Schlaf (Aufwachreiz für das Baby) vermieden wird.

Prä- und perinatale Faktoren – Risikofaktoren

Bekannte Risikofaktoren für das exzessive Schreien der Babys sind Nikotinabusus und Drogenkonsum in der Schwangerschaft. Weitere schwangerschafts- und geburtsbedingte Risiken als Einflussfaktoren für das exzessive Schreien sind vorzeitige Wehen, Frühgeburt und niedriges Geburtsgewicht (SGA) (Ziegler et al. 2004, Sondergaard et al. 2000) (▶ Fallbeispiel). Viele Studien belegen psychosoziale Belastungsfaktoren in der Schwangerschaft als Risiko für das exzessive Schreien (Sondergaard et al. 2003; von Hofacker et al. 1999).

Fallbeispiel

Frau K. kommt mit ihrem 10 Wochen alten Simon wegen massiver Schrei- und Quengelphasen in die Sprechstunde. Sie schildert eine sehr belastete Schwangerschaft. Sie und ihr Mann hatten sich schon jahrelang ein Kind gewünscht. Dann wurde sie schwanger, als sie gar nicht mehr damit gerechnet hatte. Sie waren in eine neue Stadt umgezogen und sie hatte eine neue Stelle angetreten. Ihr neuer Chef war wenig begeistert und ließ sie dies auch täglich spüren. Ihr Mann war an seiner ebenfalls neuen Arbeitsstelle stark eingebunden, kam abends oft erst spät nach Hause und musste am Wochenende Schulungen absolvieren. Ihre Herkunftsfamilien und ihr bisheriger Freundeskreis waren nicht da, sie fand auch wenig Verständnis bei ihnen. Alle fragten, wie es mit der Schwangerschaft und wie es dem Kind gehe, niemand fragte, wie es ihr gehe. Frau K. war viel alleine, grübelte oft, ob alles so richtig gelaufen war. Sie konnte sich nicht freuen auf das Kind, war eher ängstlich auch in Bezug auf die Schwangerschaft und konnte sich kaum mit jemandem austauschen, zog sich immer mehr zurück. Sie spürte das Baby wenig und war daher fast wöchentlich bei ihrem Frauenarzt, der aber stets einen normalen Verlauf attestierte. Der kleine Simon kam dann 4 Wochen zu früh mit Kaiserschnitt auf die Welt. Bei Frau K. blieb die Freudlosigkeit, alle anderen waren überglücklich.

Stress, vermehrte Ängste und Depressionen in der Schwangerschaft sind Risikofaktoren in Bezug auf das exzessive Schreien in den ersten Lebensmonaten. Es besteht ein Zusammenhang zwischen einem gestörten Cortisol-Rhythmus des Kindes und erhöhten Stresshormonen der Mutter in der Schwangerschaft (Wurmser 2007, Murray u. Cooper 1997), die die fetale Hirnentwicklung beeinflussen. An Stressfaktoren sind eine primär unerwünschte Schwangerschaft, Paarkonflikte, Konflikte mit den Herkunftsfamilien, massiver Stress am Arbeitsplatz, und massive Ängste um das Kind hervorzuheben. Bedeutsam ist v. a., dass mit der Entbindung des Kindes die Belastungen sich meist noch verstärken und die notwendige Unterstützung ausbleibt. Das Kind erhält durch die psychisch belastete Mutter nicht die notwendige koregulatorische Unterstützung (Reck 2012).

> **Risikofaktoren für exzessives Schreien in den ersten Lebensmonaten sind Stress, Ängste und Depression aufseiten der Mutter während der Schwangerschaft, zudem Nikotin-/Drogenkonsum.**

Wie in oben geschildertem Fall mündet die nicht erkannte depressive Verstimmung in der Schwangerschaft häufig in eine manifeste Wochenbettdepression. Die Umgebung, auch die Fachärzte, nehmen die Erkrankung der Mütter oft erst bei einem deutlichen Schweregrad wahr, meist erst wenn mit dem schreienden Baby die Mutter völlig dekompensiert. Zur Prävention ist es wichtig frühe Symptome zu erkennen und die Mütter schon in der Schwangerschaft zu unterstützen (▶ Abschn. 5.2.1, ▶ Abschn. 5.2.2, ▶ Kap. 11).

Auswirkungen auf die Eltern-Kind-Beziehung – „Teufelskreise" entstehen

Fallbeispiel

Am liebsten würde Frau S. alles rückgängig machen, sie wünscht sich ihr altes Leben ohne Marie zurück, ihre Arbeit, ihre Freizeit, ihre Zeit mit ihrem Mann, ihr bisher geordnetes Leben. Sie hätte sich nie ausmalen können, diese Gedanken jemals zu haben. Sie hatte sich nicht vorstellen können, so erschöpft zu sein, so unglücklich, so wütend auf ihren Mann und auch wütend auf Marie. Warum schafft sie nicht, was alle anderen scheinbar spielend hinbekommen und dabei noch alles Mögliche nebenher organisieren oder noch weitere Kinder versorgen? Manchmal weiß sie nicht, welcher Tag ist, vergisst Termine, vergisst zu essen und zu trinken; schlafen kann sie selbst dann nicht mehr, wenn Marie endlich mal schläft. Ihre Tage sind damit ausgefüllt Marie zu beruhigen bzw. zu versuchen sie zu beruhigen. Bereits ab der Mittagszeit schreit die 2 Monate alte Marie, muss herumgetragen werden und schläft oft erst gegen Mitternacht ein. An einem gewöhnlichen Tag schreit Marie bis zu 7 h, unterbrochen von kurzen Pausen beim Stillen und Wickeln, die Frau S. aber nicht mehr genießen kann.

Die **massive Erschöpfung** schildern alle Eltern eines „Schreibabys". Das Schlafdefizit über Wochen und Monate, gepaart mit chronischem Stress, Versagens- und Schuldgefühlen führen häufig zu depressiver Verstimmung mit verminderter Freude am Baby (▶ Fallbeispiel). Das Selbstwertgefühl als Mutter, die ihr Kind kompetent versorgen und beruhigen kann, leidet (negatives Feedback). Bei den Eltern entsteht immer häufiger ein Gefühl der Hilflosigkeit, dem Schreien ausgeliefert zu sein. Manche Mütter fühlen sich abgelehnt vom schreienden Baby, das sich beim Schreien von ihnen wegzudrücken scheint, aus dem Kontakt mit ihnen herausgeht.

Sie schildern ambivalente Gefühle gegenüber ihrem Kind, das sie über alles lieben und andererseits nicht mehr ertragen können; sie schildern Fluchtgedanken, manchmal auch Wut und aggressive Gefühle gegen das Baby, sind gleichzeitig über sich entsetzt und fühlen sich schuldig. Das unstillbare Schreien eines Babys ist ein großer Risikofaktor für Vernachlässigung und Misshandlung des Kindes (Schütteltrauma) (▶ Kap. 3).

> **Exzessives Schreien ist ein Risikofaktor für Vernachlässigung und Misshandlung des Kindes.**

Durch die aktuellen Belastungen mit einem exzessiv schreienden Baby werden latente Konflikte aktiviert, sei es in der Partnerschaft oder die eigene Rolle als Frau und Mutter betreffend oder im Kontakt mit den Herkunftsfamilien, die unter Umständen mit Vorwürfen oder gutgemeinten Ratschlägen das Selbstwertgefühl der Mutter weiter herabsetzen. Die Familien fühlen sich sozial isoliert und ausgeschlossen und die notwendige Unterstützung bleibt aus. Vor allem kann die sich entwickelnde Eltern-Kind-Beziehung unter der belasteten psychischen Verfassung der Eltern/Mutter leiden. Aufmerksame Wachphasen, in denen das Baby interessiert an der Umgebung und v. a. am Beziehungskontakt mit seinen Eltern ist, verstreichen, da die Mutter zu erschöpft ist und die kleine „Schreipause" für eine kurze Auszeit für sich nutzt. Mechthild Papoušek nennt diese sich täglich wiederholenden Abläufe „Teufelskreise" misslingender Regulation (Papoušek 2004). Die Eltern können aufgrund ihrer Erschöpfung die kindlichen Signale schwerer wahrnehmen, das Kind erhält nicht die notwendige koregulatorische Unterstützung, was zu weiterem distress bei beim Baby führt – Teufelskreise entstehen.

Was braucht das Baby um besser zur Ruhe zu kommen, in der Selbstregulationsfähigkeit sich weiterzuentwickeln? Was brauchen die Eltern um aus den Teufelskreisen herauszufinden, damit sie wieder an ihren intuitiven Kompetenzen anknüpfen können? Was braucht die Eltern-Kind-Beziehung, damit wieder positive Gegenseitigkeiten und gelingende Interaktionen entstehen können? In ▶ Kap. 10 werden ambulante und stationäre Interventionen bei Exzessivem Schreien vorgestellt.

Fütterstörung

Definition, Symptomatik, Inzidenz

Was tun, wenn ein Säugling/Kleinkind die Nahrung abwehrt, zu weinen beginnt, sobald es die Flasche sieht, sich sträubt in den Hochstuhl gesetzt zu werden, schon den ersten Löffel ausspuckt? Wenn die Gewichtskurve stagniert? Was tun, wenn sich alles, der ganze Tag und die halbe Nacht nur noch ums Füttern und Essen dreht? Die Ängste der Eltern um Leben und gesundes Gedeihen des Kindes führen bei Nahrungsverweigerung des Kindes schnell zu verstärkter Kontrolle von Nahrungsmengen, häufigem Anbieten von Nahrung und in der Füttersituation zu Nachdruck oder Zwang. Die Familien kommen ratlos zum Kinderarzt.

Mit dem Begriff Fütterstörung – Störung beim Füttern des Kindes – wird der interaktionelle Aspekt deutlich. Entsprechend dem biopsychosozialen Konzept der frühkindlichen Regulationsstörungen zeigt das Kind Nahrungsverweigerung und ungenügende Nahrungsaufnahme, die Eltern sind massiv belastet und die Interaktionen beim Füttern sind geprägt von Druck aufseiten der Eltern und Abwehr aufseiten des Kindes.

In der **ICD-10** können frühkindliche Fütterstörungen im Gegensatz zu den weiteren Regulationsstörungen, exzessives Schreien und Schlafstörung als eigenständige Diagnose zugeordnet werden (▶ Übersicht). Nicht berücksichtigt sind die Belastungen der Bezugspersonen in der Füttersituation, die primär oder sekundär die Fütterstörung mitverursachen oder aufrechterhalten können (Klassifikation als Fütterschwierigkeiten und Betreuungsfehler R63.3). Bei Vorliegen einer organischen Erkrankung, die die Fütterstörung mitbedingt, sollte die F98.2 nicht vergeben werden. Im klinischen Alltag finden sich jedoch häufig organische Belastungsfaktoren (siehe unten), die die Füttersituation mitbeeinflussen und zu einer Störung führen können. Es können sowohl Fütterstörungen ohne Gedeihstörung als auch Gedeihstörungen ohne Fütterstörung vorliegen.

> **Fütterstörungen im frühen Kindesalter (F98.2)**
> - Spezifische Störung beim Gefüttertwerden
> - Nahrungsverweigerung und extrem wählerisches Essverhalten bei angemessenem Nahrungsangebot und einigermaßen kompetenter Betreuungsperson
> - In Abwesenheit einer organischen Erkrankung
> - Begleitend kann Rumination vorhanden sein
> - Mit mangelnder Gewichtszunahme bzw. Gewichtsabnahme über einen Zeitraum von mindestens 1 Monat (fakultatives Kriterium)

In den bislang gültigen Leitlinien zur Diagnostik und Therapie von psychischen Störungen im Säuglings-, Kindes- und Jugendalter (von Hofacker et al. 2007) wurden folgende objektive Kriterien im Sinne einer **Definition für Fütterstörungen** jenseits des Neugeborenenalters angegeben:
- Bestehen der Fütterstörung seit mindestens 1 Monat, von den Eltern als problematisch und belastend empfundene Füttersituationen
- Mahlzeitendauer von durchschnittlich länger als 45 min, ohne klares Ende
- Häufige Mahlzeiten mit kurzen Intervallen von weniger als 2 h
- Hauptnahrungsaufnahme erfolgt zwischen den Mahlzeiten oder im Halbschlaf

Die Kriterien einer **Gedeihstörung** nach den Leitlinien der Gesellschaft für Pädiatrische Gastroenterologie und Ernährung (2007) lauten wie in der ▶ Übersicht gezeigt.

> **Kriterien einer Gedeihstörung nach den Leitlinien der Gesellschaft für Pädiatrische Gastroenterologie und Ernährung (2007)**
> Für Säuglinge und Kleinkinder mit einem Geburtsgewicht auf oder oberhalb der 3. Perzentile:
> - Gewichtsabfall unter die 3. Perzentile
> - Gewichtsabfall oder Stagnation mit Abfall von mehr als 2 Perzentilenkurven

über einen Zeitraum von mindestens 2 Monaten bei Säuglingen unter 6 Monate bzw. 3 Monaten bei Säuglingen und Kleinkindern über 6 Monaten.

Für Säuglinge und Kleinkinder mit einem Geburtsgewicht unter der 3. Perzentile:
- Fehlende Gewichtszunahme über einen Zeitraum von mindestens 1 Monat
- Erniedrigtes Längensollgewicht

Klassifikation der Fütterstörungen nach DC:0-3 R

Die Einteilung der Fütterstörungen nach DC:0-3R (ZERO TO THREE 2005) geht auf Irene Chatoor (2002, 2008) und ihre Forschungsarbeiten zurück. Die kindlichen Störungen werden in dieser Klassifikation im Kontext der Eltern-Kind-Beziehung, kindlicher Entwicklung und Erkrankungen und Umwelt eingeordnet. In der ▶ Übersicht ist die Achse I: Klinische Störungen der Fütterstörungen (600) zusammengefasst.

Die neu veröffentlichten AWMF-Leitlinien zu psychischen Störungen im Säuglings- Kleinkind- und Vorschulalter (v. Gontard 2015) empfehlen zur Diagnose die Klassifikation zu Fütter- bzw. Essstörungen der DC:0-3R (ZERO TO THREE 2005). Diese sind in der weiterentwickelten Form von Irene Chatoor (2002, 2008) beschrieben (s. unten).

Passagere Fütterprobleme werden sehr häufig von Eltern auch bei gesunden und gut genährten Kleinkindern geschildert. Sie treten im Entwicklungsverlauf der Ernährung auf, als Anpassungsprobleme beim Zufüttern, den Übergängen zu neuen Geschmacksrichtungen, gröberer Kost, Veränderungen der Füttersituationen, aber auch in Zusammenhang mit Entwicklungsphasen des Kindes (z. B. Trotzen beim Füttern) oder nach Erkrankungen. Leichte bis mittelschwere Fütterstörungen werden mit 15–25% angegeben (Wright et al. 2007) angegeben, schwere und persistierende Fütterstörungen mit 3–10%. Vor allem bei Kindern mit Entwicklungsstörungen, auch mundmotorischen Entwicklungsstörungen und chronischen Erkrankungen, sind schwere Fütterstörungen häufig anzutreffen mit mehr als 35% (Burklow et al. 1998). Frühkindliche Fütterstörungen neigen zum Persistieren abhängig von der Schwere der Fütter- und Gedeihstörung, zusätzlichen Erkrankungen und Fortbestehen maladaptiver Fütter-Esssituationen bis ins Kindesalter. Inwieweit frühkindliche Fütterstörungen mit Essstörungen im Jugend- und Erwachsenenalter zusammenhängen, ist aufgrund fehlender prospektiver Studien nicht geklärt.

Fütterstörungen (nach Chatoor 2012), ZERO TO THREE
(DC:0-3 R: Diagnostic classification of mental health and developmental disorders of infancy and childhood 2005) Achse I: Klinische Störungen: 600, Fütterstörung (FS)
- 601. Fütterstörung mit Beeinträchtigung der homöostatischen Regulation. Regulations-Fütterstörung
    - Beginn in der Neugeborenenperiode
    - mangelnde Selbstregulationsfähigkeit bei der Nahrungsaufnahme
    - zu unruhig oder zu schläfrig; mangelnde Gewichtszunahme
- 602. Fütterstörung unzureichender Reziprozität (Interaktion)
    - Deprivation, geringe elterliche Fürsorge und wenig positive Interaktionen
    - Wachstumsstörung; Gedeihstörung
- 603. Infantile Anorexie
    - Wenig Interesse an Nahrung, wenig Appetit, großes Interesse am Spielen
    - Häufig Wachstums- und Gedeihstörung
    - Autonomiebestrebungen werden durch Eltern eingeschränkt
    - Cave: keine Körperschemastörung, keine Vorstufe einer Anorexia nervosa
- 604. Sensorische Nahrungsverweigerung
    - Beginn häufig mit dem Zufüttern (neuer Geschmack, Konsistenz)
    - Bekannte Nahrungsmittel werden problemlos gegessen

- Erhöhte sensorische Empfindlichkeit im Mundbereich
- Gefahr der einseitigen Ernährung, Persistenz
- Meist gutes Gedeihen

– **605. Fütterstörung im Zusammenhang mit einer somatischen Erkrankungen**
- Medizinische Grunderkrankung, geringer Appetit, Unwohlsein beim Essen
- Häufig Wachstums- und Gedeihstörung

– **606. Fütterstörung assoziiert mit Eingriffen in den Gastrointestinaltrakt/Posttraumatische Fütterstörung**
- Nach aversiven Erfahrungen im Mund- Schlundbereich
- Entspricht Posttraumatischer Fütterstörung
- Gedeihstörung

Die Fütterstörungen werden auf kindlicher Seite nach klinischen Gesichtspunkten und Entwicklungsphasen differenziert. Die Gedeihstörung stellt ein Hauptmerkmal der einzelnen Fütterstörungen dar (außer sensorische Nahrungsverweigerung). Der Begriff Infantile Anorexie kann irreführend sein; Anorexie bedeutet fehlender Hunger. Diese Kinder zeigen wenig Appetit und kaum Hungersignale, dagegen sind sie leicht ablenkbar in der Füttersituation – „alles ist wichtiger als das Essen". Nach wenigen Happen scheinen sie satt zu sein, möchten die Mahlzeit beenden und es entstehen häufig Machtkämpfe in der Füttersituation. Es besteht keine Verbindung zur Anorexia nervosa des Jugendlichen, die durch Körperschemastörung und Essensverweigerung gekennzeichnet ist.

In der klinischen Arbeit können die Fütterstörungen mithilfe dieser Klassifikation deutlich besser zugeordnet werden. Problematisch ist das häufige Hauptmerkmal Gedeihstörung in den Subgruppen, außerdem der fehlende Bezug auf elterliche Belastungen und psychodynamische Faktoren, die eine kindliche Fütterstörung mitverursachen und aufrecht erhalten können. Im klinischen Alltag sind Diagnostik und Therapie in multisystemischen und fachübergreifenden Ansätzen der Schlüssel für eine erfolgreiche Behandlung (Thiel-Bonney u. von Hofacker 2012).

Adaptive Entwicklungsaufgaben im Fütterkontext

Die Nahrungsaufnahme verändert sich in den ersten beiden Lebensjahren von ausschließlich flüssiger Kost hin zum Essen von fester Nahrung am Familientisch. Voraussetzung dafür sind Entwicklungen auf verschiedenen Ebenen, nicht nur auf physiologisch/somatischer Seite (motorisch, sensorisch) sondern auch auf psychosozialer Seite mit Regulation von Hunger und Sättigung, stabiler Verhaltensregulation und Lernen am Modell bei der Nahrungsaufnahme. Die Eltern unterstützen mit altersentsprechendem Nahrungsangebot und intuitiver Abstimmung in der Füttersituation die Entwicklung des Kindes schließlich zum selbstständigen Essen am Familientisch (◘ Abb. 5.3).

In den ersten 3 Lebensmonaten wird das Baby ausschließlich mit flüssiger Kost (Muttermilch oder Säuglingsmilchnahrung) ernährt. Die Saug-Schluck-Koordination setzt einen ruhigen Verhaltenszustand voraus; die Regulation von Hunger und Sättigung folgt in Abstimmung mit Schlafrhythmus und stabiler Verhaltensregulation zum ruhigen, rhythmischen Trinken. Die Eltern nehmen die Hungersignale (Unruhe oder Schreien) wahr und unterstützen das Baby in seiner Verhaltensregulation, indem sie in ruhiger Atmosphäre füttern.

Im 2. Trimenon (3–5 Monate) wird das Baby weiterhin gestillt oder mit Säuglingsnahrung ernährt. Der Saugreflex wird schwächer, gleichzeitig zeigt das Baby intensives Saugen an seinen Händchen oder am Schnuller. Es beginnt gezielt zu Greifen und Gegenstände zum Mund zu führen. Ein guter Zeitpunkt zum Beginn mit feinpürierter Löffelkost ist, wenn das Kind bereits Interesse an der Erwachsenenkost zeigt und offen ist für neue Geschmäcker. Intuitiv nehmen die Eltern die Bereitschaft des Kindes für die neue Kost wahr, sie unterstützen ihr Baby mit positivem Gesichtsausdruck und Sprache, wenn es zunächst durch den neuen Geschmack irritiert ist und sind durch eigenes Mund öffnen und schließen in der Füttersituation (intuitives elterliches Verhalten) ein Vorbild.

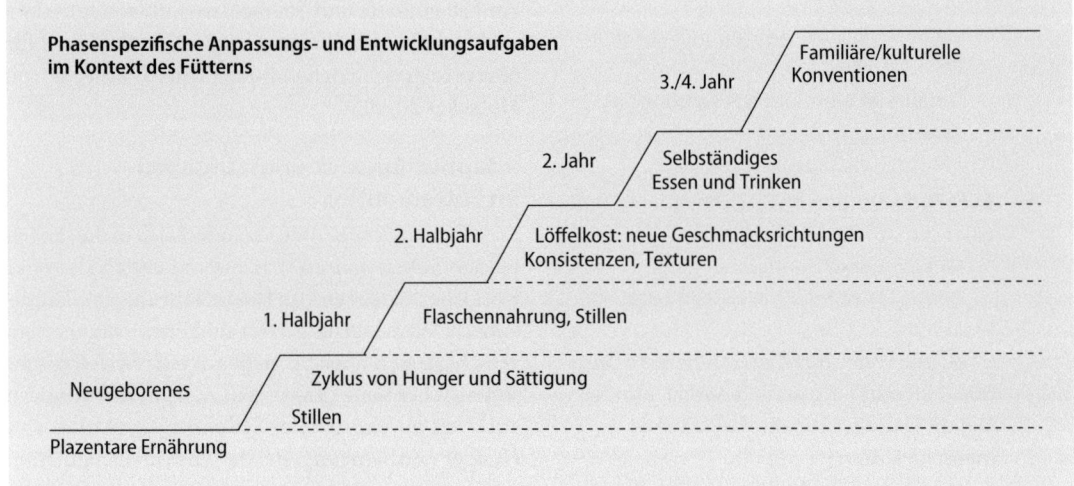

◘ Abb. 5.3 Phasentypische Entwicklungsaufgaben im Fütterkontext (adaptiert nach M. Papoušek)

Im 2. Lebenshalbjahr beginnen Kaubewegungen, zunächst vertikales „Mampfen", mit 7–8 Monaten bewegt das Kind mit der Zunge die Nahrung seitlich zu den Kauflächen. Die ersten Zähnchen kommen. Mit 10–12 Monaten kann das Kind abbeißen und rotatorisch auch faserige Nahrung im Mund zerkleinern („mahlen"). Das Kind kann nun Nahrung in die Hand nehmen und sie selbst zum Mund führen, daran lutschen, kleine Stückchen einspeicheln und schlucken. Es kann gegen Ende des ersten Lebensjahres aufrecht sitzen und selbstständig weiches Fingerfood essen und aus einem Becher trinken. Die Milchnahrung wird zunächst mit Breinahrung ergänzt, dann schrittweise durch gröbere Kost ersetzt. Die Eltern nehmen die Signale des Kindes nach zunehmender Selbstständigkeit in der Füttersituation wahr und unterstützen dies.

Die Autonomieentwicklung im 2. Lebensjahr wird in der Füttersituation sehr präsent. Das Kind möchte nun zunehmend selbstständig mit den Händen essen, versucht auch nach Vorbild der Eltern Nahrung mit Löffel und Gabel aufzunehmen. Es sitzt am Tisch und ist bei den Familienmahlzeiten dabei. Noch muss es z. T. mit dem Löffel unterstützt werden. Auch zerkleinerte feste Nahrung kann das Kind nun kauen und herunterschlucken. Das Vorbild der Erwachsenen bei den gemeinsamen Mahlzeiten für familiäre und kulturelle Konventionen gewinnt große Bedeutung.

Phasentypische Entstehung von Problemen/Störungen im Fütterkontext

Die Komplexität der Nahrungsaufnahme setzt eine Feinabstimmung beim Füttern zwischen Kind und Eltern voraus. In verschiedenen Bereichen können Probleme/Störungen auftreten, die dann zu Entwicklungsverzögerungen in der Nahrungsaufnahme führen können (z. B. noch ausschließliches Stillen im 2. Lebensjahr) und in der Regel auch die Fütterinteraktionen belasten (siehe oben biopsychosoziales Konzept der frühkindlichen Regulationsstörungen). Diagnostisch und therapeutisch ist es wichtig herauszufinden, worin das Kind und die Eltern Unterstützung brauchen.

Im 1. Trimenon kann eine Unreife der Saug- und Schluckkoordination zu einer Trinkschwäche und raschem Ermüden und somit unzureichender Nahrungsaufnahme des Kindes führen. Probleme in der Zustandsregulation mit erhöhter Irritabilität, Ablenkbarkeit und Schreien bei den Mahlzeiten macht die Füttersituation für die Eltern schwierig. Gleichzeitig wird häufig auch Hunger als Ursache der Schreiphasen angesehen, was zu ständigen Mahlzeiten und Nichtbeachtung der kindlichen Signale von Hunger und Sättigung führen kann.

Die Anpassung an Löffelkost, neue Geschmacksrichtungen und neue Konsistenzen ab dem 4. Lebensmonat kann manche Säuglinge irritieren und überfordern und zunächst zu Abwehr der neuen Nahrung

5.1 · Kindbezogene Auffälligkeiten

führen. Deutlich wird das bei Säuglingen mit sensorischer Überempfindlichkeit im Mundbereich, wie in der von Chatoor (2012) beschriebenen Sensorischen Nahrungsverweigerung. Insbesondere die erste leicht stückige Nahrung, die „8-Monatsgläschen" mit gemischten Texturen, scheint für diese Kinder extrem irritierend zu sein. Die Nahrungsumstellung auf breiige Kost und Heranführen an neue Geschmacksrichtungen verzögert sich in diesem Fall.

Füttern von Milchnahrung im Halbschlaf ist die Folge, wenn das Baby zunehmend auch die Flaschennahrung und das Stillen abwehrt. Die Hauptnahrungsaufnahme verlagert sich in die Nacht oder das Kind schläft gezielt zur Nahrungsaufnahme auf dem Arm der Mutter ein. Das Kind verliert damit die Selbststeuerung der Nahrungsaufnahme und die eigene Regulation von Hunger und Sättigung, was zu fehlendem Appetit und Desinteresse bei den Hauptmahlzeiten führt. Die Eltern orientieren sich bezüglich Essensmengen häufiger an den Herstellerangaben auf der Nahrungsverpackung als an den Hunger- und Sättigungssignalen des Kindes.

> Achten die Eltern nur auf die Nahrungsmengen, verlieren sie den Blick auf das Kind und dessen Bedürfnisse nach Selbstwirksamkeit in der Nahrungsaufnahme.

Mit den wachsenden Autonomiebedürfnissen zu Beginn des 2. Lebensjahres möchte das Kind selbstbestimmt das Essen steuern und selbst essen, es möchte die Nahrung explorieren, spielt scheinbar damit und lernt rasch mit Herunterwerfen von Nahrung die Aufmerksamkeit seiner Eltern zu gewinnen. Es können „Machtspielchen am Essenstisch" entstehen – aus Abwehr und Kampf auf kindlicher Seite und vermehrter Kontrolle und Druck/Zwang auf elterlicher Seite. Auf die scheinbare Essunlust des Kindes reagieren die Eltern mit immer neuen Nahrungsangeboten, meist süßen Breien und Puddings und mit Ablenkung in allen Variationen, von Vorlesen und diversen Spielsachen bis Füttern bei Computerspielchen. Bei sehr wählerischem Essverhalten, auch bei der oben beschriebenen sensorischen Nahrungsverweigerung, bieten die Eltern schließlich nur noch ein sehr eingeschränktes Nahrungsspektrum an, z. B. alleiniges Stillen oder Säuglingsmilchnahrung bis weit in das 2. Lebensjahr hinein.

> Fast alle Eltern versuchen auch mit Ablenkung und Zwang ihr Kind zu füttern, wenn eine Fütterstörung vorliegt.

Die Mahlzeiten sind hoch belastet, schon vor dem Füttern ist die Mutter aufgeregt und nervös, das Kind ist hungrig und quengelig, wehrt aber schon vor dem ersten Löffel ab. Immer wieder bieten die Eltern Nahrung in allen möglichen Situationen an (auf dem Spielplatz mit dem Löffel hinterherlaufend), die Mahlzeiten haben keinen klaren Beginn und kein klares Ende. Die kindliche Selbstregulation, Selbststeuerung und Selbstwirksamkeit bei den Mahlzeiten geht verloren. Die Nahrungsaufnahme ist eingeschränkt und das Gewicht des Kindes stagniert. Alles dreht sich nur noch ums Essen.

Diagnostische Abklärung bei Fütter- und/ oder Gedeihstörungen

An erster Stelle steht die ausführliche **Anamnese inklusive Fütteranamnese**, Dauer und Symptomatik der Fütterstörung und aktueller Füttersituation, die auch Hinweise auf mögliche organische Erkrankungen und die bisherige gesamte Entwicklung des Kindes erfassen soll. Wichtig ist auch zu eruieren, welche Vorstellungen die Eltern zur Ernährung ihres Kindes haben und zu den Essensmengen, die ihr Kind brauche. Auch Fragen zu der familiären Essenssituation sind oft sehr hilfreich, insbesondere hinsichtlich gemeinsamer Familienmahlzeiten (Vorbildfunktion der Eltern).

Die Anamnese sollte auch erfassen, ob das Kind weitere Regulationsprobleme hat, wie persistierendes Schreien, Schlafstörungen, vermehrte Unruhe, heftiges Trotzen oder Klammern (▶ Übersicht).

Diagnostik bei Fütterstörungen
- Anamnese, Fütteranamnese
- Entwicklungsstand
- Weitere betroffene Regulationsbereiche (Schlafen, persistierendes Schreien)
- Nahrungsprotokoll über 5 Tage
- Beobachtung der Füttersituation (Video)
- Einschätzung der Eltern-Kind-Beziehung
- Elterliche Belastungsfaktoren

Auch die Sozialanamnese und Anamnese der elterlichen Essensentwicklung können aufschlussreich sein, wie z. B. Erinnerungen an eigene Zwangsfütterungen in der Kindheit, Essstörungen im Jugendalter oder noch persistierende eigene Essstörungen, die aber auch ein Tabuthema sein können.

Nahrungsprotokolle (siehe Anhang) über mindestens 5 Tage mit Mengenangaben, Uhrzeit und Dauer der Mahlzeit geben einen Einblick zur tatsächlichen Nahrungsaufnahme und Trinkmenge, einschließlich Zwischenmahlzeiten (z. B. Gummibärchen, Brezel) und nächtlichen Mahlzeiten.

Die **körperliche Untersuchung** mit Gewichts-, Längen- und Kopfumfangsentwicklung seit Geburt gibt Hinweise auf das Vorliegen von organischen Erkrankungen und Gedeih- und Wachstumsstörungen.

Die **Beobachtung der Füttersituation**, möglichst mit **Videoaufzeichnung**, evtl. auch ein mitgebrachtes Homevideo ist der Schlüssel zum Verständnis der Fütterstörung. Die Füttersituation sollte von Anfang bis zum Ende beobachtet werden. Es beantwortet Fragen der Essenssituation:
- Wie gestalten die Eltern/Mutter die Mahlzeit?
- Zeigt das Kind Hunger und Interesse v. a. zu Beginn der Mahlzeit?
- Was wehrt das Kind ab?
- Wann beenden die Eltern/die Mutter die Mahlzeit?
- Wie ist die Stimmung am Anfang, am Ende?

Eine **Einschätzung der Eltern-Kind-Beziehung** ist stets Bestandteil der Diagnostik bei frühkindlichen Fütterstörungen (z. B. Spielsituation bzw. unbelastete Situationen).

Gegebenenfalls sind eine **mundmotorische Untersuchung** und ausführliche **Entwicklungsdiagnostik** notwendig, wenn Hinweise auf eine Entwicklungsverzögerung oder -störung auch hinsichtlich der Nahrungsaufnahme vorliegen.

Eine **erweiterte interdisziplinäre Diagnostik** steht an bei Hinweisen auf organische Erkrankungen. Bei Gedeihstörungen empfiehlt sich eine orientierende Labordiagnostik, ggf. auch Ausschluss einer Nahrungsmittelunverträglichkeit, Zöliakie, Mukoviszidose. Nach klinischem Befund sind auch weiterführende Untersuchungen angezeigt, z. B. kinderkardiologische Mituntersuchung, gastroenterologische Untersuchungen, genetische Untersuchung, Untersuchungen des Schluckakts.

Fütterstörungen bei organischen Erkrankungen

Bei vielen organischen Erkrankungen sind Hunger und Appetit reduziert. Sie können je nach Schwere und Dauer zu mangelndem Gedeihen und Entwicklungsverzögerungen führen. Bei schweren neurologischen Erkrankungen sind häufig auch die mundmotorische Entwicklung, die Saug-, Kau- und Schluckkoordination betroffen und erschweren für das Kind die orale Nahrungsaufnahme. Häufiges Verschlucken, z. T. mit Aspirationen können für das Kind zu ernsthaften Komplikationen führen und sind höchst aversiv, können auch mit Würgen, Erbrechen und Atemnot einhergehen und eine wiederholte traumatische Erfahrung für das Kind sein. In der ▶ Übersicht sind organische Erkrankungen aufgeführt, die zu Fütter- und Gedeihstörungen führen können.

Differenzialdiagnose organischer Erkrankungen im Säuglings- und Kleinkindalter mit Fütter- und Gedeihstörungen
(modifiziert nach Nützennadel 2011)
- Kuhmilchproteinallergie
- Ösophagitis bei GÖR
- Zystische Fibrose
- Kardiologische, neurologische, onkologische, renale Grunderkrankung mit mangelndem Appetit und ggf. erhöhtem Kalorienbedarf
- Zöliakie
- Chronische Diarrhö bei Immundefekten
- Malabsorbtionssyndrome
- Genetische Syndrome

Viele organische Erkrankungen gehen neben vermindertem Appetit auch mit einem erhöhten Nährstoffbedarf einher und machen gerade im frühen Kindesalter eine Sondenernährung notwendig, die aber auch zu ungenügenden Lernerfahrungen der oralen Nahrungsaufnahme und mundmotorischen Entwicklungsverzögerungen führen kann.

Eine Reihe von genetischen Erkrankungen geht mit Störungen in der Verhaltensregulation und Fütterproblemen v. a. im frühen Kindesalter einher, meist durch anfängliche Trinkschwäche. Unter anderem muss an ein Williams-Beuren-Syndrom,

Prader-Willi-Syndrom, Silver-Russel-Syndrom und Syndrome mit Muskelschwäche gedacht werden.

Kinder mit chronischen Erkrankungen sind in der Regel an einer Spezialambulanz angebunden und die erforderliche besondere Ernährung des Kindes wird durch eine Diätassistentin begleitet. Bei begleitenden interaktionellen Fütterstörungen ist beim therapeutischen Vorgehen ein multidisziplinärer Ansatz notwendig.

Nach intensivmedizinischer Behandlung mit traumatischen Erfahrungen im Mund- und Rachenraum, die auch assoziiert mit akuter Lebensbedrohung, Atemnot und Schmerzen sein konnten, finden sich bei einem Teil der Kinder eine Posttraumatische Fütterstörung (DC:0-3R: 606. Fütterstörung assoziiert mit Eingriffen in den Gastrointestinaltrakt). Diese Kinder zeigen beim Versuch, Nahrung an den Mund zu führen, eine massive Abwehr mit panischem Gesichtsausdruck, z. T. unmittelbares Würgen und Erbrechen.

Elterliche Belastungsfaktoren

Die Ernährung eines Babys und Kindes gehört so unmittelbar zu den mütterlichen Aufgaben, dass ein Misslingen als ein Versagen in der Rolle als Mutter erlebt wird (▶ Fallbeispiel).

Fallbeispiel

Frau H. ist schon vor jeder Mahlzeit angespannt. Von Anfang an war das Füttern von Jona schwierig. Jona habe in den ersten Monaten viel geschrien, war extrem hektisch bei den Mahlzeiten und schlief dann erschöpft beim Stillen ein. Die Gewichtszunahme war zögerlich und Frau H. machte sich große Sorgen und Vorwürfe, weil Hebamme und Kinderarzt vermuteten, dass Jona nicht ausreichend Nahrung bekomme und deshalb so viel schreie. Das Zufüttern mit Löffelkost ging zunächst gut, die Mengen blieben aber gering und mit 8 Monaten stagnierte schließlich die Gewichtsentwicklung. Als Jona 10 Monate alt war kamen beide Eltern mit Jona in die Ambulanz. Zu diesem Zeitpunkt bekam er mehrere Stillmahlzeiten in der Nacht und nahm am Tag maximal 200 g Löffelkost, verteilt auf 3 Mahlzeiten zu sich, aber meist nur mit viel Ablenkung oder Kampf. Frau H. war verzweifelt und erschöpft, hatte kaum noch schöne Zeiten mit Jona, da sie den Druck, Jona besser zu ernähren, nicht aus dem Kopf bekam.

Daniel Stern beschreibt in Mutterschaftskonstellationen die psychische Situation der Frau im Übergang zur Elternschaft. In dem zentralen Thema, Leben und Wachstum, findet sich die Frau als Lebensspenderin, als Garantin von Überleben und Gedeihen und als Ernährende (Stern 1998). In der klinischen Praxis finden sich bei Fütterstörungen häufig anamnestische Hinweise auf Frühgeburtlichkeit, Erkrankungen des Kindes, vorausgegangene Fehlgeburten oder Totgeburten, usw. Wichtige psychodynamische Faktoren im Fütterkontext sind in der ▶ Übersicht zusammengefasst. Neben der Beeinflussung durch die Umwelt (z. B. Drängen zu Zwangsfütterung), Verunsicherung über das richtige Nahrungsangebot, usw. spielen eigene biografische Faktoren der Eltern mit in die Füttersituation hinein. Sie beeinflussen die emotionale Verfassung der Mutter, der Eltern, schränken ihre intuitiven Fähigkeiten im Fütterkontext ein und verzerren die Wahrnehmung des Kindes (▶ Übersicht).

Psychodynamisch relevante Themen bei Fütterstörungen
- Mütterliches Versagen, nicht nähren, nicht stillen können
- Tiefe Verunsicherung, Verletzbarkeit
- Angst um Gedeihen, Überleben
- Leistungsdruck
- Druck vonseiten der Umwelt
- Kontrolle, Machtspiel
- Problem des Setzens von Grenzen
- Abwehr gegen eigene Sucht, Ekel

Teufelskreise in der Füttersituation

Fallbeispiel

Marc wurde von seiner Mutter mit 16 Monaten wegen einer Fütterstörung und unzureichender Gewichtszunahme vorgestellt. In den letzten Monaten war fast jede Mahlzeit ein Kampf. Nur die Milchflasche am Abend trank er ruhig. Zum Ersttermin hatte die Mutter ein Mittagessen für Marc mitgebracht und die Mahlzeit wurde mit Video aufgezeichnet: Marc sitzt im Hochstuhl, ein Teller mit Nudeln und weichgekochten Karotten vor sich und die Mutter, die neben ihm sitzt, begleitet sein Essen und versucht ihn zu füttern. Hungrig nimmt Marc eine Nudel nach der anderen und steckt sie in den Mund, ist aber irritiert, jammert kurz, die Nudeln scheinen noch zu heiß zu sein. Die Mutter zerkleinert mit ihrer Gabel das Essen, versucht es mit Blasen abzukühlen. Marc reagiert auf die Einmischung abwehrend, versucht dann die Nudeln mit seiner Kindergabel aufzuspießen, was misslingt und ihn frustriert. Er wird unruhiger und hektischer, nimmt jetzt eine Handvoll Nudeln, die alle herunterfallen, bevor er sie in den Mund stecken kann. Die Mutter versucht ihm zu helfen, spießt für ihn die Nudel auf, worauf er mürrisch die Gabel auf den Boden wirft, auch ein zweites Mal, nachdem die Mutter die Gabel wieder aufgehoben hatte. Die Situation eskaliert. Marc beginnt zu schreien, versucht den Teller auf den Boden zu werfen, den die Mutter festhält. Marc schreit, windet sich im Hochstuhl, die Mutter sitzt ratlos da, fragt ihn immer wieder: „Was ist los?", hält den Teller fest und bietet ihm immer wieder eine Nudel mit der Gabel an. Marc schreit zornig, lässt sich mit Streicheln und Zureden nicht beruhigen. Die Mutter holt die Essenstasche und Marc wird sofort ruhig. Sie holt eine 4er Packung süßen Fruchtquark heraus und einen Löffel, öffnet eine Packung und Marc löffelt hungrig und schnell 2 Portionen aus. Die Mutter ist frustriert und enttäuscht.

Wieder hat Marc nur einen Nachtisch gegessen, wieder hatte Marc einen Trotzanfall beim Essen gezeigt, wieder hat die Mutter das Gefühl versagt zu haben. Ihre Stimmung ist am Boden, auch Marc wirkt nicht zufrieden. Marc zeigt auch in anderen Situationen Trotzanfälle, in denen die Mutter ihm aber klar Grenzen setzen kann. In der Essenssituation wird es für sie bedrohlich, da die Gewichtsentwicklung von Marc in den letzten Monaten stagnierte.

Nach Mechthild Papoušek (2012) entstehen Teufelskreise aus kindlicher Essunlust und Nahrungsverweigerung, mütterlicher Unsicherheit und Kontrolle in der Essenssituation, was beim Kind die Nahrungsverweigerung und Abwehr bis zum Schreien oder Erbrechen steigert und bei der Mutter zu Hilflosigkeit und vermehrtem Druck und Zwang führt, bis die Mahlzeit schließlich eskaliert und beendet wird (▶ Fallbeispiel). Auf elterlicher Seite finden sich Ängste oder depressiver Rückzug und das Kind versucht letztlich mit seiner Abwehr das Verhalten der Mutter zu kontrollieren, um etwas Angenehmes zu erreichen (Süßigkeiten) oder etwas Unangenehmes zu vermeiden (Zwangsfütterung). In ▶ Kap. 10 werden die ambulanten und stationären Interventionen mit videogestützter Therapie bei Fütterstörungen dargestellt.

Schlafstörungen im Säuglings- und Kleinkindalter

Definition, Inzidenz, Symptomatik

Viele Eltern schildern in den ersten Lebensjahren ihres Kindes Ein- und Durchschlafprobleme oder -störungen bei ihrem Kind. Ein Teil der Eltern fühlt sich dadurch erheblich gestört, ein Teil der Eltern kaum (Sadeh et al. 2010). Wie gut ein Kind selbstständig ein- und durchschlafen kann, hängt von seinem individuellen Schlafbedürfnis und von seinen Selbstregulationsfähigkeiten ab, wie gut es zur Ruhe und in den Schlaf finden kann. Ganz entscheidend hierfür ist aber auch der elterliche Betreuungsstil. Es stellt sich die Frage, wie kindliche Ein- und Durchschlafstörungen entstehen, welche Faktoren sich auf kindlicher und elterlicher Seite finden.

Für die kindlichen Ein- und Durchschlafstörungen findet sich in der ICD-10 keine spezielle Zuordnung. Die Kennzeichen für eine nicht organische Insomnie (F51.0) sind Ein- und Durchschlafstörungen oder schlechte Schlafqualität mit einer Häufigkeit von mindestens 3-mal pro Woche und einer Dauer von mindestens 1 Monat bei deutlichem Leidensdruck. Weitere Schlafstörungen, die im Kleinkindalter auftreten können, sind nichtorganische Störung des Schlaf-Wach-Rhythmus (F51.2), Pavor nocturnus (F51.4), Alpträume (F51.5) und sonstige Störungen des Schlafs (F51.9). In Anlehnung an die DC:0-3R (ZERO TO THREE 2005) soll nach den AWMF-Leitlinien zu psychischen Störungen im Säuglings-, Kleinkind- und Vorschulalter (von Gontard 2015) erst ab einem Alter von 12 Monaten die Diagnose einer Schlafstörung vergeben werden, da sich die Schlaforganisation erst bis zum Ende des 1. Lebensjahrs vollständig entwickelt. Bei Kindern im 1. Lebensjahr sollen Beeinträchtigungen der Schlaf-Wachregulation erfasst werden. Unterschieden werden Einschlafstörungen und Durchschlafstörungen.

Eine **Einschlafstörung** liegt vor, wenn:
- das Kind nur in Anwesenheit der Eltern einschläft oder immer wieder den Kontakt mit den Eltern einfordert (3 oder mehr Kontakte)

und das Einschlafen länger als 30 min dauert im Alter von 12–24 Monaten,
- für Kinder älter als 24 Monate 2 oder mehr Kontakte eingefordert werden und das Einschlafen länger als 20 min dauert,
- 5–7 Episoden einer Einschlafstörung in der Woche für mindestens einen Monat auftreten.

Eine **Durchschlafstörung** liegt vor, wenn das Kind signifikante Schwierigkeiten zeigt, nach dem Erwachen nachts wieder weiter zu schlafen, mit:
- 5–7 Episoden pro Woche für mindestens einen Monat,
- mehr als 30 min Wachzeit nach dem Erwachen (Alter: 12–24 Monate), mehr als 20 min Wachzeit (Alter: 24–36 Monate) und mehr als 10 min Wachzeit (älter als 36 Monate),
- 3- oder mehrmaliges Erwachen pro Nacht im Alter von 12–24 Monaten, ein- oder mehrmaliges Erwachen pro Nacht im Alter von 24–36 Monaten.

Kindliche, elterliche und interaktionelle Faktoren spielen bei kindlichen Schlafstörungen zusammen. Wenn keine organischen Ursachen vorliegen, ist die Schlaforganisation an sich beim Kind nicht gestört.

> Das Hauptmerkmal bei kindlichen Ein- und Durchschlafstörungen ist, dass das Kind ohne elterliche Hilfen sowohl am Abend als auch bei nächtlichem Erwachen nicht zur Ruhe und in den Schlaf findet.

In den Wachphasen kann das Kind müde und quengelig sein und Schwierigkeiten in seiner Selbstregulation zeigen. Aufseiten der Eltern, deren Schlaf durch das Kind massiv und oft langanhaltend gestört ist, findet sich oft ein erhebliches Schlafdefizit und entsprechend Müdigkeit und Gereiztheit am Tag. Die Interaktionsmuster im Schlafkontext sind dysfunktional und halten letztlich die Schlafstörung des Kindes aufrecht. Begleitet von Weinen oder Schreien kämpfen die Kinder gegen das Einschlafen. Sie sind müde und quengelig, scheinen aber hellwach, sobald sie ins Bett gelegt werden. Die Eltern versuchen mit unterschiedlichen Strategien die Situationen in den Griff zu bekommen und insbesondere das Schreien zu verhindern, z. B. durch stundenlanges Stillen, ständiges Flasche geben, Herumtragen, Spielen, sich zum Kind legen und Zulassen von Drehen an ihren Haaren oder Herumzupfen an ihren Fingern etc. Die psychische Entwicklung des Kindes kann durch sein Schlafdefizit, die massive Erschöpfung der Eltern und Belastungen der Eltern-Kind-Beziehung gefährdet sein.

Das Schlafen im Elternbett sollte nicht als objektives Kriterium einer Schlafstörung herangezogen werden, da es großen kulturellen und individuellen Schwankungen unterliegt.

Ebenso wie beim exzessiven Schreien in den ersten Lebenswochen gilt aber der **Belastungsgrad der Eltern** als Indikation für eine Beratung. Manchmal liegt bei den Eltern selbst, als Folge der kindlichen Schlafstörung, eine manifeste Schlafstörung vor. Auch bei einem einmaligen kindlichen Erwachen können sie nicht wieder einschlafen.

Abzugrenzen sind **Störungen des Schlaf-Wach-Rhythmus** (F51.2) mit Phasenverschiebung des Nachtschlafs, der häufig erst um Mitternacht beginnt und erst am späteren Vormittag endet. Nach längeren Wachphasen in der Nacht schlafen die Kinder länger in den Tag hinein, sodass sie meist ausreichend schlafen, die Eltern dagegen in der Regel nicht. Aufschluss über den kindlichen Schlafbedarf gibt die Wachbefindlichkeit des Kindes, weniger die Gesamtschlafdauer, da schon im frühen Kindesalter der **Schlafbedarf individuell sehr unterschiedlich ist** (Largo 2013).

Die **Prävalenz** für kindliche Ein- und Durchschlafstörungen liegt bei etwa 20%. Als Beispiele seien die prospektive Studie von Wolke et al. mit 21,8% Durchschlafstörungen bei 20 Monate alten Kindern und die Internetstudie von Sadeh et al. mit 23% Schlafproblemen bei Kleinkindern im Alter von 0–36 Monaten genannt (Wolke et al. 1994, Sadeh et al. 2010). Ohne Behandlung bzw. Beratung persistieren Schlafprobleme/Schlafstörung häufig bis ins Schulalter (Fricke-Oekermann u. Lehmkuhl 2007).

> Schlafprobleme bei Kindern führen häufig zu einem massiven Schlafdefizit bei den Eltern mit chronischer Erschöpfung und Gereiztheit am Tag, was eine Belastung der Eltern-Kind-Beziehung zur Folge haben kann.

Parasomnien

Parasomnien treten im Entwicklungsverlauf auf, sind vorübergehende Phänomene und zählen nicht zu den frühkindlichen Regulationsstörungen (Papoušek et al. 2009).

Der **Pavor nocturnus** (Nachtschreck) tritt bei manchen Kleinkindern, meist beginnend um den 12. Lebensmonat auf. Es ist ein partielles Erwachen aus dem Tiefschlaf, das mit Schreien, z. T. auch unkoordinierten, bizarren Bewegungen einhergeht, wobei die Kinder nicht wach und ansprechbar sind, sich auch nicht trösten lassen, was die Eltern sehr beunruhigt. Ohne Interventionen schlafen die Kinder wieder weiter, können sich am nächsten Morgen nicht mehr erinnern. Zum Teil können keine Auslöser gefunden werden, bei manchen Kindern findet man Zusammenhänge mit Stress, fiebrigen Erkrankungen oder Lärm (Scholtes et al. 2012).

Alpträume treten typischerweise in den leichteren Schlafphasen in der 2. Nachthälfte auf, beginnend meist gegen Ende des 2. Lebensjahres. Die Kinder werden v. a. durch Angstträume wach und suchen den Schutz und die Unterstützung der Eltern. Am nächsten Morgen können sie sich häufig noch an Inhalte erinnern. Einfühlsames und verständnisvolles Vorgehen der Eltern ist hier erforderlich.

Besonderheiten des kindlichen Schlafs in den ersten Lebensjahren

In den **ersten Lebensmonaten** werden im Unterschied zur „reifen" Schlaforganisation ab etwa 6 Monaten nur 3 Schlafqualitäten voneinander abgegrenzt:
- Der oberflächliche Schlaf oder REM-Schlaf (Rapid-Eye-Movements),
- der tiefe Schlaf (Non-REM sleep) und
- Zwischenstadien mit meist kurzem Erwachen.

Oberflächlicher und tiefer Schlaf wechseln sich ab, die einzelnen Schlafphasen sind kürzer als im späteren Lebensalter und bemerkenswert ist auch, dass jeder Tagesschlaf in diesem Lebensalter mit einer REM-Schlafphase beginnt, also mit einem oberflächlicheren Schlaf. Neugeborene und Säuglinge in den ersten Lebensmonaten haben deutlich mehr REM-Schlaf-Phasen (50% im Vergleich zu Erwachsenen mit 20% des Gesamtschlafs; Louis et al. 1997), aus denen sie leichter erweckbar sind und in denen auch kurze Bewegungen auftreten können, auch das sog. Engelslächeln. In den ersten Lebenstagen und Wochen finden sich regelmäßige Schlafenszeiten über den Tag und die Nacht verteilt mit eher kurzen Wachphasen, in denen das Kind gefüttert wird, sowie meist 2- bis 3-stündigen Schlafphasen. Mit etwa 3 Monaten verlagert sich die Hauptschlafenszeit in die Nacht und in den späten Nachmittags- und Abendstunden finden sich längere Wachzeiten. Es entwickelt sich ein zirkadianer Schlafrhythmus mit 2- bis 3 Tagschlafphasen und Nachtschlaf.

Deutlich erkennbar im EEG und in der Polysomnografie verändert sich die Schlafarchitektur mit **5–6 Monaten** mit Differenzierung der Tiefschlafphasen und Verlagerung der REM-Schlafphasen in die zweite Nachthälfte. Der Nachtschlaf beginnt nun mit einer Tiefschlafphase, auf die nach 2–3 Stunden oberflächlichere Schlafphasen und REM-Schlafphasen folgen. Zwischen den Leicht- und Tiefschlafphasen kommt es immer wieder zu einem kurzen Erwachen, dem man eine Wächterfunktion zuschreibt. Dauert diese Wachheit länger als etwa 3 min, so kann man sich am nächsten Morgen noch an ein nächtliches Erwachen erinnern (Spork 2007). Schlaflaboruntersuchungen bei Kindern mit und ohne Schlafstörungen zeigen, dass alle Kinder diese Schlafzyklen im Nachtschlaf durchlaufen (Ferber 1987). Kinder ohne Schlafstörungen schlafen nach kurzem nächtlichem Erwachen weiter, Kinder mit Schlafstörungen weinen bzw. rufen nach den Eltern, damit diese ihnen wieder die Unterstützung zum Weiterschlafen geben.

Der **individuelle Schlafbedarf** kann schon im Säuglings- und Kleinkindalter extrem variieren. Nach Largo und Jenni et al. liegt z. B. der mittlere Gesamtschlafbedarf eines Kindes im Alter von 12 Monaten bei etwa 15 h (aufgeteilt in diesem Alter auf meist 2 Tagesschläfchen und den Nachtschlaf) (Largo 2013, Jenni et al. 2007). Kinder mit einem geringen Schlafbedarf sind nach 12 h Gesamtschlaf oder weniger ausgeschlafen, Kinder mit hohem Schlafbedarf erst nach 18 h. Largo postuliert, dass die meisten Schlafstörungen durch die Erwartungshaltung der Eltern entstehen. Eltern erwarten, dass ihr Kind einen mittleren Schlafbedarf benötigt; bei geringerem Schlafbedarf verbringen dann diese Kinder relativ zu viel Zeit im Bett und können nicht schlafen. Um den tatsächlichen Schlafbedarf eines Kindes zu ermitteln, sind Schlaftagebücher über etwa 2 Wochen notwendig, da Kinder häufig nicht an allen Tagen gleich viel schlafen (▶ Abb. 10.3). Die Zufriedenheit und Aufmerksamkeit des Kindes in den Wachzeiten zeigt letztlich, ob das Kind ausreichend schläft oder häufig müde und quengelig ist.

> Es darf nicht außer Acht gelassen werden, dass es große kulturelle und individuelle Unterschiede im Schlafverhalten von Familien gibt. Insbesondere gilt dies für das Schlafen im Elternbett, gemeinsames Schlafen von Geschwistern in einem Bett oder gemeinsames Schlafen in einem Raum. Kinder suchen Schutz und Geborgenheit gerade beim Schlafen.

Entstehungsbedingungen bei kindlichen Ein- und Durchschlafstörungen

Säuglinge und Kleinkinder mit Schlafstörungen, die in der „Münchener Sprechstunde für Schreibabys" vorgestellt werden, schlafen ca. 1,5 h weniger als die Kinder der Kontrollgruppe, sie haben eine größere Varianz in der Schlafdauer, weisen längere Wachzeiten in der Nacht und z. T. multiple Einschlafhilfen durch ihre Eltern auf. In mehr als 75% der Fälle begann die Schlafstörung mit dem exzessiven Schreien in den ersten Lebensmonaten. Auch die Kinder in der Kontrollgruppe hatten Einschlafhilfen, aber solche, die sie sich unabhängig von den Eltern selbst holen konnten. Die Eltern bieten vielfältige Einschlafhilfen an, von ausgedehnten Ritualen bis hin zu nächtlichen Autofahrten oder auch Medikamenten. Häufige Einschlafhilfen sind Stillen, das Geben der Flasche und Herumtragen oder enger Körperkontakt im Elternbett (Schieche et al. 2004).

> Kindliche Schlafstörungen folgen häufig dem exzessiven Schreien in den ersten Lebensmonaten. Sie können auch nach emotional belastenden Ereignissen/Phasen auftreten.

Säuglinge und Kleinkinder mit Problemen in ihrer Selbstregulationsfähigkeit brauchen über die Phase des exzessiven Schreiens hinaus die Unterstützung der Eltern zur Beruhigung und fordern diese auch beim Einschlafen z. T. vehement von ihnen ein. Es entwickeln sich überlange Einschlafrituale und unkoordinierte Einschlafsituationen mit vielfachen, dysfunktionalen Einschlafhilfen für das Kind. Das Kind erlernt keine eigenen Einschlafstrategien und findet auch bei nächtlichem Erwachen nicht selbst wieder in den Schlaf. Die Eltern sind sich v. a. nach den Erfahrungen in der Zeit mit einem exzessiv schreienden Baby unsicher, was sie ihrem Kind in der Einschlafsituation zutrauen können.

Schlafstörungen können vorübergehend oder persistierend nach Erkrankungen, Krankenhausaufenthalten, Geburt eines Geschwisterkindes usw. auftreten, wenn sich situationsbedingt die Schlafsituation ändert und emotionale Faktoren das Kind und die Eltern beeinträchtigen. Darüber hinaus erfordern die **alterstypischen Entwicklungsthemen im Schlafkontext** Anpassungsleistungen von beiden Seiten. Im 2. Lebenshalbjahr sind dies Bindung und Exploration, im 2. Lebensjahr Autonomie und Wiederannäherung, im 3. und 4. Lebensjahr Bewältigung magischer Ängste und Angstträume (Papoušek et al. 2009).

Diagnostische Abklärung bei Ein- und Durchschlafstörungen

In der ▶ Übersicht sind die wichtigsten Punkte der Diagnostik bei kindlichen Ein- und Durchschlafstörungen aufgeführt.

Diagnostik bei kindlichen Ein- und Durchschlafstörungen
- Anamnese zur Schlafentwicklung
- Abendrituale, Einschlafsituation, Einschlafhilfen
- Schlafumgebung, Schlafhygiene
- Nächtlicher Schlaf: Häufigkeit des Erwachens, Wiedereinschlafhilfen, nächtliche Wachphasen
- Tagesbefindlichkeit; Tagesschläfchen
- 24-h-Tages- und -Schlaftagebücher über 2 Wochen
- Temperament des Kindes
- Psychosoziale Belastungen

Die psychosozialen Umstände der Familie sind ebenso Bestandteil der Anamnese wie die Schlafsituation am Abend und in der Nacht, Einschlafhilfen, Tagesbefindlichkeit, Tagschlafphasen und Dauer, Abendaktivitäten, Schlafhygiene, Schlafumgebung (Lärmquellen bzw. überempfindliche Nachbarn), schließlich auch die Schlafsituation der gesamten

Familie (wer schläft wo?). **Schlaftagebücher über mindestens 2 Wochen** geben Auskunft über Schlafrhythmus, Schreien und Unruhephasen des Kindes am Tag oder abends und Häufigkeit und Abstände des nächtlichen Erwachens. Bei den nichtorganischen Schlafstörungen (F51.0) und nicht näher bezeichneten nichtorganischen Schlafstörungen (F51.9) wachen die Kinder in den Leichtschlafphasen oder bei den Übergängen der Schlafphasen auf. Liegen organische Ursachen für Schlafstörungen vor, finden sich in der Regel weitere Symptome mit Beeinträchtigungen und Beschwerden am Tag (Paditz 2006). Bei einer unklaren Schlafstörung im frühen Kindesalter sollte frühzeitig eine weitere Diagnostik in die Wege geleitet werden, z. B. HNO-ärztliche Untersuchung und Polysomnografie. Die häufigsten organischen Ursachen für eine kindliche Ein- und Durchschlafstörung sind in der ▶ Übersicht zu finden.

Differenzialdiagnose bei kindlichen Schlafstörungen
- Nahrungsmittelunverträglichkeiten (z. B. Kuhmilchproteinallergie)
- Gastroösophagealer Reflux
- Obstruktives Schlafapnoe-Syndrom
- Erkrankungen mit Auswirkungen auf die Schlafqualität (kardiale, pulmonale, neurologische Erkrankungen u. a.)
- Schlafbezogene Epilepsien
- Schwere Entwicklungsstörungen mit Unreife der Schlaforganisation
- Autismusspektrum-Störungen
- Sehstörungen

Ausführlich sind Symptome und Diagnostik bei Nahrungsmittelunverträglichkeiten im vorangegangenen Abschnitt Exzessives Schreien aufgeführt. Details zu den einzelnen organischen Ursachen, die die Schlafqualität beeinträchtigen, finden sich in den Leitlinien zu kindlichen Schlafstörungen der Deutschen Gesellschaft für kindliche Schlafforschung.

Elterliche Belastungsfaktoren

Elterliche Belastungsfaktoren spielen eine erhebliche Rolle bei den kindlichen Schlafstörungen. Auch sie müssen sich abends von ihrem Kind für die Nacht verabschieden. Ihre Wahrnehmung der kindlichen Signale in der Schlafsituation, eigene negative Gefühle im Schlafkontext und eingeschränkte Bewältigungsstrategien können auch eine kindliche Schlafproblematik oder Störung mit verursachen oder aufrechterhalten, ebenso familiäre Konflikte, insbesondere Paarkonflikte, eigene negative Erfahrungen in der Schlafsituation und Trennungsängste der Eltern (▶ Übersicht).

Psychodynamische Aspekte bei kindlichen Schlafstörungen
- Verunsicherung: Angst etwas falsch zu machen
- Elterliche Ängste: vor Dunkelheit, allein sein
- Elterliche Abgrenzungsprobleme
- Partnerschaftsprobleme und familiäre Konflikte (Schlafstörung lenkt von tieferen Problemen ab)
- Belastungen oder Störungen der Eltern-Kind-Beziehung: Kind holt sich Zuwendung in der Nacht

---

Auswirkungen auf die Eltern-Kind-Beziehung – Teufelskreise im Schlafkontext

Fallbeispiel
Als Patrick 12 Monate alt war, musste Frau M. bereits wieder Vollzeit arbeiten. Sie ist alleinerziehend und bekommt vom Vater des Kindes kaum Unterstützung. Patrick gewöhnte sich rasch in die Krippe ein und fühlt sich dort, zur Erleichterung von Frau M., auch wohl. Das Schlafen von Patrick war von Anfang an schwierig, in den ersten Monaten schlief er am Tag kaum, schrie viel. Dies besserte sich mit 3 Monaten deutlich, das Einschlafen am Abend blieb aber schwierig. Patrick schläft weiterhin nur bei der Mutter, meist mit Körperkontakt ein. Im Berufsalltag muss nun Frau M. mit Patrick bereits um 7:00 Uhr die Wohnung verlassen, da ihre Arbeitsstelle ca. 40 min von der Wohnung entfernt liegt. Erst abends, kurz vor Schließung der Krippe, gegen 17:30 Uhr kann sie Patrick wieder aus der Krippe abholen. Auf dem

Heimweg müssen dann noch die Einkäufe erledigt werden, sodass zu Hause nur noch kurze Zeit bleibt zum gemeinsamen Abendessen, denn Patrick muss spätestens um 19:00 Uhr ins Bett. Danach müsste Frau M. noch die Hausarbeit erledigen. In den letzten Monaten ist Patrick abends nicht mehr zur Ruhe zu bringen, er schläft kurz um 19:00 Uhr ein, ist dann meist nach 30 min wieder wach, möchte spielen oder ist quengelig und schreit, meist schläft erst gegen 22:00 Uhr zusammen mit der Mutter ein, wacht nachts noch 2- bis 4-mal auf und schläft morgens noch tief, wenn die Mutter ihn wecken muss, sodass er oft halbschlafend von der Mutter in der Krippe abgegeben wird. Frau M. ist 6 Monate nach Arbeitsbeginn massiv erschöpft, übermüdet und ausgelaugt. Sie sucht Unterstützung und Beratung, wie Patrick lernen kann, früher einzuschlafen und durchzuschlafen.-

Es geht in diesem ▶ Fallbeispiel offensichtlich nicht nur ums Schlafen. Neben Problemen, in den Schlaf zu finden, hat Patrick in der Arbeitswoche kaum gemeinsame Zeit mit der Mutter. Mit Schlafen im Bett mit der Mutter und abendlichen Wachphasen „holt" er sich diese als Kompensation. Hier ausschließlich Tipps zu geben, wie Patrick besser einschlafen kann, würden dem Kind, der Mutter und der Mutter-Kind-Beziehung nicht gerecht werden.

Während der Anamnese und dem Gespräch mit den Eltern gewinnt der Berater auch einen Eindruck über die Verhaltensregulation und Temperament (extrem schüchtern und anhänglich oder lebhaftimpulsiv) des Kindes, die Eltern-Kind-Interaktionen und Eltern-Kind-Beziehung. Elterliche Themen, wie Verunsicherung durch die kindliche Schlafstörung, Abgrenzungsprobleme, eigene Ängste, Paarprobleme und familiäre Konflikte brauchen Raum und Vertrauen in den Berater und kommen häufig erst im späteren Verlauf der Beratung zur Sprache.

Viele Eltern finden trotz Ratgebern in Büchern oder Internet nicht ohne Hilfe einer Beratungsstelle den Weg, wie ihr Kind lernen kann, ein- und durchzuschlafen. Letztlich stellt sich die Frage, was die Eltern ihrem Kind in der Schlafsituation zutrauen können, wie sie ihm Sicherheit vermitteln und auch seine Frustrationen bei Veränderung der Einschlafsituation bewältigen können (▶ Kap. 10).

Zusammenfassung
Frühkindliche Regulationsstörungen stehen im Kontext der frühkindlichen Entwicklung, Bewältigung der Entwicklungsaufgaben und der frühen Eltern-Kind-Beziehung. Bei ausreichenden Ressourcen auf kindlicher und elterlicher Seite haben sie in der Regel eine gute Prognose, sie „wachsen sich aus". Die Indikation für eine weiterführende Beratung/Therapie oder Vorstellung in einer Schreibabyambulanz ergibt sich aus der Schwere und Persistenz der kindlichen Störung, bei multiplen psychosozialen Belastungsfaktoren, insbesondere psychischer Erkrankung eines Elternteils und bei Belastungen oder Störungen der Eltern-Kind-Beziehung. Sehr dringlich ist eine sofortige Intervention notwendig, wenn die Gefahr von Vernachlässigung und Misshandlung (Schütteln) besteht. Bei ausbleibendem Erfolg der ambulanten Maßnahmen oder zur Krisenintervention, bedarf es in einzelnen Fällen auch einer stationären Therapie in einer spezialisierten Klinik. In ▶ Kap. 10 werden ambulante und stationäre Interventionen bei frühkindlichen Regulationsstörungen vorgestellt.

5.1.2 Langzeitfolgen von frühkindlichen Regulationsstörungen

M. Licata

7,1% aller Kleinkinder im 2. Lebensjahr haben nach den DC:03-Kriterien eine Regulationsstörung, 2,4% eine Fütterstörung und 1,4% eine Schlafstörung (Skovgaard et al. 2007). In klinischen Stichproben findet man bei 60% der 1,5- bis 3-jährigen Kinder Regulationsschwierigkeiten in den Bereichen Exzessives Schreien, Essverhalten, Schlaf oder Agitation (Postert et al. 2012), bei 19% wird eine Regulationsstörung nach DC: 0-3 diagnostiziert (Mothander u. Moe 2008).

Regulationsstörungen können nur auf das Säuglingsalter beschränkt sein und in den ersten Lebensmonaten remittieren. In manchen Fällen persistieren Regulationsstörungen jedoch bis ins Vorschulalter. So zeigt mehr als ein Drittel der Säuglinge mit einer Schreiproblematik ähnliche Probleme auch noch im Kleinkindalter (Rubin u. Prendergast 1984, Wurmser et al. 2001) und gut 20% der Säuglinge mit Schlafproblemen leiden im Vorschulalter noch unter Schlafproblemen (Byars et al. 2012).

> **Regulationsprobleme persistieren also häufig über das Säuglingsalter hinaus. Ist dies der Fall, können Teufelskreise initiiert werden, die schwerwiegende Folgen auf das ganze Familiensystem haben können.**

Persistiert dieselbe klinische Manifestation (z. B. wenn Säuglinge mit einer Fütter- bzw. Essstörung auch in einem späteren Lebensalter eine Essstörung haben), wird dies als **homotypische Kontinuität** bezeichnet. Im Falle einer **heterotypischen Kontinuität** ist eine Fütterstörung mit anderen späteren psychischen Auffälligkeiten assoziiert.

Im Falle von Fütterstörungen liegt häufig eine homotypische Kontinuität vor: In etwa ein Drittel bis die Hälfte der Kinder mit frühen Essstörungen wie infantiler Anorexie oder Essproblemen (z. B. Ablehnung von Essen, selektives Essverhalten, geringes Geburtsgewicht) zeigen im Vorschul- und Schulalter immer noch ein problematisches Essverhalten, wie beispielsweise wenig Freude oder ein wählerisches Essverhalten (Ammaniti et al. 2012, Schmid et al. 2009). Neben homotypischer Kontinuität findet sich sowohl im Falle von Fütterstörungen als auch im Falle von anderen Regulationsproblemen auch häufig eine heterotypische Kontinuität: Diese Kinder haben ein erhöhtes Risiko, im Schulalter internalisierende Symptome wie Angst, Depression, psychosomatische und soziale Probleme zu entwickeln (Ammaniti et al. 2012, Rask et al. 2013).

> **Neben internalisierenden Problemen besteht bei Säuglingen mit Regulationsstörungen im Kindesalter auch ein erhöhtes Risiko für externalisierendes Problemverhalten. Eine Störung, die besonders häufig mit frühkindlichen Regulationsstörungen in Verbindung gebracht wird, ist die Aufmerksamkeitsdefizit- und Hyperaktivitätsstörung.**

So berichten Eltern von Kindern mit einer Aufmerksamkeitsdefizit- und Hyperaktivitätsstörung (ADHS) rückblickend vermehrt von Schlafproblemen im Säuglingsalter. Etwa eins von vier Kindern mit schweren Schlafproblemen im Säuglingsalter entwickelt später eine ADHS (Thunstrom 2002). Kinder, die vor einem Alter von 41 Monaten weniger als 10 h schlafen, zeigen im Alter von 6 Jahren häufiger Symptome von Hyperaktivität und Impulsivität (Touchette et al. 2007). Auch Kinder, die als Säuglinge vermehrt exzessives Schreien zeigten, sind im mittleren Kindesalter häufiger hyperaktiv (Wolke et al. 2002).

Darüber hinaus ist bei Kindern mit Regulationsstörungen – insbesondere bei Kindern, die leicht erregbar sind – häufig die sensorische Verarbeitung im Vor- und Grundschulalter eingeschränkt. Zudem haben diese Kinder häufig keine guten Strategien, um mit Stressoren in der Familie und in der Schule gut zurechtzukommen (Desantis et al. 2004). Schlafprobleme im Säuglingsalter können sich – wenn sie persistieren – außerdem negativ auf Arbeitsgedächtnisleistungen im Jugendalter auswirken, was wiederum mit einer erhöhten Auftretenswahrscheinlichkeit für Risikoverhalten im späten Jugendalter einhergehen kann (Thomas et al. 2015).

Kinder mit frühkindlichen Regulationsstörungen haben also vermehrt Schwierigkeiten in vielen Bereichen der Verhaltens- und Emotionsregulation. Eine erhöhte Erregbarkeit als Index für eine mangelnde Fähigkeit an physiologischer Selbstregulation könnte dabei einen zugrunde liegenden Mechanismus für spätere Probleme darstellen.

Ob eine Regulationsstörung sich chronifiziert und bis ins spätere Kindesalter persistiert bzw. sich in anderen psychischen Symptomen manifestiert, hängt sowohl von intraindividuellen Faktoren des Kindes als auch interindividuellen Faktoren ab. Einen wichtigen intraindividuellen moderierenden Faktor stellt dabei das **kindliche Temperament** dar: Kinder mit Regulationsstörungen, die zusätzlich ein schwieriges Temperament haben, d. h. über geringe selbstregulatorischen Fähigkeiten verfügen, haben ein besonders erhöhtes Risiko, im Kindesalter Verhaltensprobleme zu entwickeln (Goodnight et al. 2007). Ein schwieriges Temperament kann also einen zusätzlichen Risikofaktor bei Kindern mit Regulationsstörungen darstellen.

> **Als wohl bedeutsamster Risikofaktor dafür, ob ein Kind mit einer frühkindlichen Regulationsstörung später Verhaltensprobleme entwickelt, gelten schwierige Umweltbedingungen des Kindes.**

Stress, psychische Erkrankungen der Eltern wie Angststörungen oder Depressionen sowie eine problematische Mutter-Kind-Beziehung sind dabei zentrale Faktoren, die den Verlauf einer Regulationsstörung negativ beeinflussen können (Hemmi et al. 2011).

Zusammenfassend lässt sich festhalten, dass vielfach empirische Evidenz dafür besteht, dass Kinder mit frühkindlichen Regulationsstörungen ein erhöhtes Risiko haben, andere psychische Auffälligkeiten zu entwickeln, wobei das Risiko für negative Langzeiteffekte insbesondere dann erhöht ist, wenn zusätzliche familiäre Risikofaktoren wie eine psychische Erkrankung der Eltern oder eine dysfunktionale Eltern-Kind-Interaktion hinzukommen. In zukünftiger Forschung gilt es zu klären, inwieweit Regulationsprobleme und Langzeitfolgen auf gemeinsame dritte Faktoren (z. B. gemeinsame genetische oder neurologische Bedingungen, dysfunktionale Eltern-Kind-Beziehung, elterlicher Stress) zurückzuführen sind.

Die Behandlung von Regulationsstörungen hat besonders dann Aussicht auf Erfolg, wenn die Intervention frühzeitig erfolgt (James-Roberts et al. 2001, Hofacker von u. Papousek 1998). Wird vor einer Chronifizierung der Problematik interveniert, besteht die Chance, dass Teufelskreise verhindert werden können. Eine frühzeitige Diagnostik und professionelle Behandlung von Regulationsstörungen sind also essenziell, um negativen Langzeitfolgen frühkindlicher Regulationsstörungen sowohl aufseiten des Kindes als auch des ganzen Familiensystems entgegenzuwirken.

5.2 Elternbezogene Auffälligkeiten

5.2.1 Postpartale psychische Erkrankungen

T. Besier, U. Ziegenhain

Einleitung

Die Zeit rund um die Geburt eines Kindes ist eine vulnerable Periode für das Auftreten psychischer Erkrankungen bei der Mutter. Statistischen Angaben zufolge leidet etwa jede zehnte Mutter an einer postpartalen psychischen Erkrankung, wobei diese Tatsache weiterhin ein gesellschaftliches Tabu darstellt. Unser Bild von einer frischgebackenen Mutter, die nach langen Monaten des Wartens endlich das ersehnte Kind in den Armen hält, spiegelt in aller Regel Glück. Hingegen werden Gefühle von Trauer, Ausdruckslosigkeit oder Leid mit der Geburt eines Kindes gewöhnlich nicht verbunden. Viele Frauen scheuen aus diesem Grund auch professionelle Hilfen anzunehmen, wenngleich es gute Behandlungsmöglichkeiten der postpartalen Erkrankungen gibt. In Geburtskliniken fallen aufgrund der meist nur kurzen Liegezeiten Probleme häufig noch nicht auf bzw. werden oft als „normale" Anpassungsreaktionen nach der Entbindung gewertet. Unbehandelt führen die postpartalen psychischen Erkrankungen zu einer Vielzahl von Problemen, die sich negativ auf die Mutter-Kind-Interaktion und damit auch auf die kindliche Entwicklung auswirken können. Den Pädiatern kommt daher eine Schlüsselrolle in der Erkennung potenziell auffälligen Elternverhaltens zu. Im Rahmen der vorgeschriebenen Vorsorgeuntersuchungen sehen sie die Säuglinge samt ihren Bezugspersonen in regelmäßigen Abständen und können die Interaktion treffsicher beobachten. Zudem ist der Besuch beim Pädiater nicht stigmatisierend und wird von nahezu allen Eltern mit ihren Kindern in Anspruch genommen, sodass hier durch den niedergelassenen Pädiater gut eine „Lotsenfunktion" zum Wohle der Kinder und deren Familien eingenommen werden kann. Das Wissen um postpartal auftretende psychische Erkrankungen, deren klinisches Bild und Prävalenz ist damit auch und gerade für Pädiater zentral, um rechtzeitig aufklären und für die Annahme von Hilfen werben zu können. Für viele Mütter ist es entlastend durch einen vertrauten Arzt zu erfahren, dass ihr Verhalten nicht „unnormal" ist und es gute Behandlungsmöglichkeiten gibt.

> Postpartale psychische Erkrankungen sind für betroffene Mütter häufig mit Gefühlen der Scham und Schuld besetzt. Zentral bei der Psychoedukation/Aufklärung ist daher die Vermittlung der Tatsache, dass es sich um ernst zu nehmende Krankheitsbilder handelt, bei denen die Klärung einer Schuldfrage gegenstandslos ist. Postpartale psychische Erkrankungen verschwinden – mit Ausnahme

des vorübergehenden postpartalen Stimmungstiefs – nicht von selbst, sondern bedürfen einer umgehenden therapeutischen Intervention, um Mutter und Kind nicht zu gefährden.

Babys sind in hohem Maße sensibel für die emotionale Verfassung ihrer Hauptbezugspersonen. Die mütterliche Stimmung ist somit oftmals ausschlaggebend für das kindliche Wohlbefinden. Tatsächlich sind Neugeborene und Säuglinge in hohem Maße sozial ansprechbar. Diese soziale Ansprechbarkeit ist biologisch „programmiert" und sensibilisiert sie für soziale Reize und Anregungen (menschliche Gesichter und die menschliche Stimme, prosodische Aspekte der Sprache, für die Verknüpfung von Sprache und Mimik oder für den spezifischen Rhythmus und die Kontingenzen in der sozialen Interaktion). Diese „biologische „Bereitschaft", insbesondere in sozial bedeutsamen Situationen und Zusammenhängen, ist tief in der Evolution verankert. Vermutlich hat sie sich etabliert, weil Säuglinge und Kleinkinder fundamental auf emotionale Fürsorge und Unterstützung, Schutz und (emotionale) Sicherheit angewiesen sind. Dies entspricht der Sichtweise der ethologischen Bindungstheorie und -forschung. Nähe zur Bindungsperson, dies ist gewöhnlich die Mutter oder der Vater, reduziert Angst, insbesondere in unvertrauten Situationen. Dieser psychobiologische Mechanismus ist auch mit physiologischen bzw. hormonellen Korrelaten belegt.

Insofern wirken Eltern als externe Regulationshilfe. Sie unterstützen den Säugling bei der Regulation von physiologischen und emotionalen Erregungszuständen sowie in seinem Verhalten. Diese beziehungsbezogene regulative Unterstützung manifestiert sich in alltäglichen Interaktionen. Dabei entspricht adäquate elterliche Unterstützung bei der Regulation physiologischer und emotionaler Zustände letztlich dem bindungstheoretischen Feinfühligkeitskonzept. Feinfühliges elterliches Verhalten gehört zum wesentlichen Kern von Kompetenzen und Betreuungsanforderungen, die für eine gelingende Entwicklung von Kindern unentbehrlich sind. Neben einer kontinuierlichen Unterstützung der physiologischen, der emotionalen und der Verhaltensregulation des Kindes geht es dabei insbesondere um emotionale Wärme im Umgang mit dem Kind.

Liegt auf Seiten der Mutter eine psychische Erkrankung vor, die ihr Erleben und Verhalten nachhaltig beeinflusst und verändert, kann sich dies negativ auf die Entwicklung einer positiven Mutter-Kind-Beziehung und einer gelingenden kindlichen Entwicklung und Anpassung auswirken. In Untersuchungen zeigte sich gehäuft, dass oftmals gar nicht die postpartale psychische Symptomatik an sich zu einem Entwicklungshemmnis wird, sondern tatsächlich die durch die mütterliche Erkrankung gestörte interaktionelle Qualität der Beziehung zwischen Mutter und Säugling ausschlaggebend ist. Postpartal psychisch erkrankte Mütter haben es meist schwer, die kindlichen Signale zu verstehen und angemessen darauf zu reagieren – es kommt zu Missverständnissen, auf die das Kind mit Unwohlsein und Abwehr reagiert, was bei den Müttern wiederum zu Gefühlen von Unzulänglichkeit, Versagen und Scham führen und somit bereits vorhandene Pathologien verstärken kann.

> **Entwicklung ist beziehungsbezogen. Säuglinge sind in hohem Maße auf emotionale Unterstützung und Fürsorge angewiesen. Die psychische Befindlichkeit der Mutter beeinflusst die Qualität der Mutter-Kind-Interaktion und spielt dadurch eine zentrale Rolle für die gelingende Entwicklung des Kindes.**

Bislang wurde den **Vätern** in der Forschung kaum Beachtung geschenkt, wenngleich sie durch die materielle und praktische Versorgung der Familie im Alltag, die Sorge um die psychische Verfassung ihrer Partnerin und die notwendige Übernahme der Pflege und Versorgung des Säuglings stark in Anspruch genommen werden und somit ebenfalls einer hohen psychischen Belastung mit möglichen Folgen für die eigene Gesundheit sowie für das Wohl der gesamten Familie ausgesetzt sind. Nicht zuletzt sind sie Bindungspersonen für den Säugling. Einzelnen, wenigen Studien zufolge erkrankten bis zu 10% der Väter an einer postpartalen Depression, v. a. bei belastenden psychosozialen Umständen und bei ebenfalls betroffener Partnerin. Generalisierbare Aussagen sind allerdings aufgrund methodischer Mängel der erwähnten Studien bislang nicht möglich. Aus diesem Grund wird im Folgenden viel

5.2 · Elternbezogene Auffälligkeiten

von betroffenen Müttern die Rede sein, was aber nicht bedeutet, dass Väter eine weniger gewichtige Rolle in der Lebenswelt des Säuglings spielen oder in den Betrachtungen außen vor gelassen werden sollten. Gesunde Väter können als Schutzfaktor für die kindliche Entwicklung gewertet werden, während eine eigene psychische Störung des Vaters zusätzlich zur postpartalen psychischen Erkrankung der Mutter das Risiko ungünstiger kindlicher Entwicklung deutlich erhöht (Dietz et al. 2009). Aus diesem Grund erscheint die sorgfältige Abklärung des Vaters bei postpartal psychisch erkrankten Müttern unabdingbar und sollte stärker als bisher in den Blick genommen werden.

Grundsätzlich unterscheidet man drei verschiedene **Gruppen von postpartalen psychischen Auffälligkeiten:**
- vorübergehende postpartale Stimmungstiefs (auch Baby-Blues oder etwas abwertend Heultage genannt),
- postpartale Depressionen, Angst- oder Zwangserkrankungen (häufig als Wochenbettdepression bezeichnet) und
- postpartale Psychosen.

Dabei stehen die Krankheitsbilder nicht isoliert nebeneinander, sondern können miteinander verwoben sein oder fließend ineinander übergehen. In Einzelfällen kann das Erleben einer dramatischen Geburt mit Komplikationen auch zur Entwicklung von posttraumatischen Belastungssymptomen führen.

Wenn es im Folgenden um die Beschreibung der einzelnen Störungsbilder und deren Auftretenswahrscheinlichkeit geht, müssen ein paar methodische Überlegungen vorausgeschickt werden. Aufgrund fehlender Klassifikationskriterien ist die Diagnostik von Symptomen mit „Krankheitswert" immer auch eine Definitionssache des jeweiligen Untersuchers. Gerade bei den postpartalen Stimmungstiefs bleibt viel Entscheidungsspielraum, wenn es darum geht, ob das Weinen einer jungen Mutter eine völlig „normale" Anpassungs- oder Erschöpfungsreaktion darstellt oder als Baby-Blues im Sinne einer vorübergehenden Störung des Fühlens und Erlebens gewertet wird. Je nach angelegten Definitionskriterien werden somit die teilweise in verschiedenen Studien sehr breiten Häufigkeitsdifferenzen postpartaler psychischer Störungen erklärbar. Auch der Postpartalzeitraum wird von verschiedenen Forschergruppen sehr unterschiedlich definiert, sodass sich auch hierdurch Abweichungen in den Prävalenzzahlen erklären lassen.

Andere methodische Einschränkungen beziehen sich auf die Art der Erfassung postpartaler Symptomatik und potenzielle Störfaktoren oder Verzerrungen. Unterschiedliche Ergebnisse werden beispielsweise in Abhängigkeit davon erzielt, ob man ein standardisiertes Untersuchungsinstrument verwendet, sich auf Selbsteinschätzungen der Betroffenen verlässt oder gar nur retrospektive Aktenanalyse betreibt. Auch spielt die Auswahl der befragten Frauen eine Rolle und birgt deutliche Fehlerquellen, etwa wenn nur eine besonders belastete Gruppe von Patientinnen erfasst wird oder sich aber auf freiwilliger Basis nur die Frauen zur Studienteilnahme bereiterklären, die ohne gravierende Symptomatik vor ihrer Entlassung stehen.

Störungsbilder

Im Folgenden sind nun die einzelnen Störungsbilder aufgeführt und erläutert. ◘ Tab. 5.1 gibt einen Überblick.

Postpartale Stimmungstiefs (Baby-Blues)

Fallbeispiel

„Irgendwie weiß ich auch nicht, was heute mit mir los ist – mir kommen bei jeder Kleinigkeit die Tränen, dabei bin ich sonst nicht so nah am Wasser gebaut."

Definition und Symptomatik Bei den postpartalen Stimmungstiefs handelt es sich um einen Zustand, der in aller Regel in der ersten Woche nach Entbindung – meist zwischen dem 3. und 5. Tag – auftritt und mit einer deutlichen Stimmungsverschlechterung und -labilität und leichteren depressiven Symptomen (z. B. häufiges Weinen, Gefühle von Freudlosigkeit, Schlaf- und Appetitveränderungen, übersteigerte Sorgen, Ängste und Konzentrationsprobleme) sowie einer erhöhten allgemeinen Irritierbarkeit einhergeht (▶ Fallbeispiel). In den meisten Fällen klingt das postpartale Stimmungstief innerhalb von Stunden oder Tagen spontan ab, sodass sich kein weiterer therapeutischer Interventionsbedarf ergibt.

Tab. 5.1 Psychische Störungen in der Postpartalzeit

Art der Störung	Charakteristik	Typische Symptome	Häufigkeit	Interventionsbedarf
Postpartales Stimmungstief (Baby-Blues)	Leichte depressive Verstimmung mit häufigem Weinen und Stimmungslabilität; tritt in der ersten Woche postpartal auf (meist 3.–5. Tag nach Entbindung) Spontanremission innerhalb weniger Stunden oder Tage	Unsicherheit Wechselbad der Gefühle Emotionale Labilität, „wie ein rohes Ei"	Bis zu 80% der Mütter	Nein, nur Information zur Entlastung Möglicherweise niederschwellige, präventive Unterstützungsangebote aufzeigen
Postpartale Depression	Ernst zu nehmende depressive Erkrankung; tritt im 1. Jahr (meist in den ersten Wochen) postpartal auf; hält Wochen bis Monate an.	Wenig Mimik, Gestik, „Pokerface" Verzögertes Handeln, Antriebslosigkeit Wenig positive Äußerungen Überforderungserleben Schuldgefühle	5–15% der Mütter	Ja, möglichst zeitnah Je nach Schweregrad pharmakologisch und/oder psychotherapeutisch
Postpartale Angst-/Zwangsstörung	Übersteigerte Ängste und Panikattacken Destruktive Gedanken, das Baby betreffend	Übererregung Nervosität, Anspannung Übersteigerte Achtsamkeit Stark ritualisiertes Handling	Etwa 10% aller Frauen (ca. 4% mit signifikanten Zwangssymptomen)	Ja, primär psychotherapeutisch, um anhaltenden Interaktionsstörungen vorzubeugen
Postpartale Psychose	Psychose mit depressivem, manischen, schizoaffektiven oder seltener schizophrenem Bild; tritt in den ersten Wochen und Monaten postpartal auf; hält trotz Therapie oft über einen längeren Zeitraum an	Wirres Reden und Handeln Misstrauen Wenig Blick auf die kindlichen Bedürfnisse	1–2 von 1000 Gebärenden (0,1–0,2%)	Ja, umgehend, um die Gesundheit von Mutter und Kind nicht zu gefährden
Posttraumatische Belastungsstörung (PTBS)	Durch traumatische Geburten ausgelöste Erkrankung bedingt Interaktionsprobleme zwischen Mutter und Baby	Schreckhaftigkeit Übererregung Sehr plötzliche Verhaltensveränderungen, vermeintliche Sprunghaftigkeit	1–3% der Mütter in der Normalbevölkerung	Ja, mittels traumaspezifischer Psychotherapie

Schwerwiegende Fälle des postpartalen Blues gelten hingegen als Risikofaktor für die Entwicklung einer postpartalen Depression (Henshaw et al. 2004).

Epidemiologie Von einer leichten Form des Baby-Blues sind Studien zufolge 50–80% aller Mütter nach Entbindung eines Kindes betroffen.

Pathogenese Der postpartale Blues wird häufig als „normale" Folge der hormonellen Umstellungen unmittelbar nach Entbindung verstanden, wenngleich die Studienlage hierzu noch sehr dürftig ist. Als psychosoziale Risikofaktoren für die Entwicklung eines Blues haben sich diverse schwangerschaftsbezogene Umstände herauskristallisiert, wie mangelnde soziale Unterstützung oder belastende Lebensereignisse in dieser Zeit. Auch Beeinträchtigungen des Nachtschlafs durch die Schwangerschaft, körperliche Erschöpfung und das Vorhandensein von Geschwisterkindern, welche die Mutter körperlich und emotional stark beanspruchen, führen gehäuft zum Auftreten postpartaler Stimmungskrisen.

Intervention und Therapie Postpartale Stimmungstiefs benötigen keine professionelle Intervention. Supportive Gespräche können die frischgebackene Mutter und die Familie jedoch entlasten und dadurch sehr unterstützend wirken. Vor allem die Aufklärung in Bezug auf Symptome, Auftretenshäufigkeit und die in den meisten Fällen vorübergehende Natur der Problematik wirken „normalisierend" und entstigmatisierend und werden daher in aller Regel als äußerst hilfreich erlebt. Hierbei werden auch möglicherweise aufkommende Schuldgefühle und Selbstvorwürfe aufgefangen, die sich bei den Müttern schnell einstellen können, wenn das erwartete Gefühl von Glückseligkeit und Freude ausbleibt und man eben nicht so reagiert wie eine vermeintlich „normale" junge Mutter. Bei schwereren Blues-Formen kann ein Monitoring zu einer frühzeitigen Einleitung notwendiger Unterstützungsangebote führen, um der Entwicklung einer schwerwiegenden postpartalen Depression entgegenzuwirken.

Auswirkungen auf die kindliche Entwicklung In aller Regel sind durch das Auftreten eines Baby-Blues keine negativen Auswirkungen auf die kindliche Entwicklung zu erwarten.

Postpartale Depression

Fallbeispiel
„Eigentlich sollte ich mich freuen, aber das alles hier fühlt sich so anstrengend an und schwer. Ich weiß gar nicht, wie das weitergehen soll. Dabei hab ich mich doch so auf mein Baby gefreut."

Definition und Symptomatik Bei der postpartalen Depression handelt es sich um eine behandlungsbedürftige psychische Erkrankung, die die Kriterien einer depressiven Episode erfüllt (▶ Fallbeispiel). Grundsätzlich kann der Ausprägungsgrad der depressiven Erkrankung von Anpassungsstörungen bis hin zu schwersten depressiven Episoden variieren. Die postpartale Depression tritt meist in den ersten Wochen nach Entbindung auf und kann unbehandelt mehrere Monate anhalten und die Mutter-Kind-Beziehung nachhaltig beeinträchtigen. Leitsymptome sind depressive Stimmung mit häufigem Weinen und einem Gefühl innerer Leere, Antriebsminderung (gefühlte Energielosigkeit), sowie Interessen- und Freudverlust. Hinzu kommen häufig körperliche Begleitsymptome, wie verstärkte innere Unruhe, Konzentrationsschwierigkeiten, psychosomatische Beschwerden wie Kopfschmerzen oder Schwindel, sowie Appetit- und Schlafveränderungen. Zudem sind Gefühle von Angst, Schuld oder Wertlosigkeit typisch und es kann zu Lebensüberdruss und suizidalen Gedanken kommen. Besonders belastend erleben die Mütter häufig die fehlende oder sehr ambivalente emotionale Bindung zu ihrem neugeborenen Kind, welches mit Gefühlen von Belastung und Überforderung verknüpft wird, was wiederum Selbstvorwürfe und Versagensängste sowie starke Schuldgefühle bedingt. In manchen Fällen werden sehr belastende intrusive Gedanken in Bezug auf Verletzung oder Misshandlung des Neugeborenen beschrieben, wobei entsprechende Handlungen äußerst selten vorkommen.

Epidemiologie Bei etwa 5–15% der frischgebackenen Mütter entwickeln sich eine postpartale Depression – ein Befund, der als relativ gesellschafts- und kulturunabhängig gilt (vgl. Gale u. Harlow 2003).

Die Dunkelziffer dürfte allerdings ungleich höher liegen, da viele Frauen aus Scham zunächst keine Hilfe suchen. Ein frühes Auftreten schwerer depressiver Symptome in der frühen Postpartalzeit spricht für die Entwicklung einer postpartalen Depression, in Abgrenzung zum postpartalen Stimmungstief, welches eher durch leichte Symptomausprägungen charakterisiert ist.

Pathogenese In den vergangenen drei Dekaden hat sich die Forschung zunehmend mit postpartalen depressiven Erkrankungen beschäftigt. Verschieden körperliche Faktoren, wie eine genetische Disposition, hormonelle Schwankungen und biochemische Veränderungen, können ebenso eine Rolle bei der Entstehung einer postpartalen Depression spielen wie psychosoziale Faktoren.

Besonders problematisch ist die Tatsache, dass die depressive Symptomatik zu einer Zeit auftritt, in der die junge Mutter allein durch die Geburt und die Versorgung des Säuglings körperlich und mental sehr in Anspruch genommen wird und durch Schlafentzug und die notwendige Anpassung an die veränderten Lebensumstände emotional sehr vulnerabel ist. Hier kann es zu einer wechselseitigen Symptomverstärkung kommen, was die Aufrechterhaltung des mütterlichen Funktionsniveaus gefährdet und weitere negative Folgen für die Mutter-Kind-Interaktion bedingen kann.

Darüber hinaus sind die Kinder depressiver Mütter häufig durch vorbestehende genetische Dispositionen und die pränatale Stressbelastung besonders irritabel und zeigen Regulationsprobleme, was die mütterliche Belastung nach der Geburt erhöht und damit als Risikofaktor für die Entwicklung einer postpartalen Depression gilt (Papousek 2001).

Intervention und Therapie Die häufig zu beobachtende Latenz bei der Inanspruchnahme des professionellen Systems bzw. bei der Kontaktanbahnung/Kontaktaufnahme mit dem professionelle System kann negative Auswirkungen auf die Mutter-Kind-Beziehung haben, was für frühe Screenings und Hilfestellungen bei der Therapieeinleitung spricht. Hier gibt es beispielsweise einfach zu handhabende, schnell auswertbare Fragebögen, wie die deutsche Version der sorgfältig validierten Edinburgh Postnatal Depression Scale (EPDS, Cox et al. 1987).

Antidepressive pharmakologische Interventionen (in aller Regel mit selektiven Serotoninwiederaufnahmehemmern, SSRIs) gelten als Haupttherapieform bei diagnostizierten postpartalen Depressionen und haben sich als nachhaltig wirksam erwiesen. Gerade bei leichten bis mittelschweren Ausprägungen der Depression sind auch psychotherapeutische Interventionen allein wirksam, wobei sich hier die oftmals lange Wartezeit bis zum Erhalt eines Therapieplatzes ungünstig auswirken kann.

> Sehr ernst zu nehmen sind geäußerte Suizidgedanken oder -pläne, die natürlich das Risiko eines (erweiterten) Suizids bergen und eine Indikation für die sofortige stationäre Behandlung in einer psychiatrischen Klinik darstellen.

Auswirkungen auf die kindliche Entwicklung Betrachtet man Mutter-Kind-Interaktionen bei Müttern mit depressiven Erkrankungen, findet man häufig negative Verstimmtheit, Passivität und Ausdruckslosigkeit, zeitweise kombiniert mit intrusivem Elternverhalten, was zunächst Irritation und Ärger aufseiten des Kindes hervorruft, mit der Zeit aber zu Resignation und Rückzug des Babys führen kann. Auch Regulationsstörungen des Kindes finden sich häufiger als bei Kindern gesunder Mütter, da depressiv Erkrankte als Spiegel der kindlichen Emotion wenig hilfreich sind und damit die kindliche Emotionsregulation nur unzureichend unterstützen können. Ist der emotionale Austausch zwischen Mutter und Kind gestört, wird das Kind beim Wahrnehmen und Differenzieren seiner eigenen Gefühle beeinträchtigt, was im weiteren Verlauf negative Auswirkungen auf die sozial-emotionale Kompetenz haben kann. Auch kommt es bei postpartal depressiven Müttern häufig zu einem Mangel an Stimulation und sprachlichen Anregungen, die die sprachliche und kognitive Entwicklung sensibel beeinflussen können.

Postpartale Angst- oder Zwangserkrankung

Fallbeispiel
„Ich kann gar nicht mehr aus dem Raum gehen, weil ich einfach Angst habe, es hört auf zu atmen und ich war schuld, weil ich nicht richtig aufgepasst habe."

„Immer wenn der Kleine auf meinem Arm ist stelle ich mir vor, wie es wäre, ihn einfach runterfallen zu lassen."

Definition und Symptomatik Die Zeit rund um die Geburt eines Kindes schürt bei vielen Müttern zahlreiche Ängste und Sorgen, was durch die vorhandenen körperlichen und emotionalen Belastungen in Schwangerschaft und Geburt sowie notwendige, aber auch durchaus verunsichernde Veränderungen in Alltag und Lebensführung erklärbar wird. Bei deutlich übersteigerten Ängsten und Panikattacken nach der Geburt spricht man von einer postpartalen Angsterkrankung. Die auftretenden Ängste können vage und ganz allgemein oder auf spezifische Situationen – meist die Versorgung und das Wohl des Kindes – bezogen sein (▶ Fallbeispiel). Panikattacken mit körperlicher Begleitreaktion und Todesangst sowie Zwangsstörungen mit ständig wiederkehrenden, meist destruktiven Angstgedanken, -vorstellungen und -bildern (z. B. dem Baby etwas anzutun oder es zu schädigen) sind schwere Formen postpartaler Angsterkrankungen, welche die psychische Befindlichkeit der Mutter massiv beeinträchtigen.

Epidemiologie Studien zufolge entwickeln etwa 10% aller Frauen nach der Geburt eines Kindes eine Angststörung. Häufig tritt postpartale Angst komorbid zur postpartalen Depression auf, wobei die Einstufung in unterschiedliche Entitäten von eigenständigem Krankheitswert wichtig erscheint, um eine gezielt zugeschnittene Behandlung auf die im Vordergrund stehenden Symptome zu ermöglichen. Zur Epidemiologie postpartaler Zwangserkrankungen gibt es kaum verlässliche Untersuchungen, jedoch kann anhand der Literatur von einer Prävalenz von bis zu 4% im 1. Jahr nach Entbindung ausgegangen werden. Auch hier gilt die postpartale Depression als wesentliche Differenzialdiagnose, da auch bei Depressionen Zwangsgedanken auftreten können.

Pathogenese Häufig kommt es zu Exazerbationen vorbestehender Angst- oder Zwangssymptome im Postpartalzeitraum. Wie andere einschneidende Lebensereignisse, sog. „life events" auch, hat eine Geburt, bedingt durch den ausgelösten körperlichen und emotionalen Stress und die damit assoziierten Lebensveränderungen das Potenzial, verstärkt Angstzustände auszulösen. Besonders getriggert werden kann dies durch schwierige Schwangerschaftsverläufe oder Geburten, sodass Sorgen um das weitere Wohl des Kindes in den Vordergrund rücken und damit übersteigerte Ängste, Grübeleien oder Zwangsgedanken bezogen auf die Sicherheit (z. B. Kontaminationsängste) entstehen. Andere Faktoren, wie hormonelle Veränderungen in verschiedenen Transmittersystemen und soziobiologische Faktoren (wie Stressempfänglichkeit und Angst als Temperamentseigenschaft), werden ebenfalls diskutiert, wenn es um die Entstehung von postpartalen Angst- und Zwangsstörungen geht.

Intervention und Therapie Unbehandelte postpartale Angststörungen können die psychische Anpassung des Kindes sensibel stören. Kinder mit einem angsterkrankten Elternteil haben ein signifikant erhöhtes Risiko, selbst eine psychische Erkrankung zu entwickeln. Somit ist bei schweren Ängsten in der Postpartalzeit eine psychotherapeutische Therapie und ggf. nach sorgfältiger Risikoabwägung auch eine pharmakologische Unterstützung der betroffenen Mutter angezeigt.

Die Behandlung postpartaler Zwangsstörungen unterscheidet sich grundsätzlich nicht von den Behandlungswegen von Zwangserkrankungen außerhalb dieses Zeitraums. Die kognitive Verhaltenstherapie gilt als primär indizierte Therapieform; in schweren Fällen unterstützt durch eine pharmakologische Behandlung.

Auswirkungen auf die kindliche Entwicklung Im Gegensatz zur postpartalen Depression liegen für die postpartale Angst- und Zwangserkrankung kaum spezifische Studien zur Bedeutung für die kindliche Entwicklung vor. Allerdings gibt es Hinweise auf weniger feinfühliges, stärker kontrollierendes Elternverhalten bei ängstlichen Müttern, was wiederum zu Interaktionsstörungen und sekundär zu kindlichen Entwicklungsproblemen führen kann. Bei Zwängen kann es in Abhängigkeit vom Inhalt der Zwangsgedanken zu einem Einbezug des Kindes oder auch zu einer Distanzierung kommen, was bei Persistenz ebenfalls zu einer anhaltend gestörten Interaktion und den beschriebenen Folgeproblemen führen kann.

Postpartale Psychose

Fallbeispiel
„Es ist alles so wirr. Ich komm gar nicht mehr klar."

Definition und Symptomatik Die postpartale Psychose tritt meist akut in den ersten beiden Wochen nach Entbindung auf, ist charakterisiert durch rasch anflutende Symptome und kann gefährliche Folgen für die Betroffene und das neugeborene Kind haben. Die Symptome sind sehr vielfältig und können sich im Verlauf mehrfach verändern. Charakteristisch sind Störungen des inhaltlichen und formalen Denkens mit Halluzinationen, Wahnvorstellungen und extremen Angstzuständen (► Fallbeispiel). Affektstörungen und Änderungen des Antriebs in entweder extreme Antriebssteigerung und Unruhe (manische Phase) oder ausgeprägte Antriebslosigkeit bis hin zum Stupor (depressive Phase) sind ebenfalls häufig vorhanden.

Epidemiologie Von dieser schwerwiegenden Form der postpartalen psychiatrischen Störung sind etwa eine oder zwei von 1000 Gebärenden betroffen. Es handelt sich somit um eine vergleichsweise seltene, aber dringend behandlungsbedürftige Erkrankung.

Pathogenese In der Fachwelt herrscht Uneinigkeit darüber, ob die postpartale Psychose eine eigenständige Krankheitseinheit darstellt, oder vielmehr ein durch die Geburt hervorgerufene psychotische Episode einer vorbestehenden psychiatrischen Erkrankung (z. B. einer bipolaren affektiven Störung oder einer schizoaffektiven Störung) darstellt.

Die Ursachen sind bislang nicht ausreichend erforscht, allerdings wird meist von einer Kombination aus individueller Vulnerabilität und diversen äußeren Faktoren ausgegangen. Der stärkste identifizierte Risikofaktor besteht im Vorbestehen einer psychiatrischen Erkrankung im Postpartalzeitraum vorangegangener Geburten.

Intervention und Therapie Eine stationäre psychiatrische Behandlung ist in aller Regel unumgänglich. Hier sollte, wenn verfügbar, eine Klinik mit der Möglichkeit zur Mitaufnahme des Säuglings gewählt werden, was in der Praxis allerdings leider immer noch die Ausnahme darstellt. Im Fokus steht die medikamentöse Behandlung mit Neuroleptika oder Lithiumsalzen. Auch Antidepressiva werden zur Stimmungsstabilisation eingesetzt.

Auswirkungen auf die kindliche Entwicklung Mütter mit einer postpartalen Psychose können die Pflege und Versorgung ihres Kindes nicht eigenständig übernehmen, da sie in aller Regel den Bezug zur Realität und den Sinn für die wirklichen Bedürfnisse des Kindes verlieren. In der Interaktion mit ihrem Baby sind Betroffene daher meist auch wenig feinfühlig und pendeln, je nach Stimmungslage, zwischen eher agitiert-intrusivem oder passiv zurückgezogenem Elternverhalten.

Eine behandelte postpartale psychische Episode hat meist keine langfristigen negativen Folgen für die Eltern-Kind-Beziehung und für die weitere kindliche Entwicklung (Hipwell u. Kumar 1997), was möglicherweise durch die begrenzte Krankheitsdauer erklärbar wird.

Posttraumatische Belastungsstörung (PTBS)

Fallbeispiel
„Und plötzlich kommt die Erinnerung über mich und ich hab das Gefühl, das nicht nochmal aushalten zu können."

Definition und Symptomatik Traumatische Erlebnisse sind extrem belastende Ereignisse, die mit Gefühlen intensiver Bedrohung und Angst um Leib und Leben einhergehen und in der Folge zu schweren psychischen Störungen führen können. Besonders belastend ist die Empfindung von Schutz- und Hilflosigkeit und der subjektive Kontrollverlust, der lähmt und ohnmächtig macht (► Fallbeispiel). Typisch für eine PTBS als verzögerte psychische Reaktion auf das erlebte Trauma ist das Wiedererleben durch sich aufdrängende intensive Erinnerungen an das Ereignis (Flashbacks) sowie nächtliche Alpträume. Zudem kommt es zu einer vegetativen Übererregung, die sich u.a. durch Schlafstörungen, Gereiztheit und Konzentrationsprobleme bemerkbar machen kann. Zur Bewältigung des angstbesetzten Wiedererlebens werden Vermeidungsverhaltensweisen eingesetzt: Betroffene ziehen sich zurück, meiden potenziell auslösende Situationen und Personen, die Erinnerungen an das Trauma wachrufen könnten.

Zudem kommt es häufig zur emotionalen Abstumpfung und vermeintlichen Gleichgültigkeit dem sozialen Umfeld gegenüber.

Epidemiologie Verschiedenen Studien zufolge kommt es in etwa 1–3% der Normalbevölkerung und in etwa 15% von Risikomüttern zur Entwicklung einer postpartalen posttraumatischen Belastungsstörung.

Pathogenese Schwierige Geburtsverläufe – objektiv oder subjektiv so erlebt – können zu einem bedrohlichen Lebensereignis werden und die Lebensqualität der betroffenen Mütter unmittelbar und längerfristig einschränken. Die Hauptrisikofaktoren für die Entwicklung einer postpartalen PTBS gelten vaginal-operative Geburten, (ungeplante) Kaiserschnittentbindungen, Kontrollverlusterleben und subjektiv unzureichende Unterstützung während der Geburt. Auch medizinische Probleme des Kindes während und nach der Geburt können die Entwicklung einer PTBS-Symptomatik begünstigen.

Intervention und Therapie Traumaspezifische Psychotherapien können helfen, das traumatische Erlebnis zu sortieren und sicher in die Erinnerung und Gefühlswelt der Betroffenen zu integrieren, sodass angstbesetzte Flashbacks oder Vermeidungsverhalten zurückgehen.

Auswirkungen auf die kindliche Entwicklung Die wenigen existierenden Studien weisen auf Gefühle von Distanz bis hin zur Ablehnung des Säuglings hin. Dies ist allein durch die „Triggerwirkung" des Babys erklärlich, welches unmittelbar an die traumatische Situation erinnert und damit häufig als bedrohlich erlebt und gemieden wird. Somit kann es zur Entwicklung von Bindungsängsten oder einer erhöhten Ängstlichkeit im Umgang mit dem Baby kommen, was sich belastend auf die Mutter-Kind-Beziehung und damit auch die Entwicklung des Babys auswirken kann.

Risiken einer pharmakologischen Behandlung postpartaler psychischer Störungen

Die psychopharmakologische Behandlung ist durch den unbestrittenen Übergang psychotroper Substanzen in die Muttermilch für stillende Mütter nicht immer unkritisch zu sehen. Für eine sorgfältige Kosten-Nutzen-Abwägung darf man aber auch nicht vergessen, wie schwerwiegend die Folgen einer unbehandelten psychischen Erkrankung der Mutter auf die kindliche Entwicklung sein können. Somit ist die frühzeitige, umfassende Behandlung der postpartal auftretenden Symptomatik unabdingbar, was häufig eine pharmakologische Therapie umschließt. Hierbei sollte nach sorgfältiger Abwägung eine Entscheidung für oder gegen die Weiterführung des Stillens getroffen werden, um die Risiken für die kindliche Entwicklung möglichst gering zu halten.

Mutter-Kind-Beziehungsstörungen

Interaktionsstörungen zwischen Mutter und Kind kommen bislang bei keiner der genannten Erkrankungen als Diagnosekriterium vor, wenngleich man von der Wichtigkeit dieser Beziehungsvariable für das kindliche Wohl und einen gelungenen Entwicklungsprozess weiß. Bei einer Beziehungsstörung kann es zur Ablehnung des Kindes bis hin zu offensichtlichen Feindseligkeiten kommen. Gefühle von Liebe und Zuwendung gegenüber dem Baby sind blockiert und es kommt zu wenig feinfühligem bzw. wenig kindbezogenem Elternverhalten.

Insgesamt ist gemäß der vorliegenden Studien davon auszugehen, dass eine psychische Erkrankung der Mutter mit moderaten bis schwerwiegenden Einschränkungen in ihren Beziehungs- und Erziehungskompetenzen einhergehen kann (Deneke 2005). Krankheitsbedingt ist ihre Aufmerksamkeit – zeitweise bzw. dauerhaft – eher auf ihre eigene Befindlichkeit bezogen als auf die Signale und Bedürfnisse ihres Säuglings. Hinzu kommt, dass ihre Wahrnehmung des Säuglings durch die jeweils charakteristischen Merkmale der psychischen Erkrankung beeinflusst sein kann. Die Chronizität und Schwere der jeweiligen postpartalen Belastung bzw. Störung ebenso wie weitere Risiken (z. B. Partnerschaftsprobleme, fehlende soziale Unterstützung), aber auch Ressourcen, beeinflussen dann in ihrem Zusammenspiel, inwieweit die Beziehungs- und Erziehungskompetenzen der Mutter eingeschränkt sind und sich ggf. auch negativ auf die weitere Entwicklung des Säuglings auswirken.

Zusammenfassung: Postpartale psychische Erkrankungen

Postpartale psychische Erkrankungen kommen häufig vor und werden als sehr quälend und belastend erlebt. Für die Mütter ist es meist entlastend zu wissen, dass etwa jede 10. Frau in den ersten Wochen und Monaten nach der Geburt eines Kindes von einer behandlungsbedürftigen Symptomatik betroffen ist. Die genauen Ursachen von postpartalen psychischen Erkrankungen sind sehr unterschiedlich und oft nicht abschließend geklärt. Meist führt ein Zusammentreffen unterschiedlicher hormoneller, körperlicher und psychischer Belastungen zur Entstehung. Die Krankheitsbilder sind in aller Regel sehr gut behandelbar. Unbehandelt kann es zu gravierenden negativen Folgen für die Eltern-Kind-Interaktion und dadurch auch für die kognitive und sozioemotionale Entwicklung des Kindes kommen.

> Zentral unterstützend für die Mütter ist es, die geäußerten Sorgen und Ängste ernst zu nehmen, Verständnis entgegen zu bringen und konkrete Hilfestellungen bei der Alltagsbewältigung zu vermitteln sowie die Mütter möglichst zeitnah professionell zu begleiten und zu behandeln.

Postpartale psychische Erkrankungen in der Pädiatrie

Fallbeispiel

Frau Z. ist heute zum ersten Mal zur U3 in der Kinderarztpraxis von Dr. Peters. Sie gibt an, noch nicht so gut mit ihrem Sohn klarzukommen. Alles sei noch sehr anstrengend, sie fühle sich unsicher und glaube, ihr Sohn sei „unzufrieden" mit ihr. Sie sei gar nicht sicher, ob er seine Mama lieb habe. Oft schaue er sie so kritisch an und zeige Abwehrgesten, z. B. dass er sie beim Wickeln mit seinen Füßchen in den Bauch trete oder das Köpfchen zur Seite drehe und sie nicht anschaue. Während der Untersuchung fällt Dr. Peters auf, dass Frau Z. kaum mit ihrem Säugling spricht, ihn wenig anschaut und insgesamt sehr langsam und zögerlich im Handling ist.

Als der Arzt Frau Z. auf seine Beobachtungen anspricht, bricht sie sofort in Tränen aus. Sie gibt an, in den letzten Tagen sehr viel zu weinen. Sie mache sich ständig Sorgen und könne sich gar nicht mehr freuen. Irgendwie mache ihr das Leben mit dem Baby gar nicht so viel Spaß, wie sie immer gedacht hatte. Immerhin war der Kleine ja ein Wunschkind. Sie habe ein furchtbar schlechtes Gewissen und schäme sich sehr dafür, dass ihr der Kleine einfach „zu viel" sei.

Nach ein paar Minuten fängt sich Frau Z. wieder. Die Situation ist ihr äußerst peinlich. Sie entschuldigt sich sofort und betont, dass sie alles gar nicht so gemeint habe. Er solle ja nicht denken, sie sei eine schlechte Mutter und ihr das Jugendamt „auf den Hals hetzen". Es seien nur die Hormone, die manchmal mit ihr durchgingen. Aber das vergehe ja sicherlich von selbst wieder.

Dr. Peters nimmt sich Zeit für Frau Z.. Er versichert ihr, dass die Gefühle gegenüber dem Neugeborenen normal seien, sich aber durchaus auch eine behandlungsbedürftige, postpartale psychische Erkrankung dahinter verbergen könne. Er schildert das klinische Bild einer postpartalen Depression und gibt auch Informationen über ihren Verlauf und die Behandlungsmöglichkeiten. Er betont, wie wichtig eine frühzeitige Intervention für eine gelungene Mutter-Kind-Beziehung ist. Schließlich rät der Arzt Frau Z. eindringlich, mit ihrer Hebamme und dem betreuenden Gynäkologen über die Symptome zu sprechen. Bei anhaltenden Beschwerden könne sie auch direkt einen Termin bei einem niedergelassenen Facharzt für Psychiatrie ausmachen und sich dort gezielt untersuchen lassen. Dr. Peters gibt Frau Z. eine Informationsbroschüre mit und bietet ihr an, sich bei Fragen erneut an ihn zu wenden. Er vereinbart dann mit Frau Z. engmaschig einen neuen Termin für ihren Sohn, um die Mutter-Kind-Interaktion noch einmal genau beobachten zu können. Dabei kann er mit Frau Z. darüber sprechen, welche Maßnahmen eingeleitet wurden und wie es ihrer psychischen Gesundheit geht.

Ganz allgemein kann man von einer Unterdiagnostizierung und mangelnden Behandlung von postpartalen psychischen Störungen ausgehen. Dies ist gerade vor dem Hintergrund der potenziell schwerwiegenden negativen Auswirkungen auf die Mutter-Kind-Beziehung und damit auch in der Folge auf die kindliche Entwicklung äußerst bedenklich.

In der pädiatrischen Praxis eröffnet sich – wie bereits eingangs erwähnt – ganz selbstverständlich die Möglichkeit, die Eltern-Kind-Interaktion intensiv zu beobachten (▶ Fallbeispiel). Hier ist es zentral, die kindlichen Signale in den Blick zu nehmen und auf Aspekte der Passung zwischen den Bedürfnissen des Babys und der Reaktion der Bezugsperson zu schauen. Fällt eine Bezugsperson durch wenig feinfühliges Elternverhalten auf, zeigt sie kaum adäquate Interaktion mit ihrem Kind und erscheint in ihrem Erleben und Verhalten verzerrt oder abgestumpft, empfiehlt sich ein direktes Ansprechen des Beobachteten. Vor allem bei Denkstörungen, die sich beispielsweise durch Wahnvorstellungen, Zerfahrenheit oder lockere Assoziationen und Gedankensprünge manifestieren, oder gestörten Affekten (z. B. leichte Reizbarkeit und Wut bei übersteigertem Aktivitätsniveau, unpassend übersteigerte Stimmung oder Verzweiflung, übermäßige Niedergeschlagenheit und Energielosigkeit) sollte man sehr sorgsam vorgehen.

> Auch nur vage Andeutungen auf Suizidgedanken und -absichten müssen dringend ernst genommen und offen mit den Betroffenen thematisiert werden. Die Überleitung in eine fachärztliche Behandlung oder gegebenenfalls die sofortige stationäre Aufnahme sind notwendige Maßnahmen, um Mutter und Kind zu schützen.

Die Haltung, mit der der Pädiater in das Gespräch geht, ist ein entscheidender Faktor für das Gelingen des Gesprächs und das erfolgreiche Werben um die Annahme weiterführender Unterstützungsangebote im Bedarfsfall. Es ist wichtig, Beobachtungen klar, aber ohne Vorwurf zu benennen und das betroffene Elternteil zu ermutigen, offen über seine Schwierigkeiten zu sprechen. Hierbei sollte das gemeinsame Interesse von Eltern und Pädiater in den Mittelpunkt gerückt werden, nämlich das Wohl des Kindes. Das Wissen um Auftretenshäufigkeit und Pathogenese von postpartalen psychischen Erkrankungen kann helfen, auftretende Symptome einzuordnen und zu „normalisieren" und damit sehr entlastend auf Betroffene wirken. Schließlich ist eine Information über lokal bestehende Hilfsmöglichkeiten und das aktive Werben um die Annahme von Unterstützung ein zentraler Schritt, der von Pädiatern in der alltäglichen Praxis umgesetzt werden sollte, um das Wohl der kindlichen Patienten dauerhaft zu sichern (▶ Übersicht).

Was kann ich als Pädiater tun?
- Eltern-Kind-Interaktion genau beobachten
- Ansprechen der Situation
- Ermutigung zur offenen Kommunikation über erlebte Schwierigkeiten und mögliche Symptome
- Psychoedukation: Informationen zu postpartalen psychischen Erkrankungen und deren Auftretenshäufigkeit sowie Behandlungsmöglichkeiten
- Entlastung bezüglich Schuldgefühlen und Selbstvorwürfen geben
- Auf weiterführende Behandlungs- und Unterstützungsangeboten aktiv hinweisen bzw. Informationsmaterial bereitstellen und Akzeptanz für Hilfen schaffen.

5.2.2 Kinder psychisch kranker Eltern

S. Wiegand-Grefe, M. Licata

Einleitung

Eine psychische Erkrankung von Eltern ist ein Hochrisikofaktor für die Entwicklung der Kinder, der die gesamte Familie betrifft. Im Unterschied zu kindzentrierten Krankheitsbildern, die ausgehend von einer individuellen Symptomatik des Kindes definiert werden, hat dies eine hohe Komplexität der Problemstellung zur Folge. Die Berücksichtigung der elterlichen Erkrankung erfordert eine familiäre, transgenerationale Betrachtungsweise, die ein komplexes, von psychiatrischen Erkrankungen und Traumatisierungen über mehrere Generationen geprägtes Beziehungsgefüge zum Gegenstand hat.

Epidemiologische Angaben

Etwa 30% der bundesdeutschen Bevölkerung erleiden nach Ergebnissen des aktuellen bundesdeutschen Gesundheitssurveys im Laufe ihres Lebens eine psychische Erkrankung. Wenn bei etwa 25%

der Betroffenen eine Behandlungsnotwendigkeit vorliegt, benötigen im Jahr etwa 4,5 Mio. Menschen in Deutschland professionelle psychiatrische und/oder psychotherapeutische Hilfe. Wie viele dieser Patienten Eltern sind, ist nur schwer abschätzbar, da sich über die Prävalenz psychisch kranker Eltern bislang keine verlässlichen Angaben machen lassen, weil unterschiedliche Populationen untersucht wurden. Studien zufolge, die den Anteil psychisch kranker Eltern bei stationär aufgenommenen psychiatrischen Patienten erfassen, sind zwischen 17% und 45%, rund etwa ein Drittel aller stationären psychiatrischen Patienten Eltern minderjähriger Kinder (Grube u. Dorn 2007). Die Elternschaft bei psychisch Kranken variiert in Abhängigkeit von psychiatrischem Krankheitsbild und elterlichem Geschlecht. Die höchste Elternschaftsrate weisen depressiv Erkrankte mit knapp 70% auf (42% Mütter, 28% Väter).

In einem systematischen Literaturüberblick liegt die ermittelte mittlere Prävalenzrate psychischer Auffälligkeiten bei Kindern in Deutschland bei etwa 17% (Barkmann u. Schulte-Markwort 2004). Kinder im Vorschulalter sind ungefähr genauso häufig von psychischen Auffälligkeiten betroffen wie ältere Kinder und weisen ähnliche Komorbiditätsmuster auf.

> In kinder- und jugendpsychiatrischen Kliniken lebt etwa die Hälfte der psychisch erkrankten Kinder und Jugendlichen mit einem psychisch kranken Elternteil zusammen.

Kinder- und jugendpsychiatrische Patienten mit einem depressiven Elternteil sind gegenüber Kindern von psychiatrisch unauffälligen Eltern länger und häufiger in stationärer Behandlung, weisen höhere Belastungen auf und ihnen wird von den Therapeuten häufiger eine ambulante Weiterbehandlung empfohlen (Krohn et al. 2008). Das Risiko, an einer schweren Depression zu erkranken, ist für Kinder depressiv erkrankter Eltern gegenüber Kindern nichtdepressiver Eltern 6-mal höher, für eine andere affektive Störung 2- bis 3-mal höher als in der Gesamtbevölkerung (Groen u. Petermann 2002). Unspezifische psychische Störungen wie soziale und Lernprobleme sowie internalisierende und externalisierende Verhaltensauffälligkeiten finden sich bei Kindern depressiver Eltern in etwa 50%. Bei 40% der Kinder eines Elternteils mit einer affektiven Störung tritt bereits im Kindes- und Jugendalter eine depressive Episode auf (Beardslee et al. 1998). Sind beide Eltern von einer depressiven Störung betroffen, erhöht sich die Lebenszeitprävalenz für irgendeine depressive Störung bei den Kindern auf 70% (Mattejat 2002).

> Eine elterliche Störung gilt als ein Hauptrisikofaktor für die Entwicklung einer depressiven Störung im Kindes- und Jugendalter.

Insgesamt gehen Schätzungen davon aus, dass in Deutschland etwa 3–4 Mio. Kinder im Jahr ein Elternteil mit einer psychiatrischen Erkrankung erleben. Von etwa 175.000 Kindern befindet sich pro Jahr ein Elternteil in stationärer psychiatrischer Behandlung (Mattejat 2014).

Kinder psychisch kranker Eltern weisen gegenüber Kindern mit gesunden Eltern sowohl ein erhöhtes spezifisches psychiatrisches Erkrankungsrisiko als auch ein allgemeines, unspezifisches psychiatrisches Erkrankungsrisiko auf. Das spezifische psychiatrische Erkrankungsrisiko bezeichnet das Risiko, an derselben Störung zu erkranken wie der erkrankte Elternteil bzw. die Eltern, während sich das allgemeine psychiatrische Erkrankungsrisiko auf die Entwicklung anderer psychiatrischer Störungen und Auffälligkeiten bezieht. In einer diagnoseübergreifenden Studie an Kindern psychiatrisch erkrankter Eltern zeigten diese gegenüber der Gesamtbevölkerung 3- bis 7-fach erhöhte Auffälligkeitsraten (Wiegand-Grefe et al. 2009).

Entwicklungsrisiken für eine psychische Erkrankung betroffener Kinder

In der Risikoforschung werden neben genetischen Faktoren auch biologische und psychosoziale Risikofaktoren berücksichtigt. Als psychosoziale Risikofaktoren gelten z. B. eine somatische Erkrankung des Kindes oder eines Elternteils, elterliche Konflikte, das Auseinanderbrechen der Familie, eine psychiatrische Erkrankung eines Elternteils, sozioökonomische Einschränkungen sowie auch Gewalterfahrungen und sexueller Missbrauch. Als biologische Risikofaktoren gelten z. B. Frühgeburtlichkeit, Nikotin- oder Alkoholabusus in der Schwangerschaft.

Risikofaktoren treten meist nicht isoliert auf, sondern haben die Tendenz, gehäuft aufzutreten und miteinander zu interagieren. Kumulative Modelle zeigen ein höheres Risiko für psychische Störungen, wenn mehrere Risikofaktoren zusammen auftreten (Petermann et al. 2008).

Genetische Einflussfaktoren

Die Wahrscheinlichkeit eine bestimmte psychische Erkrankung zu entwickeln ist erhöht, wenn ein leiblicher Elternteil oder andere Verwandte unter dieser Erkrankung leiden. Für die Untersuchung genetischer Einflüsse auf die Erkrankungswahrscheinlichkeit werden Zwillings-, Adoptions- und andere Familienstudien sowie Linkage-Analysen herangezogen. Während die erstgenannten drei Verfahren prüfen, ob eine genetische Disposition für eine bestimmte psychische Störung erblich ist, steht bei der Linkage-Analyse die Ermittlung der entsprechenden Gene im Fokus. Ein wichtiger genetischer Einfluss bei der Entstehung psychischer Störungen ist nachgewiesen, kann aber nicht in dem Sinne interpretiert werden, dass bei einer hohen Heritabilität die psychische Erkrankung nicht beeinflusst werden kann. Vielmehr belegen Studien, dass Genetik- und Umwelteinflüsse sich gegenseitig bedingen. So haben Menschen mit zwei kurzen Allelen des Serotonin-Transporter-Gens, welches einen entscheidenden Einfluss auf den Serotonin-Stoffwechsel hat, eine um 60% erhöhte Wahrscheinlichkeit, in der Folge belastender Lebensereignisse an einer Depression zu erkranken. Bei Personen mit zwei langen Allelen des Gens konnte hingegen keine erhöhte Wahrscheinlichkeit festgestellt werden, im Laufe des Lebens eine Depression zu entwickeln (Caspi et al. 2003). Diese Studie ist ein Beleg dafür, dass verschiedene genetische Merkmale zu einer unterschiedlich hohen Vulnerabilität für Umweltbedingungen führen und die Konsequenzen belastender Lebensereignisse von der genetischen Ausstattung einer Person abhängen.

> Genetische Einflüsse spielen bei der Entwicklung psychischer Störungen zwar eine Rolle, jedoch wird ausschließlich eine Vulnerabilität vererbt und die weitere Entwicklung hängt von Umweltfaktoren ab.

Umweltfaktoren

Neben dem genetischen Faktor stellt die psychische Erkrankung von Eltern einen psychosozialen Risikofaktor der Umwelt dar, der die Entwicklung der Kinder potenziell gefährdet. Bei der Betrachtung von Risikofaktoren der Kinder mit psychisch kranken Eltern wird zwischen Faktoren der Eltern, der Kinder und allgemeinen psychosozialen Risikofaktoren unterschieden.

Elterliche und familiale Risikofaktoren

- **Krankheitsspezifische Faktoren**

Bestimmte Merkmale der elterlichen Erkrankung scheinen mit einem besonders hohen Entwicklungsrisiko für die Kinder verbunden zu sein. Vielfach untersucht wurde der Zusammenhang spezifischen elterlicher Diagnosen mit einer ungünstigen Entwicklung der Kinder. Einige Autoren konstatieren unterschiedliche Auswirkungen der elterlichen Diagnosegruppe auf die psychische Gesundheit der Kinder, anderen Studien zufolge unterscheidet sich die Gesamtbelastung psychischer Störungen bei Kindern von Eltern verschiedener Diagnosegruppen nicht. Auch allgemeine, unspezifische Merkmale der Erkrankung scheinen für die Entwicklung der Kinder relevant zu sein. Besonders die unspezifische, subjektive elterliche Belastung zeigt relevante Zusammenhänge zur psychischen Gesundheit der Kinder: Je höher die subjektive Belastung der Eltern ist, desto höher wird auch die psychische Auffälligkeit der Kinder eingeschätzt (Wiegand-Grefe et al. 2009).

Einige Studien haben den Einfluss störungsunspezifischer Merkmale, wie Schweregrad und Chronizität, auf die Gesundheit der Kinder innerhalb bestimmter elterlicher Diagnosegruppen untersucht: Bei mütterlichen und väterlichen depressiven Störungen sind schwerere und chronischere elterliche Depressionen mit einer signifikant stärkeren Beeinträchtigung der Anpassungsfunktionen und einem erhöhten Auftreten von Erkrankungen der Kinder verbunden (Keller et al. 1986). Die Auswirkungen von Schweregrad und Chronizität mütterlicher depressiver Symptome auf das Problemverhalten und das kognitive Niveau von 5-jährigen Kindern (N=4953) untersuchte eine weitere große Studie (Brennan et al. 2000), nach der beide Dimensionen einen prädiktiven Beitrag leisteten, um die Häufigkeit von Problemverhalten und die Beeinträchtigung kognitiver Fähigkeiten zu erklären. Kinder, deren Mütter sowohl schwere als auch chronische depressive Symptome aufwiesen, zeigten signifikant mehr Problemverhalten als die Kinder der anderen Gruppen. Zudem beobachtet man in Familien mit psychisch kranken Eltern nicht selten eine Familiengeschichte, in der über Generationen hinweg psychische Erkrankungen gehäuft vorkommen.

> **Die transgenerationale Weitergabe psychischer Erkrankungen, an der sowohl genetische als auch psychosoziale Faktoren beteiligt sind, stellt ein erhöhtes Risiko für die Entwicklung psychischer Auffälligkeiten der Kinder dar.**

Ein besonders hohes Erkrankungsrisiko weisen Kinder auf, deren beide Elternteile psychisch erkrankt sind (Gottesmann et al. 2010).

- **Krankheitsbewältigung und -verarbeitung**

Auch die elterliche Krankheitsverarbeitung scheint relevant zu sein: In der Familie stellt die familiäre Krankheitsbewältigung einen Risikofaktor für die Kinder dar, wenn sie mit einer Tabuisierung der Erkrankung oder einem Verbot, über die Erkrankung zu sprechen, einhergeht. Die Tabuisierung der elterlichen psychischen Erkrankung geschieht entweder intuitiv oder die Kinder werden durch die Eltern explizit aufgefordert, mit niemandem über die Erkrankung und ihre Auswirkungen auf das Familienleben zu sprechen. Somit nimmt die elterliche Erkrankung den Charakter eines geteilten Familiengeheimnisses an. Geheimnisse können das emotionale Klima von Familien tiefgreifend beeinflussen, ohne dass die Quelle dieses Einflusses bemerkt wird, weil das Thema auch innerhalb der Familie weitgehend tabuisiert, bagatellisiert oder nur vorsichtig umschrieben wird. Wagenblass (2001) konnte in einer retrospektiven Befragung an jungen Erwachsenen zeigen, dass eine Tabuisierung der elterlichen Erkrankung Verunsicherung und Gefühle von Angst hervorruft. Einen bedeutsamen Risikofaktor stellt also die Aufklärung des Kindes über die elterliche Erkrankung dar: Fehlt diese oder geschieht nicht alters- oder entwicklungsgerecht, fühlen sich Kinder verunsichert.

> **Wird eine Krankheit eines Elternteils tabuisiert bzw. nicht offen besprochen, so stellt dies einen zusätzlichen Risikofaktor für die Kinder dar. Wichtig ist eine alters- und entwicklungsgerechte Aufklärung des Kindes.**

Die Bedeutung der Krankheitsverarbeitung für die Gesundheit und Lebensqualität der Kinder wurde allerdings empirisch quantitativ bisher nur in wenigen Studien untersucht.

- **Defizite in der Eltern-Kind-Interaktion/-Beziehung**

Psychisch kranke Eltern zeigen im Umgang mit ihren Kindern Einschränkungen, die sich direkt auf die Interaktion mit ihren Kindern auswirken. Eine psychische Erkrankung der Mutter beeinflusst sehr häufig deren Fähigkeit, die Bedürfnisse des Kindes akkurat wahrzunehmen und sensitiv darauf zu reagieren.

Eine besonders gefährdete Gruppe stellen Kinder von **Eltern mit Persönlichkeitsstörungen** dar. Mütter mit einer Persönlichkeitsstörung neigen zu negativen Erziehungs- und Interaktionsmustern, wie einer erhöhten Possessivität, einem inkonsistenten Disziplinierungsstil und einem geringen Ausmaß an Kommunikation, Lob und Ermutigung gegenüber dem Kind (Johnson et al. 2006). Mütter speziell mit einer Borderline-Persönlichkeitsstörung zeigen viel Ärger gegenüber ihrem Säugling (Newman u. Stevenson 2005), sind häufig intrusiv (Crandel et al. 2003) und inkonsistent in ihren Reaktionen auf das Kind und haben Schwierigkeiten, die Emotionen ihres Kindes zu interpretieren (Bland et al. 2004).

Mütter, die in ihrer Kindheit **sexuell missbraucht** wurden, haben häufig Schwierigkeiten, die intergenerationalen Grenzen zu ihren Kindern einzuhalten, sind nachgiebiger und tendieren dazu, sich darauf zu verlassen, von ihrem Kind emotionale Unterstützung zu bekommen (vgl. DiLillo u. Damashek 2003 für einen Überblick). Dies kann bei Kindern zu einer Rollenumkehr (Parentifizierung) führen, wobei das Kind die Rolle des Elternteils übernimmt. Dabei kann es sich um instrumentelle (z. B. Kochen, Einkaufen gehen) oder aber emotionale Parentifizierung (z. B. den Eltern bei Problemen zuhören/helfen) handeln. Beide Formen haben sich als Risikofaktoren für die kindliche psychische Gesundheit herausgestellt, wobei emotionale Parentifizierung besonders gravierend zu sein scheint (Champion et al. 2009).

Eine weitere große Risikogruppe stellen **Kinder depressiver Eltern** dar. Beck (1995) konnte in einer Metaanalyse von 19 Studien zu den Auswirkungen einer postpartalen Depression auf die Mutter-Kind-Interaktion feststellen, dass eine postpartale Depression einen mittleren bis starken Effekt auf die Mutter-Kind-Interaktion im 1. Lebensjahr des Kindes hat. Depressive Mütter können jedoch heterogene Muster in der Interaktion mit ihrem Kind zeigen: Neben intrusivem, ungeduldigem Verhalten oder auch zurückgezogenem, passiven Verhalten können depressive Mütter auch sensitive Verhaltensweisen zeigen (Caughy et al. 2009). In der Regel haben jedoch depressive Mütter Schwierigkeiten, die Bedürfnisse ihres Kindes richtig wahrzunehmen und angemessen darauf zu reagieren, da sie durch die Depression zu Rumination neigen und folglich ihre Aufmerksamkeit nach innen auf ihre eigenen Gefühle und Gedanken richten anstatt auf die Bedürfnisse des Kindes zu achten (Stein et al. 2009). Dies kann dazu führen, dass sie Schwierigkeiten haben, ihre Antworten zeitlich kontingent auf das Kind abzustimmen. Zudem sind depressive Mütter weniger in der Lage, misslungene Interaktionen zu reparieren; es kommt seltener zu einem Matching positiver emotionaler Zustände und Reparaturen misslungener Interaktionen können länger dauern (Reck et al. 2011). Nach Wiefel und Lehmkuhl (2004) wirkt die „Maximalvariante" depressiver Verhaltensmerkmale (verminderte Mimik und Motorik, eingeschränkter Sprachgebrauch, herabgesetzte Affektivität) auf Kleinkinder wie eine reale Trennung von den Eltern; Kinder schwer depressiver Mütter erleben also eine „psychische Trennung bei physischer Anwesenheit der Bezugsperson", man spricht von „anwesender Abwesenheit" (Wiefel u. Lehmkuhl 2004, S. 29).

Eine **Angststörung der Eltern** kann ebenfalls zu Defiziten in der Eltern-Kind-Interaktion beitragen. Eine Angststörung beeinflusst die Fähigkeit, emotionale Informationen wahrzunehmen und zu verarbeiten und ist, ähnlich wie eine Depression, mit einer erhöhten Selbstfokussierung und repetitiven negativen Gedanken assoziiert. Mütter mit einer Angststörung sind viel mit ihren eigenen Emotionen und Kognitionen beschäftigt und sind deshalb häufig nicht in der Lage, den Bedürfnissen ihres Kindes ausreichende und angemessene Aufmerksamkeit zu widmen. Dies kann zu weniger Sensitivität, mehr Rückzug sowie auch zu mehr Intrusivität in der Interaktion mit dem Kind führen (Creswell et al. 2012). Zudem neigen Mütter mit einer Angststörung dazu, ihrem Kind weniger Autonomie zu gewähren (Challacombe u. Salkovskis 2009).

> **Insgesamt gilt es als gut etabliert, dass eine psychische Erkrankung der Eltern große negative Effekte auf das elterliche Interaktionsverhalten gegenüber dem Kind haben kann. Dies kann wiederum zu einer niedrigeren Responsivität des Kindes oder aber auch zu einer Rollenumkehr beim Kind führen.**

Eine niedrige Responsivität des Kindes kann dazu beitragen, dass die Interaktionsprobleme der Mutter sowie die Depression noch verstärkt werden, was in einen Teufelskreis von gegenseitiger Zurückweisung münden kann.

Häufig sind auch die Erziehungskompetenzen bei psychisch kranken Eltern eingeschränkt. Erziehungskompetenz beschreibt die Herstellung einer optimalen Passung zwischen den altersgemäßen Bedürfnissen des Kindes einerseits und der Gestaltung der Umwelt des Kindes andererseits. Beeinträchtigungen können sich in einem permissiven Erziehungsstil, also einem Mangel an Durchsetzungsfähigkeit und Erziehungssicherheit, mangelnder Kontingenz und Desorganisation äußern. Psychisch kranke Eltern sind bisweilen unsicher bei der Umsetzung erzieherischer Maßnahmen und zweifeln an ihren Kompetenzen. Sie verhalten sich häufig inkonsistent und greifen eher zu nicht angemessenen Disziplinierungsmaßnahmen. Studien weisen auf die Relevanz der Erziehungskompetenz und der Eltern-Kind-Beziehung für eine positive Entwicklung des Kindes hin (Petermann u. Petermann 2006).

- **Paarkonflikte und beschwertes Familienklima**

Auch eine konflikthafte elterliche Beziehung stellt nicht nur eine Belastung, sondern auch einen relevanten Risikofaktor für die Kinder dar.

> Chronische Eheprobleme stellen generell für die Entwicklung von Kindern einen Belastungsfaktor dar und erhöhen das Risiko für eine psychische Störung der betroffenen Kinder.

Bei psychisch kranken Eltern treten Konflikte zwischen den Eltern häufiger auf und verlaufen schwerer als in Partnerschaften zwischen gesunden Partnern. Psychisch Kranke geben eine signifikant geringere Partnerschaftszufriedenheit an und weisen eine erhöhte Scheidungsrate auf. Beziehen die Eltern ihre Kinder in Ehestreitigkeiten ein, kann es zu Loyalitätskonflikten innerhalb der Familie kommen. Auch in den Beziehungen zu Personen außerhalb der Familie können solche Konflikte entstehen. Die Kinder sind zwischen Loyalität und Distanzierung hin- und hergerissen, da sie sich für ihre Eltern verantwortlich fühlen, sich aber auch für ihre Eltern schämen (Mattejat 2009). Die Paarkonflikte führen in Familien mit psychisch kranken Eltern nicht selten zu Trennung oder Scheidung der Eltern und haben dann eine Familienkonstellation zur Folge, in der ein Elternteil allein für die Erziehung der Kinder verantwortlich ist, was das Risiko der betroffenen Kinder, psychische Auffälligkeiten zu entwickeln, wiederum vergrößert.

Die psychische Erkrankung von Eltern geht häufig auch mit einer Beeinträchtigung der Familiendynamik und der familiären Beziehungsgestaltung einher. Es finden sich eine mangelnde Kommunikation in der Familie, ein fehlender Familienzusammenhalt sowie ein konfliktbehaftetes Familienklima. Diese Störungen in der Familiendynamik führen dazu, dass Kinder oftmals nicht wissen, an wen sie sich mit ihren Problemen wenden und mit wem sie über ihre Probleme sprechen können. Scham- und Schuldgefühle verhindern, dass sich Kinder an Bezugspersonen außerhalb der Familie wenden, da dies als Verrat erlebt wird. Erschwerend kommt manchmal eine Instabilität der familiären Lebensbedingungen hinzu.

Kindbezogene Risikofaktoren

- **Altersspezifische Aspekte**

Die elterliche Erkrankung scheint besonders gravierende Auswirkungen zu haben, wenn das Kind bei Erstmanifestation ein geringes Lebensalter aufweist. So fehlt einem Kind, bei dessen Geburt der Elternteil bereits unter einer psychischen Erkrankung leidet, die protektive Wirkung einer gelungenen frühen Eltern-Kind-Bindung. Außerdem spielt die Dauer der elterlichen psychischen Erkrankung eine bedeutsame Rolle.

> Ist das Kind bei Erstdiagnose einer psychischen Krankheit der Eltern noch sehr jung, wirkt sich dies für das Kind besonders negativ aus.

Eine Übersicht über neuere epidemiologische Studien im Kindes- und Jugendalter in der Altersspanne von 3–24 Jahren ermittelt eine Gesamtprävalenz für psychische Störungen von im Durchschnitt 22% mit einer großen Bandbreite von 9,5–49,5% (Eschmann et al. 2007). In den verschiedenen Altersgruppen werden unterschiedliche Gesamtprävalenzen gefunden: Für das Vorschulalter ergibt sich eine mittlere Prävalenz für psychische Störungen von 10%, für das späte Kindesalter von 13% und für das Jugendalter von 16% (Petermann 2005). Es ist also eine Zunahme psychischer Störungen mit steigendem Alter vom Vorschul- über das späte Kindes- bis in das Jugendalter festzustellen.

Werden die Inzidenzraten psychischer Störungen der Kinder depressiver Eltern nach Altersstufen differenziert, ergibt sich folgendes Bild (Wickramaratne u. Weissman 1998): In allen Altersstufen und bei beiden Geschlechtern sind die Inzidenzraten von depressiven Störungen in der Hochrisikogruppe signifikant höher als in der Vergleichsgruppe. In der frühen Entwicklung der Kinder sind die Risiken für das Auftreten von depressiven Störungen um das 8-Fache erhöht. Im jungen Erwachsenenalter ist das Risiko für das Auftreten depressiver Störungen noch 5-fach erhöht. Im Alter von 20 Jahren sind über 50% der Kinder depressiver Eltern selbst von einer depressiven Störung betroffen (Weissman et al. 1992).

> Je länger ein Kind dem Einfluss der elterlichen Erkrankung ausgesetzt ist, desto höher scheint das Entwicklungsrisiko zu sein.

In Zwillingsstudien belasteten vorhandene genetische Risiken die Entwicklung von Kindern umso

5.2 · Elternbezogene Auffälligkeiten

stärker, je länger sie mit dem erkrankten Elternteil zusammenlebten (Jaffee et al. 2004).

- **Geschlechtsspezifische Aspekte**

Ob eine elterliche psychische Erkrankung unterschiedliche Auswirkungen auf Mädchen und Jungen hat, kann aufgrund der vorliegenden Forschungsergebnisse nicht eindeutig beantwortet werden. Auch die Frage, ob sich eine mütterliche oder väterliche psychische Erkrankung in unterschiedlicher Weise auf die Kinder auswirkt, wird in den wenigen vorliegenden Studien widersprüchlich beantwortet.

Mattejat (1985) fasst den Forschungsstand wie in der ▶ Übersicht dargestellt zusammen.

> **Forschungsstand zu geschlechtsspezifischen Aspekten der Auswirkung einer psychischen Erkrankung der Eltern**
> (nach Mattejat 1985)
> 1. Jungen leiden häufiger unter psychischen Störungen als Mädchen. Von den psychisch gestörten Kindern sind 2/3 (oder sogar mehr) Jungen und etwa 1/3 Mädchen.
> 2. Dieses Geschlechterverhältnis gilt besonders für Kinder; in der Adoleszenz verschiebt sich das Verhältnis: Psychische Störungen bei Mädchen werden häufiger.
> 3. Zur Art der Symptomatik ist festzuhalten: Bei Jungen finden sich mehr aggressiv-ausagierende Syndrome, bei Mädchen mehr ängstlich-gehemmte Syndrome. Genauer kann festgestellt werden:
>   a. Emotionale Störungen sind vor der Pubertät etwa gleich verteilt, in manchen Untersuchungen bei Mädchen etwas häufiger. Ab der Pubertät und besonders im Erwachsenenalter sind emotionale Störungen beim weiblichen Geschlecht deutlich häufiger.
>   b. Aggressive und andere Verhaltensstörungen sind bei Jungen wie auch bei erwachsenen Männern sehr viel häufiger als beim weiblichen Geschlecht.

Forschungsergebnisse geben nach Mattejat (1985) auch Hinweise darauf, wie diese Geschlechtsunterschiede entstehen: Bei Jungen ist zu beobachten, dass sie im Allgemeinen anfälliger auf Umweltbelastungen, wie familiäre Disharmonie und andere Familienprobleme reagieren. Jungen aus disharmonischen Familien zeigen viel häufiger antisoziales Verhalten als Jungen aus harmonischen Familien. Bei Mädchen ist dieser Zusammenhang dagegen weniger ausgeprägt. Jungen weisen also eine höhere Empfänglichkeit für psychischen Stress auf, was vermuten lässt, dass eine elterliche psychische Erkrankung auch gravierendere Auswirkungen auf die psychische Gesundheit der Jungen hat als auf die der Mädchen.

In einer Stichprobe psychiatrischer Patienten und deren Kindern im Alter bis zu 15 Jahren von Rutter und Quinton (1984) wurden die Söhne deutlich häufiger als psychopathologisch auffällig eingeschätzt als die Töchter, außerdem litten die Söhne unter anhaltenden Störungen, während bei den Töchtern intermittierende Störungen berichtet wurden. Weiterhin konnte hier gezeigt werden, dass die Kinder, die dasselbe Geschlecht haben wie der erkrankte Elternteil, stärker beeinträchtigt sind als die Kinder des anderen Geschlechts: 40% der Jungen versus 23% der Mädchen waren aus Sicht der Lehrer auffällig, wenn der Vater psychisch erkrankt war, während 11% der Töchter versus 0% der Söhne psychisch kranker Mütter als auffällig beschrieben wurden. Ohne Differenzierung des kindlichen Geschlechts war in einer Studie der Einfluss einer mütterlichen psychischen Erkrankung stärker als der einer väterlichen: Die Kinder psychisch kranker Mütter waren empfindlicher gegenüber taktiler Stimulation, unbeholfener und schwerfälliger als die Kinder psychisch kranker Väter und als die Kinder gesunder Eltern (Orvaschel et al. 1979). Auch Keller und Kollegen (1986) fanden stärkere Auswirkungen einer mütterlichen psychischen Erkrankung gegenüber einer väterlichen. Die erwachsenen Kinder von depressiven Müttern weisen höhere Raten für Depression auf als die erwachsenen Kinder von depressiven Vätern (Currier et al. 2006).

Während in bisherigen Studien v. a. mütterliche Erkrankungen und deren Auswirkungen auf die Kinder im Fokus standen, weisen neuere Studien allerdings darauf hin, dass insbesondere auch väterliche psychische Erkrankungen eine wichtige Bedeutung für die Entwicklung betroffener Kinder haben.

- **Weitere kindliche Risikofaktoren**

Als kindbezogene Risikofaktoren gelten auch prä- und perinatale Komplikationen, die mit häufigen, längeren und frühen Trennungserlebnissen von der Bezugsperson des Kindes in Zusammenhang stehen können, welche das Risiko für psychische Auffälligkeiten ebenfalls erhöhen. Temperamentsfaktoren wirken sich ebenfalls auf das Risiko von Kindern psychisch kranker Eltern aus: Während ein „schwieriges" Temperament, das keine positive Aufmerksamkeit des sozialen Umfeldes hervorruft, mit einem erhöhten Entwicklungsrisiko einhergeht, ist ein „einfaches" Temperament mit einem verminderten Risiko verbunden. Als weitere Risikofaktoren der Kinder gelten verminderte Intelligenz und Leistungsfähigkeit, geringe soziale Kompetenzen, geringe kommunikative Fähigkeiten, geringes Selbstwertgefühl und geringe Fähigkeiten zur Verantwortungsübernahme. Schließlich werden eine emotionale Instabilität, antisoziales Verhalten, Rückzugstendenzen, Passivität sowie soziale Ängste als Risiko erhöhend angenommen.

Allgemeine psychosoziale Risikofaktoren

In Familien mit einem psychisch kranken Elternteil sind fast alle wichtigen psychosozialen Belastungen, die das Erkrankungsrisiko für psychische Störungen bei Kindern erhöhen, überrepräsentiert. Die elterliche psychische Erkrankung stellt ein Kernmerkmal dar, durch das das Entwicklungsumfeld eines Kindes entscheidend beeinträchtigt wird und das mit vielen anderen psychosozialen Belastungsfaktoren positiv korreliert. So sind viele Kinder psychisch kranker Eltern von Armut und unzureichenden Wohnverhältnissen betroffen. Sie weisen häufig einen niedrigen sozioökonomischen Status auf und sind konfrontiert mit Arbeitslosigkeit und finanziellen Problemen. Ein niedriger Ausbildungsstand und/oder Berufsstand der Eltern steht in Verbindung mit Risikofaktoren wie Armut und sozialer Ausgrenzung und hat darüber hinaus vielfache ungünstige Auswirkungen auf das Familienleben. Mindestens ein Drittel der Familien mit psychisch kranken Eltern wird als arm eingeschätzt. Viele Familien leben in sozialer Randständigkeit oder sogar Isolation. Die psychische Erkrankung, aber auch andere Eigenschaften der Familie, können zu Diskriminierung und Ausgrenzung führen. In der Folge haben Familien mit psychisch kranken Eltern häufig ein unzureichendes oder fehlendes soziales Unterstützungssystem. Kinder erleben geringe reale und emotionale Verfügbarkeit von Bezugspersonen außerhalb der Familie und damit weniger Möglichkeiten von kompensierenden Beziehungserfahrungen. Ein Drittel der Familien psychisch kranker Eltern fühlen sich in einer Studie wenig, ein Drittel mäßig und nur ein weiteres Drittel gut unterstützt (Wiegand-Grefe 2010).

> Familien mit einem psychisch kranken Elternteil sind überdurchschnittlich häufig auch von weiteren Risikofaktoren für eine psychische Störung des Kindes betroffen, wie Armut, soziale Isolation, unzureichende Wohnverhältnisse etc.

Weitere Auswirkungen elterlicher psychischer Erkrankung auf die kindliche Entwicklung

Studien sprechen dafür, dass Kinder depressiver Mütter häufiger unsicher gebunden sind. Insbesondere Kinder chronisch depressiver Mütter sind besonders stark betroffen: Nur 26% der Kinder chronisch depressiver Mütter zeigen eine sichere Bindung (im Vergleich zu 63% der Kinder von Müttern, die nie depressiv waren) (McMahon et al. 2006). Auch Kinder von Müttern mit einer Borderline-Persönlichkeitsstörung sind in ihrer Entwicklung beeinträchtigt: Sie sind ebenfalls häufiger unsicher gebunden und können ihre Emotionen schlechter regulieren (Gratz et al. 2014). Der negative Effekt mütterlicher Psychopathologie auf die kindliche Bindungsqualität ist darauf zurückzuführen, dass psychisch kranke Mütter häufig weniger feinfühlig, feindseliger oder/und intrusiver im Umgang mit ihrem Kind sind und dem Kind so keinen sicheren Hafen bereitstellen, der für eine sichere Bindungsentwicklung essenziell ist.

> Kinder psychisch kranker Eltern haben nicht nur eine erhöhte Wahrscheinlichkeit, selbst an einer psychischen Störung zu erkranken,

sondern auch ein erhöhtes Risiko für Einschränkungen in der sozio-emotionalen und kognitiven Entwicklung.

Bezüglich der emotionalen Entwicklung der Kinder ließ sich zeigen, dass Kinder chronisch depressiver Mütter über eine niedrigere Empathiefähigkeit (Apter-Levy et al. 2013) sowie eine niedriger ausgeprägte Fähigkeit zur Emotionserkennung (Joormann et al. 2010) verfügen. Analog dazu fällt es vernachlässigten Kindern schwerer, Emotionen zu unterscheiden, während Kinder, die physisch misshandelt wurden, besser darin sind, ärgerliche Gesichter zu erkennen (Pollak et al. 2000). Als Grund dafür wird angenommen, dass eine Depression zur Folge hat, dass die Eltern nicht in der Lage sind, ihren Kindern Wissen über Emotionen zu vermitteln, was u. a. durch deren eigene eingeschränkte Fähigkeit zu erklären ist, Emotionen zu erkennen und ihre Affekte adäquat und variabel auszudrücken.

Auch bezüglich der kognitiven Entwicklung der Kinder psychisch kranker Eltern konnten Einschränkungen gefunden werden. So zeigen Kinder depressiver Mütter bereits im Säuglingsalter Defizite in der Sensomotorik und Aufmerksamkeit und können neue Objekte schlechter voneinander unterscheiden (Bornstein et al. 2012). Zudem weisen Kinder von Müttern mit einer Depression oder auch Angststörung bereits im Säuglingsalter ein erhöhtes Cortisol-Level auf (Brennan et al. 2008), was wiederum mit negativen Effekten auf die kindliche Entwicklung (z.B. kognitive Fähigkeiten, Verhaltensregulation, psychische Probleme) einhergeht (Ashman et al. 2002). Die negativen Effekte scheinen dabei umso größer sein, je jünger die Kinder sind (Cicchetti u. Toth 1995).

Jedoch gibt es auch Hinweise darauf, dass nicht die elterliche psychische Erkrankung per se einen negativen Einfluss auf die kindliche Entwicklung hat, sondern dass die elterliche Feinfühligkeit hierbei eine zentrale vermittelnde Rolle einnimmt. Wenn eine Mutter sich trotz psychischer Erkrankung sensitiv gegenüber ihrem Kind verhält, ist die kindliche Entwicklung des Kindes weniger gefährdet (Murray et al. 1996).

> **Insgesamt stellt eine hohe Mutter-Kind-Interaktionsqualität also einen protektiven Faktor dar, der negative Entwicklungsverläufe beim Kind abmildern kann.**

Entwicklungsspezifische Besonderheiten in der Eltern-Kind-Beziehung und Umgang mit der elterlichen Erkrankung

Eine elterliche psychische Erkrankung kann je nach Entwicklungsstand des betroffenen Kindes unterschiedliche Auswirkungen haben. Abhängig von ihrer kognitiven, emotionalen und sozialen Reifeentwicklung haben Kinder unterschiedliche Konzepte von Leben und Tod sowie von Krankheit und ihrer Entstehung.

Säuglings- und Kleinkindalter

Wie bereits ausführlich erläutert, ist die Eltern-Kind-Interaktion durch eine psychische Erkrankung eines Elternteils massiv beeinträchtigt. Kommt es zu Störungen in der Interaktion, durch die nicht mehr adäquat auf die kindlichen Bedürfnisse eingegangen werden kann, ist die psychische Entwicklung des Kindes gefährdet.

Im Säuglingsalter steht das Kind in einer extremen Abhängigkeit zu seinen Eltern. Der Säugling ist noch nicht in der Lage, sich selbst zu regulieren, sondern ist dabei auf die Unterstützung seiner primären Bezugspersonen angewiesen. Ist eine Mutter emotional nicht verfügbar, wird das Kind mit seinen negativen Emotionen allein gelassen und muss Wege finden, sich selbst zu regulieren. Dies kann dazu führen, dass das Kind resigniert und überhaupt nicht mehr seine Bedürfnisse (z. B. durch Weinen) äußert, da es die Erfahrung gemacht hat, dass die Bezugsperson nicht oder nicht adäquat reagiert. Ist die Mutter hin und wieder, also in inkonsistenter Art und Weise verfügbar, kann dies auf Kindesseite dazu führen, dass das Kind sehr viel quengelt und schreit, weil es gelernt hat, nur so Zuwendung von der Mutter zu bekommen. Dieses Verhalten kann sich in exzessivem Schreien oder anderen Regulationsstörungen äußern und die mütterliche Depression noch verstärken.

Ein anderes Bild zeichnet sich in der Beobachtung von Interaktionen ab, in denen es zur **Überstimulation** des Kindes kommt. Geleitet durch elterliche Impulse wird der Säugling stark oder anhaltend angeregt und zu ständigen Reaktionen aufgefordert. Wenden sich die Kinder ab, wird dies von den Eltern nicht selten mit verstärkter Stimulation beantwortet. In schwerwiegenden Fällen reagieren die Kinder mit starkem Protest wie körperlichem Abwehren der Berührungen oder aber mit körperlichem Erstarren (freezing) oder Dissoziieren.

Mattejat und Remschmidt fassen die Einschränkungen der Interaktion zwischen depressiven Müttern und ihren Kindern im Säuglings- und Kleinkindalter folgendermaßen zusammen (Mattejat u. Remschmidt 2008):
- Empathie und emotionale Verfügbarkeit der Mütter sind durch die Depression reduziert.
- Die mütterliche Feinfühligkeit, die kindlichen Signale wahrzunehmen, sie richtig zu interpretieren sowie prompt und angemessen darauf zu reagieren, ist eingeschränkt.
- Reduziert sind beispielsweise Blickkontakt, Lächeln, Sprechen, Imitieren, Streicheln und Interaktionsspiele.

Kindergarten- und Grundschulalter

Kinder im Kindergarten- und Grundschulalter zeigen meist einen ausgeprägten Wissensdrang, sie wollen unbekannte Phänomene einordnen und verstehen können. Spätestens im Grundschulalter nimmt die Orientierung nach außen hin zu. Zwar ist die Familie noch Lebensmittelpunkt, eigene Freundschaften gewinnen jedoch an Bedeutung. Im Kindergarten- und Grundschulalter besteht ein ausgeprägtes magisches Denken und Kinder entwickeln häufig schuldhafte Kausalitätsvorstellungen. Sie phantasieren beispielsweise, durch eigene „böse" Gedanken, die in Zusammenhang mit Gefühlen von Wut oder Rivalität gegenüber einem Elternteil entstehen können, die Erkrankung dieses Elternteils verursacht zu haben. Die kindlichen Phantasien über die Ursachen und Auswirkungen der Erkrankung sind dabei meist bedrohlicher als die Wirklichkeit.

Eltern sollten ermutigt werden auf kindgerechte Art zu erklären, wie die Stimmungen, Verhaltensweisen und Krankenhausaufenthalte des erkrankten Elternteils einzuordnen sind. Hilfreich ist es dabei, an die bisherigen Erfahrungen und Denkkonzepte des Kindes anzuknüpfen. „Mama hat eine Krankheit, die man nicht sehen kann. Sie hört manchmal Stimmen, wie im Traum. Manchmal sagt sie deshalb komische Sachen, die du und ich nicht verstehen können". Wird das Thema der Erkrankung in der Familie tabuisiert, sodass das Kind kein Forum hat um seine Fragen zu stellen, wird es versuchen, selbst Erklärungen für das Verhalten des erkrankten Elternteils zu suchen. Ein offenes Gesprächsklima in der Familie sollte dazu beitragen, dass etwaige Schuldgefühle angesprochen und wenn möglich auch entkräftet werden können: „Das ist von selbst gekommen, so wie du manchmal einfach so Bauchweh bekommst" (Pretis u. Dimova 2004). Es ist daher wichtig, den Kindern zu bestätigen, dass sie keinerlei Verantwortung für die Erkrankung ihrer Mutter oder ihres Vaters tragen.

Psychische Belastungen sind im Grundschulalter nicht immer leicht erkennbar. Zwar kann es neben herabgesetzten schulischen Leistungen auch zu psychopathologischen Auffälligkeiten kommen, ein Kind im Schulalter ist jedoch häufig „aufgrund seiner sozialen Reife imstande und bereit, eigene Forderungen von beiden Eltern fernzuhalten" (Romer u. Haagen 2007, S. 30). Auf den ersten Blick können diese Kinder daher recht unauffällig wirken, im Gespräch zeichnen sich in vielen Fällen jedoch konkrete Sorgen ab, die die Kinder im Zusammenhang mit der elterlichen Erkrankung beschäftigen. Diese umfassen beispielsweise die geringe elterliche Belastbarkeit, Angst vor Auseinandersetzungen und Trennungen der Eltern, sowie ein Wissen um finanzielle Schwierigkeiten der Familie. Einige Kinder zeigen vor dem Hintergrund der familiären Schwierigkeiten ein vermindertes Interesse, alterstypischen Aktivitäten nachzugehen und haben wenig Anschluss an Gleichaltrige.

Einschränkungen der Eltern-Kind-Interaktion im Kindergarten- und Grundschulalter werden in der ▶ Übersicht zusammengefasst (Mattejat u. Remschmidt 2008).

Einschränkungen der Eltern-Kind- Interaktion im Kindergarten- und Grundschulalter
(nach Mattejat u. Remschmidt 2008).
- Die Mütter nehmen ihre Kinder als besonders schwierig wahr.
- Der sprachliche Ausdruck ist reduziert.
- Im Zusammenhang mit neuen Entwicklungsaufgaben haben Mütter

5.2 · Elternbezogene Auffälligkeiten

> Schwierigkeiten, sich gegenüber dem Kind durchzusetzen und Grenzen zu setzen.
> - Teilweise reagieren Mütter überängstlich und erlauben expansive Tendenzen des Kindes zu wenig (Schwankungen zwischen permissivem und kontrollierendem Erziehungsstil).
> - Positive Kommentare, die das kindliche Selbstwertgefühl stärken, kommen wenig vor.

Mittlere Kindheit und Jugendalter

In der mittleren Kindheit und Adoleszenz wird auf der Suche nach Selbstständigkeit der soziale Anschluss an die Peer-Group immer wichtiger. Diese bietet die Gelegenheit, neue Formen des Sozialverhaltens zu erproben, verleiht im günstigsten Fall emotionale Stärke und erleichtert somit die Ablösung von den Eltern. Neben einer gesteigerten Selbstwahrnehmung wird der eigene Familienhintergrund reflektiert, elterliche Verhaltensweisen und Eigenschaften werden kritisch betrachtet.

Liegt in der Familie eine elterliche psychische Erkrankung vor, so ist die Möglichkeit für diese kritische Auseinandersetzung häufig reduziert. Dem Wunsch des Jugendlichen nach Ablösung stehen Bedürfnisse der Eltern und Familie nach Verantwortungsübernahme gegenüber. Viele Jugendliche zeigen in Krisen die Bereitschaft, mehr Verantwortung und neue familiäre Aufgaben zu übernehmen, was ihrem Entwicklungsstand durchaus entspricht und in einem bestimmten Ausmaß zumutbar ist. Diese Verantwortungsbereitschaft kann jedoch mit eigenen Wünschen nach Autonomie und Ablösung vom Elternhaus interferieren, was ausgeprägte Schuldgefühle zur Folge haben kann (Romer u. Haagen 2007). Hilfreich ist es, wenn diese Schuldgefühle in der Familie thematisiert werden können und der Jugendliche die explizite Erlaubnis erhält, trotz der elterlichen Erkrankung altersgerechten Aktivitäten mit Gleichaltrigen nachzugehen.

Durch ihre zunehmende Reflexionsfähigkeit und ihr Bestreben, sich selbst ein Urteil zu bilden, suchen Jugendliche häufig eigenständig nach Informationen (z. B. im Internet) über die psychische Erkrankung ihres Elternteils. Aufgrund der Fähigkeit, auch komplexere Zusammenhänge zu verstehen, entwickelt sich ein differenziertes Bild bezüglich der Krankheitsätiologie, das sowohl Wissen um psychosoziale Belastungsfaktoren als auch genetische Prädispositionen umfasst. Aufgrund dieser Informationen kann sich die Angst entwickeln, die Erkrankung eines Tages selbst zu bekommen. Der Hinweis auf psychosoziale Belastungsfaktoren kann dazu führen, dass Jugendliche Schuldphantasien entwickeln, da sie beispielsweise durch pubertäre Auseinandersetzungen den erkrankten Elternteil so sehr belastet haben, dass er erkrankt ist.

Auch im mittleren Kindes- und Jugendalter haben die Aufklärung und das familiäre Gespräch über die elterliche Erkrankung eine wichtige präventive Funktion. Sie ermöglichen es, Schuldgefühle zu thematisieren und zu entkräften und sie stellen auch das Forum dar, wo Jugendliche ermutigt werden können, trotz der elterlichen Erkrankung altersgerechten Freizeitaktivitäten nachzugehen. Das offene Gespräch über die elterliche Erkrankung in der Familie kann zudem eine Vorbildfunktion für den Umgang mit der Erkrankung im außerfamiliären Rahmen haben. Hierbei sollten Jugendliche ermutigt werden, sich im Freundeskreis vertrauensvoll über die Situation zu Hause auszutauschen.

> **Das offene Gespräch in der Familie mit Aufklärung über die Krankheit hat auch im mittleren Kindes- und Jugendalter eine wichtige vorbeugende Funktion.**

In der späten Kindheit und Adoleszenz auftretende Risikofaktoren umfassen Studien zufolge emotionale Instabilität, Aggressivität und antisoziales Verhalten, aber auch Rückzugstendenzen, Passivität und soziale Ängste. Einschränkungen der Eltern-Kind-Interaktion in der mittleren Kindheit und im Jugendalter werden in der ▶ Übersicht zusammengefasst (Mattejat u. Remschmidt 2008).

> **Einschränkungen der Eltern-Kind-Interaktion in der mittleren Kindheit und im Jugendalter**
> (nach Mattejat u. Remschmidt 2008)
> - Das Kind wird in die elterlichen Probleme/Konflikte einbezogen (diffuse generationale Abgrenzung).
> - Wegen der krankheitstypischen Begrenzungen ist die Identifikation des Kindes mit den Eltern beeinträchtigt (eingeschränkte Vorbildfunktion der Eltern).
> - Die Eltern sind mit der Aufgabe überfordert, ihr Kind bei der Bewältigung der altersspezifischen Entwicklungsaufgaben zu unterstützen (insbesondere Kompetenzerwerb, Selbstständigkeit, Autonomieentwicklung).

Resilienzfaktoren für Kinder psychisch kranker Eltern

Resilienz und Vulnerabilität

Die Resilienzforschung beschäftigt sich mit der Frage, warum sich manche Kinder trotz hoher Risiken psychisch gesund entwickeln und warum sie kritische Lebensereignisse gut bewältigen, während andere Kinder unter vergleichbaren Bedingungen besonders anfällig sind. Resilienz bezeichnet den Prozess, die Fähigkeit oder das Ergebnis erfolgreicher Anpassungen an herausfordernde oder bedrohende Umstände und kann als erworbene psychische Robustheit verstanden werden. Resilienz wird also als Gegenpol zur Vulnerabilität betrachtet. Resilienten Kindern gelingt eine funktionale Anpassung an widrige Umweltbedingungen, die zu einer langfristig gesunden psychischen Entwicklung führt. Resilienz wird als ein dynamischer, transaktioneller Prozess zwischen Kind und Umwelt beschrieben, der bidirektional abläuft: Einerseits steuert das Kind seine Umwelt, indem es auswählt und gestaltet, andererseits wirkt sich die Umwelt prägend auf das Kind aus. Resilienz ist kontextabhängig, d. h. Kinder, die sich in einem bestimmten Bereich resilient zeigen, können in einem anderen Bereich vulnerabel sein. Man unterscheidet beispielsweise Resilienz im Bereich des Verhaltens, der Emotionen sowie im schulischen oder sozialen Bereich (Fröhlich-Gildhoff u. Rönnau-Böse 2009).

> Resilienz bezeichnet den Prozess, die Fähigkeit oder das Ergebnis erfolgreicher Anpassungen an herausfordernde oder bedrohende Umstände. Im Sinne einer erworbenen psychischen Robustheit bildet Resilienz den Gegenpol zur Vulnerabilität.

Das Forschungsinteresse verschiebt sich zunehmend auf Faktoren, die die Auswirkungen existierender Risikofaktoren modifizieren und abmildern und die bei präventiven Interventionen in Hochrisikogruppen Anwendung finden können.

> Resilienzfaktoren minimieren die Wahrscheinlichkeit einer psychischen Erkrankung und unterstützen die psychosoziale Anpassung und psychische Gesundheit der Kinder.

Allgemeine Resilienzfaktoren

Die vorliegenden Studien weisen in sehr unterschiedlichen Stichproben und mit verschiedenen methodischen Ansätzen sehr konsistente Ergebnisse auf. Demzufolge geht man von der Existenz bedeutsamer allgemeiner Schutzfaktoren aus, die situationsübergreifend ihre protektive Wirkung entfalten. Diese allgemeinen Schutzfaktoren werden in personelle und soziale Ressourcen differenziert; andere Autoren nehmen eine Unterteilung in personale, familiäre und soziale Schutzfaktoren vor (Bettge u. Ravens-Sieberer 2003). Als **personelle Ressourcen** werden Eigenschaften und Merkmale des Kindes bezeichnet, wie Temperamentsmerkmale, Handlungsmuster, persönliche Fähigkeiten und Fertigkeiten sowie Selbstwertgefühl, Selbstwirksamkeit, Problemlösekompetenz und das Gefühl, Kontrolle über die Umwelt ausüben zu können. Unter **sozialen Ressourcen** werden familiäre und außerfamiliäre soziale Einflüsse verstanden. Zu den zentralen Ressourcen einer Familie gehören die Paarbeziehung und die Erziehungskompetenz der Eltern. Die sozialen Ressourcen beinhalten das gesamte außerfamiliäre Netzwerk des Kindes, das ihm zur Verfügung steht.

5.2 · Elternbezogene Auffälligkeiten

Die personalen und sozialen Ressourcen hängen miteinander zusammen und stehen in Wechselwirkung miteinander. Bestimmte personale Ressourcen entwickeln sich beispielsweise erst in der Kind-Umwelt-Interaktion (Wustmann 2004).

Die Existenz und Wirkweise von Schutzfaktoren ist u. a. auch abhängig vom spezifischen Entwicklungsstand des Kindes und von seinem Geschlecht. Beispielswiese konnte gezeigt werden, dass im Säuglings- und Kleinkindalter v. a. der Gesundheitszustand und Temperamentseigenschaften einen bedeutsamen Einfluss auf die Anpassungsfähigkeit der Kinder haben. In der Schulzeit scheinen Kommunikations- und Problemlösungsfähigkeiten sowie die Unterstützung von sog. „Ersatzeltern" und Lehrern hilfreich zu sein. In der Adoleszenz sind „interne Kontrollüberzeugungen" und „Zielbestimmtheit" hilfreich für eine positive Anpassungsleistung. Für Mädchen scheinen eher personale Ressourcen hilfreich zu sein, während für Jungen eher soziale Unterstützung bedeutsam ist. In der Kauai-Studie konnte gezeigt werden, dass soziale Unterstützung aus der Familie und Gemeinde v. a. bei Jungen mit einer positiven Bewältigung der Lebenssituation in der Kindheit und Jugend zusammenhängt. Leistungsfähigkeit, Selbstvertrauen, enge Freunde und ein starker Glaube oder Lebenssinn erwiesen sich als wichtige Schutzfaktoren des Erwachsenenalters, von denen insbesondere Frauen profitierten (Werner 2006).

Spezielle Resilienzfaktoren

Die dargestellten allgemeinen Schutz- und Resilienzfaktoren erweisen sich in verschiedenen Risikokonstellationen als bedeutsam für eine gesunde seelische Entwicklung von Kindern. Diese allgemeinen Faktoren können damit als Grundlage für die Konzeption von Maßnahmen der allgemeinen Prävention und Gesundheitsförderung dienen und sind auch für Kinder psychisch kranker Eltern relevant. Neben diesen allgemeinen Schutzfaktoren beschäftigt sich die Resilienzforschung jedoch zunehmend auch mit speziellen Resilienzfaktoren, die in bestimmten Risikokonstellationen eine spezifische Wirksamkeit haben können. Obwohl bisher noch keine methodisch einwandfreien Studien in diesem Bereich vorliegen, weisen qualitative Studien auf spezifische Schutzfaktoren für Kinder psychisch kranker Eltern hin.

Als bedeutender protektiver Faktor bei Kindern psychisch kranker Eltern wird eine alters- und entwicklungsangemessene Aufklärung über die elterliche Erkrankung und Behandlung vermutet (Bohus et al. 1998). Auch die Krankheitsbewältigung des erkrankten Elternteils ist für die Entwicklung der Kinder relevant. Als besonders hilfreich gilt eine akzeptierende Haltung ohne fatalistisch zu sein, die eine aktive Auseinandersetzung mit der Erkrankung und ihren Konsequenzen ermöglicht, ohne zu überfordern (Mattejat et al. 2000).

Zu den personalen Schutzfaktoren, die für Kinder psychisch kranker Eltern besonders relevant sind, zählen ein hohes Selbstwertgefühl, Problemlösekompetenz und eine hohe Selbstwirksamkeit (Lenz u. Kuhn 2011). Als weitere personale Schutzfaktoren konnten ein aktives, robustes Temperament, Resilienzglaube und ein positives Selbstkonzept identifiziert werden (Lee et al. 2010). Beispiele für familiäre Schutzfaktoren bei Kindern psychisch kranker Eltern stellen eine gute Erziehungskompetenz und Paarbeziehung der Eltern dar. Weitere familiäre Schutzfaktoren sind Familienzusammenhalt, Verfügbarkeit eines gesunden Elternteils und eine gute Krankheitsbewältigung (Lenz u. Kuhn 2011). Soziale Beziehungen zu Freunden, Verwandten oder Bekannten sind den sozialen Schutzfaktoren zuzuordnen. Ein gutes soziales Netz und externe Unterstützungssysteme gelten als weitere soziale Schutzfaktoren (Werner 1992).

> Den wohl bedeutsamsten Schutzfaktor stellt eine hohe Eltern-Kind-Interaktionsqualität dar.

Wie bereits erwähnt, zeigen Studien, dass negative Auswirkungen einer elterlichen psychischen Erkrankung abgemildert werden können, wenn die Eltern trotz ihrer Erkrankung in der Lage sind, feinfühlig auf ihr Kind einzugehen.

Präventionsmaßnahmen und Implikationen für die Praxis

Präventions- und Interventionsmaßnahmen sind essenziell, um Risikofaktoren zu reduzieren und Schutzfaktoren zu stärken. Jedoch erfahren Kinder psychisch kranker Eltern in der klinischen Praxis kaum Aufmerksamkeit bzw. werden aus der Versorgung ausgeschlossen, solange sie noch keine klinisch relevante Störung entwickelt haben. Erst wenn die Kinder selbst eine klinisch relevante Störung aufweisen, haben sie Anspruch auf eine psychotherapeutische Behandlung. Auch Präventionsmaßnahmen für die noch nicht auffälligen, jedoch hoch risikobehafteten Kinder sind in unserem Gesundheitssystem wenig verbreitet. Erfreulicherweise existiert mittlerweile ein erhöhtes Bewusstsein darüber, dass diese Kinder frühzeitig Hilfe brauchen, was zur Folge hatte, dass in Deutschland einige Präventionsansätze für Kinder psychisch kranker Eltern geschaffen wurden. Jedoch sind nur sehr wenige Präventionsmaßnahmen wissenschaftlich evaluiert. Ziele der Prävention bestehen darin, die psychosozialen Belastungen dieser Kinder zu reduzieren und Schutzfaktoren zu stärken, um die Wahrscheinlichkeit einer gesunden Entwicklung zu erhöhen.

> **Präventionsmaßnahmen sollten die psychosozialen Belastungen betroffener Kinder vermindern und die vorhandenen Schutzfaktoren stärken.**

Je nach Alter der Kinder ist eine andere Herangehensweise sinnvoll. So sind im Säuglings- und Kleinkindalter interaktionszentrierte und bindungsbasierte Eltern-Kind-Therapien indiziert. Im Grundschul- und Jugendalter richten sich die Programme vorrangig an die Jugendlichen selbst, teilweise beinhalten sie auch Module für die Eltern. Es werden u. a. psychoedukative Maßnahmen eingesetzt, in denen beispielsweise zur offenen Kommunikation über die Erkrankung in der Familie ermutigt wird. Darüber hinaus können psychotherapeutische und sozialpädagogische Hilfen sinnvoll sein (jeweils an die Situation der Familie angepasst).

Da, wie bereits erwähnt, Kinder psychisch kranker Eltern weder Anspruch auf finanzielle Hilfen der Krankenkassen noch der Jugendhilfe haben, müssen Präventionsmaßnahmen über Sondermittel finanziert werden, was zur Folge hat, dass erfolgreiche Projekte aufgrund fehlender finanzieller Mittel eingestellt werden müssen. Deshalb ist es unbedingt erforderlich, dass möglichst bald klare gesetzliche Rahmenbedingungen geschaffen werden, die eine Finanzierung von Präventionsmaßnahmen ermöglichen.

5.3 Mütterliche Feinfühligkeit verbessern – der zentrale Ansatzpunkt bei auffälliger Eltern-Kind-Interaktion

M. Schieche

5.3.1 Die Notwendigkeit elterlicher Feinfühligkeit

Wenn Menschenkinder geboren werden, sind sie mehr als andere Lebewesen abhängig von ihrem sozialen Umfeld, den leiblichen Eltern, Bezugspersonen oder anderen Erwachsenen, damit sie überleben können. Ein Baby, ein Säugling, ein Kleinkind ist ohne seine primären Bezugspersonen, in der Regel die Eltern, nicht vorstellbar (Ziegler u. Schieche 2014). Sie müssen nicht nur ernährt und versorgt werden, sondern sie brauchen auch Ansprache, Beruhigung, also jemanden, der ihre vielfältigen Bedürfnisse wahrnimmt und sich um sie kümmert im weitesten Sinne, damit sie sich entwickeln können. Dafür sind sie biologisch gesehen mit dem Kindchenschema sehr gut ausgestattet. Es löst bei den Eltern und anderen Erwachsenen Fürsorgeverhalten und intuitive Elternverhaltensweisen aus.

Diese frühe Abstimmung zwischen kindlichen Bedürfnissen und intuitiven Elternverhaltensweisen ist evolutionsbiologisch angelegt, sodass die Kinder gut versorgt werden. Die Eltern bieten für ihr Kind einen einzigartigen Raum zur individuellen Entfaltung, eine unvoreingenommene Offenheit und Akzeptanz – Liebe – und sind bereit, gerade in den ersten Lebensmonaten und Jahren ihre eigenen Bedürfnisse deutlich zurückzustellen. Die Grundlagen elterlicher Feinfühligkeit, also die Signale und Bedürfnisse ihres Kindes wahrzunehmen, diese richtig zu interpretieren sowie prompt und angemessen zu reagieren, sind somit vorhanden. Die individuelle Ausgestaltung dieser biologischen elterlichen Fähigkeiten und die Abstimmung mit den individuellen Fähigkeiten und Fertigkeiten des Babys/Kleinkindes entwickelt und gestaltet sich dann im täglichen Miteinander und in Abhängigkeit von früheren sozialen Erfahrungen. Sie folgt also einem biopsychosozialen Modell.

> Für einen gelungenen Bindungs- und Beziehungsaufbau ist eine frühe Abstimmung zwischen kindlichen Bedürfnissen und intuitiven Elternverhaltensweisen wichtig. Misslingt diese Abstimmung droht Kindeswohlgefährdung. Die elterliche Feinfühligkeit spielt für das Gelingen der Abstimmung eine entscheidende Rolle.

Versagt diese frühe Abstimmung zwischen Bezugspersonen und Säugling, ist dies eine der wichtigsten Indikationen für „Frühe Hilfen". Wenn wesentliche Bedürfnisse des Säuglings nicht oder zu spät erkannt werden, steigt die Gefahr, dass letzten Endes das Wohl des Kindes gefährdet wird. So belegen die Zahlen zur Kindeswohlgefährdung eindeutig: Je jünger die Kinder sind, desto höher ist das Risiko für Kindesmisshandlung bzw. für die die schlimmste Folge von Kindesmisshandlung, dass die Säuglinge und Kleinkinder an den Folgen von Kindesmisshandlung sterben bzw. schwere Hirnschädigungen oder Ähnliches erleiden (shaken baby syndrom). Studien zeigen, dass in 50–75% aller derartigen Misshandlungsfälle Säuglinge und Kleinkinder betroffen sind (Kindler et al. 2006). Pritchard und Williams (2010) geben gefährdungsbedingte Todesfälle mit 30 pro 1 Mio. für das Alter von 0–3 Jahren versus 12 pro 1 Mio. für das gesamte Kindesalter (0–18 Jahre) an (Pritchard u. Williams 2010). Auch bei Gefährdungsfällen und Gerichtsverfahren zum Entzug der elterlichen Sorge sind Kinder von 0–3 Jahren überrepräsentiert (Kindler u. Künster 2013). Diese Zahlen belegen eindrucksvoll, dass v. a. im Altersbereich der Frühen Hilfen überzufällig häufig zentrale Bedürfnisse des Kindes nicht wahrgenommen, fehlinterpretiert werden oder dass nicht bzw. zu spät reagiert wird.

> Im Alter zwischen 0 und 3 Jahren – also dem Bereich der Frühen Hilfen – ist das Kindeswohl besonders häufig gefährdet, d. h. überdurchschnittlich häufig werden zentrale Bedürfnisse des Kindes nicht, falsch oder zu spät erkannt oder einfach vernachlässigt.

Damit erscheint elterliche Feinfühligkeit einzuschätzen bzw. gravierende Feinfühligkeitsprobleme zu identifizieren für alle Berufsgruppen, v. a. auch Praxispädiater, von großer Wichtigkeit, um Frühe Hilfen einzuleiten, in Familien weiterführenden Hilfen zu installieren oder an Spezialeinrichtungen, wie die Münchner Sprechstunde für Schreibabys, weiterzuvermitteln. Eine praktische Umsetzungsmöglichkeit auf Grundlage des Ampelmodells von Ziegenhain et al. bildet das Screening-Modell elterlicher Feinfühligkeit (◘ Abb. 5.4) am Ende dieses Beitrags (Ziegenhain et al. 2008).

> Elterliche Feinfühligkeit einzuschätzen bzw. Feinfühligkeitsdefizite zu erkennen ist ein wichtiger Indikator für Frühe Hilfen.

Nach evaluierten Förderprogrammen für Hochrisikofamilien im Säuglings-, Kleinkind- und Vorschulalter meistern Kinder/Familien ihr Leben später besser, wenn es gelingt, in hochbelasteten Beziehungen die Weltsicht der Kinder zu etablieren, Wissen über Entwicklung zu verankern und die Empathie sowie das Einfühlungsvermögen der Bezugspersonen zu unterstützen (USA: STEEP^{TM}, Erickson u. Egeland 2009; Circle of Security, Powell et al. 2015; Deutschland: Suess et al. 2014; PAPILIO, Scheithauer et al. 2008, oder EFFEKT, Lösel 2006). Dabei zeigen van Ijzendoorn et al. (1995) in einer Metaanalyse von bindungsorientierten Interventionsstudien, dass Interventionen, die an der elterlichen Feinfühligkeit ansetzen (d. h. Kind und Eltern machen direkt neue Erfahrungen im Miteinander), größere Effekte erzielen als Interventionen, die auf die Bindungsrepräsentanz der Eltern (innere Vorstellungen bzw. das Arbeitsmodell von Bindung) zielen (van Ijzendoorn et al. 1995). Auch im bereits in Deutschland implementierten STEEP^{TM}-Projekt, dass in einer Evaluation Früher Hilfen in Deutschland die positivsten Effekte auf die psychische Entwicklung der Kinder aufweist (Taubner et al. 2013), wird auf die Verbesserung der mütterlichen Feinfühligkeit fokussiert.

5.3.2 Psychobiologische Grundlagen

Auch biologisch orientierte Bindungsforschung belegt den langfristigen Effekt mütterlicher Feinfühligkeit auf die psychophysiologische Befindlichkeit

Voraussetzung: Wenn möglich mehr als eine Beobachtungssituation (ideal mehr als 3):

| Zwiegespräch ☐ | Spielen ☐ | Füttern ☐ | Wickeln ☐ | An-, Ausziehen ☐ | Teaching/Lehren ☐ |

| Beruhigen ☐ | Baden ☐ | Grenzen setzen ☐ | sonstiges: _____ | ☐ | ☐ |

Verhalten der Mutter/des Vaters	Sehr feinfühlig	feinfühlig	wenig feinfühlig	überhaupt nicht feinfühlig	kommt nicht vor
Aufmerksamkeit gegenüber den Signalen des Kindes					
Fähigkeit, Signale und Bedürfnisse des Kindes wahrzunehmen					
Abstimmung des emotionalen Ausdrucks auf das Verhalten des Kindes					
Ärgerlich/feindseliges oder aggressives Verhalten					
Emotional flaches, verlangsamtes Verhalten oder ausdruckslose Mimik					
	Gut – angemessen		Intervention		Risiko

Abb. 5.4 Indikation für Intervention: Modifiziertes Ampelmodell elterlicher Feinfühligkeit als Screeningmodell. (Adaptiert nach Ziegenhain et al. 2008)

der Kinder. So ergaben sich Zusammenhänge von mütterlicher Feinfühligkeit, gemessen mit 12 Monaten, und der biologischen Organisation der Kinder in einem anspruchsvollen Aufgabenkontext mit 22 Monaten, also 10 Monate später. Kinder wenig feinfühliger Mütter hatten generell niedrigere Cortisolwerte, ein Maß für die Aktivität der stressreaktiven Nebennierenrindenachse, als Kinder von feinfühligeren Müttern, auch bereits am frühen Morgen (Schieche 1996, ◘ Abb. 5.5). Dies steht im Einklang mit der grundlagenorientierten Stressforschung. Chronischer Stress scheint langfristig zu etwas niedrigeren Morgenwerten zu führen, und hohe Morgenwerte mit Anpassungsfähigkeit und psychischem Wohlbefinden einherzugehen (Neugeborene: Spangler u. Scheubeck 1993; Erwachsene: Hellhammer u. Wade 1993). In einer früheren Studie konnten Spangler, Schieche et al. (1994) diesen Effekt der mütterlichen Feinfühligkeit auf das adrenokortikale System der Kinder bereits im Verlauf des 1. Lebensjahres nachweisen (Spangler et al. 1994).

5.3.3 Mütterliche Feinfühligkeit – das Konzept

Wie Mechthild Papoušek, die mit ihren Arbeiten zum intuitiven Elternverhalten quasi die universelle biologische Grundausstattung des Fürsorgeverhaltens aller Mütter und Väter und deren Nutzen für die klinische Arbeit beschrieb (im Überblick: Papoušek et al. 2004) zu Recht kritisch anmerkt, erscheint in der klassischen Bindungsforschung die Antwort, was ein Säugling für seine gesunde

5.3 · Mütterliche Feinfühligkeit verbessern

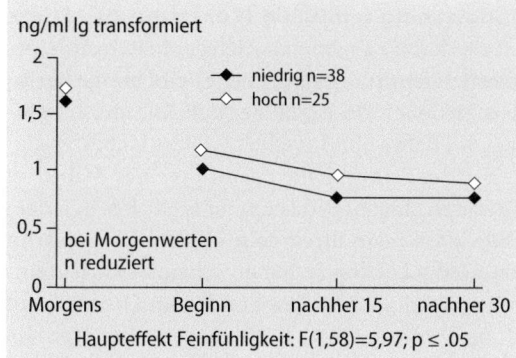

Abb. 5.5 Physiologische Organisation und Feinfühligkeit. Zusammenhänge von mütterlicher Feinfühligkeit, gemessen mit 12 Monaten, und der biologischen Organisation der Kinder im Alter von 22 Monaten in einem anspruchsvollen Aufgabenkontext. Zweifaktorielle Varianzanalysen mit 3 bzw. 4 Messwiederholungen (Berücksichtigung der Morgenwerte). Feinfühligkeit (hoch versus niedrig) wurde als unabhängiger Faktor, Temperament und Geschlecht als Kovariaten verwendet (Schieche 1996, unveröffentlichte Daten)

Entwicklung braucht, bemerkenswert einfach: Er benötige für seine Entwicklung die Verfügbarkeit von mindestens einer feinfühligen Bezugsperson, die seine Signale wahrnimmt, richtig interpretiert und prompt und angemessen beantwortet. Gleichzeitig würdigt sie Mary Ainsworth für ihre Konzeption der „mütterlichen Feinfühligkeit" *„Es sei ihr bereits vor [über] drei Jahrzehnten in ihrer bemerkenswert weitsichtigen Pionierarbeit gelungen, die Komplexität und wichtigsten qualitativen Merkmale des beobachtbaren mütterlichen Fürsorgeverhaltens in einem umfassenden Konstrukt zu bündeln. [...] Sie hat damit, neben zwei weiteren Globalskalen, der Kooperation und der Akzeptanz, ein Rahmenkonzept geschaffen, das Spielraum für eine große Bandbreite von Verhaltensweisen mit multiplen adaptiven Funktionen bietet"* (Papoušek 2006, S.62).

Die mütterliche Feinfühligkeit setzt sich aus 4 wichtigen Einzelkomponenten zusammen (Ainsworth et al. 1978; die deutsche Beschreibung dieser 9 Punkte umfassenden Verhaltenszuordnungsskala, in der 5 Ankerpunkte definiert sind, findet sich bei Grossmann (1977, S. 98ff)). Die beschriebenen Einzelkomponenten sind:
1. die richtige Wahrnehmung kindlicher Signale und Kommunikationsangebote,
2. deren richtige Interpretation,
3. die prompte und
4. die angemessene Reaktion auf diese Signale.

Die Feinfühligkeitsskala wurde von Ainsworth ursprünglich konzipiert, um Verhalten von Müttern in Interaktion mit deren Säuglingen und Kleinkindern situationsübergreifend in der natürlichen Umwelt über lange Beobachtungszeiträume einzuschätzen. Damit ist es für die Beurteilung der mütterlichen Feinfühligkeit in Beratungs- und Therapiesettings von entscheidender Bedeutung, verschiedene Bereiche des Alltags der Mutter mit deren Säugling/Kleinkind zu beobachten, um eine realistische Einschätzung des Verhaltens zu gewährleisten. Deswegen warnt Papoušek vor einer reduzierten, eindimensionalen Verwendung dieser Skala ohne Berücksichtigung, welches Verhalten der Bezugsperson mit welcher Latenz auf welches Signal, bei welchem individuellen Kind, in welchem Alter, in welchem Kontext, unter welchen Bedingungen und in welcher Kultur richtig und angemessen ist (Papoušek 2006). Sie weist auf unangemessene Verkürzungen (z. B. auf kontingente Responsivität) oder Missverständnisse hin (z. B. von Feinfühligkeit als warmer, mütterlicher Persönlichkeitsstil). Des Weiteren betont sie, dass es zwar einen eindeutigen, aber nicht alles erklärenden Zusammenhang zwischen mütterlicher Feinfühligkeit und kindlicher Bindungssicherheit gäbe. Aus der täglichen klinischen Praxis an der Münchner Sprechstunde für Schreibabys mit regulationsgestörten sog. „schwierigen" Säuglingen, die unstillbar schreien, chronisch unruhig sind, schlecht schlafen und/oder Schwierigkeiten beim Trinken und Füttern machen, erscheint Folgendes selbstverständlich: Die Säuglinge und Kleinkinder v. a. mit Regulationsstörungen, schwierigem Temperament (hyperreagibel und unvorhersagbar) oder allgemein in fragilen Verhaltenszuständen stellen erhöhte Anforderungen an die Bezugspersonen und machen es manchen Müttern unheimlich schwer, feinfühlig ihre Signale wahrzunehmen, diese richtig zu interpretieren sowie prompt und angemessen zu reagieren.

Vor diesem Hintergrund fordert Gerhard Suess (persönliche Mitteilung), einer der wenigen an Normstichproben trainierten, reliablen Feinfühligkeitsbeurteiler in Deutschland, mindestens die Beobachtung von 3–4 unterschiedlichen Alltagssituationen, z. B. Wickeln, Zwiegespräch oder andere Face-to-face-Situationen, Lehr- bzw. Teaching-Situationen, Grenzen setzen, Baden, Anziehen, Beruhigen etc., um die mütterliche Feinfühligkeit angemessen einschätzen zu können. Dies erscheint umso wichtiger, da feinfühliges Verhalten das ganze Spektrum kindlicher Signale abdecken soll, insbesondere, wenn Kinder negative Emotionen (Ärger, Angst, Trauer, Müdigkeit) zeigen, aber auch wenn sie positive Emotionen wie Freude und Spaß signalisieren.

5.3.4 Die Feinfühligkeitsskala

Beschreibung der 9 Punktwerte

Die deutsche Beschreibung dieser 9 Punkte umfassenden Verhaltenszuordnungsskala, in der 5 Ankerpunkte definiert sind, findet sich bei Grossmann (1977, S. 98ff). Im Folgenden werden 3 Ankerpunkte aufgeführt:

Sehr feinfühlig (Punktwert 9) Die Mutter (M) ist ausnehmend gut auf die Signale des Kindes eingestellt und reagiert auf sie prompt und angemessen. Sie ist in der Lage, die Dinge vom Standpunkt des Babys aus zu sehen. Die Wahrnehmungen seiner Signale und Kommunikationen sind durch ihre eigenen Bedürfnisse und Abwehrreaktionen nicht verzerrt. Sie erkennt die Signale des Babys (B) und dessen Kommunikationen mit großer Fertigkeit und kennt die Bedeutung selbst subtiler, minimaler und wenig offensichtlicher Merkmale. Sie gewährt nahezu immer dem Baby, was es an Bedürfnissen zeigt, vielleicht aber nicht unter allen Umständen. Wenn sie das Gefühl hat, dass es vielleicht besser ist, nicht auf sein Verlangen einzugehen – z. B. wenn es zu aufgeregt ist, stark fordernd oder etwas verlangt, was es nicht haben soll – ist sie feinfühlig genug, seine Kommunikation zu bestätigen und ihm eine akzeptable Alternative anzubieten. Sie hat gute, in sich abgeschlossene Interaktionen mit B, sodass die Transaktionen reibungslos abgeschlossen werden und beide, M und B zufrieden sind. Schließlich sind ihre Verhaltensweisen zeitlich auf Bs Signale und Kommunikationen abgestimmt.

Unbeständig feinfühlig (Punktwert 5) Diese Mutter kann zu manchen Gelegenheiten außerordentlich feinfühlig sein, aber es gibt einige Perioden, in denen sie gegenüber den Kommunikationen des Babys blind erscheint. Diese Unbeständigkeit in der Feinfühligkeit kann aus einer Reihe von Gründen auftreten, das Ergebnis ist aber in jedem Falle, dass sie in ihrem feinfühligen Umgang mit dem Baby Lücken zu haben scheint – sie ist feinfühlig zu manchen Zeiten oder im Hinblick auf einige Aspekte seiner Erfahrungen, aber nicht im Hinblick auf andere. Sie bemerkt das Baby unterschiedlich – oft sehr aufmerksam, aber manchmal unzugänglich. Oder ihre Wahrnehmung des Verhaltens des Kindes ist in der einen oder anderen Hinsicht verzerrt, obwohl sie in anderen wichtigen Aspekten richtig ist. Sie ist prompt und angemessen gegenüber seinen Kommunikationen zu gewissen Zeiten und in den meisten Fällen, aber entweder unangemessen oder langsam zu anderen Zeiten oder in anderen Zusammenhängen. Im Großen und Ganzen ist sie jedoch häufiger feinfühlig als weniger feinfühlig. Besonders bemerkenswert ist, dass eine Mutter, die bei so vielen Gelegenheiten so feinfühlig ist, bei anderen Gelegenheiten so blind sein kann.

Fehlende Feinfühligkeit (Punktwert 1) Die völlig uneinfühlsame Mutter gehorcht nahezu ausschließlich ihren eigenen Bedürfnissen, Stimmungen und Aktivitäten. Ihre Eingriffe und Kontaktaufnahmen sind bestimmt oder beeinflusst von Signalen, die von ihr selbst kommen. Wenn sich diese mit den Signalen des Babys vermischen, dann ist das oft nur reiner Zufall. Das bedeutet nicht, dass M nie auf Bs Signale reagiert; manchmal tut sie das, wenn die Signale stark genug und lang genug sind oder oft genug wiederholt werden. Die Antwortverzögerung ist uneinfühlsam. Weil in der Regel ein Widerspruch besteht zwischen den Bedürfnissen und Aktivitäten der Mutter und den Signalen des Babys, ignoriert oder verzerrt die Mutter, die im Wesentlichen ihren eigenen Signalen gehorcht, routinemäßig die Bedeutung von Bs Verhalten. Wenn M auf Bs Signale reagiert, dann sind ihre Verhaltensweisen in charakteristischer Weise unangemessen, oder sie sind aufgesplittert und unvollständig.

5.3 · Mütterliche Feinfühligkeit verbessern

Um Vernachlässigungaspekte im Rahmen der Frühen Hilfen integrieren zu können, erscheint es zusätzlich wichtig quasi im Vorfeld die generelle Bereitschaft und Aufmerksamkeit eines Elternteils gegenüber den Signalen des Kindes zu beurteilen. Für Interventionen im klinisch-therapeutischen Kontext müssen dann die oben genannten 4 Elemente der elterlichen Feinfühligkeit (Wahrnehmung, Interpretation, Promptheit, Angemessenheit) differenziert betrachtet werden.

> Für Interventionen müssen die 4 Elemente der elterlichen Feinfühligkeit (Wahrnehmen, Interpretieren, Promptheit, Angemessenheit) differenziert betrachtet werden und um die generelle Aufmerksamkeit gegenüber den kindlichen Signalen ergänzt werden.

Wahrnehmung kindlicher Signale

Lernprogramme zur Verbesserung der Feinfühligkeit rücken den Aspekt Wahrnehmung der Signale in den Mittelpunkt der Intervention. Denn die Signale des Babys müssen gesehen und erkannt werden, um überhaupt reagieren zu können. Das Freiburger Feinfühligkeitstraining (Hänggi et al. 2011) setzt sich zum Ziel, in einem eng umrissenen Alterszeitraum (6 Monate alte Kinder), dass Eltern die Signale und Feinzeichen ihrer Kinder besser erkennen und verstehen lernen.

Die „Entwicklungspsychologische Beratung (EPB)" von Ziegenhain et al. (2010) deckt den gesamten Säuglingsbereich ab und versucht zu schulen, die Feinzeichen des Kindes (Offenheit für Interaktion, Belastung sowie Selbstregulation) wahrzunehmen. Das „Lernprogramm Baby lesen" versucht Helfer zu befähigen, mithilfe von Videoclips die Feinfühligkeit von Eltern einschätzen zu lernen (Ziegenhain et al. 2010). Dabei wird die elterliche Feinfühligkeit nach einem Ampelmodell (Rot=Hochrisikobereich; gelb=Interventionsbereich; grün=angemessener Bereich, vgl. ◘ Abb. 5.4) hinsichtlich 4 Aspekten beurteilt:
1. Wahrnehmung der Signale,
2. Abstimmung des Verhaltens auf das Kind,
3. ärgerliches/feindseliges oder aggressives Verhalten sowie
4. emotional flaches/verzögertes oder ausdrucksloses Verhalten.

Die Entwicklungspsychologische Beratung (EPB) und die Feinzeichen des Kindes zu erkennen, hat sich im Bereich der Frühförderung sehr bewährt und ist weit verbreitet. In klinisch/therapeutischen Settings setzt die EPB individuell erstellte kurze Videosequenzen und auch Standbilder ein, um mit der Mutter/dem Vater zusammen die Feinzeichen ihres Kindes zu entdecken und einzuschätzen. Dabei werden gelingende Eltern-Säuglings-Interaktionen und auch wenig gelingende einbezogen und es wird versucht, das Verhalten des Säuglings aus der Perspektive des Säuglings zu beschreiben („Dem Kind eine Stimme geben"). Durch die Sensibilisierung für kindliche Signale wird im Ainsworth'schen Sinn die Wahrnehmung und richtige Interpretation der kindlichen Signale erleichtert und so die Feinfühligkeit verbessert. Durch das Ampelmodell haben die Helfer außerdem die Möglichkeit – wie es auch im Rahmen der Frühen Hilfen immer wieder nötig erscheint – besser abzuschätzen, wann zusätzlicher Handlungsbedarf, auch in Richtung Kinderschutz, besteht.

Wahrnehmen, richtig interpretieren, angemessen handeln

Im bindungsorientierten STEEP™-Programm („Schritte zu einer gelingenden, freudebringenden Elternschaft" Erickson u. Egeland 2009), das den Altersbereich 0–2 Jahre abdeckt, wird im Rahmen der alle 14 Tage stattfindenden Hausbesuche zunächst versucht, die Sensibilität der Eltern für kindliche Signale und auch deren richtige Interpretation zu verbessern. Dabei werden in der Regel auch kurze Videoaufnahmen von unterschiedlichen Alltagssituationen verwendet (Baden, Füttern/Essen, Spielen, Anziehen, Wickeln etc.). Die Aufnahmen während eines Hausbesuchs werden dann in der Regel von der STEEP-Beraterin erst analysiert, hilfreiche Interaktionsszenen ausgewählt und ggf. zusammengeschnitten und dann mit der Mutter, dem Vater, den Eltern besprochen. Einen kurzen Überblick über Fragen, die in der Arbeit mit den Eltern mithilfe von Videos verwendet werden könnten, um deren Feinfühligkeit zu fördern, gibt die ▶ Übersicht.

Videoarbeit: Hilfreiche Fragen, die elterliche Feinfühligkeit fördern
(nach Erickson u. Kurz-Riemer 2002)
- Du scheinst gerade zu wissen, was sie/er gerade will. Wie kannst du es sagen?
- Was denkst du fühlt das Baby gerade?
- Wie zeigt äußert das Baby gerade seine Gefühle, Stimmung … ?
- Wie kommuniziert dein Baby gerade mit dir?
- Schau, was dein Baby gerade macht (Gestik, Mimik, …). Was glaubst du, versucht es dir gerade zu erzählen? Bei falscher Interpretation: Vielleicht ist das so. Wenn Babys dies so machen, heißt das oft …
- Ich frage mich gerade, wie sich das für ein Baby anfühlt, wenn … (auf ein bestimmtes Elternverhalten hinweisen …)
- Welche Dinge magst du hören, sehen, fühlen, erfahren (jetzt oder als Kind), z. B. kraulen, streicheln: Es fühlt sich bestimmt gut an, wenn man geknuddelt wird, oder? Ich wette dein Baby mag das auch!
- Dem Kind eine Stimme geben: Hey Mama ich mag dein Gesicht … Oh Mama ich kriege Angst, wenn du mich so fest drückst.

Ebenen der Videointervention (STEEPTM) und Beispielfragen, um Feinfühligkeit zu verbessern
Fragen mit Bezug zum Kind (Verhaltensebene):
- Wie verhält sich Ihr Baby, versuchen Sie es zu beschreiben?
- Wenn Ihr Kind sprechen könnte, was würde es in diesem Moment sagen?
- Welche Sachen wecken die Neugier Ihres Kindes?

Fragen, die den Bezug zur Mutter herstellen können:
- Welches Gefühl haben Sie? Was geht in Ihnen vor, wenn Sie diese Videoszene so sehen?
- Wie geht es Ihnen … wenn Sie sich das Video angucken?
- Welche Gefühle löst es in Ihnen aus, wenn Ihr Baby sich so verhält?
- Was löst diese Mimik, Gestik in Ihnen aus?

Fragen, die den Bezug zur eigenen Kindheit herstellen:
- Kennen Sie diese Situation, diese Gefühle, … aus Ihrer eigenen Kindheit?
- Wie war das bei Ihnen, als Sie klein waren?
- Erinnert Sie ihr Kind an jemanden aus ihrer Herkunftsfamilie?
- Inwiefern ähnelt es dieser Person?

Fragen mit Bezug zu den Phantasien der Eltern (Repräsentationen):
- Woher denken Sie, kommen diese Gefühle von … Wut, Trauer, … ?
- Wenn Sie sich Ihr Kind anschauen, wenn es so daliegt, welche Gefühle und Gedanken löst das in Ihnen aus?

Bezug zum Film:
- Wenn Sie an unsere beiden ersten Videos denken, was ist so der Unterschied zu diesem?

Dabei lassen sich Fragen für die Verbesserung von Feinfühligkeit mithilfe von Videoarbeit, wie es Schöberl (1996) in seiner Zusammenstellung von Videofragen auf der Grundlage des STEEP™ Handbuchs von Erickson u. Egeland (2009), eines Interviews von Zeanah u. Benoit (1999) zur Eltern-Säuglings-Beziehung und des Adult Attachment Interviews getan hat, verschiedenen Ebenen zuordnen (Erickson u. Egeland 2009, Schöberl 1996, Zeanah u. Benoit 1999). Diese Ebenen können helfen, nicht nur die Wahrnehmung der kindlichen Signale, sondern auch potenzielle Wahrnehmungsverzerrungen der Eltern aufgrund eigener früherer Erfahrungen bzw. ihrer Vorstellung und Verarbeitung früherer Erfahrungen (Repräsentanzen) aufzudecken und zu verändern. Einen Überblick über die Integration dieser Ebenen mithilfe von exemplarischen Fragen liefert die ▶ Übersicht.

- Wie unterscheidet sich diese gefilmte Situation von den alltäglichen Wickelsituationen?
- Hat sich beim Wickeln (Dauer, Art, …) und dem gemeinsamen Spiel seit unseren ersten gefilmten Wickelsituationen etwas verändert?
- Haben Sie eine Idee, ob der Unterschied damit zusammenhängt, **wo** die Situation stattfindet (zuhause oder hier)?

Fragen, die den Bezug zur Zukunft herstellen können:
- Was hoffen Sie, wird Ihr Kind einmal durch seine Erfahrung mit Ihnen als Eltern gelernt haben?
- Wenn Sie drei Wünsche frei hätten für Ihr Kind, wenn es (sagen wir mal) 20 Jahre alt ist, welche Wünsche für seine Zukunft wären das?

Besonders positive Effekte stellen sich dabei ein, wenn:
- mehr Fragen gestellt werden als Erklärungen, Ratschläge und Rezepte geliefert werden,
- „Warum"-Fragen und geschlossene Formulierungen vermieden werden und
- eher offene Fragen und wertneutrale, wohlwollende Formulierungen bevorzugt werden.

Dabei können Sätze durchaus begonnen werden, welche dann die Eltern/Klienten weiterführen können. Wenn offene Fragen zu schwierig erscheinen, können auch Fragen gestellt werden, die alternative Wahlmöglichkeiten bieten. Diese Wahrnehmungsveränderung und Reflexion über sich und das Baby ist dabei harte, anstrengende Arbeit, und man ist gut beraten, sich in einer Sitzung/Hausbesuch auf einige wenige Aspekte zu beschränken („weniger ist mehr"; Erickson u. Egeland. 2009).

Dabei sind Fragen mit Bezug zum Kind auf Verhaltensebene hilfreich zur Wahrnehmungssensibilisierung, Fragen mit Bezug zur Mutter verstärken die Eigenwahrnehmung der Mutter und helfen im Idealfall den Unterschied zwischen der Welt des Kindes und Weltsicht der Mutter zu verdeutlichen. Fragen mit Bezug zur eigenen Kindheit der Bezugsperson und zu den Phantasien der Eltern über das Kind und über ihre eigenen Vorstellungen verstärken das Einfühlungsvermögen und die Fähigkeit zum Perspektivenwechsel. Fragen, die den Bezug zum Film herstellen, unterstützen auch die Wahrnehmungssensibilität und Situationsangemessenheit des Handelns, und Fragen zur Zukunft helfen ressourcenorientiert, aus der Kindheit bzw. aus den Erinnerungen daran wieder nach vorne zu schauen und können auch einen schönen Schluss für die Beratungseinheit bilden.

Zu Beginn der Beratung bietet es sich an, vorwiegend die Seite des Kindes und die Verhaltensebene anzusprechen. Dann erst lassen sich vermehrt die Repräsentationsebene, die Vergangenheit und Phantasien der Mutter miteinbeziehen. Dies läuft sehr individuell ab und hängt von der Beziehung zwischen Beraterin und dem Elternteil, ihrem Vertrauensverhältnis miteinander und der Aufnahmebereitschaft der beteiligten Person ab. Gelingt es so, die Feinfühligkeit der Bezugsperson zu verbessern, steigt die Wahrscheinlichkeit, dass Kind und Mutter direkt in ihrem Alltag neue Erfahrungen miteinander machen mit dementsprechend positiven Effekten auf die sich entwickelnde bzw. bereits bestehende Kind-Mutter-Bindung. Gleichzeitig wird deutlich, dass auch auf der Ebene der Repräsentanzen, d. h. dem Bild von sich und seinem Kind, interveniert wird, indem die Fähigkeit zum Perspektivenwechsel angeregt wird und so Möglichkeiten eröffnet werden, Wahrnehmungsverzerrungen zumindest zu bemerken und zu entschärfen.

Eine weitere fast direktive Intervention, um die Reaktivität auf kindliche Signale (Wahrnehmung und Angemessenheit) zu verbessern und neuen Erfahrungen miteinander (positive Gegenseitigkeit) zu ermöglichen, wird in den interaktionszentrierten Eltern-Säuglings-Therapien u. a. mit depressiven Müttern beschrieben. Im direkten Kontakt mit ihrem Säugling (face-to-face gegenüber) werden Mütter, die die Kommunikationssignale ihres Kindes nicht oder nur eingeschränkt wahrnehmen und darauf verzögert oder gar nicht reagieren, also sich eher unterstimulierend verhalten, angeregt, mehr zu agieren („Versuch, dass sich dein Kind für dich interessiert" oder „Versuche vielleicht, dein Kind zum Lachen zu bringen"). Überstimulierende Mütter, die wenig die Kommunikationssignale ihres Kindes wahrnehmen und nach ihrem eigenen Plan oder ihrer eigenen Agenda handeln, werden unterstützt, sich eher von ihrem Kind leiten zu lassen („Versuche, Dein Kind nachzumachen, zu imitieren").

Wie diese Beispiele zeigen, zielen die **interaktionszentrierten Eltern-Säuglings-Psychotherapien** auf eine direkte Verbesserung der Qualität der Eltern-Kind-Interaktion ab. Im Idealfall und im Rahmen der therapeutischen Begleitung lernen die Eltern, *„die Signale des Säuglings richtig zu interpretieren und angemessen zu beantworten und machen dabei die Erfahrung, dass das Baby ihnen eine positive Rückmeldung gibt, indem es sich anschmiegt, zuwendet oder Blickkontakt aufnimmt und auf seine Weise zur Freisetzung blockierter intuitiver Kompetenzen beiträgt"* (Wollwerth de Chuquisengo u. Papoušek 2004, S. 297). Gelingt es damit im Rahmen einer vertrauensvollen und Halt gebenden therapeutischen Beziehung auf der Ebene der beobachtbaren Interaktionen, die Eltern für die Signale des Kindes zu sensibilisieren, kann dies eine Rücknahme projektiv verzerrter Wahrnehmungen und positive Veränderungen auf der Repräsentationsebene ermöglichen.

Eine Variante, die an der Münchner Sprechstunde für Schreibabys oft eingesetzt wird, v. a. wenn sich die Eltern durch Beobachtung, Videoaufzeichnung oder gar Videofeedback zutiefst verunsichert, verängstigt oder verletzt fühlen, nennt Mechthild Papoušek Kommunikations- und Beziehungstherapie im psychotherapeutischen „Spielraum". Diese Variante hat Ähnlichkeiten mit der von Greenspan (Greenspan 1992) beschriebenen „Floortime" und der kindgeleiteten Säuglings-Eltern-Psychotherapie „Watch, Wait and Wonder". Diese findet ohne Video auf der Spielmatte statt. Hierbei sitzen die Bezugsperson und ihr Kind zusammen mit dem Therapeuten auf dem Boden. Dabei vermittelt der Therapeut durch seine unmittelbare Präsenz für Eltern und Kind eine sichere Basis und damit einen Spielraum für neue Kommunikations- und Interaktionserfahrungen, aber auch für die Bearbeitung verzerrter Wahrnehmungen, wenn im geschützten „Spielraum" störende Affekte, Gefühle und Emotionen, ausgelöst durch Verhalten des Säuglings oder Kleinkindes, auftauchen (ausführlich in Wollwerth de Chuquisengo u. Papoušek, 2004). Um den Prozess zu verstärken, können ebenfalls Fragen gestellt werden (vgl. oben genannte ▶ Übersichten).

Wahrnehmungsverzerrungen und Ebene der Repräsentanzen

Wie die bereits erwähnten Daten aus bindungsorientierten Metaanalysen aus der Arbeitsgruppe um van Ijzendoorn belegen (van Ijzendoorn 1995, Bakermans-Kranenburg et al. 2005), lohnt es sehr, auf der konkreten Verhaltensebene zu intervenieren (Wahrnehmung der Eltern, Interaktion), da hier positivere Effekte zu erwarten sind, statt sich nur auf die Ebene der inneren Vorstellungen (Repräsentanzen) zu beschränken. Trotzdem können diese Repräsentanzen nicht ausgespart oder vergessen werden. Diese sind zum einen stark handlungsleitend und können zum anderen mit Wahrnehmungsverzerrungen und der Unfähigkeit einhergehen, sich in die Lage des Kindes hineinzuversetzen. Damit wird feinfühliges Handeln erschwert, denn wie im oben beschriebenen Feinfühligkeitskonzept von Ainsworth genau ausgeführt, ist die feinfühlige Bezugsperson *„in der Lage, die Dinge vom Standpunkt des Babys aus zu sehen. Die Wahrnehmungen seiner Signale und Kommunikationen sind durch ihre eigenen Bedürfnisse und Abwehrreaktionen nicht verzerrt."* Klaus Grossmann (2004), zusammen mit seiner Frau Karin einer der Initiatoren der Bindungsforschung in Deutschland, betont ebenfalls, dass Feinfühligkeit nur gelingen kann, *„wenn man aus der Sicht des Kindes handelt"* (Grossmann 2004, S. 30).

Dieser Perspektivenwechsel scheint dabei eher zu gelingen, wenn die Dinge aus der Sicht des Kindes geschildert werden. Dieses Prinzip findet sowohl in der videogestützten Arbeit Anwendung („Talking through the Baby", oder „Dem Kind eine Stimme geben") als auch in Handouts und in Gruppensettings („Was würde dein Kind sagen, wenn es schon sprechen könnte?" etc.). Im positiv evaluierten bindungsorientierten Interventionsprogramm „Der Kreis der Sicherheit" (Circle of security, Powell et al. 2015) werden die Bedürfnisse des Kindes nach Nähe und Schutz bzw. nach Unterstützung zum Explorieren immer in Ich-Form aus der Sicht des Kindes dargestellt.

Auch bei STEEP[TM] findet sich dieses Prinzip in „Briefen der Säuglinge an Ihre Eltern" wieder, um das Einfühlungsvermögen der oft hochbelasteten, jugendlichen Mütter zu verbessern. Diese „Briefe", in der Regel individuell angepasst an Entwicklungsstand und Entwicklungsthema des Säuglings, werden von der Beraterin vorbereitet und in der Elternarbeit eingesetzt. Sie sind aus der Sicht des Kindes in Ich-Form geschrieben und ähnlich aufgebaut. Zunächst wird das aktuelle Entwicklungsthema aufgegriffen und mit Beispielen illustriert, die positive Gefühle auslösen. Dann werden Beispiele beschrieben, die negative Gefühle auslösen könnten. Diese werden mit Erinnerungen an eigene Erfahrungen der Bezugsperson verknüpft, um anschließend mit einer Entwicklungsperspektive zu enden. Im Folgenden sei ein Brief an eine Mutter eines 5–7 Monate alten Säuglings geschildert, der die Kommunikation miteinander anzuregen versucht (▶ Fallbeispiel).

Fallbeispiel
Liebe Mama,
mir ist in letzter Zeit etwas Interessantes aufgefallen. Auch wenn ich noch nicht sprechen kann und die Worte, die du zu mir sagst, nicht verstehe, macht es mich manchmal total glücklich, wenn du mit mir redest. Deine Stimme klingt fröhlich und liebevoll und löst das gleiche warme Gefühl in mir aus, das ich auch kriege, wenn Du mich drückst. Bei manchen Stimmen fühle ich mich aber auch unbehaglich. Obwohl ich die Wörter nicht kenne, klingen manche Stimmen wütend oder ängstlich. Dann werde ich irgendwie nervös und fange an zu weinen. Bei einer lauten oder wütenden Stimme fällt es mir schwer, ruhig zu bleiben und mich sicher und geborgen zu fühlen. Du weißt wahrscheinlich, was ich meine, weil du dich bestimmt auch schon mal schlecht gefühlt hast, wenn man dich ausgeschimpft hat.
  Wenn ich tatsächlich mit dem Sprechen anfange, bist du bestimmt heilfroh, dass du immer so nett mit mir geredet hast, weil ich nämlich genauso sprechen werde, wie ich es von dir gelernt habe.
  Deine Lea

Eine Integration weiterer bewährter Prinzipien aus dem STEEP^{TM}-Interventionsprogramm hilft dabei, das Einfühlungsvermögen, die positiven Effekte neuer direkter Erfahrungen sowie die Veränderungen auf Repräsentanzebene zu verstärken und Veränderungen zu unterstützen (im Überblick: Ziegler u. Schieche 2014). „Schau zurück, geh vorwärts" bzw. „Schau, was du aus der Vergangenheit wiederholen willst und was du nicht wiederholen willst" erweist sich dabei als effektive(s) Mittel/Haltung, um Tradierungstendenzen entgegenzuwirken. Zusätzlich hilfreich erscheint eine Prüfung der oft wenig vorhandenen Ressourcen („Prüfe alle verfügbaren Ressourcen daraufhin, ob sie dir dabei helfen können, deine Auswahl zu leben"). Eine Unterstützung, Aktivierung oder Reaktivierung bereits vorhandener Hilfsnetzwerke und Unterstützungspersonen wirken dabei effektiver als das Vorgehen, von außen neue Unterstützungsnetzwerke überzustülpen. Letzteres glückt anscheinend nur, wenn bereits vorhandene Unterstützungs- oder Vertrauenspersonen die neuen Anlaufstellen, Einrichtungen, Hilfen mit anschauen, prüfen und unterstützen.

5.3.5 Integrative Eltern-Säuglingsberatung

In der Integrativen Eltern-Säuglingsberatung an der Münchner Sprechstunde für Schreibabys im Kinderzentrum München wird versucht, alle Ebenen der Feinfühligkeit zu berücksichtigen. Ein Überblick über das Gesamtkonzept findet sich bei Schieche (Schieche 2010, Papoušek et al. 2004). Dabei stützt sich die kommunikationszentrierte Beratung/Therapie auf 3 Grundelemente:
1. Entwicklungsberatung,
2. psychotherapeutisches Handeln und
3. videogestützte Anleitung zur Kommunikation.

Die Entwicklungsberatung versucht – vor dem Hintergrund der aktuell zu bewältigenden Entwicklungsaufgaben – allgemeine Informationen über die kindliche Entwicklung zu vermitteln.
  In den psychotherapeutischen Gesprächen rücken die Stärken und Schwächen der Eltern, ihre körperliche und seelische Befindlichkeit sowie ihre individuelle Sichtweise der Dinge in den Mittelpunkt. Ziel hierbei ist es, eine positive und wertschätzende therapeutische Beziehung aufzubauen sowie empathisch auf die Befindlichkeit aller Beteiligten einzugehen. Auch Verletzungen und andere oft abgewehrte Gefühle wie Wut, Ärger und Enttäuschung nehmen in der Beratung Raum ein. Dabei besteht

durchaus das Ziel, die elterlichen Repräsentanzen, deren Repräsentanzen in Bezug auf ihr Kind, aber auch ihre Arbeitsmodelle von Beziehung – begründet in ihren eigenen Bindungserfahrungen – zu verändern.

Gleichzeitig wird versucht, neue (positive) Erfahrungen zwischen Kind und Bezugsperson zu ermöglichen. Denn wenn es gelingt, so etwas wie positive Gegenseitigkeit, gegenseitig belohnende Zwiegespräche, Dialoge oder Kommunikationen zu etablieren, besteht die Chance, dass neue, positive Erfahrungen im gegenseitigen Miteinander die Selbstwirksamkeitserfahrungen und das Selbstvertrauen beider Partner (Kind und Bezugsperson) stärken und sich damit auch die Vorstellungen (Repräsentanzen) von sich und dem Gegenüber positiv verändern und Wahrnehmungsverzerrungen sich lösen.

Kernstück der Intervention bildet bei der interaktionszentrierten Eltern-Säuglings-Therapie das **Videofeedback**. Mit diesem dritten Grundbaustein, der videogestützten Anleitung der Kommunikation, begeben wir uns auf die Ebene der beobachtbaren, aus dem häuslichen Rahmen bekannten Eltern-Kind-Interaktionen, die Ebene des Wechselspiels zwischen Eltern und Kind im Alltag. Wir nutzen sowohl von den Eltern angefertigte Homevideos als auch in der Sprechstunde aufgenommene Videosequenzen, wie Face-to-face-Situationen, Spielsituationen, Abgrenzungssituationen, Schlafkontexte, Beruhigen, Wickel-, Fütter- und Esssituationen, An- und Ausziehen. In der therapeutischen Arbeit mit der Familie wird aufseiten des Kindes auf den Zustand und die Signale seiner Aufnahme- und Integrationsbereitschaft, auf Belastungszeichen und Merkmale der Erregungs- und Selbststeuerung fokussiert. Auf Elternseite stehen die intuitiven Kompetenzen der Eltern im Mittelpunkt der Aufmerksamkeit:
— Wie ausgeprägt sind sie?
— Wie angemessen und prompt sind die Eltern auf die kindlichen Signale abgestimmt?

Die wechselseitigen Kontingenzen zwischen kindlichem und elterlichem Verhalten werden zu erfassen versucht, um auf Verhaltensebene und auf Repräsentanzebene intervenieren zu können. Auf der Verhaltensebene streben wir an, die Eltern für kindliche Signale zu sensibilisieren und bereits vorhandene positive Gegenseitigkeit auszubauen. Auf der Ebene der elterlichen Repräsentanzen wird versucht, Wahrnehmungsverzerrungen der Eltern aufgrund eigener (negativer) Beziehungserfahrungen aufspüren und damit bewusst werden zu lassen.

> **Ziel der interaktionszentrierten Eltern-Säuglings-Therapie ist es zum einen die Eltern für kindliche Signale zu sensibilisieren und zum anderen wird versucht, Wahrnehmungsverzerrungen der Eltern zu verändern.**

Wird das Video einer Kommunikationssequenz, ggf. in Superzeitlupe, wiederholt angesehen, wird ein Zugang zum subjektiven Erleben und zur prozeduralen Integrationsebene der frühen Beziehungserfahrungen und damit auch eine therapeutische Bearbeitung und Veränderung möglich. Einen Überblick über die einzelnen Stufen in der videogestützten Eltern-, Säuglings-, und Kleinkindtherapie gibt die ▶ Übersicht.

Interventionsebenen in der (videogestützten) Eltern-, Säuglings-, und Kleinkindtherapie
1. Vorbereitung
   — Ansprechen und Auffangen von Befinden und Gefühlen in der gerade erlebten Beobachtungssituation
   — Vergewissern: „War die erlebte Interaktion für den Alltag typisch?"
   — Ansprechen und Auffangen des Erlebens der eigenen Person, wenn man sich selbst auf Video sieht
2. Betrachten einer Sequenz positiver Gegenseitigkeit (genaues Beobachten, Erleben der Mutter, Einfühlen ins Baby)
   — Rückspiegeln und Fokus auf positiver Gegenseitigkeit: *"Uns geht es gerade gut miteinander"*
   — Sensibilisierung für kindliche Signale: *"Was sagt mein Kind, wie geht es ihm?"*
     – **Ziel:** Perspektivenwechsel
   — Rückspiegelung kindlicher Kompetenzen und Fähigkeiten, z.B. in

5.3 · Mütterliche Feinfühligkeit verbessern

der Selbstregulation, *„Was macht es gut?"; „Wo kommt es allein zurecht?"*
– **Ziel:** mehr Zutrauen zum Kind
- Einfühlen in das Baby: "Was nimmt mein Kind wahr, was hört es, was fühlt es?"
  – **Ziel:** Perspektivenwechsel
3. Bezug zum Alltag
   - Ähnlich positive Erfahrungen: „Wann haben sie beide das zuletzt im Alltag erlebt?" Auch: „Was steht zuhause im Wege?"
4. Gemeinsames Betrachten einer Sequenz, die negative Gefühle auslösen könnte, z. B. Kind wendet sich der Mutter ab, weil es Ruhe braucht, nimmt Spielinitiative nicht auf …
   - Perspektive der Mutter: genaues Beobachten und Erleben
   - Perspektive des Kindes: genaues Beobachten und Einfühlen
5. Bei dysfunktionalen Interaktionsmustern: Herausarbeiten, was den Teufelskreis auslöst, aufrechterhält und auflösen kann
   - „Doppelbotschaften" zwischen nonverbalen und verbalen Verhalten aufdecken: "Was nimmt mein Kind wahr? … " (hören, fühlen), " … wenn ich mich so verhalte"
     – **Ziel:** Perspektivenwechsel; Einführen klarer Botschaften
   - Dysfunktionale Muster und Mechanismen erfahren (sehen, hören, nachspüren), um diese verändern zu können
   - Erarbeiten von Lösungsstrategien, um alternative Interaktions- und Kommunikationsformen zu entwickeln
6. Ebene der Repräsentanzen
   - Ansprechen der Befindlichkeit im Hier und Jetzt, von Erwartungen, Enttäuschungen und Phantasien: „Wie geht's der Mutter?", „Wie geht's dem Kind?", „Wie geht es Ihnen beiden miteinander?", „Was fühlen Sie gerade?", „Was kommen für Bilder?", „Kennen Sie das von früher?"
     – **Ziel:** Vor- und Zurückpendeln zwischen Jetzt und Erinnerungen an früher (Repräsentanzen), um Umschwung zu ermöglichen: *„Spüren Sie den Unterschied zwischen hier und früher?"*
7. Therapeut als „sichere Basis", um neue Interaktions- und Kommunikationsformen auszuprobieren
   - Möglichkeiten: Mutter und Baby gemeinsam mit dem Therapeuten auf der Spielmatte (floortime) Mutter und Kind agieren, probieren aus, Therapeut ist stützend im Hintergrund; Gemeinsames Beobachten, Abwarten, Staunen, sich aneinander freuen
     – **Ziel:** neue Beziehungserfahrungen mit Kind, Veränderung der Repräsentanzen von sich und vom Kind

Dabei kristallisiert sich immer mehr heraus, dass v. a. Situationen, die negative Gefühle hervorrufen könnten, in die therapeutische Arbeit integriert werden müssen. Das Verhalten der Säuglinge (z. B. Wegsehen und Abschalten) oder negative Emotionen (Angst, Ärger, Trauer) lösen nicht selten unverarbeitete traumatische Anteile oder Wahrnehmungsverzerrungen aus, die feinfühliges Verhalten blockieren. Selma Fraiberg nennt dies die „Gespenster im Kinderzimmer" oder auch „die ungebetenen Gäste bei der Taufe" (Fraiberg 1980). Die Gruppe um Bert Powell und Robert Marvin (Kreis der Sicherheit, 2015) verwendet die Metapher „Haifischgesänge aus der Vergangenheit". Gespenster, ungebetene Gäste oder Hai-Hintergrundmusik erschweren die richtige Wahrnehmung und Interpretation der kindlichen Signale und somit auch das angemessene Handeln, da der Blick auf das reale Kind und dessen Bedürfnisse verstellt wird.

Glücklicherweise scheint es im Bereich der frühen Intervention und im Kontext Früher Hilfen oft auszureichen, die Gespenster und deren Auslöser zu identifizieren. Es genügt also einerseits den Unterschied zwischen Gefühlen, evoziert durch das Kind, fehlinterpretiert durch verinnerlichte Bindungs- und Kommunikationsmuster aufgrund generalisierter Erfahrungen zu erkennen, sowie andererseits die Signale, die das Kind gibt, zu realisieren. Dies kann die blockierten intuitiven Kompetenzen im Papoušek'schen Sinn freisetzen bzw. feinfühliges Verhalten fördern, sodass positive Gegenseitigkeit häufiger entstehen kann mit entsprechend positiven Auswirkungen auf die Bindungsbeziehung.

Diese Integration des Umgangs mit negativen Gefühlen scheint auch in den evaluierten Interventionsstudien ein determinierender Faktor zu sein. Langfristige Effekte scheinen v. a. die Programme zu haben, die über das 1. Lebensjahr hinausgehen, also in einen Altersabschnitt reichen, der gekennzeichnet ist von Autonomieentwicklung und damit dem Umgang mit Wut und Ärger. Eine kurze Fallvignette aus der Münchner Sprechstunde für Schreibabys soll illustrieren, dass feinfühliges Verhalten durchaus in Abhängigkeit von der gezeigten Gefühlslage des Säuglings stark variieren kann und feinfühliges Verhalten nicht nur durch aktivierte bindungsrelevante Erfahrungen der Mutter, sondern auch durch reale Erfahrungen aus der ersten Zeit mit dem Kind behindert bzw. blockiert werden kann.

5.3.6 Fallvignette

Fallbeispiel

Veronika, ein 4 Monate alter Säugling, wurde uns von ihrer Mutter vorgestellt, da Veronika v. a. gegen Abend „stundenlang" schrie, schlecht zur Ruhe fand und nur mit viel Aufwand unter Einsatz des Pezziballs, Herumtragen, Stillen, wenn überhaupt, zum Schlafen gebracht werden konnte. Zu Beginn des Ersttermins war Veronika noch wach und ausgeschlafen, lag auf einer Spielmatte am Boden. Veronika nahm aktiv Blickkontakt zur Mutter auf, den die Mutter sofort registrierte, und beantwortete: „Da musst du wieder schauen, ja ich bin da". Als Veronika der Greifring aus der Hand glitt, bemerkte die Mutter dies ebenfalls, wartete etwas ab. Als Veronika weiter zum Greifring blickte, hob ihn die Mutter wieder auf und hielt diesen in Reichweite von Veronikas Händen. Nachdem Veronika zugriff und sich freute, antwortete die Mutter „Ja jetzt ist er wieder da". In beiden Szenen bemerkte die Mutter die Signale des Kindes, interpretierte sie richtig und reagierte prompt und angemessen. Als nach der ärztlichen Untersuchung Veronika immer übermüdeter und überreizter wurde und während des Anziehens am Wickeltisch weinte, quengelte und zu schreien anfing, verstummte die Mutter völlig, konzentrierte sich nur noch darauf, die Hose und die Socken anzuziehen und achtete nicht mehr auf ihr Kind. Endlich fertig angezogen, nahm sie ihr Kind auf den Arm und begann stereotyp im Raum herumzugehen und zu wiegen, ohne kurz innezuhalten oder nach Veronika zu schauen. Hier wurde deutlich, dass Veronika eigentlich Beruhigung und Innehalten und Rückversicherung brauchte, die Mutter diese Signale vielleicht sogar wahrnahm, richtig interpretierte, aber wenig feinfühlig reagierte. In dieser kurzen Wickelszene war sie nicht feinfühlig, wobei Veronika hohe Anforderungen an die Kompetenzen der Mutter stellte.

Analyse und Beurteilung: Insgesamt zeigt sich die Mutter, auch in Abhängigkeit des Verhaltenszustandes von Veronika unterschiedlich feinfühlig. Zum einen kann sie auch subtile Signale von Veronika wahrnehmen, diese richtig interpretieren und prompt und angemessen reagieren. Gleichzeitig gibt es eine Phase, in der die Bedürfnisse von Veronika zwar wahrgenommen und auch unter Umständen noch richtig interpretiert werden, aber durch mütterliche Vorerfahrungen die prompte und angemessene Reaktion ausbleibt.

Im weiteren Verlauf der Behandlung konnte die Mutter sehen, auch mithilfe videogestützter Kommunikationstherapie und Mutter-Kind „floortime"-Stunden auf der Spielmatte, dass Veronika mittlerweile mehr Selbstregulationsfähigkeiten aufweist, sich besser alleine beruhigen kann und trotzdem manchmal noch Unterstützung von ihr braucht. Veronikas Mutter realisierte auch, dass sie sich sofort bei Schreien durch die Erfahrung des unstillbaren Schreiens in den ersten Lebensmonaten von Veronika hilflos fühlt und bei „ihr die Rollläden runtergehen", sie nur noch alles hinter sich lassen will. Sobald für die Mutter diese Brücke zu ihren früheren Erfahrungen klar wurde, konnte sie auch im Kontakt bleiben und auf Weinen von Veronika viel feinfühliger und situationsadäquater reagieren. Die Mutter berichtete auch viel später, als Veronika 2 Jahre alt war, dass aktuell ihr diese Erfahrung sehr helfe, auf Trotzanfälle von Veronika adäquat zu reagieren, weil sie viel besser spüre, wann die „alte" Hilflosigkeit aus den ersten Lebensmonaten wieder die Sicht zu versperren drohe.

Insgesamt hat sich unter Verwendung des Analyseschemas in ◘ Abb. 5.4 die Feinfühligkeit von Veronikas Mutter aus dem gelb/orangen Interventionsbereich durch die Interventionen so verbessert, dass sie im gelb bis grünen Bereich gelandet ist, d. h. um mit Martha Erickson zu sprechen, eine „good enough" Mutter geworden ist, die zusammen mit ihrem Kind mehr gegenseitig belohnende Alltagssituationen erlebt. Diese stärken wiederum die Beziehung zwischen Mutter und Kind.

5.3.7 Zusammenfassung und Ausblick

Vor dem Hintergrund der sehr individuellen, kommunal extrem unterschiedlich implementierten Frühen Hilfen, scheint es umso bedeutsamer, auf gut belegte Hauptaspekte zu achten, damit Frühe Hilfen erfolgreich sein können. Das Konzept der mütterlichen Feinfühligkeit zu verwenden und auf Feinfühligkeit zu fokussieren, erscheint angemessen und lohnenswert, v. a. wenn die 4 Grundelemente (Wahrnehmung, Interpretation, Angemessenheit, Promptheit) differenziert berücksichtigt werden. Dies gilt umso mehr, da die psychobiologischen und psychophysiologischen Grundlagen gut erforscht und beforscht sind. Darüber hinaus sind die positiven Effekte auf Feinfühligkeitsebene zu intervenieren in internationalen Studien gut evaluiert und publiziert. Zusätzlich erscheint die Einbindung der mütterlichen Repräsentanzen von sich (Mutterbild), vom Kind sowie potentieller Wahrnehmungsverzerrungen (Gespenster im Kinderzimmer, Haifischgesänge aus der Vergangenheit) nicht nur sinnvoll, sondern v. a. in hochbelasteten Familien und Risikokonstellationen unabdingbar. Zusätzlich bietet das erweiterte Ampelkonzept (◘ Abb. 5.4; Ziegenhain et al. 2008) Hilfestellung für Fragen des Kindeswohls.

Einschränkend muss dabei angemerkt werden, dass dies nur für mütterliche Feinfühligkeit gilt. Die Rolle der Väter und die Einschätzung ihres Beitrags zur gelingenden Bindungsentwicklung erscheinen hier noch wenig integriert. Ergebnisse aus der nichtklinischen Bindungsforschung legen nahe, bei Vätern das Konzept der „Feinfühlige Unterstützung beim Explorieren" in Spielkontexten eher anzuwenden als das hier beschriebene Konzept der mütterlichen Feinfühligkeit von Ainsworth (Grossmann et al., 2014). Dabei ist der feinfühlige erwachsene Spielpartner in seinen spielerischen Interaktionen mit dem Kind nicht nur feinfühlig bezüglich der Gefühle des Kindes, sondern er unterstützt ebenso feinfühlig die Neugier, die Exploration und die Tüchtigkeit des Kindes, indem er auch entwicklungsangemessenes Verhalten vom Kind einfordert. Die Vermittlung der Herausforderungen gelingt so gut, dass beim Kind das Gefühl und der Eindruck entsteht, es hat es selbst so gemacht oder gewollt. Das Kind kann stolz sein auf sein Werk oder Verhalten. Dazu gehört auch, bei Ängstlichkeit Zuversicht vermitteln, Neugier beim Kind in interessiertes Handeln verwandeln; neue, machbare Ideen einzufügen, wenn es passt; dem Kind zuhören und dessen Ideen weiter entwickeln; Werke des Kindes durch Benennungen aufwerten und Anforderungen so gestalten, dass sie vom Kind gut erfüllt werden können; Loben, aber nur was wirklich neu gekonnt war, sowie Lehren und Vormachen, was das Kind begreifen kann, erreichbare Ziele setzen und angemessene Verhaltensregeln erwarten und einfordern.

Alle erfolgreichen Interventionskonzepte, z. B. Entwicklungspsychologische Beratung, STEEP^{TM}, Kreis der Sicherheit, „Wait, Watch and Wonder" sowie das Münchner Modell der Integrativen Eltern-Säuglings-Beratung und Psychotherapie integrieren Videoarbeit als wesentlichen Bestandteil, um Feinfühligkeit positiv zu beeinflussen. Als therapeutische Haltung und Richtschnur in der Begleitung der Familien oder Mutter-Kind-Paare, favorisieren alle, im Sinne Bowlbys (1988) als sichere Basis zu fungieren, um in einem geschützten Rahmen Mutter und Kind neue Erfahrungen und die Exploration von sich und dem Kind zu ermöglichen (Bowlby 1988).

Insgesamt geben sowohl Daten und praktischklinische Erfahrungen Hoffnung, dass frühe Interventionen und Frühe Hilfen durchaus effektiv sind. Damit bedeuten sie letzten Endes gut investierten Aufwand, um Familien erfolgreich zu unterstützen und sie in eine gesunde Zukunft zu begleiten. Tröstlich für alle, auch hochbelastete Eltern, erscheint, dass alle Studien, die Feinfühligkeit und Bindungssicherheit in Verbindung bringen, übereinstimmende Ergebnisse zeigen: Eine Mutter muss nicht immer feinfühlig oder sehr feinfühlig sein, sondern „good enough" reicht völlig (Skalenwert 5, Beschreibung s. oben). Es genügt, etwas mehr feinfühlig zu sein als nicht feinfühlig. Es genügt, v. a. die deutlichen Signale des Kindes zu erkennen und Wahrnehmungsverzerrungen das Handeln nur wenig bestimmen zu lassen.

Literatur

Literatur zu ▶ Abschn. 5.1.1

Asendorpf JB (2011) Temperament. In: Keller H, Hrsg. Handbuch der Kleinkindforschung. Huber, Bern 466–486

Barr R (1990) The normal crying curve: What do we really know? Developmental Medicine and Child Neurology 32: 356–362

Benz M, Scholtes K (2012) Von der normalen Entwicklungskrise zur Regulationsstörung. In: Cierpka M, Hrsg. Frühe Kindheit 0–3 Jahre. Springer Verlag, Berlin Heidelberg: 159–170

Burklow KA, Phelps AN, Schultz JR et al. (1998) Classifying complex pediatric feeding disorders. J Ped Gastroenterol Nutr 27: 143–147

Chatoor I (2002) Feeding disorders in infants and toddlers: diagnosis and treatment. Child and Adolescent Psychiatry. Clin N Am 11(2): 163–183

Chatoor I (2008) Diagnosis and treatment of feeding disorders in infants, toddlers, and young children. ZERO TO THREE, Washington

Chatoor I (2012) Fütterstörungen im Säuglings- und Kleinkindalter. Klett-Cotta, Stuttgart

Cierpka M (2012) Frühe Kindheit 0–3 Jahre. Springer Verlag, Berlin Heidelberg

Dilling H, Mombour W, Schmidt MH, Hrsg. (2010) Internationale Klassifikation psychischer Störungen, ICD-10, Kapitel V (F.) Hans Huber, Bern

Ferber R (1987) Sleeplessness, night awakening, and night crying in the infant and toddler. Pediatrics in review, 9: 69–82

Fraiberg S, Adelson E, Shapiro V (1975) Ghosts in the nursery. A psychoanalytical approach to the problems of impaired infant-mother relationships. Journal of the American Academy of Child & Adolescent Psychiatry 14: 387–422

Fricke-Oekermann L, Lehmkuhl G (2007) Nichtorganische Schlafstörungen im Kindesalter, Monatsschrift Kinderheilkunde 7: 616–623

Gontard von A (2015) AWMF Leitlinien zu psychischen Störungen im Säuglings-, Kleinkind- und Vorschulalter (S2 k) Stand 26.09.15

Grossmann K, Grossmann KE (2004) Bindungen – das Gefüge psychischer Sicherheit. Klett-Cotta, Stuttgart

Hédervári-Heller E (2012) Bindung und Bindungsstörungen. In: Cierpka M, Hrsg. Frühe Kindheit. 0–3 Jahre. Springer-Verlag, Berlin Heidelberg: 57–67

Hemmi MH, Wolke D, Schneider S (2011) Associations between problems with crying, sleeping and/or feeding in infancy and long-term behavioural outcomes in childhood: a meta-analysis. Archives of Disease in Childhood 96: 622–629

Hofacker N von, Papousek M, Jacubeit T, Malinowski M (1999) Rätsel der Säuglingskoliken. Ergebnisse, Erfahrungen und therapeutische Interventionen aus der „Münchner Sprechstunde für Schreibabys". Monatsschrift Kinderheilkunde 147: 244–253

Hofacker N von, Lehmkuhl U, Resch F, Papoušek M, Barth R, Jacubeit T (2007) Leitlinie Regulationsstörungen im Säuglings- und Kleinkindalter. In: Deutsche Gesellschaft für Kinder- und Jugendpsychiatrie und Psychotherapie et al., Hrsg. Leitlinien zu Diagnostik und Therapie von psychischen Störungen im Säuglings-, Kindes- und Jugendalter, Deutscher Ärzteverlag, 3. überarbeitete Aufl.: 357–378

Jenni OG, Molinari L, Caflisch JA, Largo RH (2007) Sleep duration from age 1 to 10 years: variability and stability in comparison with growth. Pediatrics 120: 769–776

Jenni OG (2009) Säuglingsschreien und Schlaf-Wach-Organisation. Monatsschrift Kinderheilkunde 157: 551–557

Koletzko S, Niggemann B, Friedrichs F, Koletzko B (2009) Vorgehen bei Säuglingen mit Verdacht auf Kuhmilchproteinunverträglichkeit. Monatsschr Kinderheilkd 2009; 157: 687–691

Kries R von (2006) Exzessives Schreien bei jungen Säuglingen: Definitionen – Häufigkeiten –Risikofaktoren – natürlicher Verlauf – Prognose. Kinderärztliche Praxis 77: 84–88

Largo RH (2013) Babyjahre. Piper, München

Laucht M, Schmidt MH, Esser G (2004) Frühkindliche Regulationsprobleme: Vorläufer von Verhaltensauffälligkeiten des späteren Kindesalters? In: Papoušek M, Schieche M, Wurmser H (2004) Regulationsstörungen der frühen Kindheit. Huber, Bern: 339–356

Lehtonen L, Gormally S, Barr RG (2000) "Clinical Pies" for etiology and outcome in infants presenting with early increased crying. In: Barr RG, Hopkins B, Green JA, Hrsg. Crying as a Sign, a Symptom and a Signal. Mac Keith Press, London

Louis J, Cannard C, Bastuji H, Challamel J (1997) Sleep ontogenesis revisited: a longitudinal 24-hour home polygraphic study on 15 normal infants during the first to years of life. Sleep 20: 323–333

Murray L, Cooper PJ (1997) The role of infant and maternal factors in postpartum depression, mother-infant interactions and infant outcomes. In: Murray L, Cooper PJ, Hrsg. Postpartum Depression and Child Development. The Guilford Press, New York, London: 111–135

Nützenadel W (2011) Gedeihstörungen im Kindesalter. Deutsches Ärzteblatt 108(38): 642–649.

Olafsdottir E, Forshei S, Fluge G, Markestad T (2001) Randomised controlled trial of infantile colic treated with chiropractic spinal manipulation. Archives of Disease in Childhood: 84, 138–141

Literatur

Paditz E (2006) Schlafstörungen im Kleinkindesalter – Diagnostik, Differenzialdiagnostik und somatische Hintergründe. Praxis der Kinderpsychologie und Kinderpsychiatrie 55: 103–117

Papoušek M, Papoušek H (1990) Intuitive elterliche Früherziehung in der vorsprachlichen Kommunikation, 1. Teil: Grundlagen und Verhaltensrepertoire. Sozialpädiatrie 12(7): 521–527

Papoušek M, Schieche M, Wurmser H, Hrsg. (2004) Regulationsstörungen der frühen Kindheit. Frühe Risiken und Hilfen im Entwicklungskontext der Eltern-Kind-Beziehungen. Huber, Bern

Papoušek M (2004) Regulationsstörungen der frühen Kindheit: Klinische Evidenz für ein neues diagnostisches Konzept. In: Papoušek M, Schieche M, Wurmser H, Hrsg. Regulationsstörungen der frühen Kindheit. Huber, Bern: 77–110

Papoušek M, Scholtes K, Rothenburg S, Hofacker N von, Cierpka M (2009) Ein- und Durchschlafstörungen in den ersten beiden Lebensjahren. Monatsschrift Kinderheilkunde 157: 483–492

Papoušek M (2012) „Null Bock" in früher Kindheit: Regulationsprobleme von Aufmerksamkeit und Spiel. In: Cierpka M, Hrsg. Frühe Kindheit. 0–3 Jahre. Springer-Verlag, Berlin Heidelberg: 285–298

Pauen S, Frey B, Ganser L (2012) Entwicklungspsychologie in den ersten drei Lebensjahren. In: Cierpka M, Hrsg. Frühe Kindheit. 0–3 Jahre. Springer Verlag, Berlin Heidelberg: 21–37

Paulus FW, Backes A, Sander CS, Weber M, v. Gontard A (2015) Anxiety Disorders and Behavioral Inhibition in Preschool Children: A Population-Based Study. Child Psychiatry & Human Development 46(1): 150–157

Reck C (2012) Zum Einfluss der postpartalen Depression und Angststörungen auf die Affektregulation in der Mutter-Kind-Interaktion und Ansätze zu deren Behandlung. In: Wortmann-Fleischer S, von Einsiedel R, Dowing G, Hrsg. Stationäre Eltern-Kind-Behandlung, Kohlhammer, Stuttgart: 49–58

Sadeh A, Tikotzky L, Scher A (2010) Sleep and sleep ecology in the first 3 years: a web-based study. Jorunal of Sleep Research 18: 60–73

Sarimski K (2013) Soziale Risiken im frühen Kindesalter. Göttingen, Hogrefe

Savino F (2007) Focus on infantile colic. Acta Paediatrica 96: 1259–1264

Schieche M, Rupprecht C, Papoušek M (2004) Schlafstörungen: aktuelle Ergebnisse und klinische Erfahrungen. In: Regulationsstörungen der frühen Kindheit. Hans Huber, Bern: 145–170

Schieche M (2010) Frühe Hilfen bei Regulationsstörungen – Die Münchner Sprechstunde für Schreibabys. In: Kißgen R, Heinen N. Frühe Risiken und Frühe Hilfen: Grundlagen, Diagnostik, Prävention. Stuttgart, Klett-Cotta: 272–291

Scholtes K, Benz M, Demant H (2012) Schlafstörungen im Kindesalter. In: Cierpka M, Hrsg. Frühe Kindheit. 0–3 Jahre, Springer-Verlag, Berlin, Heidelberg, New York: 199–218

Schore A N (2007) Affektregulation und die Reorganisation des Selbst. Klett-Cotta, Stuttgart

Sondergaard C, Skajaa E, Henriksen TB (2000) Fetal growth and infantile colic. Archives of Disease in Childhood – Fetal & Neonatal Edition 83: 44–47

Sondergaard C, Olson J, Friis-Hasche E et al. (2003) Psychosocial distress during pregnancy and the risk of infantile colic: a follow-up study. Acta Paediatrica 92: 811–816

Spork P (2007) Das Schlafbuch. Rowohlt, Hamburg

Stern D (1998) Die Mutterschaftskonstellation: Eine vergleichende Darstellung verschiedener Formen der Mutter-Kind-Psychotherapie, Klett-Cotta, Stuttgart

St. James-Roberts I, Halil T (1991) Infant crying patterns in the first year: normative and clinical findings. Journal Child Psychol. Psychiatr. 32: 951–968

Thiel-Bonney C, Cierpka M (2012) Exzessives Schreien in: Cierpka M, Hrsg. Frühe Kindheit. 0–3 Jahre. Springer Verlag, Berlin Heidelberg: 171–198

Thiel-Bonney C, Hofacker von N (2012) Fütterstörungen in der frühen Kindheit. In: Cierpka M, Hrsg. Frühe Kindheit. 0–3 Jahre. Springer Verlag, Berlin Heidelberg: 219–248

Wolke et al. (1994) Häufigkeit und Persistenz von Ein- und Durchschlafproblemen im Vorschulalter: Ergebnisse einer prospektiven Untersuchung an einer repräsentativen Stichprobe in Bayern. Praxis der Kinderpsychologie und Kinderpsychiatrie 43: 331–339

Wolke D, Rizzo P, Woods S (2002) Persistent infant crying and hyperactivity problems in middle childhood. Pediatrics 109: 1054–1060

Wollwerth R, Papoušek M (2004) Das Münchner Konzept einer kommunikationszentrierten Eltern-Säuglings-/Kleinkind-Beratung und -Psychotherapie. In: Papoušek M, Schieche M, Wurmser H, Hrsg. Regulationsstörungen der frühen Kindheit. Huber, Bern: 281–310

Wright CM, Parkinson KN, Drewett RF (2007) The influence of maternal socioeconomic and emotional factors on infant weight gain and weight faltering (failure to thrive): data from a prospective birth cohort. Archive of Disease in Childhood 91: 312–317

Wurmser H, Laubereau B, Herrm M, Papousek M, von Kries R (2001) Exzessive infant crying: Often not confined to the first 3 month of age. Early Human Development 64: 1–6

Wurmser H, Papousek M (2004) Zahlen und Fakten zu frühkindlichen Regulationsstörungen. Datenbasis aus der Münchner Spezialambulanz. In: Papoušek M, Schieche M, Wurmser H, Hrsg. Regulationsstörungen der frühen Kindheit. Huber, Bern: 49–76

Wurmser H (2007) Einfluss der pränatalen Stressbelastung der Mutter auf die kindliche Verhaltensregulation im ersten Lebensjahr. In: Brisch KH, Hellbrügge T, Hrsg. Die Anfänge der Eltern-Kind-Bindung. Klett-Cotta, Stuttgart: 129–156

ZERO TO THREE (2005) Diagnostic classification of mental health and developmental disorders of infancy and childhood: Revised edition (DC:0-3R). Washington D.C.: ZERO TO THREE Press

Ziegler M, Wollwerth R, Papoušek M (2004) Exzessives Schreien im frühen Säuglingsalter. In: Papoušek M, Schieche M,

Wurmser H, Hrsg. Regulationsstörungen der frühen Kindheit. Huber, Bern: 111–144

Ziegler M, Schieche M (2014) Beziehungsfokussierte Therapie bei Verhaltensstörungen im Kleinkindalter. In: Mall V, Voigt F, Jung N, Hrsg. Wege zur Inklusion, Frühdiagnostik, Frühtherapie, Kindliche Sozialisation. Schmidt Römhild, Lübeck: 211–221

Literatur zu ▶ Abschn. 5.1.2

Ammaniti M, Lucarelli L, Cimino S, D'Olimpio F, Chatoor I (2012) Feeding Disorders of Infancy: A Longitudinal Study to Middle Childhood. International Journal of Eating Disorders 45: 272–280

Byars KC, Yolton K, Rausch J, Lanphear B, BeebeDW (2012) Prevalence, Patterns, and Persistence of Sleep Problems in the First 3 Years of Life. Pediatrics129: 276–284

Desantis A, Coster W, Bigsby R, Lester B (2004) Colic and fussing in infancy, and sensory processing at 3 to 8 years of age. Infant Mental Health Journal 25: 522–539

Goodnight JA, Bates JE, Staples AD, Petit GS, Dodge KA (2007) Temperamental resistance to control increases the association between sleep problems and externalizing behavior development. Journal of Family Psychology 21: 39–48

Hemmi MH, Wolke D, Schneider S (2011) Associations between problems with crying, sleeping and/or feeding in infancy and long-term behavioural outcomes in childhood: a meta-analysis. Archives of Disease in Childhood 96: 622–629

Hofacker von N, Papousek M (1998) Disorders of excessive crying, feeding, and sleeping: The Munich Interdisciplinary Research and Intervention Program. Infant Mental Health Journal 19: 180–201

Mothander PR, Moe RG (2008). Infant mental health assessment: The use of the DC 0-3 in an outpatient child psychiatric clinic in Scandinavia. Scandinavian Journal of Psychology 49: 259–267

Postert C, Averbeck-Holocher M, Achtergarde S, Müller JM, Furniss T (2012) Regulatory disorders in early childhood correlates in child behavior, parent-child relationship, and parental mental health. Infant Mental Health Journal 33: 173–186

Rask CU, Ørnbøl E, Olsen EM, Fink P, Skovgaard AM (2013) Infant Behaviors Are Predictive of Functional Somatic Symptoms at Ages 5-7 Years: Results from the Copenhagen Child Cohort CCC2000. The Journal of Pediatrics162: 335–342

Rubin SP, Prendergast M (1984). Infantile colic: incidence and treatment in a Norfolk community. Child: care, health and development 10: 219–226

Schmid G, Schreier A, Meyer R, Wolke D (2009) A prospective study on the persistence of infant crying, sleeping and feeding problems and preschool behaviour. Acta Paediatrica 99: 286–290

Skovgaard, AM, Houmann T, Christiansen E et al. (2007) The prevalence of mental health problems in children 1,5 years of age – The Copenhagen Child Cohort 2000. Journal of Child Psychology and Psychiatry 48: 62–70

St James-Roberts I, Sleep J, Morris S, Owen C, Gillham P (2001) Use of a behavioural programme in the first 3 months to prevent infant crying and sleeping problems. Journal of Paediatrics and Child Health 37: 289–297

Thomas AG, Monahan KC, Lukowski AF, Cauffman E (2015) Sleep problems across development: A pathway to adolescent risk taking through working memory. Journal of Youth and Adolescence 4: 447–464

Thunstrom M (2002) Severe sleep problems in infancy associated with subsequent development of attention-deficit/hyperactivity disorder at 5.5 years of age. Acta Paediatrica 9: 584–92

Touchette E, Petit D, Seguin JR, Boivin M, Tremblay RE, Montplaisir JY (2007) Associations between sleep duration patterns and behavioural/cognitive functioning at school entry. Sleep 30: 1213–1219

Wolke D, Rizzo P, Woods S (2002) Persistent infant crying and hyperactivity problems in middle childhood. Pediatrics 109: 1054–60

Wurmser H, Laubereau B, Hermann M, Papousek M, von Kries R (2001) Excessive infant crying: often not confined to the first 3 months of age. Early Human Development 64: 1–6

Literatur zu ▶ Abschn. 5.2.1

Cox JL, Holden JM, Sagovsky R (1987) Detection of postnatal depression: development of the 10-item Edinburgh postnatal depression scale. Brit J Psychiatry 150: 782–86

Dietz LJ, Jennings KD, Kelley SA, Marshal M (2009) Maternal depression, paternal psychopathology, and toddler´s behavior problems. Journal of Clinical Child & Adolescent Psychopathology 38: 48–61

Deneke C (2005) Misshandlung und Vernachlässigung durch psychisch kranke Eltern. In: Deegener G, Körner W, Hrsg. Kindesmisshandlung und Vernachlässigung. Ein Handbuch. Göttingen: Hogrefe: 141–154

Gale S, Harlow BL (2003) Postpartum mood disorders: a review of clinical and epidemiological factors. Journal of Psychosomatic Obstetrics and Gynecology 24: 257–266

Henshaw C, Foreman D, Cox J (2004) Postnatal blues: A risk factor for postnatal depression. Journal of Psychosomatic Obstetrics and Gynecology. 25: 267–272

Hipwell AE, Kumar CR (1997) The impact of postpartum affective psychosis on the child. In: Murray L, Cooper P, Hrsg. Postpartum Depression and Child Development. New York, London: The Guilford Press: 234–266

Papousek M (2001) Wochenbettdepression und ihre Auswirkung auf die kindliche Entwicklung. In: Braun-Scharm H, Hrsg. Depression und komorbide Störungen bei Kindern und Jugendlichen. Stuttgart: Wissenschaftliche Verlagsanstalt: 1–22

Literatur zu ▶ Abschn. 5.2.2

Ashman SB, Dawson G, Panagiotides H, Yamada E, Wilkinson, CW (2002) Stress hormone levels of children of depressed mothers. Developmental Psychopathology 14: 333–349

Apter-Levy YM, Feldman A, Vakart RP et al. (2013) Impact of maternal depression across the first 6 years of life on the

Literatur

child's mental health, social engagement and empathy: the moderating role of oxytocin. American Journal of Psychiatry 170: 1161–1168

Barkmann C, Schulte-Markwort M (2004) Prävalenz psychischer Auffälligkeiten bei Kindern und Jugendlichen in Deutschland- Ein systematischer Literaturüberblick. Psychiatrische Praxis 31: 278–287

Beardslee WR, Versage EM, Giadstone TR (1998) Children of affectively ill parents: a review of the past 10 years. Journal of the American Academy of Child & Adolescent Psychiatry 37: 1134–1141

Beck CT (1995) The effects of postpartum depression on maternal-infant-interaction: A meta-analysis. Nursing Research 44: 298–304

Bettge S, Ravens-Sieberer U (2003) Schutzfaktoren für die psychische Gesundheit von Kindern und Jugendlichen– empirische Ergebnisse zur Validierung eines Konzepts. Das Gesundheitswesen 65: 167–172

Bland AR, William CA, Scharer K, Manning S (2004) Emotional processing in borderline personality disorder. Issues in Mental Health Nursing, 25: 655–672

Bohus M, Schehr K, Berger-Sallawitz F, Novelli-Fischer U, Stieglitz RD, Berger M (1998) Kinder psychisch kranker Eltern. Eine Untersuchung zum Problembewusstsein im klinischen Alltag. Psychiatrische Praxis 25: 134–138

Bornstein MH, Mash C, Arterberry ME, Manian N (2012) Object Perception in 5-Month-Old Infants of Clinically Depressed and Nondepressed Mothers. Infant Behavior and Development 35: 150–157

Brennan PA, Hammen C, Andersen MJ, Bor W, Najman JM, Williams GM (2000) Chronicity, severity, and timing of maternal depressive symptoms: Relation-ships with child outcomes at age 5. Developmental Psychology 36: 759–766

Brennan PA, Pargas R, Walker EF, GreenP, Newport DF, Stowe Z (2008) Maternal depression and infant cortisol: Influences of timing, comorbidity and treatment. Journal of Child Psychology and Psychiatry 49: 1099–1107

Caspi A, Sugden K, Moffitt TE et al. (2003) Influence of life stress on depression: Moderation by a polymorphism in the 5-HTT gene. Science 301: 386–389

Caughy MO, Huang KY, Lima J (2009) Patterns of conflict interaction in mother-toddler dyads: Differences between depressed and non-depressed mothers. Journal of Child and Family Studies 18: 10–20

Challacombe F, Salkovskis P (2009) A preliminary investigation of the impact of maternal obsessive-compulsive disorder and panic disorder on parenting and children. Journal of Anxiety Disorders 23: 848–857

Champion JE, Jaser SS, Reeslund KL et al. (2009) Caretaking behaviors by adolescent children of mothers with and without a history of depression. Journal of Family Psychology 23: 156–166

Cicchetti D, Toth SL (1995) A developmental psychopathology perspective on child abuse and neglect. Journal of the American Academy of Child and Adolescent Psychiatry 34: 541–565

Crandell LE, Patrick PHP, Hobson RP (2003) Still-face interactions between mothers with borderline personality disorder and their 2-month-old infants. British Journal of Psychiatry 183: 239–247

Creswell C, Apetroaia A, Murray L, Cooper P (2012) Cognitive, affective, and behavioral characteristics of mothers with anxiety disorders in the context of child Anxiety Disorder. Journal of Abnormal Psychology 122: 26–38

Currier D, Mann MJ, Oquendo MA, Galfalvy H, Mann JJ (2006) Sex differences in the familial transmission of mood disorders. Journal of Affective Disorders 95: 51–60

DiLillo D, Damashek A (2003) Parenting characteristics of women reporting a history of childhood sexual abuse. Child Maltreatment 8: 319–333

Eschmann S, Weber Häner Y, Steinhausen HC (2007) Die Prävalenz psychischer Störungen bei Kindern und Jugendlichen unter Berücksichtigung soziodemografischer Merkmale. Zeitschrift für Klinische Psychologie und Psychotherapie 36: 270–279

Fröhlich-Gildhoff K, Rönnau-Böse M (2009) Resilienz. Ernst Reinhardt, München

Gottesman II, Laursen TM, Bertelsen A, Mortensen PB (2010) Severe mental disorders in offspring with 2 psychiatrically ill parents. Archives of General Psychiatry 67: 252–257

Gratz KL, Tulla MT, Levya R (2014) Randomized controlled trial and uncontrolled 9-month follow-up of an adjunctive emotion regulation group therapy for deliberate self-harm among women with borderline personality disorder. Psychological Medicine 44: 2099–2112

Groen G, Petermann F (2002) Depressive Kinder und Jugendliche. Hogrefe, Göttingen

Grube M., Dorn A (2007) Parenthood and mental illness. Psychiatrische Praxis 34: 66–71

Jaffee SR, Caspi A, Moffitt TE, Polo-Thomas M, Price TS, Taylor A (2004) The limits of child effects: evidence on an environmentally mediated process. Journal of Abnormal Psychology 113: 44–55

Johnson JG, Cohen P, Kasen S, Ehrensaft MK, Crawford TN (2006) Associations of parental personality disorders and Axis I disorders with childrearing behaviour. Psychiatry 69: 336–350

Joormann J, Gilbert K, Gotlib ICH (2010) Emotion identification in girls at high risk for depression. Journal of Child Psychology & Psychiatry 51: 575–582

Keller MB, Beardslee WR, Dorer DJ, Lavori PW, Samuelson H, Klerman GR (1986) Impact of severity and chronicity of parental affective illness on adaptive functioning and psychopathology in children. Archives of General Psychiatry 42: 930–937

Krohn L, Deneke C, Wiegand-Grefe S (2008) Kinder depressiver und psychiatrisch unauffälliger Eltern in der Kinder- und Jugendpsychiatrie – eine vergleichende Studie. Praxis der Kinderpsychologie und Kinderpsychiatrie 57: 536–554

Lenz A., Kuhn J (2011) Was stärkt Kinder psychisch kranker Eltern und fördert ihre Entwicklung? Überblick über die Ergebnisse der Resilienz-und Copingforschung. In: Wiegand-Grefe S, Mattejat F, Lenz A, Hrsg. Kinder mit psychisch kranken Eltern. Klinik und Forschung. Vandenhoeck & Ruprecht, Göttingen: S. 269–298

Lee TY, Kwong W-M, Cheung C-K, Ungar M, Cheung M (2010) Children's resilience-related beliefs as a predictor of positive child development in the face of adversities: Implications for interventions to enhance children's quality of life. Social Indicators Research 95: 437–453

Mattejat F (1985) Familie und psychische Störungen. Eine Übersicht zu den empirischen Grundlagen des familientherapeutischen Ansatzes. In: Remschmidt H, Hrsg. Klinische Psychologie und Psychopathologie (Bd 34). Ferdinand Enke Verlag, Stuttgart

Mattejat F (2002) Kinder depressiver Eltern. Depressionen und komorbide Störungen bei Kindern und Jugendlichen. Wissenschaftliche Verlagsgesellschaft, Stuttgart: S. 231–245

Mattejat F (2014) Kinder mit psychisch kranken Eltern: Was wir wissen und was zu tun ist. In: Mattejat F, Lisofsky B, Hrsg. (2014) Nicht von schlechten Eltern. Kinder psychisch Kranker. 4. korr. Aufl. Balance Buch und Medien Verlag, Bonn: S. 68–95

Mattejat F, Remschmidt H (2008) The children of mentally ill parents. Deutsches Ärzteblatt International, 105: 413–418

Mattejat F, Wüthrich C, Remschmidt H (2000) Kinder psychisch kranker Eltern. Forschungsperspektiven am Beispiel von Kindern depressiver Eltern. Nervenarzt 71: 164–172

McMahon C, Barnett B, Kowalenko NM, Tennant CC (2006) Maternal attachment state of mind moderates the impact of postnatal depression on infant attachment. Journal of Child Psychology and Child Psychiatry 47: 660–669

Murray L, Hipwell A, Hooper R, Stein A, Cooper P (1996) The cognitive development of 5-year-old children of depressed mothers. Journal of Child Psychology and Psychiatry 37: 927–935

Newman L, Stevenson C (2005) Parenting and borderline personality disorder: Ghosts in the nursery. Clinical Child Psychology and Psychiatry 10: 385–394

Orvaschel H, Mednick, S, Schulsinger F et al. (1979) The children of psychiatrically disturbed children. Arch Gen Psychiatry 36: 691–695

Petermann F (2005) Zur Epidemiologie psychischer Störungen im Kindes- und Jugendalter – Eine Bestandsaufnahme. Kindheit und Entwicklung 14: 48–57

Petermann U, Petermann F (2006) Erziehungskompetenz. Kindheit und Entwicklung 15: 1–8

Petermann U, Petermann F, Damm F (2008) Entwicklungspsychopathologie der ersten Lebensjahre. Zeitschrift für Psychiatrie, Psychologie und Psychiatrie 56: 243–253

Pretis M, Dimova A. (2008) Vulnerable children of mentally ill parents: towards evidence-based support for improving resilience. Support for Learning 23: 152–159

Pollak SD, Cicchetti D, Hornung K, Reed A (2000) Recognizing emotion in faces: Developmental effects of child abuse and neglect. Developmental Psychology 36: 679–688

Prior M, Smart MA, Sanson A, Oberklaid F (1993) Sex differences in psychological adjustment from infancy to 8 years.

Journal of the American Academy of Child and Adolescent Psychiatry 32: 291–30

Reck C, Noe D, Stefenelli U et al. (2011) Interactive coordination of currently depressed inpatient mothers and their infants during the postpartum period. Infant Mental Health Journal 32: 542–562

Romer G, Haagen M (2007). Kinder körperlich kranker Eltern. Hogrefe, Göttingen

Rutter M, Quinton D (1984) Parental psychiatric disorder: Effects on children. Psychological Medicine 14: 853–880

Stein A, Lehtonen M, Harvey A, Nicol-Harper R, Craske M (2009) The influence of postnatal psychiatric disorder on child development. Is maternal preoccupation one of the key underlying processes? Psychopathology 42: 11–21

Wagenblass S (2001) Biographische Erfahrungen von Kindern psychisch kranker Eltern. Praxis der Kinderpsychologie und Kinderpsychiatrie 50: 513–524

Werner E (2006) Wenn Menschen trotz widriger Umstände gedeihen – und was man daraus lernen kann. In: Welter-Enderlin R., Hildenbrand B, Hrsg. Resilienz – Gedeihen trotz widriger Umstände (S. 28–42). Carl- Auer-Systeme, Heidelberg

Werner E (1992) The children of Kauai: Resiliency and recovery in adolescence and adulthood. Journal of Adolescent Health 13: 262–268

Weissman MM, Fendrich M, Warner V et al. (1992) Incidence of psychiatric disorder in offspring at high and low risk for depression. Child and Adolescent Psychiatry 31: 640–648

Wickramaratne PJ, Weissman MM (1998) Onset of psychopathology in offspring by developmental phase and parental depression. Journal of the American Academy of Child and Adolescent Psychiatry 37: 933–942

Wiefel A, Lehmkuhl U (2004) „Schau mich bitte nicht so an … ". Besonderheiten in der frühkindlichen Bindungsentwicklung bei Säuglingen und Kleinkindern von psychisch kranken Eltern. Frühe Kindheit 7: 29–32

Wiegand-Grefe S (2010) Belastungen von Kindern psychisch kranker Eltern. Psychosoziale Folgen und Präventionsbedarf. Der Neurologe und Psychiater 11: 42–47

Wiegand-Grefe S, Geers P, Plaß A, Petermann F, Riedesser P (2009) Children of mentally ill parents: Associations between subjective parental impairment and psychological problems of the children. Kindheit und Entwicklung 18: 111–121

Wustmann C (2004) Resilienz – Widerstandsfähigkeit von Kindern in Tageseinrichtungen fördern. Beltz, Weinheim & Basel

Literatur zu ▶ Abschn. 5.3

Ainsworth MDS, Blehar MC., Waters E, Wall S (1978) Patterns of attachment. A psychological study of the strange situation. Erlbaum, Hillsdale, NJ

Bakermans-Kranenburg MJ, Van Ijzendoorn, MH, Juffer F (2005) Disorganized infant attachment and preventive interventions: A review and meta-analysis. Infant Mental Health Journal 26 (3): 191–216

Literatur

Bowlby J (1988) A secure base. Clinical applications of attachment theory. Routledge, London

Bretherton I (1987) New perspectives on attachment relations: Security, communication, and internal working models. In: Osofsky JD, ed. Handbook of infant development (2nd edn) Wiley series on personality processes: 1061-1100. John Wiley & Sons, Oxford, England: 1391

Erickson MF, Egeland B (2009) Die Stärkung der Eltern-Kind-Bindung. Frühe Hilfen für die Arbeit mit Eltern von der Schwangerschaft bis zum zweiten Lebensjahr des Kindes durch das STEEP(TM)-Programm. 2. Aufl. Klett-Cotta, Stuttgart

Erickson MF, Kurz-Riemer K (2002) Infants, Toddlers and Families. A Framework for Support and Intervention. Guilford Press, New York, London

Fraiberg S (1980) Clinical studies in infant mental health. The first year of life. Basic Books, New York

Greenspan S (1992) Infancy and Early Childhood: The Practice of Clinical Assessment and Intervention with Emotional and Developmental Challenges. International Universities Press, Madison, CT

Grossmann KE (1977) Skalen zur Erfassung mütterlichen Verhaltens von Mary D. Ainsworth. In: Grossmann KE, Hrsg. Entwicklung der Lernfähigkeit. Kindler, München: 96–107

Grossmann KE (2004) Theoretische und historische Perspektiven der Bindungsforschung. Frühe Bindung. Entstehung und Entwicklung. Reinhardt Verlag, München: 21–41

Grossmann K, Grossmann KE (2014) Väter als Bindungspersonen, Helfer beim Explorieren und Herausforderer. In: Grossmann K, Grossmann KE, Hrsg. Bindungen-das Gefüge psychischer Sicherheit. Klett-Cotta; Stuttgart: 226–250

Hänggi Y, Schweinberger K, Perrez M (2011) Feinfühligkeitstraining für Eltern. Verlag Huber, Bern

Hellhammer DH, Wade S (1993) Endocrine correlates of stress vulnerability. Psychother. Psychosom. 60(1): 8–17

Kindler H, Künster A (2013) Prävalenz von Belastungen und Risiken in der frühen Kindheit in Deutschland. Datenreport Frühe Hilfen: 8–13

Kindler H, Lillig S, Blüml H, Meysen T, Werner A (2006) Handbuch Kindeswohlgefährdung nach § 1666 BGB und Allgemeiner Sozialdienst (ASD). München, Deutsches Jugendinstitut e.V

Lösel F, Beelmann A, Stemmler M, Jaursch S (2006) Prävention von Problemen des Sozialverhaltens im Vorschulalter. Evaluation des Eltern- und Kindertrainings EFFEKT. Zeitschrift für Klinische Psychologie und Psychotherapie 35: 127–139

Papoušek M (2006) Kinder ohne Bindung; Bindungssicherheit und Intersubjektivität: Gedanken zur Vielfalt vorsprachlicher Kommunikations- und Beziehungserfahrungen. In: Brisch KH, Hellbrügge T, Hrsg. Kinder ohne Bindung: Deprivation, Adoption und Psychotherapie. Klett-Cotta, Stuttgart

Papoušek M, Schieche M, Wurmser H (2004) Regulationsstörungen der frühen Kindheit: Frühe Risiken und Hilfen im Entwicklungskontext der Eltern-Kind-Beziehungen. Huber Verlag, Bern

Powell B, Cooper G, Hoffmann K, Marvin R (2015) Der Kreis der Sicherheit. Die klinische Nutzung der Bindungstheorie. Lichtenau, Probst Verlag

Pritchard C, Williams R (2010) Comparing Possible 'Child-Abuse-Related-Deaths' in England and Wales with the Major Developed Countries 1974-2006: Signs of Progress? British Journal of Social Work 40: 1700–1718

Scheithauer H, Bondü R, Mayer H (2008) Förderung sozialemotionaler Kompetenzen im Vorschulalter: Ergebnisse der Augsburger Längsschnittstudie zur Evaluation des primärpräventiven Programms Papilio® (ALEPP). In: Malti T, Perren S, Hrsg. Soziale Kompetenz bei Kindern und Jugendlichen. Entwicklungsprozesse und Förderungsmöglichkeiten. Stuttgart, Kohlhammer Verlag: 145–156

Schieche M (1996) Exploration und physiologische Reaktionen bei zweijährigen Kindern mit unterschiedlichen Bindungserfahrungen. University of Regensburg, Unpublished Dissertation

Schieche M (2010) Frühe Hilfen bei Regulationsstörungen – Die Münchner Sprechstunde für Schreibabys. In: Kißgen R, Heinen N, Hrsg. Frühe Risiken und Frühe Hilfen: Grundlagen, Diagnostik, Prävention. Klett-Cotta, Stuttgart: 272–291

Schöberl (1996) Video-Fragen, unveröffentliches Manuskript, HAW Hamburg

Spangler G, Scheubeck R (1993) Behavioral organization in newborns and its relation to adrenocortical and cardiac activity. Child Development 64: 622–633

Spangler G, Schieche M, Ilg U, Maier U, Ackermann C (1994) Maternal sensitivity as an external organizer for biobehavioral regulation in infancy. DevelopmentalPsychobiology 27: 425–437

Suess G, Bohlen U, Mali A, Maier F (2014) WiEge Wirksamkeit des STEEP Programms Bedeutung des Bindungshintergrundes der Beraterinnen, NZFH-Workshop: Frühe Hilfen – Wirkungsforschung, 29.4.14, Köln-Riehl

Taubner S, Munder T, Unger A, Wolter S (2013) Wirksamkeitsstudien zu Frühen Hilfen in Deutschland. Kindheit und Entwicklung 22(4): 232–243

van IJzendoorn MH (1995) Adult attachment representations, parental responsiveness, and infant attachment: A meta-analysis on the predictive validity of the adult attachment interview. Psychological Bulletin 117(3): 387–403

Wollwerth de Chuquisengo R, Papoušek M (2004) Das Münchner Konzept einer kommunikationszentrierten Eltern-Säuglings-/Kleinkind-Beratung und -Psychotherapie. In: Papoušek M, Schieche M, Wurmser H, Hrsg. Regulationsstörungen der frühen Kindheit: Frühe Risiken und Hilfen im Entwicklungskontext der Eltern-Kind-Beziehung. Huber, Zürich: 283–392

Zeanah CH, Benoit D (1999) Diagnostisches Interview zur Eltern-Säuglings-Beziehung. ZERO TO THREE, Springer Verlag, Heidelberg

Ziegenhain U, Gebauer S, Ziesel B, Künster AK, Fegert, JM (2008) Die Chance der ersten Monate. Feinfühlige Eltern – gesunde Kinder. Ulm: Klinik für Kinder- und Jugendpsychiatrie/Psychotherapie, Universitätsklinikum Ulm kann man hier einen Verlag angeben?

Ziegenhain U, Gebauer S, Ziesel B, Künster AK, Fegert JM (2010) Lernprogramm Baby-Lesen. Übungsfilme für Hebammen, Kinderärzte, Kinderkrankenschwestern und Sozialberufe, MVS Medizinverlage, Stuttgart

Ziegler M, Schieche M (2014) Beziehungsfokussierte Therapie bei Verhaltensstörungen im Kleinkindalter. In: Mall V, Voigt F, Jung NH, Hrsg. Wege zur Inklusion: Frühdiagnostik, Frühtherapie, kindliche Sozialisation. Schmidt-Römhild-Verlag, Lübeck

Psychosoziale Belastungen und protektive Faktoren

A. Friedmann

6.1 Einleitung – 110

6.2 Psychosoziale Belastungen – 110

6.3 Protektive Faktoren – 113

6.4 Ausblick – 114

Literatur – 114

6.1 Einleitung

Seit vielen Jahren sind frühe Risikofaktoren und ihre Auswirkungen auf die kindliche Entwicklung Gegenstand der Forschung. Der Begriff „Risikofaktoren" meint in diesem Zusammenhang die Gesamtheit an Bedingungen, die die Wahrscheinlichkeit des Auftretens von Entwicklungsauffälligkeiten erhöht. Dabei lässt sich zwischen biologischen Risikofaktoren, den sog. individuellen Vulnerabilitäten, und Umweltfaktoren, die als Stressoren bezeichnet werden, unterscheiden (Laucht 1999).

> Unter den Risikofaktoren sind individuelle Vulnerabilitäten von Umweltfaktoren (Stressoren) zu unterscheiden.

Auch die spezifische Bedeutung von Stressoren, also psychosozialen, die Lebensumwelt des Kindes betreffenden Risikofaktoren, wurde in diversen Längsschnittstudien erforscht und deren Relevanz insbesondere für die Entwicklung psychischer Auffälligkeiten belegt (z. B. Esser et al. 1994).

Doch was genau ist eigentlich gemeint, wenn von den häufig diskutierten „psychosozialen Belastungsfaktoren" die Rede ist? Auf welche Merkmale sollte geachtet werden, wenn es an die Erfassung solcher Belastungen geht? Der Begriff „psychosozial" fasst Faktoren zusammen, die im Rahmen der Interaktion zwischen psychischer Befindlichkeit und sozialen Gegebenheiten verortet werden. Da solche Gegebenheiten naturgemäß stark interindividuell variieren, entsteht hier eine Fülle an möglichen Bedingungen, die als Risikofaktoren wirken können. Diese Gegebenheit birgt zwangläufig die Gefahr mangelnder Präzision. Dies spiegelt sich auch im Versuch wider, psychosoziale Risikofaktoren zu kategorisieren und zu beforschen: Es finden sich umfassende Literatur und diverse Studien, die sich mit dieser Aufgabe auseinandersetzen und dabei unterschiedliche Herangehensweisen zeigen.

6.2 Psychosoziale Belastungen

Kategorisierungsansätze

Es gibt verschiedene Ansätze, Risikofaktoren, die sich negativ auf die kindliche Entwicklung auswirken können, in Kategorien einzuordnen. Dabei findet sich in der Mehrzahl aller Fälle eine dichotome Unterteilung, wie z. B. die oben bereits genannte in „Vulnerabilitäten" (biologische Faktoren) und „Stressoren" (psychosoziale Faktoren), „internale" und „externale" Faktoren (Laucht et al. 2000) oder auch präziser „Besonderheiten des kindlichen Temperaments bzw. der Entwicklung" und „Belastungen durch Aufwachsen unter ungünstigen Bedingungen" (Kindler u. Künster 2013).

Ebenso gibt es diverse Versuche die psychosozialen Risikofaktoren in zutreffende Bereiche zu unterteilen. So bilden beispielsweise Laucht und Kollegen in einer Längsschnittstudie die Kategorien „Auffälligkeiten der Eltern" (niedriges Bildungsniveau, psychische Störung, Delinquenz, anamnestische Belastungen, mangelnde Bewältigungsfähigkeiten, jugendliches Alter), „Auffälligkeiten der Partnerschaft" (Disharmonie, frühe Elternschaft, Ein-Eltern-Familie, unerwünschte Schwangerschaft) sowie „Auffälligkeiten der familiären Lebensbedingungen" (beengte Wohnverhältnisse, mangelnde soziale Integration und Unterstützung, ablehnendes und vernachlässigendes Milieu, chronische Schwierigkeiten) (Laucht et al. 2000).

Auch andere Studien konzentrieren sich bei der Operationalisierung von psychosozialen Umweltfaktoren auf familiäre Charakteristiken, stellen dabei aber innerfamiliale Beziehungen stärker in den Mittelpunkt. Dies ist v. a. in den ersten Lebensjahren des Kleinkindes gut nachvollziehbar: Die Lebensumwelt des Säuglings und Kleinkindes ist zunächst – meist ausschließlich – seine Familie. Untersuchungen zeigen, dass die Charakteristika der Familie die am besten geeigneten Prädiktoren für den kindlichen Entwicklungsverlauf darstellen; dies ist auch dann noch zutreffend, wenn das Kind ganztags fremdbetreut ist (Burchinal et al. 2002).

> Als Prädiktoren für den kindlichen Entwicklungsverlauf eignen sich Charakteristika der Familie am besten.

In der Überblicksarbeit von Heilig wird bei psychosozialen Risiken zwischen familiären Beziehungsstrukturen und Rahmenbedingungen der Familie unterschieden (Heilig 2014). Beziehungs- und Erziehungsaspekte werden hier als insbesondere für die ersten beiden Lebensjahre relevant hervorgehoben.

Als besonders gewichtige Aspekte werden folgende Parameter eingestuft:
- Inkompetentes Erziehungsverhalten (Inkonsistenz, wenig Vorhersagbarkeit, strenges und feindseliges Klima),
- desorganisierte Bindungsmuster (Erleben der Bezugsperson als zugleich schutzgebender und ängstigender Faktor [Grossmann u. Grossmann 2007]) sowie
- eine niedrige Qualität der elterlichen Partnerschaft (hohe Intensität und Häufigkeit elterlicher Konflikte sowie unkonstruktive Konfliktlösungsmodelle).

Häufig wurde in der Vergangenheit auch davon ausgegangen, dass eine Trennung der Eltern einen bedeutsamen psychosozialen Risikofaktor darstellt, es konnte aber gezeigt werden, dass die mit Scheidung und Trennung einhergehenden Konflikte den weitaus wichtigeren Prädiktor für kindliche Anpassungsprobleme darstellen als das Scheidungsereignis selbst. Insgesamt sind die Auswirkungen von Trennungen der Eltern tatsächlich weniger ausgeprägt als häufig angenommen wurde (Kelly 2000).

> Allgemein herrscht Konsens darüber, dass eine negative Eltern-Kind-Interaktion den besten Prädiktor für kindliche Verhaltensauffälligkeiten über die gesamte frühe Kindheit hinweg darstellt (Heilig 2014). Auffälligkeiten in der Eltern-Kind-Interaktion sollten daher als besonders relevante psychosoziale Belastung interpretiert werden.

In einer besonderen Situation, die häufig mit den eben genannten psychosozialen Risiken einhergehen kann, befinden sich Familien, in denen Elternteile unter einer psychischen Erkrankung leiden. ▶ Abschn. 5.2.2 in diesem Band befasst sich ausführlich mit dieser spezifischen Thematik.

Abgesehen von ungünstigen Beziehungsstrukturen innerhalb der Familie können auch ungünstige familiäre Rahmenbedingungen einen negativen Einfluss auf die kindliche Entwicklung nehmen. Hierunter fällt insbesondere Armut in den ersten Lebensjahren (häufig verbunden mit stark beengten Wohnverhältnissen), wobei das eigentliche Familieneinkommen keinen direkten Einfluss hat, sondern eine Mediatorrolle über weitere familiäre Risikokonstellationen einnimmt, die häufig mit einem niedrigen sozioökonomischen Status einhergehen (Qualität der häuslichen Lernumgebung, Eltern-Kind-Beziehung, elterliches Erziehungsverhalten) [Foster et al. 2005]). Auch ein niedriges Bildungsniveau, insbesondere der Mutter, wird unter psychosozialen Risiken subsumiert (Ayoub et al. 2009).

> Auch ungünstige Rahmenbedingungen der Familie (Einkommen, Bildung, Wohnumgebung etc.) können sich negativ auf die Entwicklung des Kindes auswirken.

Häufig wird auch ein Migrationshintergrund als psychosozialer Risikofaktor diskutiert. Hier gilt es allerdings genau zu differenzieren: Es wurden zwar durchaus Faktoren gefunden, die einen Einfluss auf die gesundheitliche Entwicklung von Kindern mit Migrationshintergrund haben sollen (z. B. Prozess der Migration, Zugehörigkeit zu einer ethnischen Minderheit), ihre Wirkweise ist dabei aber unklar. Häufig assoziiert wird ein niedriger sozioökonomischer Status, der aber per se kein Kennzeichen des Faktors Migrationshintergrund bildet, sondern, wie oben erläutert, einen eigenen Belastungsfaktor darstellt. Insgesamt gibt es keine eindeutigen Belege dafür, dass Kinder mit Migrationshintergrund gefährdeter für Entwicklungsauffälligkeiten sind als Kinder, die unter ansonsten ähnlichen Lebensbedingungen in ihrem Herkunftsland aufwachsen (Stevens u. Vollebergh 2008).

Eine zusätzliche Übersicht über psychosoziale und biologische Risikofaktoren mit Prävalenzraten für Deutschland geben Künster und Kindler in ihrer 2013 erschienenen Übersicht (detaillierte Beschreibung in ▶ Kap. 4 dieses Buchs).

Egle et al. geben eine Übersicht über mögliche psychosoziale Belastungsfaktoren, die in Studien als relevant belegt wurden (in ◘ Tab. 6.1 in Auszügen dargestellt) (Egle et al. 1997).

Trotz der vorangegangenen Darstellung möglicher psychosozialer Belastungsfaktoren ist es aufgrund der individuell verschiedenen Lebenslagen von Familien und ihren Kindern nicht möglich, an dieser Stelle eine abschließende Auflistung zu präsentieren. Es handelt sich hierbei lediglich um

Tab. 6.1 Psychosoziale Belastungsfaktoren, die in Studien als relevant für die Entwicklung des Kindes belegt wurden

Autorennamen	Jahr	Stichprobengröße	Kontrollgruppe	Gesicherte psychosoziale Risikofaktoren
Dührssen	1984	906	Ja	Risikoindex aus Geburtsstatus, Alter und Gesundheit der Eltern, Stellung in der Geschwisterreihe, Verlust wichtiger Bezugspersonen, sozioökonomische Faktoren, soziale Unterschiede zwischen den Eltern, Verlusterlebnisse der Eltern in ihrer Kindheit
Lösel et al.	1989	776	Ja	Unvollständige Familien, Armut, Erziehungsdefizite, Alkoholmissbrauch, Gewalttätigkeit
Schepank	1990	600	Ja	Niedriger sozioökonomischer Status, psychopathologische Züge der Eltern, deutliche Störung der elterlichen Beziehung, erhebliche Belastungen durch Geschwister
Walper u. Silbereisen	1987	101	Ja	Ökonomische Einbußen
Lieberz	1988	80	Ja	Niedriger Bildungsstand der Eltern, junge Mütter bei Geburt des ersten Kindes, Altersabstand <18 Monate zum nächsten Geschwister

mögliche Kategorien, die häufig als belastend identifiziert werden konnten, welche aber inhaltlich von jeder Familie anders gefüllt werden können.

Auswirkungen psychosozialer Belastungen

Der Sinn, psychosoziale Risiken in Kategorien zu ordnen und ihnen geeignete Labels zu geben, liegt in dem Bestreben, diese Belastungen und deren Auswirkungen empirisch zuverlässig abbilden und erfassen zu können. Das Mittel der Wahl sind hier meist Längsschnittstudien, die den Entwicklungsverlauf der Kinder mit und ohne Belastungen begleiten und vergleichen. Eine bekannte und wichtige solche Studie ist die „Mannheimer Risikokinderstudie" (Laucht et al. 2000), die über 8 Jahre Kinder hinsichtlich kognitiver, motorischer und sozial-emotionaler Fähigkeiten zu verschiedenen Messzeitpunkten untersuchte und deren Ergebnisse hier exemplarisch und in Auszügen vorgestellt werden sollen.

Kinder, die frühen psychosozialen Belastungen im Sinne belastender familiärer Lebensumstände unterlagen, hatten im Alter von 8 Jahren zwar keine Schwierigkeiten im motorischen Bereich, wohl aber in der kognitiven und auch insbesondere in der sozial-emotionalen Entwicklung.

> Wer in der frühen Kindheit belastende familiäre Lebensumstände erlebt, hat im Alter von 8 Jahren häufig Probleme in der kognitiven und sozial-emotionalen Entwicklung.

Eine differenzierte Betrachtung der kognitiven Entwicklungsbereiche zeigte, dass verbale und nonverbale Intelligenzfunktionen in gleicher Weise betroffen waren, wobei die Defizite im verbalen Bereich etwas stärker ausgeprägt waren. Die von der hoch belasteten Gruppe erzielten Intelligenzleistungen unterschieden sich im Durchschnitt um fast eine Standardabweichung von den unbelasteten Kindern. Die Auswirkungen erheblicher früher psychosozialer Belastungen auf die kognitive Entwicklung im Grundschulalter können damit in ihrem Ausmaß mit den Folgen organischer Komplikationen verglichen werden.

> Die Folgen starker psychosozialer Belastungen in der frühen Kindheit sind im kognitiven Bereich vergleichbar mit den Folgen von Organkrankheiten.

Psychosozial belastete Kinder waren dadurch auch in ihrer schulischen Entwicklung erheblich beeinträchtigt. Sie besuchten signifikant häufiger eine Förderschule und wurden in größerem Umfang verspätet eingeschult oder hatten häufiger die erste Klasse wiederholt.

Im Bereich der sozial-emotionalen Entwicklung wiesen die Kinder aus psychosozial hoch belasteten Familien eine signifikant höhere Symptomsumme und damit ein höheres Maß an psychischer Auffälligkeit auf als die unbelasteten Kinder: Rund 40% der hoch belasteten Kinder waren psychisch auffällig, wovon ca. ein Viertel dringend behandlungsbedürftige Störungen aufwies. Psychosoziale Risiken waren dabei insbesondere mit vermehrten expansiven Auffälligkeiten (z. B. Aggressivität, Hyperaktivität) assoziiert, es fand sich aber auch eine erhöhte Anzahl introversiver Probleme (z. B. Ängstlichkeit, Depressivität).

Die Ergebnisse wurden in einem Follow-Up bei einem Alter der Kinder von 11 Jahren bestätigt (Laucht et al. 2002). Den Verlauf der psychosozial hoch belasteten Kinder betreffend konnte festgestellt werden, dass sich erste Unterschiede zu den unbelasteten Kindern in den benannten Problembereichen bereits im Alter von 3 Monaten zeigten, sich im Kleinkindalter zu manifestieren begannen und bis zum Grundschulalter bestehen blieben. Erst im späten Kindesalter war eine angehende leichte Nivellierung zu erkennen.

> Zusammenfassend kann also festgehalten werden, dass psychosoziale Belastungsfaktoren einen eindeutig negativen Einfluss auf die kindliche kognitive und insbesondere die sozial-emotionale Entwicklung nehmen können.

6.3 Protektive Faktoren

Mit der Frage, warum und wie viele Kinder trotz vielfältiger Belastungen und Risiken gesund bleiben bzw. sich normal entwickeln, beschäftigt sich die **Resilienzforschung**, deren Ziel es ist, protektive Faktoren personaler und sozialer Ressourcen zu identifizieren. Solche Schutzfaktoren haben das Potenzial, Risiken abzuschwächen und negative Folgereaktionen zu reduzieren. Parallel zur Vielfalt an möglichen psychosozialen Risiken gibt es eine unüberschaubar große Anzahl an denkbaren individuell relevanten Schutzfaktoren. Im Folgenden werden daher eher allgemeine und auf eine breite Population belasteter Kinder passende Faktoren geschildert.

Lenz (2008) unterscheidet 3 Formen biologischer und psychosozialer protektiver Faktoren (Lenz 2008):

Unter **kindzentrierten Faktoren** werden Temperamentsmerkmale wie Flexibilität, Anpassungsvermögen an Veränderungen, soziale Kontaktfreude und eine überwiegend positive Stimmungslage genannt. Auch spielen ab der späteren Kindheit emotionale Einfühlungs- und Ausdrucksfähigkeit eine Rolle, so etwa die Wahrnehmung eigener Gefühle und sozialer Signale, die Verbalisation eigener Gefühle, das Verstehen und die Handlungsausrichtung nach sozialen Regeln und der konstruktive Umgang mit Konflikten. Weiterhin gelten effektive soziale Problemlösefähigkeiten, Selbstvertrauen, positives Selbstwertgefühl und hohe Selbstwirksamkeitsüberzeugungen als protektive Faktoren. Außerdem scheinen eine mindestens durchschnittlich ausgeprägte Intelligenz und positive Schulleistungen (Verhinderung einer zusätzlichen Belastung) von Bedeutung.

Als **familienzentrierte Schutzfaktoren** werden eine gute Eltern-Kind-Beziehung sowie eine emotional sichere Bindung und Beziehung zu mindestens einer primären Bezugsperson genannt. Ein emotional positives und zugleich forderndes und kontrollierendes Erziehungsklima, eine gute Paarbeziehung der Eltern und ein weitestgehend stabiles Familienklima bilden den weiteren Rahmen der Schutzfaktoren innerhalb des Familiensystems.

Unter den protektiven **weiteren Umweltfaktoren** sind sozialer Rückhalt und Unterstützung, also ein stabiles, tragfähiges und Sicherheit vermittelndes soziales Netzwerk von besonderer Bedeutung und Wichtigkeit für belastete Kinder. Außerdem ist der Kontakt zu Gleichaltrigen, also die Einbindung in ein Peer-Netzwerk wichtig. Auch eine soziale Integration in eine Gemeinde, Vereine oder eine Glaubensgemeinschaft kann als Schutzfaktor wirken.

Auch Egle et al. finden in ihrer Auswertung verschiedener Studien sehr ähnliche protektive Faktoren, ergänzen das Spektrum aber noch um den Faktor, dass eine insgesamt niedrigere Risikogesamtbelastung als Schutzfaktor gewertet werden kann (Egle et al. 1997). Außerdem wird das weibliche Geschlecht als ein möglicher protektiver Faktor verstanden: Mädchen sollen insbesondere im frühen Kindesalter weniger vulnerabel für psychosozialen Stress sein als Jungen.

6.4 Ausblick

Psychosoziale Belastungsfaktoren nehmen sehr häufig einen negativen Einfluss auf die kindliche Entwicklung, dabei sind bereits ab einem frühen Alter von 3 Monaten entsprechende Auswirkungen zu bemerken. Eine frühe Erfassung solcher Belastungen bereits im 1. Lebensjahr und eine zeitnahe Unterstützung der Familie als Lebensumwelt des Kindes sind damit eindeutig indiziert. Protektive Faktoren des Kindes und der gesamten Familie sollten dabei ebenfalls mit in den Blick genommen werden, um zu einem umfassenden Bild und einer Abwägung zwischen Belastungen und Ressourcen gelangen zu können. Für diese anspruchsvolle und wichtige Aufgabe sind Praxispädiater mit ihrem frühen und regelmäßigen Zugang zu Patientenfamilien besonders geeignet.

Dabei gilt es auch, sich möglicher Wechselwirkungen und Interaktionseffekte zwischen biologischen Faktoren und psychosozialen Belastungen bewusst zu sein und Familien mit beiden, also multiplen Belastungen, aufgrund möglicher kumulativer negativer Effekte als ausgewiesene Risikogruppe besonders im Auge zu behalten.

Literatur

Ayoub C, O'Connor E, Rappolt-Schlichtmann G, Valotton C, Raikes H, Chazan-Cohen R (2009) Cognitive skill performance among young children living in poverty: Risk, change, and the promotive effects of early head start. Early Childhood Research Quarterly 24: 289–305

Burchinal MR, Peisner-Feinberg E, Pianta R, Howes C (2002) Development of academic skills from preschool through second grade: Family and classroom predictors of developmental trajectories. Journal of School Psychology 40: 415–436

Dührssen A (1984) Risikofaktoren für die neurotische Krankheitsentwicklung. Ein Beitrag zur psychoanalytischen Geneseforschung. Z Psychosom Med 30: 18–42

Egle U, Hardt J, Franz M, Hoffmann S (1997) Psychosoziale Risiko- und Schutzfaktoren in Kindheit und Jugend als Prädisposition für psychische Störungen im Erwachsenenalter- Gegenwärtiger Stand der Forschung. Nervenarzt 68: 683–695

Esser G, Laucht M, Schmidt MH (1994) Die Auswirkungen psychosozialer Risiken für die Kindesentwicklung. In: Karch D, Hrsg. Risikofaktoren der kindlichen Entwicklung: Klinik und Perspektiven. Dr. Dietrich Steinkopff Verlag, GmbH und Co. KG, Darmstadt

Foster MA, Lambert R, Abbott-Shim M, McCarty F, Franze S (2005) A model of home learning environment and social risk factors in relation to children's emergent literacy and social outcomes. Early Childhood Research Quarterly 20: 13–36

Grossmann K, Grossmann K (2007) Die Entwicklung von Bindungen: Psychische Sicherheit als Voraussetzung für psychologische Anpassungsfähigkeit. In: Opp G, Fingerle M, Hrsg. Was Kinder stärkt: Erziehung zwischen Risiko und Resilienz. Ernst Reinhard Verlag, München: S. 279–298

Heilig L (2014) Risikokonstellationen in der frühen Kindheit: Auswirkungen biologischer und psychologischer Vulnerabilitäten sowie psychosozialer Stressoren auf kindliche Entwicklungsverläufe. Z Erziehungswiss 17: 263–280

Kelly JB (2000) Children's adjustment in conflicted marriage and divorce: A decade review of research. Journal of the American Academy of Child & Adolescent Psychiatry 39: 963–973

Kindler H, Künster A (2013) Prävalenz von Belastungen und Risiken in der frühen Kindheit in Deutschland. Datenreport Frühe Hilfen, Ausgabe 13. Verfügbar unter http://bib.bzga.de/uploads/tx_wcoebookgenerator/Datenreport_Fru__he_Hilfen_-_Ausgabe_2013_03.pdf#page=8 (zuletzt aufgerufen am 25.11.2015).

Laucht M (1999) Risiko- vs. Schutzfaktor? Kritische Anmerkungen zu einer problematischen Dichotomie. In: Opp G, Fingerle M, Freytag A, Hrsg. Was Kinder stärkt: Erziehung zwischen Risiko und Resilienz. Ernst Reinhard Verlag, München: S 303–314

Laucht M, Esser G, Schmidt MH (2000) Entwicklung von Risikokindern im Schulalter: Die langfristigen Folgen frühkindlicher Belastungen. Zeitschrift für Entwicklungspsychologie und Pädagogische Psychologie 32(2): 59–69

Laucht M, Schmidt MH, Esser G (2002) Motorische, kognitive und sozial-emotionale Entwicklung von 11-Jährigen mit frühkindlichen Risikobelastungen: späte Folgen. Zeitschrift für Kinder- und Jugendpsychiatrie 30(1): 5–19

Literatur

Lenz A (2008) Interventionen bei Kindern psychisch kranker Eltern – Grundlagen, Diagnostik und therapeutische Maßnahmen. Hogrefe, Göttingen

Lieberz K (1988) Was schützt vor Neurose? Ergebnisse einer Vergleichsuntersuchung an hochrisikobelasteten Neurotikern und Gesunden. Z Psychosom Med Psychoanal 34: 338–350

Lieberz K (1988) On the concept of „invulnerability" evaluation and first results of the Bielefeld Project. In: Brambring M, Lösel F, Skowronek H, eds. Children at risk: assessment, longitudinal research, and intervention. De Gruyter, Berlin New York

Lösel F, Bliesener T, Köferl P (1989) On the concept of „invulnerability" evaluation and first results of the Bielefeld Project. In: Bambring M, Lösel F, Skowronek H, eds. Children at risk: assessment, longitudinal research and intervention. De Gruyter, Berlin New York

Schepank H (1987) Psychogene Erkrankungen in der Stadtbevölkerung. Eine epidemiologisch-tiefenpsychologische Untersuchung in Mannheim. Springer, Berlin Heidelberg New York

Stevens GW JM, Vollebergh WAM (2008) Mental health in migrant children. Journal of Child Psychology and Psychiatry 49: 276–294

Teichmann H, Meyer-Probst B (1991) Individuelle Langzeitentwicklungsverläufe und Individualprognose der individuellen Entwicklung. In: Teichmann H, Meyer-Probst B, Roether D, Hrsg. Risikobewältigung in der lebenslangen psychischen Entwicklung). Verlag Gesundheit GmbH, Berlin: S 45–69

Walper S, Silbereisen RK (1987) Familiäre Konsequenzen ökonomischer Einbußen und ihre Auswirkungen auf die Bereitschaft zu normverletzendem Verhalten bei Jugendlichen. Z Entwicklungspsychol Pädagog Psychol 19: 228–248

Bedarf an Frühen Hilfen in der Pädiatrie

Kapitel 7 **Screeninginstrumente im Bereich der Frühen Hilfen – 119**
A. Friedmann, V. Mall

Kapitel 8 **Der Pädiatrische Anhaltsbogen zur Einschätzung von psychosozialem Unterstützungsbedarf (U3–U6) – 125**
V. Mall, A. Friedmann

Kapitel 9 **Strategien der Erkennung im Rahmen der pädiatrischen Früherkennungsuntersuchungen – 149**
R. G. Schmidt

Screeninginstrumente im Bereich der Frühen Hilfen

A. Friedmann, V. Mall

7.1 Einleitung – 120

7.2 Anwendungsbereich von Screeninginstrumenten im Bereich der Frühen Hilfen – 120
7.2.1 Zielgruppe – 120
7.2.2 Gegenstand – 121
7.2.3 Einsatzorte – 122

7.3 Nutzen von Screeninginstrumenten in den Frühen Hilfen – 123

7.4 Zusammenfassung – 123

Literatur – 124

© Springer-Verlag Berlin Heidelberg 2016
V. Mall, A. Friedmann (Hrsg.), *Frühe Hilfen in der Pädiatrie*,
DOI 10.1007/978-3-662-49262-8_7

7.1 Einleitung

Wie die Übersetzung der englischen Wortherkunft bereits vermuten lässt (to screen: rastern, durchsieben, filtern) versteht man unter einem Screening ein Testverfahren, das bestimmte Eigenschaften innerhalb einer Zielgruppe systematisch herauszufiltern versucht. Screeninginstrumente bestehen aus einer Sammlung von Fragen zu Determinanten und Dispositionen einer Gruppe, deren Verhaltens- und Erlebnisweisen betreffend. In der Regel finden Screenings im Vorfeld einer vertiefenden Untersuchung Anwendung, um die Fragestellung besser eingrenzen zu können. Mit Screeningverfahren können Personen grob in die Kategorien „auffällig" oder „unauffällig" klassifiziert werden (Online-Enzyklopädie für Psychologie und Pädagogik 2015).

Es handelt sich um standardisierte und ökonomische Schnelltests in einer Gruppe zunächst unauffälliger Personen, bei denen ein erhöhtes Risiko besteht, eine bestimmte Störung zu entwickeln. Ziel ist es, bereits in der symptomfreien Phase erste Warnzeichen einer Störung zu identifizieren und den Zeitvorteil bis zur tatsächlichen Diagnose zur Abwehr der Störung oder zur Minderung ihrer Folgen zu nutzen (Waldmann 2014). Ein Screening bietet demnach einen schnellen und zunächst eher groben Auswahlprozess, um zu einer Einschätzung darüber zu gelangen, ob bestimmte Merkmale bei einem Individuum oder innerhalb einer Gruppe vorhanden sind.

Für die **Qualität** eines Screenings sind dabei 2 Kriterien von besonderer Bedeutung, die bestimmen, wie gut die Treffsicherheit des Instruments ist:
- Die Sensitivität gibt an, bei welchem Prozentsatz an Fällen durch die Anwendung des Tests das Vorliegen tatsächlicher vorliegender Merkmale richtigerweise erkannt wird.
- Die Spezifität trifft dagegen eine Aussage darüber, ob auch das Nicht-Vorliegen von Merkmalen zuverlässig eingestuft wird.

Die **Vorhersagevalidität** eines Screenings sagt demnach aus, wie sensitiv ein Instrument in Bezug auf die Wahrscheinlichkeit falsch positiver Einschätzungen (Identifikation bestimmter Merkmale anhand des Screenings, die tatsächlich aber gar nicht vorliegen) ist und wie spezifsch bezogen auf falsch negative Einschätzungen es ist (Identifikation eines Fehlens von Merkmalen, die tatsächlich aber vorliegen) (Kindler 2005).

Klassifikatorische Screeningverfahren ermitteln anhand empirisch abgesicherter Faktoren auch Gefährdungsrisiken. Dabei kommen v. a. psychologisch-diagnostische Testverfahren zum Einsatz (Ader 2006). Ein Screening kann demnach als erster Schritt zu einer umfassenden Diagnose genutzt werden (Deegener u. Körner 2006). Die „Diagnose" kann hier erweitert nicht nur als die klassische Feststellung eines medizinisch oder psychologisch klinisch relevanten Sachverhalts verstanden werden; von besonderer Relevanz ist im Bereich der Frühen Hilfen auch die sozialpädagogische Problemstellung. Hierbei handelt es sich um die Entscheidung über passgenaue Hilfsangebote gemäß der Prognose zukünftiger Entwicklungen im Leben und Handeln des Adressaten (Bastian 2010).

> Screeninginstrumente finden also innerhalb einer im Vorfeld festgelegten bestimmten Zielgruppe Anwendung, in der sie nach bestimmten, empirisch als relevant belegten Risikofaktoren fragen.

Im Bereich der Frühen Hilfen bringt dies grundsätzlich konzeptionelle Fragen mit sich:
- Wer bildet die Zielgruppe des Screenings?
- Was ist der zu erfassende Gegenstand?

7.2 Anwendungsbereich von Screeninginstrumenten im Bereich der Frühen Hilfen

7.2.1 Zielgruppe

Frühe Hilfen umfassen laut Definition des Nationalen Zentrums Frühe Hilfen sowohl allgemeine als auch spezifische, aufeinander bezogene und einander ergänzende Angebote und Maßnahmen (NZFH 2009). Hier steht neben alltagspraktischer Unterstützung die Förderung der Beziehungs- und Erziehungskompetenz von (werdenden) Müttern und Vätern im Vordergrund. Grundlegend sind Angebote, die sich an alle Eltern mit ihren Kindern im Sinne der Gesundheitsförderung richten (universelle/primäre Prävention). Darüber hinaus werden insbesondere Familien in Problemlagen (selektive/sekundäre Prävention) adressiert. Hier tragen Frühe Hilfen auch dazu bei, die Risiken für das Wohl und die Entwicklung des Kindes frühzeitig zu erkennen und zu reduzieren. Sie ergreifen ggf. auch Maßnahmen zu dessen Schutz (Nationales Zentrum Frühe Hilfen 2009). Demnach richten sich Angebote Früher Hilfen sowohl nach einem allgemeinen (Unterstützung für alle Familien mit Kindern im Alter von 0–3 Jahren) als auch nach einem spezifischen Bedarf (passgenaue Unterstützung für bereits belastete Familien).

Allgemeine Bedarfslagen für Frühe Hilfen lassen sich nach Bastian aus familiären (insbesondere Wandel der Familienformen) und gesellschaftlichen Herausforderungen an die Kindererziehung ableiten, die eine institutionelle Unterstützung häufig nötig machen (Bastian 2010). Niederschwellige freiwillige und nicht stigmatisierende Angebote können hier die private Verantwortung der Eltern, die täglichen Anforderungen der Erziehungsarbeit zu meistern, teilweise ergänzen und so Entlastung schaffen. **Spezifische Bedarfslagen** definieren sich dagegen durch über die allgemeinen, für alle Familien zutreffenden Bedarfslagen hinausgehenden individuellen Problemstellungen, die nur für bestimmte, besonders unterstützungsbedürftige Eltern zutreffen.

Die Zielgruppe Früher Hilfen sind demnach alle Eltern mit Kindern im schwerpunktmäßigen Alter von 0–3 Jahren. Innerhalb dieses sehr breiten Adressatenkreises konzentrieren sich die Angebote aber im Besonderen auf die spezifische Gruppe der Eltern, die zusätzlich Belastungen aufzeigen, die die familialen Ressourcen übersteigen könnten. Wie oben erläutert, befassen sich Screenings in aller Regel mit einer spezifischen Zielgruppe.

> Screeninginstrumente im Bereich der frühen Hilfen zielen demnach sinnvoller Weise auf die Identifikation der möglichen Risikogruppe belasteter Eltern mit Kindern im Alter von 0–3 Jahren ab, die als besonders unterstützungsbedürftig gesehen werden.

Nach der Festlegung der Zielgruppe eines Screenings im Bereich der Frühen Hilfen verbleibt die Suche nach einer Antwort darauf, nach welchen Kriterien die Zuordnung zu dieser Risikogruppe getroffen werden kann – in anderen Worten: Wonach soll konkret gescreent werden?

7.2.2 Gegenstand

Eine wesentliche Voraussetzung für die Konzeption geeigneter Screeninginstrumente, die die intendierte Adressatengruppe gezielt und zuverlässig zu erkennen vermögen, ist die Kenntnis über Indikatoren für einen besonderen Unterstützungsbedarf. Da der letztlich wichtigste Bezugspunkt Früher Hilfen immer das Wohlergehen und die Entwicklung des Kindes ist, benötigen die Akteure –grob gesprochen – Instrumente, mit denen potenzielle Gefährdungen dieser Güter prognostisch bestimmt werden können (Bastian 2010), um dann entsprechende Unterstützungsangebote machen zu können. Es gibt eine Vielzahl an Studien, insbesondere aus dem Bereich der Entwicklungspsychologie, die sich mit möglichen internalen (Vulnerabilitätsfaktoren) und externalen (Umweltfaktoren) Risikofaktoren und deren kurz- und langfristigen Auswirkungen auf die Kindesentwicklung beschäftigen (zur ausführlichen Beschreibung der Risikofaktoren ▶ Kap. 6). Eine Kumulation von oder Wechselwirkungen zwischen Risikofaktoren können eine mögliche Gefährdung bewirken (Scheithauer et al. 2000).

Kindler unterscheidet in einer systematischen Literaturrecherche Vorhersagefaktoren für 2 Bereiche (Kindler 2010): einerseits für eine mögliche Vernachlässigung beziehungsweise Misshandlung und andererseits Erziehungsschwierigkeiten und Entwicklungsrückstände in den ersten Lebensjahren eines Kindes. Screeninginstrumente im Bereich der Frühen Hilfen können sich in ihrer Konzeption – je nach ihrem intendierten Schwerpunkt – also aus einem Pool bekannter, empirisch abgesicherter Risikofaktoren aus diesen beiden Kategorien bedienen.

Dennoch eignen sich schon alleine aufgrund der strukturellen Eigenheiten eines Screenings (rasche Durchführbarkeit, relativ grobes Filtern) nicht alle als relevant bekannten Risikofaktoren für ein solches Verfahren: Ungünstige Bindungsmuster sind beispielsweise nur aufgrund von komplexen Beobachtungsdaten zu interpretieren (Kindler 2010) und erscheinen daher als Item eines Screeninginstruments nicht sinnvoll.

> Mithilfe des Screenings im Vorfeld Früher Hilfen sollen Risikofaktoren für die kindliche Entwicklung oder gar für eine Vernachlässigung/Misshandlung identifiziert werden können.

7.2.3 Einsatzorte

Screeninginstrumente werden im Vorfeld Früher Hilfen von unterschiedlichen Professionen an unterschiedlichen Einsatzorten verwendet, um Unterstützungsbedarfe von Familien zu identifizieren und ggf. Hilfeangebote vermitteln zu können.

Ein wichtiger Einsatzort für Screeningverfahren sind **Geburtskliniken**, in denen der direkte Zugang zu Eltern und Kind mit vergleichsweise geringem Aufwand zu einem sehr frühen Zeitpunkt, nämlich der Geburt des Babys, möglich ist. Als beispielhaftes Screeninginstrument kann hier der „Wahrnehmungsbogen für den Kinderschutz" in der Version „Rund um die Geburt" (Künster et al. 2011) genannt werden, der Risikofaktoren im postpartalen Zeitfenster erfasst (▶ Kap. 15). Von Nachteil ist hier die meist kurze Aufenthaltsdauer in der Klinik zu nennen, innerhalb derer sich kein ausgeprägtes Vertrauensverhältnis bilden und auch keine ausreichende Information über das häusliche/familiäre Umfeld gewonnen werden kann.

Auch innerhalb der **Hebammennachsorge** und der **Hausbesuchsdienste** von Kinderkrankenschwestern sind Risikoscreenings gut durchführbar. Ein bedeutender Vorteil liegt hier in der Möglichkeit, Eltern und Baby in ihrem häuslichen und gewohnten Umfeld beobachten zu können (Hausbesuchsdienste). Zudem liegt der Auftrag von Vornherein darin, sowohl die Nachsorge der Mutter als auch die Versorgung und Entwicklung des Babys im Blick zu haben, sodass die Erfassung psychosozialer Risiken der Familie hier folgerichtig erscheint. Auch ist das Verhältnis zur Hebamme/Kinderkrankenschwester meist vertrauensvoll und durch die Option mehrerer aufeinander folgender Besuche häufig von etwas längerer Dauer. Je nach Schwerpunkt (z. B. postpartale Depression der Mutter, erhöhte Fürsorgeanforderungen des Kindes etc.) sind hier verschiedene Screeningverfahren denkbar (z. B. EPDS – Edinburgh Postnatal Depression Scale (Cox et al. 1987)) (▶ Kap. 15). Da es sich bei der Hebammennachsorge/Besuchen der Kinderkrankenschwestern um ein freiwilliges Angebot für Familien handelt, ist die Erfassung einer repräsentativen Population hier allerdings schwierig.

An dieser Stelle kann die **Praxispädiatrie** mehrere entscheidende Vorteile verbuchen: Kinder- und Jugendärzte sehen Familien ebenfalls ab einem sehr frühen Zeitpunkt und genießen in aller Regel ein hohes Vertrauen der Eltern. Sie haben zudem das Privileg eines regelmäßigen und langfristigen Zugangs zur Familie durch die pädiatrischen U-Untersuchungen, welche eine hoch etablierte Versorgungsstruktur darstellen, die in der Bevölkerung sehr gut akzeptiert ist (Thaiss et al. 2010). Die Routine der kinderärztlichen Vorsorgeuntersuchungen ermöglicht eine Einschätzung der Familien auch zu Zeitpunkten, an denen sich die Familiensituation bereits einigermaßen konsolidiert hat und nicht ausschließlich während des „Ausnahmezustands" rund um die Geburt. So ist es Kinderärzten möglich, Ressourcen und Schwierigkeiten der Familie im Verlauf immer besser kennenzulernen. Der Pädiatrie wird auch von anderen Akteuren Früher Hilfen mit die höchste Zentralität im Netzwerk zugesprochen (Künster et al. 2010). Dennoch bestand paradoxer Weise speziell für das Setting der niedergelassenen Kinder- und Jugendärzte lange Zeit kein eigenes Untersuchungsinstrument zur Erfassung psychosozialer Risiken. Der „Pädiatrische Anhaltsbogen zur Erfassung von psychosozialem Unterstützungsbedarf (U3–U6)" hat diese Lücke geschlossen und dient als Wahrnehmungs- Kommunikations- und Dokumentationshilfe im Rahmen der U-Untersuchungen innerhalb des 1. Lebensjahres (▶ Kap. 8, 15).

Auch **Erzieher in Betreuungseinrichtungen** für Kleinkinder erlangen meist über mehrere Jahre hinweg einen sehr guten Einblick in familiäre Problemlagen, haben aber professionsgemäß insbesondere die Entwicklung des Kindes im Blick. Ein Screening kann auch hier einen Eindruck über Belastungen und die evtl. Notwendigkeit von Hilfen liefern. Beispielhaft kann hier die Version für das Kleinkind- und Vorschulalter des bereits oben beschriebenen „Wahrnehmungsbogen für den Kinderschutz" (Künster et al. 2011) genannt werden. Da viele Kinder aber nicht bereits in den ersten 3 Lebensjahren, sondern erst mit Eintritt in den Kindergarten in eine Tagesbetreuung gegeben werden, ist häufig das Alter der Kernzielgruppe Früher Hilfen (0–3 Jahre) bereits überschritten und ein wirklich frühzeitiges präventives Arbeiten in manchen Fällen nicht mehr wirksam möglich.

Allgemein kann festgehalten werden, dass zunehmend mehr Screeninginstrumente zur Erfassung von psychosozialen Risiken und Unterstützungsbedarfen für unterschiedliche Zeitpunkte und Settings in den Frühen Hilfen entwickelt werden. Häufig sind diese aber nicht validiert oder erreichen nur moderate Spezifitätswerte (Kindler 2010). Es werden weitere Studien zur prospektiven Aussagekraft und Anwendbarkeit bestehender Screeninginstrumente im Bereich der Frühen Hilfen benötigt, damit diese flächendeckend implementiert werden können.

7.3 Nutzen von Screeninginstrumenten in den Frühen Hilfen

Der Anspruch Früher Hilfen ist es, Risiken für eine gesunde Entwicklung des Kindes zu einem frühen Zeitpunkt zu erkennen und Interventionen bereits im Vorfeld einer möglichen Manifestation von Problemen anzubieten.

Dazu ist es in der praktischen Umsetzung einer Anbahnung Früher Hilfen nötig, eine Reaktionskette zu bilden, deren 3 Basiselemente „Wahrnehmen" (Wahrnehmung und Bewertung von Risiken anhand geeigneter Indikatoren), „Warnen" (systematische Informierung einer Institution oder Person) und „Handeln" (verbindliche und zeitnahe Reaktion) darstellen (Nüsken 2011).

> Screeninginstrumente haben das Ziel, im Vorfeld Früher Hilfen beim ersten Schritt der Reaktionskette, dem Wahrnehmen und Bewerten von Gefahrenpotenzialen, zu unterstützen, indem sie versuchen systematische Vorgehensweisen zur Identifikation der gesuchten Zielgruppe anzubieten.

Es besteht weitgehend Einigkeit darüber, dass Akteure Früher Hilfen über valide klassifikatorische Instrumente verfügen sollten, die Anhaltspunkte für einen Unterstützungsbedarf identifizieren, um Frühe Hilfen an spezifische Risikogruppen richten zu können. Dies sollte jedoch nicht über die damit assoziierten Risiken hinwegtäuschen.

Schone macht auf den **widersprüchlichen Doppelauftrag** sozialer Frühwarnsysteme aufmerksam (Schone 2008): Zum einen zielen sie darauf ab, frühzeitige Hilfen für Familien zu einem Zeitpunkt bereitzustellen, der noch keinen tatsächlichen Anlass für staatliche Eingriffe bietet. Die Teilnahme an Angeboten Früher Hilfen ist freiwillig und die Basis für die Motivation zur Teilnahme stellt häufig die Vertrauensbeziehung zu Akteuren in diesem Bereich dar, die die Eltern vom Nutzen der Angebote überzeugen können. Da erfahrungsgemäß viele Eltern eine negative Konnotation mit jugendhilferechtlichen Aspekten verbinden, sollte hier der Kontrollaspekt weitestgehend in den Hintergrund treten. Dennoch bedeutet eine konzeptionelle Ausrichtung auf eine Risikogruppe, dass Hilfebedarfe aktiv, z. B. unter Heranziehen von Screeninginstrumenten, aufgedeckt werden müssen. Eine systematische Beobachtung und Exploration von elterlichen Verhaltensweisen, Schwierigkeiten in der Eltern-Kind-Interaktion oder ungünstigen familiären Rahmenbedingungen beinhaltet aber genau diesen Kontrollaspekt, der sich nur schwierig mit einer guten Vertrauensbeziehung in Einklang bringen lässt. Auch gilt es zu bedenken, wie einer möglichen Stigmatisierung von Familien entgegenzuwirken ist, die anhand von Screening-Ergebnissen in die klare Kategorie „belastet" oder gar „gefährdet" eingeteilt werden. Eltern, die sich aufgrund eines solchen Ergebnisses als potenzielle Gefahr für ihre Kinder verstanden fühlen, werden erwartungsgemäß weniger Compliance für Angebote und Maßnahmen Früher Hilfen zeigen. Es stellt sich demnach die Frage, ob es neben Risikoscreenings Einschätzungsverfahren für psychosoziale Unterstützungsbedarfe geben sollte, die der Komplexität der Thematik besser angemessen sind.

7.4 Zusammenfassung

Die Aufdeckung psychosozialer Hilfebedarfe in Familien mit Babies und Kleinkindern stellt eine große Herausforderung dar – nicht zuletzt deshalb, weil die Faktoren, die diesen definieren, nur teilweise bekannt sind und interindividuell verschieden sein können. Aufgrund des präventiven Anspruchs Früher Hilfen müssen diese schwer zu definierenden Faktoren entsprechend zu einem sehr frühen Zeitpunkt erkannt werden. Auch wenn die Notwendigkeit valider klassifikatorischer Instrumente zur Erfassung des psychosozialen Unterstützungsbedarfs allgemein anerkannt wird, gilt der Nutzen der zurzeit vorliegenden Verfahren als nicht abschließend erwiesen. Keinesfalls können sie die Expertise und den umfassenden Blick eines Fachmanns ersetzen, sondern können diesen lediglich ggf. ergänzen.

Literatur

Ader S (2006) Was leitet den Blick? Wahrnehmung, Deutung und Intervention in der Jugendhilfe. Juventa, Weinheim München

Bastian P (2010) Der Nutzen psychologisch-klassifikatorischer Diagnoseinstrumente in Frühen Hilfen. Wissenschaftliche Schriften der WWU Münster (Reihe VI Bd. 7), Monsenstein und Vannerdat, Münster

Cox JL, Holden JM, Sagovsky R (1987) Detection of Postnatal Depression: Development of the 10-item Edinburgh Postnatal Depression Scale. Br J Psychiatry 150: 782–786

Deegener G, Körner W (2006) Risikoerfassung bei Kindesmisshandlung und Vernachlässigung: Theorie, Praxis, Materialien. Pabst Science Publishers, Lengerich

Kindler H (2005) Verfahren zur Einschätzung der Gefahr zukünftiger Misshandlung bzw. Vernachlässigung: Ein Forschungsüberblick. In: Deegener G, Körner W, Hrsg. Kindesmisshandlung und Vernachlässigung: Ein Handbuch. Hogrefe, Göttingen: 385–404

Kindler H (2010) Risikoscreenig als systematischer Zugang zu Frühen Hilfen – Ein gangbarer Weg? Bundesgesundheitsblatt 53: 1073–1079

Künster AK, Knorr C, Fegert JM, Ziegenhain U (2010) Soziale Netzwerkanalyse interdisziplinärer Kooperation und Vernetzung in den Frühen Hilfen. Eine Pilotuntersuchung. Bundesgesundheitsblatt 53: 1134–1142

Künster AK, Thurn L, Wucher A, Kindler H, Fischer D, Ziegenhain U (2011) Wahrnehmungsbogen für den Kinderschutz. Universitätsklinikum Ulm

Nationales Zentrum Frühe Hilfen (NZFH), Hrsg. (2009) Begriffsbestimmung „Frühe Hilfen". http://www.fruehehilfen.de/wissen/fruehe-hilfengrundlagen/begriffsbestimmung/ (zuletzt aufgerufen am 01.12.2015)

Nüsken D (2011) Frühe Hilfen und Frühwarnsysteme – Strukturen, Zugänge und Modelle zum Kindesschutz und zur Früherkennung riskanter Lebenslagen. In: Robert G, Pfeifer K, Drößler T, Hrsg. Aufwachsen in Dialog und sozialer Verantwortung. VS Verlag für Sozialwissenschaften, Springer Fachmedien, Wiesbaden: 271–290

Online-Enzyklopädie für Psychologie und Pädagogik (2015) Screening. Online verfügbar unter http://lexikon.stangl.eu/3414/screening/ (zuletzt aufgerufen am 28.12.2015)

Scheithauer H, Niebank K, Petermann F (2000) Biopsychische Risiken in der frühkindlichen Entwicklung: Das Risiko- und Schutzfaktorenkonzept aus entwicklungspsychologischer Sicht. In: Petermann F, Niebank K, Petermann F, Hrsg. Risiken in der frühkindlichen Entwicklung. Entwicklungspsychopathologie der ersten Lebensjahre. Hogrefe, Göttingen: 65–97

Schone R (2008) Kontrolle als Element von Fachlichkeit in den sozialpädagogischen Diensten der Kinder- und Jugendhilfe. AGJ, Berlin

Thaiss H, Klein R, Schumann EC et al. (2010) Früherkennungsuntersuchungen als Instrument im Kinderschutz. Erste Erfahrungen der Länder bei der Implementation appellativer Verfahren. Bundesgesundheitsblatt 53(10): 1029–1047

Waldmann H (2014) Screening. In: Wirtz MA, Hrsg. Dorsch – Lexikon der Psychologie. Verlag Hans Huber, Bern: 1483

Der Pädiatrische Anhaltsbogen zur Einschätzung von psychosozialem Unterstützungsbedarf (U3–U6)

V. Mall, A. Friedmann

8.1	Einleitung – 126	
8.2	Entwicklung des Pädiatrischen Anhaltsbogens – 127	
8.3	Aufbau und Inhalt – 128	
8.4	Handhabung und Auswertung – 133	
8.5	Evaluation im Praxistest – Ausgewählte Studienergebnisse – 133	
8.5.1	Methoden – 134	
8.5.2	Ergebnisse – 134	
8.5.3	Diskussion – 138	
8.6	Zusammenfassung – 145	
8.7	Ausblick – 146	
	Literatur – 147	

© Springer-Verlag Berlin Heidelberg 2016
V. Mall, A. Friedmann (Hrsg.), *Frühe Hilfen in der Pädiatrie*,
DOI 10.1007/978-3-662-49262-8_8

8.1 Einleitung

Die Forschung zeigt, dass starke psychosoziale Umweltfaktoren in den Lebenswelten von Säuglingen einen signifikanten Einfluss auf deren Entwicklung und Gesundheit haben (z. B. Schlack et al. 2009). Als besonders gravierend haben sich psychosoziale Belastungen erwiesen, die bereits während der Schwangerschaft, Geburt und in der Säuglingszeit auftreten, erwiesen: hier zeigt die neurokognitive Entwicklung ihre größte Dynamik und damit auch Vulnerabilität, der Säugling verfügt zu diesem Zeitpunkt jedoch erst über geringe Bewältigungs- und Schutzmöglichkeiten gegenüber Umweltfaktoren.

> Einen besonders starken Einfluss auf die Entwicklung des Kindes haben Belastungen, die bereits während der Schwangerschaft und/oder in der Säuglingszeit auftreten.

Psychosoziale Belastungsfaktoren sind langfristig sowohl gehäuft mit expansiven Auffälligkeiten als auch mit einer erhöhten Zahl emotionaler und entwicklungsspezifischer Auffälligkeiten assoziiert (Laucht et al. 2000). Ein zeitnahes Erkennen solcher Belastungen und das Bereitstellen eines breit gefächerten Unterstützungsangebots für belastete Familien im 1. Lebensjahr kann demnach wesentlich dazu beitragen, die gesunde Entwicklung eines Kindes langfristig zu sichern.

> Um einem ungünstigen Einfluss psychosozialer Belastungsfaktoren auf die kindliche Entwicklung entgegenzuwirken, erscheint die frühzeitige Vermittlung passgenauer Hilfen für psychosozial belastete Familien vor diesem Hintergrund sinnvoll.

Prävention und Früherkennung von Entwicklungsrisiken sowie eine frühzeitige und freiwillige Inanspruchnahme geeigneter Unterstützungsmaßnahmen durch Eltern sind daher auch die primären Zielsetzungen Früher Hilfen (Paul 2012). Hier steht ein breites Spektrum von primär präventiven Unterstützungen für alle jungen Familien bis hin zu spezifischen Maßnahmen zur Prävention von Kindeswohlgefährdung für Risikogruppen bereit (Sann u. Landua 2010). Die Angebote des multiprofessionell aufgestellten Netzwerks der Frühen Hilfen sind grundsätzlich auf eine freiwillige Inanspruchnahme von Eltern ausgerichtet. Dies bewahrt zwar die Autonomie und nutzt die Eigenmotivation der Familien als Grundlage für eine weitere Zusammenarbeit, allerdings nehmen häufig gerade Familien mit entsprechendem Bedarf von sich aus keine Hilfe wahr (BMFSFJ 2006) oder haben keine ausreichende Kenntnis über bestehende Unterstützungsangebote. Diese Erfahrungen implizieren die Notwendigkeit von Multiplikatoren, die Familien ab einem frühen Zeitpunkt begleiten und über entsprechende Hilfen informieren und den Kontakt ggf. auch anbahnen.

> Zu den ersten Berufsgruppen, die in einer professionalisierten und oft mehrjährigen Beziehung zu jungen Familien stehen, zählen die niedergelassenen Kinder- und Jugendärzte.

Als Lotse zum Netzwerk Frühe Hilfen scheint der betreuende Kinderarzt aus verschiedenen Gründen gut geeignet: Die pädiatrischen Früherkennungsuntersuchungen ermöglichen das Privileg eines regelmäßigen und frühen Zugangs zu den Familien; das Verhältnis zwischen Eltern und dem Pädiater ist in der großen Mehrzahl aller Fälle von großem Vertrauen geprägt. Zudem ist die pädiatrische Früherkennungsuntersuchung nachweislich eine sehr gut etablierte und hoch akzeptierte Versorgungsstruktur: die Teilnahmequote von Familien mit Babys im 1. Lebensjahr liegt bei >95% (Thaiss et al. 2010).

Auch auf politischer Ebene wird eine enge Verzahnung und Zusammenarbeit von Gesundheitswesen und Kinder- und Jugendhilfe als elementar für eine wirkungsvolle präventive Arbeit erachtet: Hoch belastete Familien sollen noch bevor negative Entwicklungen überhaupt in Gang kommen von den Akteuren erkannt und gezielt unterstützt werden (BMFSFJ 2006), wobei insbesondere von niedergelassenen Kinder- und Jugendärzten ein substanzieller Beitrag bei Beratung und Weitervermittlung der Familien erwartet wird. Die hohen Ansprüche an die Praxispädiatrie als vielversprechender Zugangsweg in die Frühen Hilfen bedingen die Notwendigkeit eines Verfahrens, das Kinder- und Jugendärzte bei der Fallfindung belasteter Familien unterstützt. Bisher gab es allerdings keine Instrumente, die die Praxispädiater bei der Identifizierung psychosozialer Belastungen und einer entsprechenden Anbahnung von Hilfsangeboten nutzen konnten. Das Fehlen einer solchen Einschätzungshilfe zur Beurteilung des psychosozialen Hilfebedarfs stellt eine Hürde auf dem Weg zur Kooperation zwischen niedergelassenen Pädiater und Frühen Hilfen dar (Kindler 2010). Diese Lücke soll mit dem Pädiatrischen Anhaltsbogen zur Einschätzung von psychosozialem Unterstützungsbedarf in pädiatrischen Früherkennungsuntersuchungen (Martens-Le Bouar et al. 2013) geschlossen werden. Die Zielsetzung der mit dem Pädiatrischen Anhaltsbogen assoziierten Fallfindungsstrategie ist, dass Pädiater in den auf das Kind ausgerichteten U-Untersuchungen anhand eines kategorialen Beobachtungssystems relevante psychosoziale Belastungen der Familie erkennen, im Anschluss auffällige Befunde in Beratungsgesprächen vertiefend explorieren und ggf. belastete Familien in das System der Frühen Hilfen vermitteln.

> Bisher gab es kein Verfahren, das Pädiater darin unterstützte, den psychosozialen Hilfebedarf von Patientenfamilien zu erkennen. Dies soll der Pädiatrische Anhaltsbogen leisten, dessen Struktur und Ablauf an die U-Untersuchungen angelehnt sind.

Um den Fokus innerhalb der U-Untersuchungen um den Aspekt der Einschätzung von psychosozialem Hilfebedarf zu erweitern, wurde eine auf den pädiatrischen Kontext hin ausgerichtete Erhebungsstrategie gewählt, welche folgende 3 Kriterien erfüllt (nach Martens-Le Bouar et al. 2013):
1. Vereinbarkeit mit der gesetzlich vorgegebenen Zielsetzung der U-Untersuchungen, nämlich der Früherkennung von Krankheiten, die eine normale körperliche und geistige Entwicklung des Kindes in nicht geringfügigem Maße gefährden.
2. Vorrangige Erfassung von psychosozialen Belastungsfaktoren und Auffälligkeiten, die sich nachweislich negativ auf die Entwicklung eines Kindes auswirken und durch Praxispädiater ausreichend gut erfasst und behandelt bzw. in ein Netzwerk der Frühen Hilfen oder eine entsprechende Fachstelle vermittelt werden können.
3. Integrierbarkeit in den für Früherkennungsuntersuchungen vorgegebenen und abrechenbaren Zeitrahmen.

Vor diesem Hintergrund wurde der Pädiatrische Anhaltsbogen als ein Instrument entwickelt, das Praxispädiater im Rahmen der Früherkennungsuntersuchungen im 1. Lebensjahr bei der Wahrnehmung, Dokumentation und Kommunikation von psychosozialen Belastungen unterstützen soll.

8.2 Entwicklung des Pädiatrischen Anhaltsbogens

Der „Pädiatrische Anhaltsbogen zur Einschätzung von psychosozialem Unterstützungsbedarf bei der U3 bis U6" wurde zwischen November 2011 und Dezember 2012 unter Förderung des Nationalen Zentrums Frühe Hilfen mittels einer strukturierten Expertenbefragung entwickelt. Am gewählten Delphiverfahren nahmen deutschlandweit 41 Experten verschiedener mit Pädiatrie, Kinderschutz und frühen Hilfen assoziierten Berufsgruppen teil.

Während des mehrstufigen Befragungsprozesses wurden Faktoren aus einem Pool an bekannten psychosozialen Belastungsfaktoren hinsichtlich der Relevanz für einen psychosozialen Hilfebedarf und der Anwendbarkeit in einem praxispädiatrischen Kontext bewertet. In einem anschließenden eintägigen Workshop wurde im direkten Austausch mit den Experten ein weitgehender Konsens über die Inhalte und den Aufbau des pädiatrischen Anhaltsbogens erzielt.

Um eine möglichst hohe Akzeptanz und Praktikabilität des Anhaltsbogens im Praxisalltag zu gewährleisten, wurden zusätzlich erfahrene niedergelassene Pädiater zu einer Gesprächsrunde eingeladen. Erarbeiteter Aufbau, Inhalte und strukturelle Rahmenbedingungen der Anwendung des pädiatrischen Anhaltsbogens fanden hier eindeutige Zustimmung (Barth et al. 2012).

8.3 Aufbau und Inhalt

Der Pädiatrische Anhaltsbogen ist eng an die Struktur, den Ablauf und die Abfolge von Früherkennungsuntersuchungen angelehnt. Pädiater können dabei in drei Indikationsbereichen beobachtete psychosoziale Belastungen zwischen dem 3. und 12. Lebensmonat (U3–U6) dokumentieren.

Die 3 Indikationsbereiche sind:
1. Psychosoziale Belastungen, die die Bewältigungsmöglichkeiten junger Familien zu übersteigen drohen und noch zu keinen klinisch relevanten Störungen geführt haben. Hierzu zählen eine auffällige Familienanamnese, Auffälligkeiten beim Kind, Belastungen der Hauptbezugsperson und Auffälligkeiten in der Eltern-Kind-Interaktion.
2. Klinisch relevante Regulationsstörungen des Säuglings.
3. Klinisch relevante Hinweise auf eine postpartale Depression der Hauptbezugsperson.

Bei einer positiven Befundung eines oder mehrerer der drei Bereiche liegt ein psychosozialer Hilfebedarf vor, der in einem pädiatrischen Gespräch mit den Eltern weiter exploriert wird.

Bestätigt sich das Vorliegen von psychosozialen Belastungsfaktoren auf der Basis des Anhaltsbogens und Gesprächs, werden dem Pädiater folgende Möglichkeiten des weiteren Vorgehens vorgeschlagen:
- Liegen klinisch relevante Zeichen für eine postpartale Depression der Hauptbezugsperson oder eine interaktive Regulationsstörung vor, dann sind diese durch entsprechend qualifizierte Therapeuten weiter abzuklären und ggf. zu behandeln (ggf. eigene pädiatrische Beratung und Vermittlung an eine externe Fachstelle).
- Liegen keine klinisch relevanten Zeichen, jedoch psychosoziale Belastungen vor, dann kann der Pädiater an die Koordinierungsstelle Frühe Hilfen vermitteln oder selbst antizipatorisch beratend tätig werden.
- Ist sich der Pädiater auch nach einem pädiatrischen Beratungsgespräch in seiner Bewertung unsicher, kann er die weitere Entwicklung bis zur nächsten Früherkennungsuntersuchung abwarten.

Entscheidend ist eine Abwägung zwischen den momentanen Belastungen und den vorhandenen Bewältigungsressourcen der Familie. Wenn die vorherrschenden Belastungen die Bewältigungsmöglichkeiten einer Familie zu übersteigen drohen, brauchen diese Familien teilweise lebenspraktische Unterstützung und ein psychosozialer Hilfebedarf ist somit indiziert.

> Es ist abzuwägen zwischen der Belastung und den vorhandenen Bewältigungsressourcen der Familie. Reichen die Ressourcen nicht aus, ist ein Hilfebedarf vorhanden.

Der Pädiatrische Anhaltsbogen umfasst 4 Seiten. Auf der ersten Seite werden Familien- und Sozialanamnese zusammenfassend erhoben (◘ Abb. 8.1). Hierunter fallen das Alter der Eltern, mit der Möglichkeit den Risikofaktor besonders junger Mütter (jünger als 18 Jahre) zu dokumentieren, Items rund um Schwierigkeiten bei Schwangerschaft und Geburt, die Erfassung erhöhter Fürsorgeanforderungen des Kindes, familiärer schwerwiegender Erkrankungen oder sonstiger Belastungen und die Gesundheitsfürsorge, wobei hier die wahrgenommenen U-Untersuchungen sowie eventuelle Kinderarztwechsel festgehalten werden können.

Die 13 Items auf der zweiten Seite (◘ Abb. 8.1) bilden den Kerninhalt des Anhaltsbogens und umfassen die drei oben beschriebenen Indikationsbereiche, die wie folgt untergliedert sind: Zu den psychosozialen Belastungen zählen die Bereiche „Familienanamnese" (Item 1: die momentanen Belastungen drohen die Bewältigungsmöglichkeiten der Familie zu übersteigen), „Auffälligkeiten beim Kind" (Item 2: Pflege/Ernährung, Item 3: Entwicklung/Verhalten aus Sicht des Pädiaters und Item 4: Entwicklung/Verhalten aus Sicht der Eltern), „Belastungen der Hauptbezugsperson" (Item 5: Erschöpfung und Item 6: selbstberichtete mangelnde Unterstützung) und „Auffälligkeiten in der Eltern-Kind-Interaktion" (Item 7: mangelnde Zuwendung, Item 8: wenig einfühlsames Handling und Item 9: Anzeichen von Überforderung).

Unter klinisch relevante Symptome des Kindes fallen Regulationsstörungen (Item 10: Exzessives Schreien/starke Unruhe, Item 11: Schlafstörungen

8.3 · Aufbau und Inhalt

Pädiatrischer Anhaltsbogen zur Einschätzung von psychosozialem Unterstützungsbedarf (U3-U6)

Mutter		Geburtstag:			

Mutter jünger als 18 Jahre	

Familienanamnese

Schwangerschaft / Geburt

Risikonummern Risikonummern der Gynäkologie (Mutterpass / gelbes Heft)	06	07	13	25	29	30	31
Anzahl Schwangerschafts-Vorsorgeuntersuchungen							
Erstuntersuchung Schwangerschaftswoche							

Fürsorgeanforderungen / Familiäre Erkrankungen / Belastungen

Kind mit erhöhten Fürsorgeanforderungen (z.B. Mehrlinge)	
Schwere Erkrankungen in der Familie - wer / welche	
Sonstige Belastungen	

Gesundheitsfürsorge

Durchgeführte U-Untersuchungen

	U1	U2	U3	U4	U5	U6
Kinderarztwechsel					ja	nein

◘ **Abb. 8.1** Pädiatrischer Anhaltsbogen, Seite 1–4

Psychosoziale Belastungen

Familienanamnese

	U3	U4	U5	U6
Die momentanen Belastungen drohen die Bewältigungsmöglichkeiten der Familie zu übersteigen	U3	U4	U5	U6

Auffälligkeiten beim Kind

	U3	U4	U5	U6
Pflege / Ernährung	U3	U4	U5	U6
Entwicklung / Verhalten (Sicht des Pädiaters)	U3	U4	U5	U6
Entwicklung / Verhalten (Sicht der Eltern)	U3	U4	U5	U6

Belastungen der Hauptbezugsperson

	U3	U4	U5	U6
starke Erschöpfung	U3	U4	U5	U6
selbstberichtete mangelnde Unterstützung	U3	U4	U5	U6

Eltern-Kind-Interaktion

	U3	U4	U5	U6
mangelnde Zuwendung (Blick-, Körperkontakt, Ansprache)	U3	U4	U5	U6
wenig einfühlsames Handling	U3	U4	U5	U6
Anzeichen von Überforderung	U3	U4	U5	U6

Klinisch relevante Symptome

Regulationsstörungen

	U3	U4	U5	U6
Exzessives Schreien / starke Unruhe	U3	U4	U5	U6
Schlafstörungen	U3	U4	U5	U6
Fütterstörungen	U3	U4	U5	U6

Anzeichen Postpartaler Depression

	U3	U4	U5	U6
Antriebslosigkeit, Freudlosigkeit	U3	U4	U5	U6

Abb. 8.1 Fortsetzung

8.3 · Aufbau und Inhalt

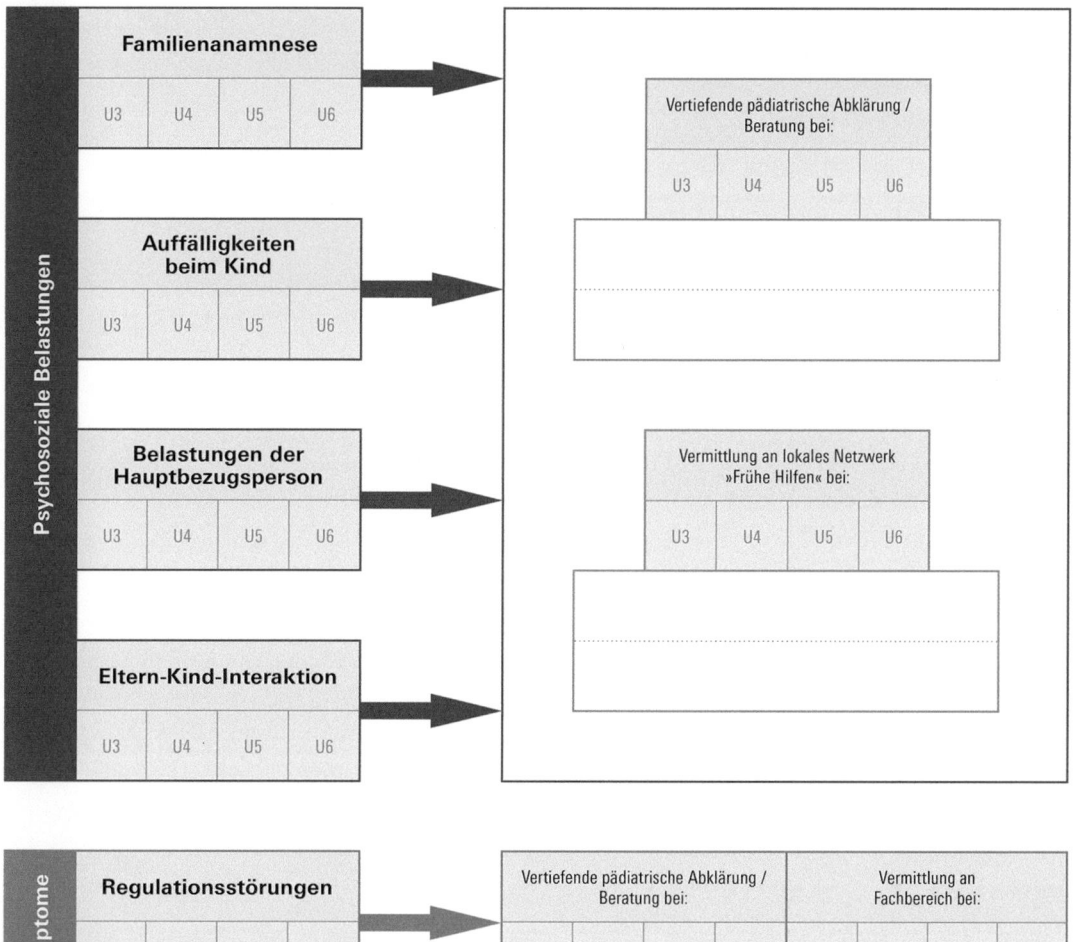

◘ Abb. 8.1 Fortsetzung

Falls keine Eintragung auf S.2 und S.3:					
Kein Hilfebedarf bei der Familie erkennbar:		U3	U4	U5	U6

Die Beurteilung des Hilfebedarfs fiel mir:	sehr leicht	leicht	weder noch	schwer	sehr schwer

Vorstellung empfohlen bei:	Datum / Unterschrift

Vorstellung bei Fachstelle ist erfolgt:	Ja	Nein

Empfohlene Maßnahme der Fachstelle:

Eltern nehmen an der Maßnahme teil:	Ja		Nein	
Anzahl der Termine:	Einmal		Mehrmals:	
Maßnahme hilft aus pädiatrischer Sicht:	sehr gut	gut	weder noch	schlecht	sehr schlecht

Familiäre Ressourcen:

Bemerkungen:

Abb. 8.1 Fortsetzung

und Item 12: Fütterstörungen). Zum Indikationsbereich postpartale Depression auf Seite der Hauptbezugsperson zählt Item 13: Antriebslosigkeit/Freudlosigkeit.

Anhand dieser 13 Items trifft der Pädiater seine Einschätzung über einen psychosozialen Hilfebedarf der Familie.

In der zusammenfassenden Übersicht auf Seite 3 (◘ Abb. 8.1) kann der Pädiater Einschätzungen der zweiten Seite übertragen und das Vorgehen im Fall von Belastungen, insbesondere sein Vermittlungs-/Überweisungsverhalten dokumentieren. Es werden dabei 2 Handlungsoptionen vorgeschlagen, zum einen eine vertiefte pädiatrische Abklärung oder Beratung und/oder die Möglichkeit, betroffene Familien an eine Fachambulanz (bei Vorliegen klinisch relevanter Symptome) oder an das lokale Netzwerk Frühe Hilfen (bei psychosozialen Belastungen) zu vermitteln.

Auf der vierten Seite (◘ Abb. 8.1) können zusätzliche Beobachtungen, Befunde und Empfehlungen notiert werden. Hier können auch Bewältigungspotenziale und Ressourcen der Familie, geplante oder bereits durchgeführten Maßnahmen sowie vereinbarte Vorstellungstermine bei etwaigen Fachstellen vermerkt werden.

Mit dem Anhaltsbogen hat der Kinderarzt die Möglichkeit, sowohl den Status quo als auch den zeitlichen Verlauf einzelner Belastungen im 1. Lebensjahr (U3–U6) abzubilden.

> Der pädiatrische Anhaltsbogen ist sowohl als Quer- als auch als Längsschnittinstrument einsetzbar.

8.4 Handhabung und Auswertung

Ergeben sich für ein Item deutliche Anzeichen für vorhandene Belastungen, so wird in das zum jeweiligen Untersuchungstermin gehörende Kästchen ein Kreuz gesetzt. Sind keine Auffälligkeiten erkennbar, wird kein Kästchen angekreuzt. Ist sich der Pädiater in Bezug auf die Belastungseinschätzung unsicher, so kann er ein Fragezeichen setzen und beim nächsten Praxisbesuch eine erneute Einschätzung vornehmen. Der Befund des Pädiatrischen Anhaltsbogens wird dann als „positiv" gewertet, wenn ein psychosozialer Unterstützungsbedarf der Familie besteht. Dies wird sichtbar, wenn der Pädiater auf Seite 2 des Anhaltsbogens mindestens ein Kreuz bei einem Item zum Zeitpunkt der entsprechenden U-Untersuchung gesetzt hat. Bei einem „negativen" Befund ist die Familie unauffällig und im Bogen ist kein Kreuz gesetzt worden. Den Anhaltsbogen ergänzt eine Handanweisung, die die Anwendung des Anhaltsbogens genauer erklärt (▶ Kap. 15).

8.5 Evaluation im Praxistest – Ausgewählte Studienergebnisse

Zur Evaluation des pädiatrischen Anhaltsbogens wurden im Zeitraum zwischen Anfang 2013 und Mitte 2015 an den beiden Studienstandorten München und Freiburg im Breisgau Untersuchungen durchgeführt, die vom Nationalen Zentrum Frühe Hilfen und der Initiative Gesund.Leben.Bayern des bayerischen Gesundheitsministeriums gefördert wurden. Es wurde die Anwendbarkeit des Anhaltsbogens im pädiatrischen Praxisalltag, die Validität des Instruments und Belastungsfaktoren von Patientenfamilien erforscht.

Zusammenfassend wurden folgende Bereiche untersucht:
- Die Evaluation gesundheitsrelevanter psychosozialer Belastungen von Säuglingen im 1. Lebensjahr im Rahmen der pädiatrischen Früherkennungsuntersuchung.
- Die Übereinstimmung der pädiatrischen Einschätzung psychosozialer Belastung anhand des Anhaltsbogens mit einem von eigens geschulten Psychologen durchgeführten Interview
- Die Untersuchung der Betreuung der Kinder/Familien im Gesundheits- und Sozialwesen und die Rate der Vermittlung bzw. der Inanspruchnahme der Angebote des Koordinierungssystem der Frühen Hilfen.
- Die Untersuchung der Praktikabilität und der Akzeptanz des Anhaltsbogens in der pädiatrischen Praxis.

8.5.1 Methoden

Studiendesign

Die Zielgruppe der prospektiven, explorativen Feldstudie bildeten Familien mit Säuglingen im 1. Lebensjahr, die zur Früherkennungsuntersuchung U5 (Alter des Säuglings ca. 6 Monate) in die teilnehmenden pädiatrischen Praxen kamen. Der Einsatzzeitpunkt des pädiatrischen Anhaltsbogens zur Früherkennungsuntersuchung U5 wurde gewählt, da davon auszugehen war, dass die Familien der Praxis dann in der Regel bereits bekannt sind und sich ein gewisses Vertrauensverhältnis zwischen Eltern und Pädiater entwickelt hat. Darüber hinaus hat sich ein halbes Jahr nach Geburt des Kindes die neue Familiensituation meist konsolidiert, sodass Aspekte der Eltern-Kind-Interaktion und erste Anzeichen für auffällige Entwicklungen besser erkannt werden können.

Nach Einschluss in die Studie (schriftliches Einverständnis und entsprechende Aufklärung durch Pädiater oder Praxispersonal) wurden die Familien einmalig vom Kinderarzt anhand des pädiatrischen Anhaltsbogens während der U5 hinsichtlich eines psychosozialen Hilfebedarfs eingeschätzt. Familien, bei denen sich ein auffälliger Befund ergab, wurden zu einem ausführlichen Forschungsinterview im häuslichen Kontext gebeten, ebenso eine Zufallsauswahl aus der Gruppe der Familien mit unauffälligem Befund im Anhaltsbogen. Die Einschätzung der Pädiater zur U5 wurde anschließend mit dem Ergebnis der Interviewer (geschultes psychologisches Personal) anhand des Forschungsinterviews verglichen. Die Interviewer waren dabei verblindet, kannten die pädiatrische Einschätzung zum psychosozialen Hilfebedarf also im Vorfeld nicht.

Unabhängig davon, ob ein psychosozialer Hilfebedarf vorlag und ob der Pädiater weitere Schritte einleitete oder nicht, wurden alle Familien ca. 6 Monate später zur regulären Früherkennungsuntersuchung U6 erneut gesehen. Dabei wurde ein Nachuntersuchungsfragebogen ausgefüllt, der insbesondere den Betreuungsverlauf der Familien im Gesundheits- und Sozialsystem beleuchtete.

Gegen Ende der Studie wurden alle teilnehmenden Pädiater mithilfe eines Praktikabilitätsfragebogens zu ihren Erfahrungen und ihrer Zufriedenheit mit dem Anhaltsbogen befragt.

Um den Kinder- und Jugendärzten ein konkretes „Hilfswerkzeug" an die Hand zu geben, wurde im Rahmen der Studie für den Münchener Standort ein Leitfaden entwickelt, der sowohl inhaltlich Input zu den Themenbereichen des pädiatrischen Anhaltsbogens gibt als auch einen ortsspezifischen Teil mit lokalen Ansprechpartnern und entsprechenden Adressen bereithält und so bei der Evaluation psychosozialer Belastungen unterstützend wirken sollte (der Leitfaden zur Evaluation psychosozialer Umweltfaktoren im Rahmen der pädiatrischen Früherkennungsuntersuchung ist über die Autoren beziehbar). Zusätzlich wurden 2 Schulungen konzipiert und durchgeführt um die Kinder- und Jugendärzte inhaltlich und organisatorisch auf die Studienteilnahme vorzubereiten.

Stichprobe

Insgesamt konnten über beide Studienstandorte 31 Pädiater zur tatsächlichen Mitwirkung an der Studie motiviert werden. In München wurden 336 und in Freiburg 175 Patientenfamilien für eine Studienteilnahme gewonnen. Die Gesamtstichprobe umfasste demnach 511 Familien.

Materialien

In der Studie fanden insbesondere der pädiatrische Anhaltsbogen, ein Elterninterview (Freiburger Elterninterview FREI), ein Nachuntersuchungsfragebogen für den Zeitpunkt der Früherkennungsuntersuchung U6 und ein Praktikabilitätsfragebogen Anwendung (detaillierte Beschreibungen der Instrumente sind über die Autoren erhältlich).

8.5.2 Ergebnisse

Evaluation psychosozialer Belastungen im 1. Lebensjahr im Rahmen der Früherkennungsuntersuchung

14,5% der von den Pädiatern untersuchten Familien wiesen einen konkreten psychosozialen Unterstützungsbedarf auf. Die Gruppe der belasteten Familien unterschied sich von den unbelasteten Familien nicht hinsichtlich des Geschlechts des Kindes oder des Migrationshintergrundes.

8.5 · Evaluation im Praxistest – Ausgewählte Studienergebnisse

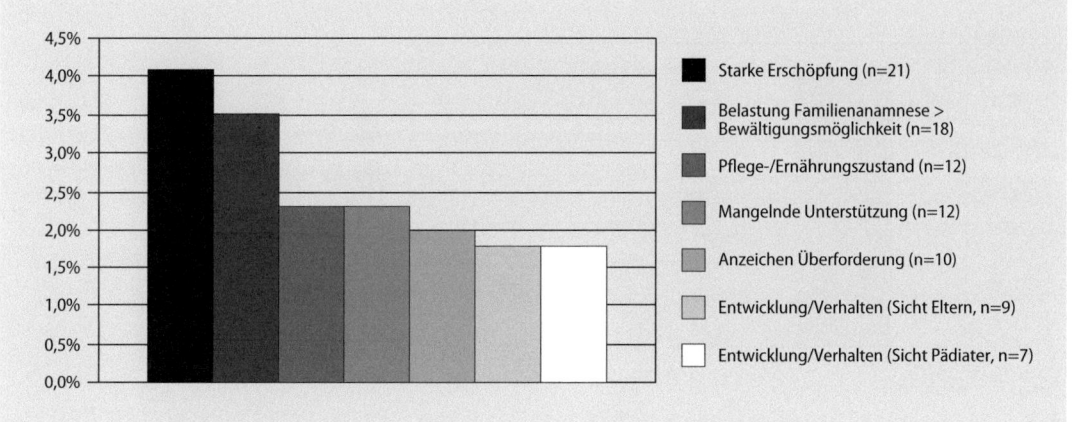

Abb. 8.2 Häufigkeiten einzelner psychosozialer Belastungsfaktoren in der Gesamtstichprobe

Die Betrachtung der einzelnen Items des pädiatrischen Anhaltsbogens ergab, dass Schlafstörungen (4,5% der Gesamtstichprobe) aus dem Bereich der klinisch relevanten Symptome und „starke Erschöpfung der Hauptbezugsperson" (4,1% der Gesamtstichprobe) unter den psychosozialen Belastungen am häufigsten von den Pädiater festgestellt wurden.

Eine detaillierte Verteilung aller 13 Items des Anhaltsbogens zeigen ◘ Abb. 8.2 und ◘ Abb. 8.3.

Für eine tiefergehende Differenzierung wurden die belasteten Familien in 3 Typen von Belastungsgruppen unterteilt:
1. Familien mit rein psychosozialer Belastung
2. Familien mit rein klinischer Belastung
3. Familien mit mehrfacher Belastung (psychosoziale und klinische Belastung).

Die größte Gruppe stellten hier eindeutig die Familien mit ausschließlich psychosozialer Belastung dar (◘ Abb. 8.4).

Während die Betrachtung der Gesamtstichprobe zeigte, dass die Familien von Jungen und Mädchen gleichermaßen häufig belastet waren, ergab sich zwischen den drei Belastungsgruppen ein signifikanter Unterschied hinsichtlich der Geschlechterverteilung: in der Gruppe der ausschließlich psychosozial belasteten Familien fanden sich zwar etwa gleich viele Jungen und Mädchen, innerhalb der ausschließlich durch klinische Symptome belasteten Familien waren es jedoch deutlich mehr Mädchen als Jungen und in der Gruppe der mehrfach belasteten Familien drehte sich das Verhältnis um (Chi^2= 7,937; df=2; p= 0,018).

Um darzustellen, ob Familien mit mehrfacher Belastung unter anderen Belastungsfaktoren leiden als Familien in den beiden verbleibenden Gruppen, wurde ein Gruppenvergleich nach Art der Belastungsitems durchgeführt. Der einzige signifikante Unterschied ergab sich zwischen Familien mit ausschließlich klinisch relevanten Symptomen und den mehrfach belasteten Familien: In der Gruppe der mehrfach belasteten Familien waren signifikant häufiger Kinder, die exzessiv schrien, als in der Gruppe, die ausschließlich durch klinisch relevante Symptome belastet war (Chi^2= 5,498; df=1; p=0,033); in allen anderen klinischen Belastungen unterschieden sie sich nicht wesentlich. Die Familien mit rein psychosozialer Belastung unterschieden sich in keinem Merkmal psychosozialer Belastung signifikant von den mehrfach belasteten Familien.

Der pädiatrische Anhaltsbogen erfasste auch die durch den Pädiater initiierte Unterstützung/ergriffenen Maßnahmen bei entsprechendem Vorliegen eines Hilfebedarfs der Familie. Insgesamt dokumentierten Pädiater bei 71,6% der belasteten Familien eine Art der durchgeführten Unterstützung in Form von eigener Beratung (66% der auffälligen Familien; 9,6% der Gesamtstichprobe) oder Vermittlung an Frühe Hilfen (10,8% der auffälligen Familien; 1,6% der Gesamtstichprobe) bzw. eine externe Fachambulanz (9,5% der auffälligen Familien; 1,4% der Gesamtstichprobe). 78,4% der rein psychosozial

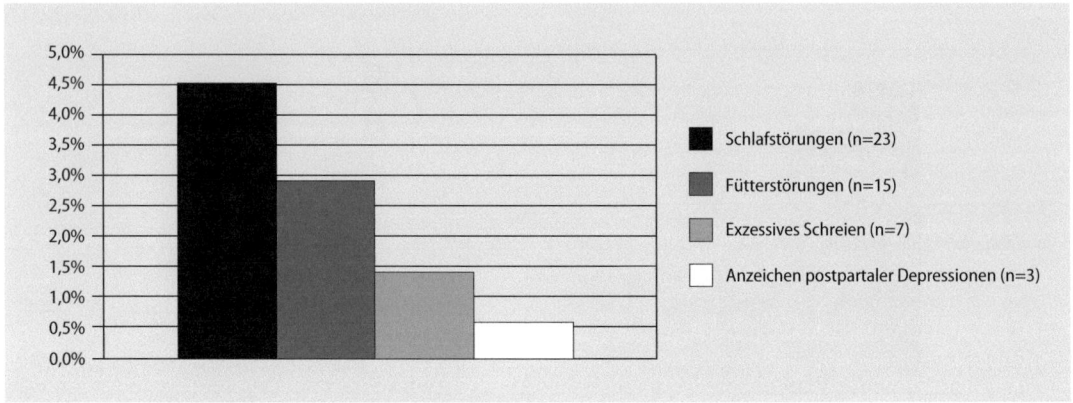

Abb. 8.3 Häufigkeiten einzelner klinisch relevanter Symptome in der Gesamtstichprobe

belasteten Familien erhielten laut Dokumentation eine Form der Unterstützung, bei den Familien mit ausschließlich klinisch relevanten Symptomen waren es 70%. Familien mit mehrfacher Belastung erhielten zu 58,8% eine durch den Pädiater dokumentierte Unterstützungsform.

Übereinstimmung der Ergebnisse im Anhaltsbogen mit dem Elterninterview

Für die Übereinstimmungsschätzung zwischen der Beurteilung eines Hilfebedarfs durch die Pädiater und die Interviewer waren für die Evaluation des pädiatrischen Anhaltsbogens 2 Werte von besonderem Interesse:
- die Übereinstimmungsrate bezüglich der von den Pädiater als belastet eingeschätzten Familien (Positiver Vorhersagewert: PPV) und
- die bei den von den Pädiater als unbelastet eingeschätzten Familien (Negativer Vorhersagewert: NPV).

Bei knapp zwei Dritteln der aus ärztlicher Sicht belasteten Familien stimmten die Einschätzungen der Interviewer mit denen der Pädiater überein (PPV=64,7%; KI 95%=0,504–0,768). Waren Familien aus ärztlicher Sicht psychosozial unbelastet, traf dies bei 72% (KI 95%=0,640–0,788) dieser Familien auch im Interview zu (Barth u. Renner 2015). Die Evaluation des Anhaltsbogens ergab eine geschätzte Sensitivität von 26,1% (KI 95%=18,7–35,2%) und eine geschätzte Spezifität von 93,0% (KI 95%=89,1–95,6%) (Belzer et al. 2014).

Betreuung im Gesundheits- und Sozialwesen und Inanspruchnahme von Frühen Hilfen

Beim Einsatz des Nachuntersuchungsfragebogens bei der Früherkennungsuntersuchung U6 wurden die Betreuung der Familien im Gesundheits- und Sozialwesen seit der U5 sowie die Rate der Vermittlung bzw. der Inanspruchnahme der Angebote Früher Hilfen erfasst. Es befanden sich zum Zeitpunkt der U6 nach einem Dropout von knapp 15% noch 433 Familien in der Stichprobe, darunter 60 (81% der bei U5 auffälligen Familien) der bei U5 als belastet eingestuften.

Kontakte zum Gesundheitswesen

Die Kontakte aller Familien zum Gesundheitswesen sind in Tab. 8.1 dargestellt.

Der Gruppenvergleich zwischen bei U5 unauffälligen und auffälligen Familien zeigte, dass die auffälligen signifikant häufiger „sonstige Arztkontakte" (Chi^2=5,099; df= 1; p=0,042) sowie „sonstige Kontakte zum Gesundheitswesen" (Chi^2=8,938; df=1; p=0,005) hergestellt hatten. Am häufigsten wurden hier Besuche in der Physiotherapie und in Schreibabyambulanzen genannt.

Kontakte zum Sozialreferat und der Jugendhilfe

Über die Häufigkeit und Art der Nutzung der Familien von Angeboten des Sozialreferats/der Jugendhilfe gibt Tab. 8.2 Aufschluss.

Es konnten keine signifikanten Unterschiede zwischen bei U5 auffälligen und nicht auffälligen Familien bezüglich der Häufigkeit und Art der

8.5 · Evaluation im Praxistest – Ausgewählte Studienergebnisse

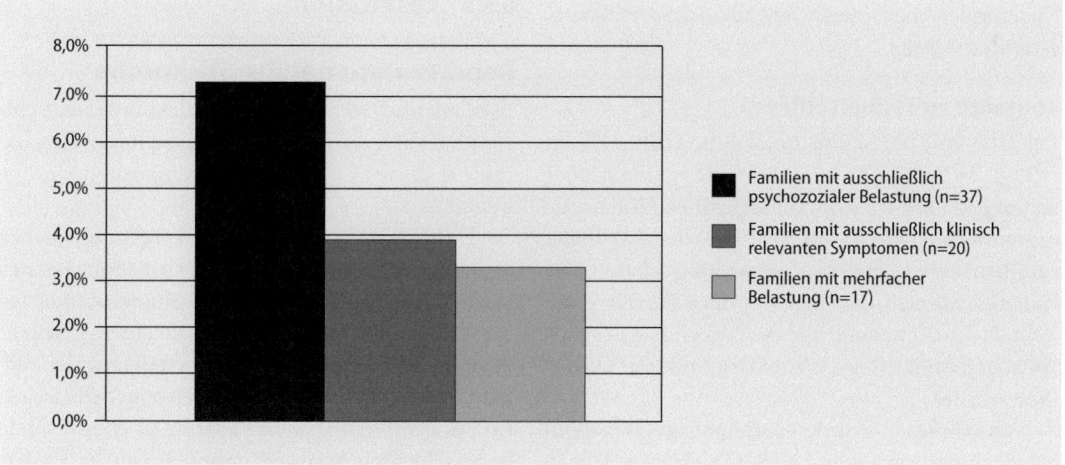

◘ Abb. 8.4 Häufigkeiten der 3 Belastungstypen in der Gesamtstichprobe

◘ Tab. 8.1 Übersicht über Anzahl und Form der Kontakte der befragten Familien zum Gesundheitswesen

Kontakte zum Gesundheitswesen	Anzahl Familien insgesamt		Darunter Anzahl bei U5 auffällig gewesener Familien	
	N	% der Gesamtstichprobe	N	% der bei U5 auffälligen Familien
Krankenhausaufenthalte	38	8,8%	5	6,8%
Sonstige Arztkontakte (ohne Pädiaterkontakte)	47	10,9%	8	10,8%
Konsultation Sozialpädiatrisches Zentrum	14	3,2%	6	8,1%
Sonstige Kontakte Gesundheitswesen (Schreibabyambulanz, psychiatrische Fachambulanz Physiotherapie, Ergotherapie etc.)	20	4,6%	10	13,5%

◘ Tab. 8.2 Häufigkeit und Art der Nutzung der Familien von Angeboten des Sozialreferats/der Jugendhilfe

	Anzahl Familien gesamt		Darunter Anzahl bei U5 auffällig gewesener Familien	
	N	% der Gesamt-stichprobe	N	% der bei U5 auffälligen Familien
Kontakt zu Frühförderstellen	1	0,2%	0	0
Kontakt Erziehungsberatungsstelle	1	0,2%	0	0
Beratung durch Sozialdienst	2	0,5%	0	0
Kontakt Jugendamt	5	1,2%	1	1,4%

Nutzung der Angebote des Jugend- und Sozialdiensts gefunden werden.

Kontakte zu Frühen Hilfen

Zuletzt wurde die Inanspruchnahme Früher Hilfen erfragt. 16 Familien (3,7% der Gesamtstichprobe) hatten nach der U5 Kontakt zu Frühen Hilfen aufgenommen, davon waren 10 (13,5% der auffälligen Familien) bereit seit der U5 als auffällig bekannt. Die Pädiater gaben an, dass in 56,3% der Fälle (N=9) die Kontaktaufnahme aufgrund des Ergebnisses des pädiatrischen Anhaltsbogens zum Zeitpunkt der U5 initiiert wurde.

Am häufigsten wurden sozialpädagogische und entwicklungspsychologische Beratungsgespräche in Anspruch genommen. Die Häufigkeit der Nutzung von Angeboten Früher Hilfen variierte stark von vereinzelten Terminen über langfristige Betreuungen mit einem Termin pro Woche bis hin zu intensiver Nutzung von mehreren Stunden täglich.

> Die Rate an zu Frühen Hilfen vermittelten Familien steigerte sich im Studienverlauf von 1,6% bei U5 auf 3,7% der Gesamtstichprobe bei U6.

Praktikabilität und der Akzeptanz des pädiatrischen Anhaltsbogens im Praxisalltag

Den mittleren Zeitaufwand für die Anwendung des pädiatrischen Anhaltsbogens gaben die Kinder- und Jugendärzte mit 3–5 min an, wobei sich mit zunehmender Vertrautheit mit dem Instrument die Dauer noch verkürzte. Damit ist der Anhaltsbogen gut in die zeitliche Struktur einer pädiatrischen Praxis integrierbar. Für seine leichte Interpretierbarkeit und Verständlichkeit erhielt der Bogen die zweitbeste mögliche Note. Über 80% der Pädiater empfanden den Bogen als hilfreich und mehr als 70% möchten mit dem Anhaltsbogen auch zukünftig arbeiten. Die Kinder- und Jugendärzte gaben an, dass der Bogen bei der Strukturierung der eigenen Gedanken und Arbeitsvorgänge unterstütze, sehr übersichtlich sei, das Ansprechen sensibler Themen erleichtere und somit zu einem zusätzlichen Informationsgewinn über die Patientenfamilien führe und generell den Fokus auf psychosoziale Belastungen im Umfeld des Kindes erweitere.

8.5.3 Diskussion

Repräsentativität der Stichprobe

Es ist anzunehmen, dass einige Selektionseffekte entstanden sind, die angesichts des explorativen Charakters dieser Feldstudie hingenommen werden mussten.

Da aus zeitökonomischen und organisatorischen Gründen nicht ausnahmslos alle niedergelassenen Kinder- und Jugendärzte an den Studienstandorten erreicht werden konnten, muss von einem gewissen Selektionseffekt bei der Studienbeteiligung der Pädiater ausgegangen werden. Eine etwaige Selbstselektion der teilnehmenden Pädiater ist ebenso nicht auszuschließen: man könnte annehmen, dass die an der Studie teilnehmenden Pädiater in ihren Praxen bereits vor Einsatz des pädiatrischen Anhaltsbogens eher häufiger psychosoziale Belastungen bei Eltern ansprachen und sie gegenüber Frühen Hilfen prinzipiell positiver eingestellt waren als Pädiater, die sich gegen eine Teilnahme an dieser Studie entschieden. Die Rückmeldungen zur Studie zeigten aber, dass sich auch Pädiater beteiligt haben, die einer Exploration von psychosozialen Belastungen ursprünglich sehr zurückhaltend gegenüber standen und sich ursprünglich nicht als Türöffner für Frühe Hilfen sehen wollten.

Der vermutlich größte Bias entstand durch die von der Ethikkommission vorgegebene komplexe Eltern-Einverständniserklärung in München, die das Ausschlusskriterium mangelnder Deutschkenntnisse bei den Familien bedingte. Dies bringt zwar eine Einschränkung der Repräsentativität der Stichprobe mit sich, ließ sich aber aufgrund der geltenden Standards zum Schutz der Daten und Persönlichkeitsrechte der teilnehmenden Familien nicht umgehen.

Evaluation psychosozialer Belastungen im 1. Lebensjahr und Unterstützungsmaßnahmen

Hilfebedarf der untersuchten Familien

Von 511 zum Zeitpunkt der U5 untersuchten Familien identifizierten die Pädiater mithilfe des Anhaltbogens 14,5% als belastet. Aufgrund der anzunehmenden eingeschränkten Repräsentativität der Stichprobe stellt sich die Frage nach der

Verlässlichkeit dieses Werts: Es ist davon auszugehen, dass eine Anzahl belasteter Familien bei der Rekrutierung verloren ging, zum einen aufgrund mangelnder Deutschkenntnisse, zum einen anderen aus Sorge vor möglichen Resultaten aus der Studie (z. B. Kontaktierung des Jugendamts etc.) und nicht zuletzt aufgrund der etwaigen bereits vorhandenen starken psychosozialen Belastung, die eine Teilnahme als zusätzlichen Stressfaktor erscheinen ließ. Es ist daher nicht auszuschließen, dass es sich hier um eine deutliche Unterschätzung des tatsächlichen Hilfebedarfs handelt. Da ein psychosozialer Hilfebedarf bisher nicht standardisiert in der Praxispädiatrie erfasst wird, können hier keine Vergleichswerte anderer Studien herangezogen werden.

Geschlechtsspezifische Aspekte

Belastete Familien unterschieden sich von unbelasteten Familien nicht hinsichtlich des Geschlechts des Kindes. Andere Studien, die sich mit der Langzeitwirkung familiärer psychosozialer Belastungen befassten (z. B. Laucht et al. 2000) und den gesundheitlichen und sozial-emotionalen Verlauf ab dem Säuglingsalter erfassten, berichten ebenfalls keine Geschlechtsunterschiede, was als Hinweis für eine Bestätigung des hier vorliegenden Ergebnisses gewertet werden kann. Die Differenzierung in drei Belastungsgruppen (ausschließlich psychosozial belastet, ausschließlich klinisch belastet, mehrfach belastet) ergab allerdings dann einen signifikanten Unterschied hinsichtlich der Geschlechterverteilung: Mädchen fanden sich deutlich häufiger in den Familien mit ausschließlich klinisch relevanten Symptomen, Familien mit Jungen gehörten häufiger der Gruppe der mehrfach Belasteten an. In der Gruppe der rein psychosozial Belasteten ergab sich kein Unterschied, hier waren Mädchen und Jungen gleichermaßen vertreten. Dieses Ergebnis lässt einen Hinweis darauf zu, dass männliche Säuglinge im 1. Lebensjahr in ihren Familien häufiger multiplen Belastungen unterliegen. Das ist insbesondere relevant, da bekannt ist, dass Jungen insgesamt anfälliger auf Umwelteinflüsse und psychischen Stress reagieren als Mädchen (z. B. Mattejat 1985). Eine erhöhte Vulnerabilität gepaart mit dem häufig sowohl psychosozial als auch klinisch belasteten Familienumfeld stellt eine kritische Kombination dar, die Jungen im 1. Lebenshalbjahr als mögliche Risikogruppe erscheinen lässt und weitergehend untersucht werden sollte.

Migrationshintergrund

In Bezug auf den Migrationshintergrund fand sich zwischen unbelasteten und belasten Familien kein Unterschied. Es ist allerdings wahrscheinlich, dass unter den teilnehmenden Migrantenfamilien aufgrund des Ausschlusskriteriums mangelnder Deutschkenntnisse viele sehr gut integrierte und eher weniger belastete Familien waren. Gespräche über Erfahrungswerte der Pädiater vermittelten aber einen klaren Trend dahingehend, dass gerade Familien mit Migrationshintergrund z. B. aufgrund schwieriger Lebensumstände (sozioökonomischer Status, beengte Wohnverhältnisse, Trennung von der Ursprungsfamilie etc.) sehr häufig stark psychosozial belastet sind. Zusätzlich ist die Inanspruchnahme an präventiven Gesundheitsangeboten, wie beispielsweise auch der pädiatrischen Früherkennungsuntersuchung im Vergleich zur nicht migrierten Bevölkerung niedriger (Kamtsiuris et al. 2007), was eine besorgniserregende Kombination darstellt. Der Bias, der aufgrund des Ausschlusskriteriums entstanden sein dürfte, beeinflusst vermutlich dieses Ergebnis, was daher kritisch bewertet werden sollte.

Belastungen der Familien

Die Unterteilung der Familien in Belastungstypen ergab, dass die Gruppe der ausschließlich psychosozial belasteten Familien am größten war, gefolgt von Familien mit ausschließlich klinischen Symptomen und solchen mit multipler Belastung (psychosoziale und klinisch relevante Belastungen). Auffällig wurde, dass es Items gab, die so deutlich unterrepräsentiert waren, dass davon auszugehen ist, dass die Pädiater aus verschiedenen Gründen davor scheuten, sie zu vergeben bzw. die Merkmale dafür nicht regelmäßig erkannten: So wurden innerhalb der Kategorie Eltern-Kind-Interaktion (Domäne psychosoziale Belastungen) die Items „wenig einfühlsames Handling" sowie „mangelnde Zuwendung (in Form von seltenem Blickkontakt, wenig Körperkontakt)" überhaupt nicht vergeben. Die Ergebnisse lassen den Schluss zu, dass die Kategorie der

Auffälligkeiten in der Eltern-Kind-Interaktion den Kinder- und Jugendärzten Schwierigkeiten bereitete. Es ist zwar denkbar, dass unter den 511 Familien tatsächlich kein einziger Elternteil vertreten war, der dem Baby wenig Zuwendung entgegenbrachte oder einen weniger einfühlsamen Umgang mit ihm zeigte, dennoch erscheinen hier andere Gründe plausibler: Zum einen erfordert eine Interaktionseinschätzung aufgrund ihrer Komplexität und zu interpretierenden Feinheiten und Abstufungen viel Erfahrung. Es wäre also möglich, dass Defizite in diesem Bereich nicht zuverlässig erkannt wurden. Dagegen spricht, dass niedergelassene Pädiater in der Regel über einen sehr umfangreichen Erfahrungsschatz in der alltäglichen Beobachtung von Eltern-Kind-Dyaden verfügen und daher Unterschiede zwischen feinfühligem und weniger feinfühligem Umgang erkennen könnten. Zusätzlich erhielten sie im Vorfeld durch die Pädiaterschulungen Input zu diesem Thema, am Studienstandort München ebenso durch den Leitfaden.

Es gibt demnach eine Reihe an wahrscheinlicheren Gründen für eine Erklärung der schwachen Ausprägung dieses Belastungsfaktors. Zum einen wäre denkbar, dass Eltern beim Besuch des Kinderarztes besonders bemüht sind und ihr Umgang mit dem Kind in der Praxis vom alltäglichen Umgang abweicht. Am plausibelsten erscheint jedoch die Option, dass es sich hierbei um für den Pädiater sehr heikle Themen handelt, die schnell eine Wertung oder Bewertung der elterlichen Fähigkeiten implizieren. Im Vorfeld der Studie wurde daher auch von Pädiatern kritisch angemerkt, dass sie befürchten, Patientenfamilien mit dem Ansprechen solcher Aspekte zu verlieren.

Auch im Bereich der klinisch relevanten Symptome waren sowohl auf Kind- als auch auf Elternseite Prävalenzen im Vergleich zur Gesamtbevölkerung meist deutlich erniedrigt. Unter den klinisch relevanten Symptomen auf der Seite des Kindes war die Schlafstörung am stärksten vertreten, gefolgt von Fütterstörung und exzessivem Schreien. Diese Rangfolge deckt sich mit Angaben aus anderen Studien, allerdings sind die einzelnen Prävalenzraten in der vorliegenden Untersuchung insgesamt deutlich geringer: Schieche et al. geben eine Häufigkeit von etwa 15–20% für Schlafstörungen in der Normalbevölkerung an, dagegen waren in der vorliegenden Stichprobe nur 4,5% betroffen (Schieche et al. 2004). Auch Fütterstörungen werden andernorts mit einer Auftretenswahrscheinlichkeit von 15–20% angegeben (von Hofacker et al. 2004), wohingegen in der Stichprobe nur 2,9% Betroffene zu finden waren. Das gleiche Phänomen findet sich beim exzessiven Schreien: 1,4% der Familien waren betroffen, während Ziegler et al. von einem Vorkommen von ca. 8,3% nach dem dritten Lebensmonat ausgehen (Ziegler et al. 2004).

Besonders gravierend wird die Diskrepanz im Bereich der elterlichen klinischen Symptome: Anzeichen für eine postpartale Depression vergaben die Pädiater insgesamt nur in 3 Fällen, was einer Prävalenzrate von 0,6% für die Studie entspricht. Dagegen sprechen beispielsweise Kurstjens et al. oder von Ballestrem et al. von Prävalenzraten zwischen 3–4% bis hin zu 10–15% (Kurstjens et al. 2001, von Ballestrem et al. 2005). Gründe für diese abweichenden Angaben sind einerseits erneut in der eingeschränkten Repräsentativität der Stichprobe zu vermuten. Insbesondere im Fall der Anzeichen für eine postpartale Depression ist es aber auch denkbar, dass Kinder- und Jugendärzte Berührungsängste mit diesem konkreten Thema haben. Zum einen könnte dies der Furcht vor einer Verschreckung der Patienten geschuldet sein, zum anderen auch der Tatsache, dass viele Pädiater sich nicht zutrauen, Hinweise auf eine psychiatrische Erkrankung zu erkennen. Eine weitere Möglichkeit zu Erklärung liegt in einer methodischen Eigenheit des pädiatrischen Anhaltsbogens: Starke Erschöpfung kann häufig ein Symptom einer Depression sein. Im Anhaltsbogen wird die Erschöpfung den psychosozialen Belastungen zugeschrieben, die postpartale Depression den klinisch relevanten Symptomen. Ob eine solche Trennung von klinisch relevanten Symptomen und psychosozialen Belastungen, die sich teilweise gegenseitig bedingen oder überschneiden, sinnvoll ist, kann diskutiert werden. Es ist anhand dieser Systematik nicht auszuschließen, dass es Fälle gab, in denen der Pädiater unsicher war und sich entschied, statt des potenziell stigmatisierenden Items der Anzeichen für eine postpartale Depression lieber das inhaltsschwächere Item der starken Erschöpfung zu vergeben. Andererseits kann auch eine starke Erschöpfung ohne Vorliegen einer Depression vorliegen, sodass die Trennung in diesem Fall ihre Berechtigung findet.

8.5 · Evaluation im Praxistest – Ausgewählte Studienergebnisse

Umso erfreulicher ist die Tatsache, dass insgesamt Belastungen der Hauptbezugsperson („starke Erschöpfung") vergleichsweise häufig erkannt und dokumentiert wurden. Zu erwarten wäre gewesen, dass Pädiater häufiger Auffälligkeiten beim Kind finden, da diese dem bisherigen Hauptfokus der pädiatrischen Früherkennungsuntersuchung eher entsprechen würden. Die verhältnismäßig häufige Dokumentation der starken Erschöpfung der Hauptbezugsperson kann also als Indiz gewertet werden, dass die Kinder- und Jugendärzte für die Erweiterung des Fokus auf die Eltern bzw. das gesamte Familiensystem sehr offen sind und deren Belastungen auch erkennen und ansprechen.

> **Insgesamt betrachtet fällt auf, dass häufiger Familien mit psychosozialen Belastungen gefunden wurden als Familien mit klinisch relevanten Symptomen. Zusätzlich gab es Familien mit mehrfacher Belastung, also beiden Belastungsarten, die als Risikogruppe gesehen werden können, da die Kumulation mehrerer unterschiedlicher Belastungsfaktoren beispielsweise das Risiko auf Vernachlässigung und Misshandlung erhöht (z. B. Parrish et al. 2011).**

Ein Gruppenvergleich nach Art der Belastungsitems ergab einen signifikanten Unterschied in der Häufigkeit des Auftretens von exzessivem Schreien zwischen Familien mit ausschließlich klinisch relevanten Symptomen und mehrfach belasteten Familien, in allen anderen klinischen Belastungen unterschieden sie sich nicht wesentlich. Das vermehrte Auftreten von exzessiv schreienden Babies in der Gruppe der mehrfach belasteten Familien erscheint hier schlüssig. Es ist evident, dass in der Interaktion zwischen exzessiv schreienden Babies und ihren Eltern häufig sog. „Teufelskreise" entstehen (z. B. Papoušek 2004): Die Belastung der Eltern durch das sehr schwer zu beruhigende Schreien des Kindes wirkt sich negativ auf die Interaktion aus, positive gemeinsame Erlebnisse können von den Eltern weniger wahrgenommen und genutzt werden, da die eigene Erschöpfung übermächtig wird. Kommen dann noch zusätzliche psychosoziale Belastungen hinzu, die die Ressourcen der Eltern beanspruchen, ist es gut vorstellbar, dass sich die Symptomatik noch verschärft (▶ Kap. 5).

Die Familien mit rein psychosozialer Belastung unterschieden sich dagegen in keinem Merkmal psychosozialer Belastung signifikant von den mehrfach belasteten Familien. Diese Ergebnisse sprechen dafür, dass sich die mehrfach belasteten Familien nicht vorrangig in der Art der vorliegenden Belastung, sondern nur in der grundsätzlichen Kombination aus Belastungen psychosozialer und klinischer Art von den anderen Belastungsgruppen unterscheiden. Es wäre für folgende Studien interessant zu untersuchen, inwiefern sich diese Familien von den anderen Gruppen bezüglich weiterer denkbarer Faktoren (Ressourcen, Lebensstil etc.) unterscheiden um ein passgenaues Hilfsangebot entwickeln zu können.

Unterstützung der belasteten Familien

Der überwiegenden Mehrzahl (insgesamt 71,6%) der belasteten Familien wurde eine Form der Unterstützung zuteil. Positiv fällt auf, dass die Pädiater am häufigsten innerhalb der Gruppe der psychosozial belasteten Familien (78,8%) eine angebahnte Versorgung dokumentierten, was auf ein Bewusstsein der Relevanz von zeitnahen Hilfsangeboten bei Vorliegen psychosozialer Belastungen schließen lässt. Auch die Familien mit klinisch relevanten Symptomen scheinen mit 70% dokumentierter Unterstützung noch gut versorgt. Überraschend stellt sich die Situation bei den mehrfach belasteten Familien dar: Hier wurde nur in 58,8% der Fälle eine Versorgungsmaßnahme im pädiatrischen Anhaltsbogen vermerkt, was insbesondere im Hinblick auf die möglicherweise erhöhte Risikokonstellation durch eine Kumulation an Belastungen bedenklich erscheint. Eine mögliche Erklärung könnte hier sein, dass diese Familien in so hohem Maße auffällig waren, dass Unterstützung bereits von anderer Stelle (z. B. Geburtsklinik, anderer Facharzt o.ä.) initiiert wurde, die Familien demnach bereits versorgt waren zum Zeitpunkt der U5. Die aktuelle Version des pädiatrischen Anhaltsbogens sieht allerdings in erster Linie eine Dokumentation der vom Pädiater initiierten Hilfsangebote vor, sodass hier ein Informationsverlust über extern veranlasste Unterstützung entstanden sein mag und die Rate an tatsächlich versorgten Familien möglicherweise unterschätzt wurde.

Bei der Wahl der Unterstützungsangebote durch die Pädiater war auffällig, dass unverhältnismäßig oft eine eigene Beratung und Exploration vorgezogen und eher seltener zusätzlich Experten aus dem Bereich der Frühen Hilfen oder klinischer Settings konsultiert wurden. Folgestudien sollten untersuchen, worin die Gründe für dieses Vorgehen liegen und die Wirksamkeit des derzeit präferierten Vorgehens evaluieren. Die bessere Vernetzung zwischen Praxispädiatrie und Frühen Hilfen bzw. externen klinischen Fachstellen sollte durch gezieltere Information über die Zugangswege und Ansprechpartner vorangetrieben werden.

> Die Pädiater wählten als Hilfsangebot vergleichsweise häufig eine eigene Beratung aus, seltener zogen sie Frühe Hilfen oder Fachambulanzen hinzu. Pädiater in der Praxis sollten insbesondere besser mit Akteuren der Frühen Hilfen vernetzt werden.

Übereinstimmung der Ergebnisse des Anhaltsbogens mit dem Elterninterview

Die geschätzte Sensitivität des pädiatrischen Anhaltsbogens ist bezogen auf die mit dem Interview identifizierten positiven Fälle mit 26,1% sehr niedrig. 26,1% der anhand des Interviews als belastet eingeschätzten Familien wurden demnach auch von den Praxispädiatern als belastet eingestuft. Im Vergleich zum Interviewkontext wurden von den teilnehmenden Pädiatern viele Eltern mit Hilfebedarf nicht erkannt.

Die geschätzte Spezifität des Instruments dagegen ist mit 93,0% als sehr gut zu bewerten. Dies gilt ebenso für die Schätzsicherheit (95%). Dementsprechend werden die meisten der Eltern ohne Hilfebedarf im Interviewkontext auch von den Pädiatern korrekt eingestuft (Belzer et al. 2014).

Diesen Berechnungen zufolge wurde in der Gesamtstichprobe unter den vorherrschenden Standardbedingungen einer U5 eine erhebliche Anzahl an belasteten Familien von Pädiatern nicht erkannt – lediglich bei ca. einem Viertel der belasteten Familien kamen die an der Studie teilnehmenden Ärzte zu einer mit den Interviewern geteilten Belastungseinschätzung. Etwa ein Drittel der aus pädiatrischer Sicht belasteten Familien wurden von den Interviewern als unauffällig eingeschätzt.

Erklärend muss erwähnt werden, dass davon ausgegangen werden muss, dass die Beurteilungen der Kinder- und Jugendärzte vermutlich durch das Studiendesign teilweise verzerrt wurden, wofür mehrere Gründe denkbar sind:

Das Studienprotokoll sah entgegen der Logik des Anhaltsbogens als Längsschnittinstrument aus Machbarkeits- bzw. zeitökonomischen Gründen lediglich eine einmalige Belastungsdokumentation zum Zeitpunkt der Früherkennungsuntersuchung U5 vor. Bedingt durch dieses Design waren die Ärzte gezwungen, bei etwaigen vorliegenden Auffälligkeiten eine binäre Entscheidung (Hilfebedarf: ja/nein) zu treffen, was jedoch nicht unbedingt dem üblichen pädiatrischen Vorgehen bei den U-Untersuchungen entspricht. Die Ärzte beurteilen in den Früherkennungsuntersuchungen nicht nur querschnittlich den jeweiligen Status quo, sondern beobachten aufgrund der großen Variabilität der Entwicklungsprozesse im 1. Lebensjahr insbesondere bei subklinischen Auffälligkeiten bevorzugt deren weiteren Verlauf, bevor sie diese als tatsächliche Störung einstufen (Kelle 2010). Zusätzlich ergaben Rückmeldungen durch die Ärzte, dass diese bei auffälligen Befunden häufig zunächst gerne abwarten, um unnötige mögliche Stigmatisierungen der Familien zu vermeiden (Belzer et al. 2014).

Eine weitere denkbare Erklärung für die abweichenden Belastungseinschätzungen zwischen Pädiater und Interviewer liegt in der Verschiedenheit der Untersuchungs-Settings: Hier müssen die Variablen „Ort" (Praxis versus häusliches Umfeld der Familien), „verfügbare Zeit" (eng begrenzter Rahmen der U-Untersuchung versus mindestens 1 h Interview) sowie „Fokus" (überwiegende Fokussierung auf das Kind versus Fokus auf familiäre Lebenslage) als die Ergebnisse beeinflussende Faktoren miteinbezogen werden. Diese tragen vermutlich auch zu der häufigeren Feststellung von Belastungen im Interview bei.

Betreuung im Gesundheits- und Sozialwesen und Nutzung der Angebote der Frühen Hilfen

Kontakte zum Gesundheitswesen wurden von den Familien am stärksten genutzt. Am wenigsten wurden Angebote der Sozial- und Jugendhilfe (2,1% der Gesamtstichprobe) genutzt, was dem erfahrungsgemäß sehr häufig negativ konnotierten Bild von der

Jugendhilfe vonseiten vieler Eltern geschuldet sein könnte. Eine zusätzliche Erklärung könnte die eingeschränkte Repräsentativität der Stichprobe liefern.

Bei der Betrachtung der Betreuung der Familien im Gesundheits- und Sozialwesen ergaben sich einige Unterschied zwischen bereits bei U5 auffälligen Familien und den verbleibenden Familien.

Die Gruppe der bei U5 auffälligen Familien hatte erwartungsgemäß signifikant häufiger Kontakt zum Gesundheitswesen in Form von Facharztkontakten und Konsultierung von Fachambulanzen oder Therapeuten; insgesamt nutzten 16,9% der Gesamtstichprobe Angebote aus diesem Bereich.

Bei der U5 auffällige Familien traten im Zeitraum bis zur U6 außerdem auch signifikant häufiger in Kontakt mit Frühen Hilfen als die Familien, die bei der U5 unauffällig waren. Insgesamt hatten bei der U6 3,7% der Stichprobe Kontakt zu Frühen Hilfen. Wenngleich die Vermittlungsrate zu Frühen Hilfen definitiv noch ausgebaut werden sollte, fällt auf, dass sich die Anzahl der Kontakte von Familien zu Akteuren Früher Hilfen seit der U5 deutlich erhöht hat (von 1,6% auf 3,7%). Die Ärzte gaben an, dass in 56,3% der Fälle die Kontaktaufnahme zu Frühen Hilfen aufgrund des Ergebnisses des pädiatrischen Anhaltsbogens zum Zeitpunkt der U5 erfolgte. Dies lässt die Vermutung zu, dass es sich bei dieser Steigerung auch um einen Effekt des pädiatrischen Anhaltsbogens handeln könnte. Es ist gut denkbar, dass der Fokus der Pädiater auf psychosoziale Faktoren durch den Bogen erweitert und ihre Sensibilität für eine Vermittlung zu Frühen Hilfen während der Studienlaufzeit gestärkt wurde, sodass sie zwischen U5 und U6 begannen, mehr Familien weiterzuvermitteln.

> Zwischen der U5 und U6 wurden mehr Familien an die Frühen Hilfe vermittelt als vor der U5. Vermutlich hat der Pädiatrische Anhaltsbogen zu der vermehrten Vermittlung beigetragen.

Praktikabilität und der Akzeptanz des pädiatrischen Anhaltsbogens im Praxisalltag

Für die alltägliche Praxistauglichkeit des pädiatrischen Anhaltsbogens waren mehrere Faktoren ausschlaggebend, wovon der erste der Zeitfaktor war: den durchschnittlichen Zeitaufwand für die Anwendung des pädiatrischen Anhaltsbogens gaben die Kinder- und Jugendärzte mit 3–5 min an, wobei sich mit zunehmender Vertrautheit mit dem Instrument die Dauer noch verkürzte. In dieser Hinsicht scheint der Anhaltsbogen den Praxistest bestanden zu haben, denn da bei einer zukünftigen Implementierung in die pädiatrischen Früherkennungsuntersuchungen bisher eine Finanzierung noch nicht geklärt ist, sollte sich die Dauer der U-Untersuchung sowohl aus Gründen des praktischen Ablaufs als auch aus wirtschaftlichen Gründen nicht bedeutend verlängern.

Für seine leichte Interpretierbarkeit und Verständlichkeit erhielt der Bogen die zweitbeste Note. Dies zeigt, dass der Bogen bereits in seinem ersten Feldeinsatz einen guten Standard zu erfüllen scheint. Dennoch sollte über eine Überarbeitung nachgedacht werden, da die Verständlichkeit hier ein ausschlaggebendes Kriterium ist und der Pädiater keine zusätzliche Zeit auf die Interpretation seiner Instrumente verlieren sollte. Über 80% der Pädiater empfinden den Bogen als hilfreich und mehr als 70% möchten mit dem Anhaltsbogen auch zukünftig arbeiten. Aus Gesprächen ging hervor, dass einige Kinderärzte den Bogen bereits regelmäßig auch für die Verlaufsbeobachtung ihrer Patienten im Längsschnitt nutzen und ihr Praxispersonal im Umgang mit dem Bogen schulen. Dies spricht für die hohe Akzeptanz, die der pädiatrische Anhaltsbogen bereits jetzt erfährt.

Besonders positiv wurde die Erweiterung des Fokus auf psychosoziale Belastungsfaktoren durch die Unterstützung des Anhaltsbogens angemerkt. Nach ihrer Meinung zum pädiatrischen Anhaltsbogen gefragt, gaben die Ärzte im offenen Antwortformat an, dass sich insbesondere ihr Fokus auf psychosoziale Faktoren verstärkt hätte, da der Bogen als Erinnerungshilfe fungierte. Weiterhin wurde angemerkt, dass mit Anwendung des Bogens mehr Information über die Kinder und deren Familien gewonnen werden konnte, weil das Ansprechen sensibler Themen erleichtert wurde. Außerdem spielte das Befinden der Hauptbezugsperson in ihrer Wahrnehmung eine größere Rolle als zuvor. Nicht zuletzt wurde gelobt, dass der pädiatrische Anhaltsbogen die eigene Arbeit und Dokumentation besser zu strukturieren half.

> **Damit bestätigen die Pädiater die ursprüngliche Zielsetzung der Funktion des pädiatrischen Anhaltsbogens, nämlich als Wahrnehmungs-, Kommunikations- und Dokumentationshilfe bei der Evaluation psychosozialer Belastungen während der U-Untersuchungen zu dienen.**

Allgemein zeigten die Pädiater ein sehr großes Interesse am pädiatrischen Anhaltsbogen. Kritikpunkte, die genannt wurden, bezogen sich nur in sehr vereinzelten Fällen auf das Instrument selbst. Die Praxistauglichkeit des pädiatrischen Anhaltsbogens scheint durch diese Ergebnisse bestätigt zu sein. Einschränkend bleibt zu sagen, dass es sich in der vorliegenden Untersuchung um einen einmaligen Einsatz des Anhaltsbogens handelte, über die Praktikabilität als Längsschnittinstrument im Verlauf kann daher noch keine Aussage gemacht werden. Dies sollte aber im Sinne der Vollständigkeit des Praxistests in Folgestudien untersucht werden. Es ist anzunehmen, dass viele Pädiater sich auch für weitere Testphasen zu Verfügung stellen würden, da sie wie bereits beschrieben großes Interesse am Thema haben.

Diskussion der Methoden

Datenerhebung

Ziel der Studie war es, den pädiatrischen Anhaltsbogen einem ersten Praxistest zu unterziehen. Da es sich um ein eigens für die Anwendung innerhalb der pädiatrischen Früherkennungsuntersuchung entwickeltes Instrument handelt, erfolgte der Einsatz selbstredend in der pädiatrischen Praxis. Dieses Vorgehen brachte, wie jede Feldstudie, einige Unwägbarkeiten mit sich. Es ist klar davon auszugehen, dass es Störvariablen gab, die aufgrund der mangelnden Möglichkeit einer Kontrolle durch das Studienteam zu einer geringeren internen Validität führten. Es wurde zwar versucht, diese bestmöglich durch eine sehr intensive Betreuung der Praxen zu kontrollieren, dennoch musste abgewogen werden, bis zu welchem Grad des Eingriffs in den Praxisalltag dieser noch reibungslos ablaufen konnte.

Ein weiterer Punkt ist die Tatsache, dass der pädiatrische Anhaltsbogen zwar zu prüfende Items vorschlägt, aber dem Pädiater nicht vorgibt, wie er oder sie zu seiner Einschätzung über das Vorliegen der jeweiligen Belastung kommt. Der Anhaltsbogen liefert kein gewichtbares Ergebnis, durch dessen Scores man eine Einschätzung begründen könnte. Der pädiatrische Anhaltsbogen versteht sich als Wahrnehmungs-, Kommunikations-, und Dokumentationshilfe für den Kinder- und Jugendarzt: Ob dieser anhand seiner Erfahrungswerte im persönlichen Gespräch auf eine Belastung schließt oder beispielsweise Fragebögen als Hilfsmittel nutzt um zu einer Entscheidung zu kommen, ist ihm oder ihr dabei selbst überlassen. So unterstützt der Anhaltsbogen die Handlungsautonomie des behandelnden Arztes, was eine der Grundideen der Entwicklung darstellte und eine große Rolle für die Akzeptanz in der Praxis spielte.

> **Der Anhaltsbogen ist also ein Instrument, das die subjektive Wahrnehmung über das Vorliegen psychosozialer Belastungsfaktoren abbildet und den Pädiater während des Prozesses der Einschätzung als Erinnerungs- und Kommunikationshilfe dient.**

Vermutlich hatten die Kinder- und Jugendärzte der Studie vielfältige Arbeitsweisen und Methoden, um den Unterstützungsbedarf ihrer Patientenfamilien zu explorieren, sodass eine Vergleichbarkeit der Ergebnisse zwischen den verschiedenen Ärzten teilweise nur eingeschränkt sinnvoll ist. Die Datenerhebung durch die Pädiater war demnach nicht standardisiert, was zu Ungunsten der internen Validität zu werten ist. Es gilt hier aber nicht zu vergessen, dass auch der Ablauf der pädiatrischen Früherkennungsuntersuchung nicht unbedingt standardisiert ist und gerade die Handlungsautonomie und der Handlungsspielraum des Kinderarztes einen patientenwürdigen und vertrauensvollen Umgang erst möglich machen. Insofern passt der pädiatrische Anhaltsbogen sich genau den Rahmenbedingungen an, für die er entwickelt wurde.

Studiendesign

Ein weiterer möglicher Kritikpunkt ist im Studiendesign zu sehen: Da der pädiatrische Anhaltsbogen nur einmalig zum Zeitpunkt der U5 verwendet wurde, sind keine Aussagen über seine Leistung in der längsschnittlichen Verwendung möglich. Dies ist besonders bedauerlich, da für die Verlaufsbeobachtung der belasteten Familien eine erneute Untersuchung mithilfe desselben Instruments zur U6 wünschenswert gewesen wäre, um eine Vergleichbarkeit zwischen den Untersuchungszeitpunkten zu erlangen.

Die Studie wurde an zwei verschiedenen Standorten durchgeführt, die bezüglich vieler Rahmenbedingungen variieren (Interviewer, Rekrutierung und Schulung der Pädiater, Stadt – Land etc.). Trotzdem unterscheiden sich die Hauptergebnisse nicht zwischen den beiden Studienorten. Für die ökologische Validität der Ergebnisse spricht weiter, dass der durch die Studie bedingte Eingriff in die praxispädiatrische Routine minimal war. Der gewählte Erhebungsablauf (vom Pädiater zum Interviewer) modelliert außerdem den Zugang der Familien zu den Frühen Hilfen und lässt somit Rückschlüsse auf mögliche Schwierigkeiten an der Schnittstelle Pädiatrie – Frühe Hilfen zu. Weitere Stärken der Studie sind insbesondere die extern durchgeführte Randomisierung und Datenauswertung, die Verblindung der Interviewer und die für die Gesamtstichprobe vorgenommene Berechnung von unverzerrten Schätzern für die Übereinstimmung zwischen Ärzten und Interviewern. (Belzer et al. 2014).

Die Vorteile des Vorgehens innerhalb der Studie liegen demnach in der ökologischen Validität und Realitätsnähe der Studie. Die Abwägung zwischen wissenschaftlichen Standards und der Machbarkeit der Studie und insbesondere die Fokussierung auf das eigentliche Ziel der Studie, nämlich den pädiatrischen Anhaltsbogen im Einsatz von seinen zukünftigen Anwendern testen und bewerten zu lassen, sind in diesem Fall als Legitimierung einiger nicht vermeidbarer methodischer Einschränkungen zu sehen.

Überarbeitungsbedarf des pädiatrischen Anhaltsbogens

Ein Sinn des Praxistests lag darin, auch Schwächen des Anhaltsbogens zu identifizieren um einen eventuellen Überarbeitungs- und damit Optimierungsprozess in Gang zu setzen.

Insgesamt war die Systematik des Bogens, ein Kreuz zu setzen, wenn die Belastung vorlag und andersherum ein Kästchen frei zu lassen, wenn die Belastung nicht zu erkennen war, häufig missverständlich. Die Unklarheit, ob es sich bei einem nicht angekreuzten Kästchen um ein zuverlässiges „nicht zutreffend" oder einen fehlenden Wert handelte, rief besonders bei der statistischen Auswertung Irritationen hervor, könnte aber auch für die Pädiater in der Praxis problematisch sein. Es sollte daher eine ja/nein Ankreuzoption für alle Items eingeführt werden.

Auf inhaltlicher Ebene kann die strenge Unterteilung in psychosoziale Belastungen und klinisch relevante Symptome kritisiert werden, da sich häufig beide Belastungsbereiche gegenseitig bedingen. Gemäß dem bio-psychosozialen Modell von Krankheit und Gesundheit (Engel 1976), welches heute weiterentwickelt und immer noch sehr aktuell ist (z. B. Egger 2000), stellt der Mensch eine leib-seelische Ganzheit dar, bei der körperliche und psychische Vorgänge untrennbar untereinander und ebenso mit den individuellen sozialen Gegebenheiten verbunden sind. Es wäre demnach sinnvoll, im pädiatrischen Anhaltbogen die strikte Trennung der Belastungsbereiche „psychosozial" und „klinisch relevant" aufzuheben und insgesamt von bio-psychosozialen Belastungsfaktoren zu sprechen (Aktuell befindet sich der pädiatrische Anhaltsbogen in Überarbeitung für eine modifizierte Version im Bundesland Bayern).

8.6 Zusammenfassung

Es wurden insgesamt 511 Familien von 31 Pädiatern aus München und Freiburg anhand des pädiatrischen Anhaltsbogens zum Zeitpunkt der U5 auf ihren psychosozialen Unterstützungsbedarf hin untersucht. 14,5% der Familien wurden als belastet identifiziert, wobei die Gruppe der ausschließlich psychosozial belasteten Familien am größten war. Unter den psychosozialen Belastungen war eine starke Erschöpfung der Hauptbezugsperson am häufigsten vertreten, bei den klinisch relevanten Symptomen war es die kindliche Schlafstörung. Es gab auch Bereiche, die so deutlich unterrepräsentiert waren, dass davon auszugehen ist, dass die Pädiater aus verschiedenen denkbaren Gründen davor scheuten, sie zu vergeben bzw. die Merkmale dafür nicht erkannten. Hier besteht eindeutig weiterer Schulungsbedarf.

Der überwiegenden Mehrzahl der belasteten Familien wurde eine Form der Unterstützung zuteil, auffällig ist hier dass die Pädiater unverhältnismäßig häufig eine eigene Beratung vorzogen, anstatt zusätzlich Experten aus dem Bereich der Frühen Hilfen oder klinischer Settings hinzuzuziehen. Die bessere Vernetzung zwischen Praxispädiatrie und Frühen Hilfen bzw. externen klinischen Fachstellen sollte durch gezieltere Information über die Zugangswege und Ansprechpartner vorangetrieben werden.

Während die geschätzte Spezifität und Schätzsicherheit des Anhaltsbogens als sehr gut zu bewerten sind, zeigen die Ergebnisse bezüglich der Sensitivität, dass derzeit noch zu viele belastete Familien nicht zuverlässig als auffällig durch Pädiater erkannt werden. Hier gilt es zu überlegen, welche konkreten Hilfsinstrumente und Schulungsmaßnahmen den Praxispädiatern zusätzlich an die Hand gegeben werden können.

Bei einer Nachuntersuchung zum Zeitpunkt der U6 wurde die Betreuung der Familien im Gesundheits- und Sozialwesen wurde insbesondere die Vermittlung zu Frühen Hilfen seit der U5 erfragt. Die ursprünglich sehr niedrige Rate der Inanspruchnahme Früher Hilfen wurde seit Dokumentation bei U5 unter Verwendung des pädiatrischen Anhaltsbogens mehr als verdoppelt.

Der pädiatrische Anhaltsbogen erfährt eine hohe Akzeptanz unter den Pädiatern, 70% möchten ihn in ihren Praxisalltag standardmäßig integrieren. Die Umfrage bestätigte, dass der Anhaltsbogen sein Hauptziel, den Fokus innerhalb der U-Untersuchung auf psychosoziale Belastungen zu erweitern, erreichte und – trotz einiger Schwächen, die einer Überarbeitung bedürfen – den Praxistest bestanden hat.

8.7 Ausblick

Für eine engere Vernetzung von Praxispädiatrie und Frühen Hilfen und für eine weitere Adaptation des Pädiatrischen Anhaltsbogens an die bestehenden Anwendungsbedingungen einer pädiatrischen Praxis werden vermutlich noch weitere empirische Feldstudien erforderlich sein. Inhaltliche Schwerpunkte von Folgestudien sind zum einen Strategien für eine effektive Implementierung des Anhaltsbogens in der pädiatrischen Praxis, außerdem gilt es der strukturellen Frage einer möglichen Vergütung der Pädiater auf den Grund zu gehen. Zum anderen sollten konkretere Handreichungen für eine valide und zugleich zeitökonomische Erfassung elterlicher und familiärer Belastungen im pädiatrischen Praxisalltag entwickelt werden, wie es bereits mit dem innerhalb der Studie entwickelten Leitfaden angestoßen wurde.

Es sind Fortbildungskonzepte für Kinder- und Jugendärzte zu entwickeln und zu evaluieren, die weitaus stärker als bisher handlungs- und praxisbezogen sind. Hier sollten einerseits die Kernthemen des pädiatrischen Anhaltsbogens mit einem Schwerpunkt auf die sensiblen Themen der Eltern-Kind-Interaktion und postpartaler Depression thematisiert sein, andererseits auch das Netzwerk Frühe Hilfen und dessen Arbeitsweisen bzw. Zugangswege dorthin intensiv beleuchtet werden. Ferner sollten den Kinder- und Jugendärzten bei Bedarf für die Abklärung zentraler Belastungsbereiche konkretere Instruktionen und beispielsweise einzelne Schlüsselfragen an die Hand gegeben werden, die sie in ihrem Untersuchungskontext dabei unterstützen, offen mit Eltern über psychosoziale Belastungen und Unterstützungsbedarfe sprechen zu können.

> **Neue Fortbildungskonzepte zum Thema „Erfassung psychosozialer Belastungen" für Kinder- und Jugendärzte sollten weitaus stärker als bisher handlungs- und praxisbezogen sein.**

Eine weitere Konsequenz aus den vorliegenden Ergebnissen ist, dass die von Pädiatern oftmals ausschließlich durchgeführte vertiefende eigene Beratung von psychosozial belasteten Familien hinsichtlich ihrer Wirksamkeit evaluiert werden sollte. Ebenso sollte exploriert werden, warum im Detail eine Zusammenarbeit mit Akteuren der Frühen Hilfen vergleichsweise selten initiiert wurde und Wege gefunden werden, um die Kooperation voranzutreiben.

Schließlich sollte der pädiatrische Anhaltsbogen nach seinem Erfolg im ersten Praxistest in einzelnen Punkten angepasst und überarbeitet und ebenso auf seinen längsschnittlichen Nutzen hin untersucht werden. Mithilfe der so gewonnen Daten ließen sich qualifizierte Aussagen über den Verlauf und besondere Risiko- und Resilienzfaktoren der Familien mit psychosozialem Unterstützungsbedarf treffen und dann auch spezifischere Informationen zu Bedarf und Nutzung von lokalen Unterstützungsangeboten, Quantität und Qualität von Kooperationen zwischen Netzwerkpartnern und zur Wirksamkeit eingesetzter Hilfen (Kindler 2013) gewinnen und für die weitere gesundheits- und sozialpolitische Planung nutzen (Sann u. Renner 2013).

Literatur

Von Ballestrem CL, Strauss M, Kächele H (2005) Contribution to the epidemiology of postnatal depression in Germany – implications for the utilization of treatment. Arch Women Ment Health 8: 29–35.

Barth M, Belzer F, Kleinert L, Krippeit L, Martens-Le Bouar H, Mall V (2012) Entwicklung eines Screeningverfahrens zum Bedarf an Frühen Hilfen im Rahmen pädiatrischer Früherkennungsuntersuchungen. Unveröffentlicher Forschungsprojekt-Abschlussbericht. Zentrum für Kinder- und Jugendmedizin, Universitätsklinikum Freiburg, Kinderzentrum München & Nationales Zentrum Frühe Hilfen (NZFH), Köln.

Barth M, Renner I (2015) Kindermedizin und Frühe Hilfen. Entwicklung und Evaluation des pädiatrischen Anhaltbogens. Kompakt, Schriftenreihe der Bundesinitiative Frühe Hilfen, Köln.

Belzer F, Kleinert L, Buchholz A et al. (2014) Evaluation des Pädiatrischen Anhaltsbogens zur Einschätzung von psychosozialem Unterstützungsbedarf. Unveröffentlicher Forschungsprojekt-Abschlussbericht. Zentrum für Kinder- und Jugendmedizin, Universitätsklinikum Freiburg, kbo Kinderzentrum München, Lehrstuhl Sozialpädiatrie der Technischen Universität München & Nationales Zentrum Frühe Hilfen (NZFH), Köln

Bundesministerium für Familien, Senioren, Frauen und Jugend (BMFSFJ) (2006) Frühe Hilfen für Eltern und Kinder und soziale Frühwarnsysteme – Aktionsprogramm des Bundesministeriums für Familie, Senioren, Frauen und Jugend zum Schutz von Kleinkindern, zur Früherkennung von Risiken und Gefährdungen und zur Implementierung effektiver Hilfesysteme. Verfügbar unter: http://www.fruehehilfen.de/fileadmin/user_upload/fruehehilfen.de/downloads/60816KonzeptFrueheHilfen.pdf

Egger JW (2000) Die evolutionäre Erkenntnistheorie und der biopsychosoziale Krankheitsbegriff in der Medizin. In: Pieringer W & Ebner F (Hrsg) Zur Philosophie der Medizin. Springer, Wien/New York, S 173–189

Engel GL (1976) Psychisches Verhalten in Gesundheit und Krankheit. Huber, Bern

von Hofacker N, Papoušek M, Wurmser H (2004) Fütter- und Gedeihstörungen im Säuglings- und Kleinkindalter. In: Papoušek M, Schieche M, Wurmser H, Hrsg. Regulationsstörungen der frühen Kindheit. Frühe Risiken und Hilfen im Entwicklungskontext der Eltern-Kind-Beziehungen. Huber, Bern: S 171–199

Kamtsiuris P, Bergmann E, Rattay P, Schlaud M (2007) Inanspruchnahme medizinischer Leistungen. Ergebnisse des Kinder- und Jugendgesundheitssurveys (KiGGS). Bundesgesundheitsblatt Gesundheitsforschung Gesundheitsschutz 50 (5-6): 836–850

Kelle H (2010) Theoretische und methodologische Grundlagen einer Praxis- und Kulturanalyse der Entwicklungsdiagnostik. In: Kelle H, Hrsg. Kinder unter Beobachtung. Kulturanalytische Studien zur pädiatrischen Entwicklungsdiagnostik. Opladen, Budrich: S 23–39

Kindler H (2010) Risikoscreening als systematischer Zugang zu frühen Hilfen. Ein gangbarer Weg? Bundesgesundheitsblatt, 53: 1073–1079

Kindler H (2013) Beiträge zur Qualitätsentwicklung im Kinderschutz. Nationales Zentrum Frühe Hilfen (NZFH), Köln

Kurstjens S, Wolke D (2001) Effects of Maternal Depression on Cognitive Development of Children Over the First 7 Years of Life. Journal of Child Psychology and Psychiatry 42: 623–636

Laucht M, Esser G, Schmidt MH (2000) Entwicklung von Risikokindern im Schulalter: Die langfristigen Folgen frühkindlicher Belastungen. Zeitschrift für Entwicklungspsychologie und Pädagogische Psychologie 32 (2): 59–69

Martens-Le Bouar H, Renner I, Belzer F et al. (2013) Erfassung psychosozialer Belastungen in den Früherkennungsuntersuchungen im 1. Lebensjahr. Kinderärztliche Praxis 84: 94–99

Mattejat F (1985) Familie und psychische Störungen. Eine Übersicht zu den empirischen Grundlagen des familientherapeutischen Ansatzes. In: Remschmidt H, Hrsg. Klinische Psychologie und Psychopathologie (Bd 34). Ferdinand Enke Verlag, Stuttgart

Papoušek M (2004) Regulationsstörungen der frühen Kindheit: Klinische Evidenz für ein neues diagnostisches Konzept. In: Papoušek M, Schieche M, Wurmser H, Hrsg. Regulationsstörungen der frühen Kindheit. Huber, Bern: S 77–110

Parrish J, Young M, Perham-Hester K, Gessner B (2011) Identifying Risk Factors for Child Maltreatment in Alaska. A Population-Based Approach. American Jpurnal of Preventive Medicine 40: 666–673

Paul M (2012) Was sind Frühe Hilfen? In: Resch F, Maywald J, Hrsg. Frühe Kindheit. Die ersten sechs Jahre (Sonderausgabe: Frühe Hilfen: Gesundes Aufwachsen ermöglichen) Deutsche Liga für das Kind, Berlin: S 6–7

Sann A, Landua D (2010) Systeme Früher Hilfen: Gemeinsam geht's besser! Ergebnisse der ersten bundesweiten Bestandsaufnahme bei Jugend und Gesundheitsämtern. Bundesgesundheitsblatt 53: 1018–1028

Sann A, Renner I (2013) Frühe Hilfen: Die Prävalenz des Bedarfs. In: Nationales Zentrum Frühe Hilfen und Arbeitsstelle Kinder- und Jugendhilfestatistik, Hrsg. Datenreport Frühe Hilfen: Gefährdungslagen und Frühe Hilfen. Nationales Zentrum Frühe Hilfen, Köln: S 16–19

Schieche M, Rupprecht C, Papoušek M (2004) Schlafstörungen: Aktuelle Ergebnisse und klinische Erfahrungen. In: Papoušek M, Schieche M, Wurmser H, Hrsg. Regulationsstörungen der frühen Kindheit. Frühe Risiken und Hilfen im Entwicklungskontext der Eltern-Kind-Beziehungen. Huber, Bern: S 145–170

Schlack H, Thyen U, von Kries R (2009) Sozialpädiatrie: Gesundheitswissenschaft und pädiatrischer Alltag. Springer Medizin, Heidelberg

Thaiss H, Klein R, Schumann EC et al. (2010) Früherkennungsuntersuchungen als Instrument im Kinderschutz. Erste Erfahrungen der Länder bei der Implementation appellativer Verfahren. Bundesgesundheitsblatt 53(10): 1029–1047

Ziegler M, Wollwerth de Chuquisengo R, Papoušek M (2004) Exzessives Schreien im Säuglingsalter. In: Papoušek M, Schieche M, Wurmser H, Hrsg. Regulationsstörungen der frühen Kindheit. Frühe Risiken und Hilfen im Entwicklungskontext der Eltern-Kind-Beziehungen. Huber, Bern: S 111–143

Strategien der Erkennung im Rahmen der pädiatrischen Früherkennungsuntersuchungen

R. G. Schmidt

9.1 Einleitung – 150

9.2 Fortentwicklung des Früherkennungsprogramms – 150

9.3 Grundlagen von Screening-Untersuchungen – 152

9.4 Beurteilung des pädiatrischen Früherkennungsprogramms – 153

9.5 Zukunftsentwicklung der pädiatrischen Früherkennungsuntersuchungen – 153

9.6 Zusammenfassung – 157

Literatur – 157

9.1 Einleitung

Die Diskussion um die Einführung von pädiatrischen „Früherkennungsuntersuchungen" (damals noch Vorsorgeuntersuchungen) begann Mitte der 1960er Jahre (Hellbrügge u. Weber 1965, Schmid 1965) (◘ Abb. 9.1). Die Forderung nach der Einführung fand zunächst wenig Gehör. Aufgegriffen wurde das Thema erst durch die sozialliberale Koordination unter Willy Brandt 1969–1972 durch die Gesundheitsministerin Dr. Käte Strobel. Nach der Koalitionsvereinbarung der Sozialliberalen Koalition setzte sich die Regierung mit der Bundesärztekammer in Verbindung, griff die schon mehrfach erhobene Forderung der Einführung eines „Vorsorgeuntersuchungsprogramms" auf und forderte eine rasche Umsetzung des Konzepts. Bereits zum 01.01.1971 wurde das erste Früherkennungsprogramm mit 7 Untersuchungen im damaligen blauen Heft eingeführt.

9.2 Fortentwicklung des Früherkennungsprogramms

Diese Untersuchungen wurden am 01.01.1977 durch die Einführung des gelben Hefts mit einer 8. Vorsorgeuntersuchung und zum 01.01.1981 durch die Einführung der U9 als 9. Früherkennungsuntersuchung erweitert (◘ Abb. 9.2). Eine intensive Diskussion um eine Jugendgesundheitsuntersuchung schon seit 1993 führte am 01.10.1998 zur Einführung der J1.

Bei der Einführung des Früherkennungsuntersuchungsprogramms 1971 waren im Vorfeld keine intensiven Vorarbeiten in Folge des Zeitdrucks aus der Politik möglich, sodass ein wenig abgesichertes und überprüftes Konzept in Kraft gesetzt wurde. Durch kontinuierliche Verbesserungen wurden im Laufe der letzten 40 Jahre immer wieder neue Module zu dem ursprünglichen Früherkennungsprogramm hinzugefügt, wobei die Effektivität der eingeführten Module im Laufe der Jahre zunehmend kritischer hinterfragt wurde.

Seit dem Jahr 2003 beriet der Gemeinsame Bundesausschuss (GBA) nach §92 SGB V eine Überarbeitung der Kinderrichtlinie. Am 18.6.2015 wurde die „Neufassung der Richtlinien über die Früherkennung von Krankheiten bei Kindern bis zur Vollendung des 6. Lebensjahres" beschlossen (www.g-ba.de).

> Die „Neufassung der Richtlinien über die Früherkennung von Krankheiten bei Kindern bis zur Vollendung des 6. Lebensjahres" wurde am 18.6.2015 im Gemeinsamen Bundesausschuss beschlossen.

Die rein technischen Untersuchungen wurden durch eine deutlich erweiterte Interaktionsbeobachtung oder Abfrage der Interaktionssituation ergänzt. Neben zahlreichen Detailänderungen wurden drei grundsätzliche **neue Konzepte** implementiert:
1. Zur Prophylaxe von Störungen aller Art bis hin zu den neuen Morbiditäten (Adipositas, Medienkonsum u. a.) wird eine vorausschauende Beratung eingeführt.
2. Ein neues Konzept wurde zur Prüfung des Entwicklungsstandes umgesetzt. Umfangreiche Untersuchungen ergaben z. B. zum Thema Sprache und Sprach-Screening, dass geeignete Screening-Kriterien für diese und viele andere Fragestellungen nicht in ausreichend validierter Form vorliegen. Ein Entwicklungsscreening mit standardisierten Items auf der 90.–95. Perzentile auf der Basis einer internationalen Literaturstudie wurde als derzeit beste Erfassungsmöglichkeit beschlossen. Dieses Entwicklungsscreening ist verpflichtend bei den verschiedenen Früherkennungsuntersuchungsstufen durchzuführen. Bei einer Auffälligkeit des Entwicklungsscreenings ist eine weitergehende Diagnostik zur Einordnung zu veranlassen.
3. Die Einführung u. a. eines „Sonografie-Nierenscreenings", Blutdruck-Screenings und auch von speziellen Vorsorgeuntersuchungen bei Kindern und Jugendlichen durch andere Facharztgruppen wurden auf der Basis umfassender Literaturrecherchen bzw. beauftragten Gutachten abgelehnt.

Das Früherkennungsprogramm wurde schon in den 1970er Jahren durch die ersten Untersuchungen auf Stoffwechselkrankheiten, damals durch den Guthrie-Test, ergänzt. Ein erweitertes Stoffwechsel-Screening erbrachte in einer

9.2 · Fortentwicklung des Früherkennungsprogramms

> **„DEUTSCHES ÄRZTEBLATT – ÄRZTLICHE MITTEILUNGEN"**
>
> 62. Jahrgang / Heft 28, S. 1539–1546 / 10. Juli 1965 / Postverlagsort Köln
>
> Nachdruck – auch auszugsweise – photomechanische Wiedergabe und Übersetzung nur mit Genehmigung des Deutschen Ärzte-Verlages, Köln-Berlin, Köln, Melchiorstr. 14
>
> ### Über die Notwendigkeit von Vorsorgeuntersuchungen im Kleinkindesalter
>
> Aus der Forschungsstelle für prophylaktische Pädiatrie und Jugendmedizin
> (Leiter Prof. Dr. med. Th. Hellbrügge)
> an der Pädiatrischen Poliklinik der Universität München
> (Direktor Prof. Dr. med. G. Weber)
>
> Prof. Dr. med. Theodor Hellbrügge

Abb. 9.1 Auszug aus dem Deutschen Ärzteblatt von 1965. (Mit frdl. Genehmigung von Deutscher Ärzte-Verlag GmbH, Köln)

Evaluationsstudie in Bayern von Januar 1999 bis Dezember 2010 eine Beteiligung von 99%, entsprechend 1.318.032 Neugeborenen mit 1080 entdeckten auffälligen Kindern. Gescreent wurde hierbei vorwiegend auf Hypothyreose, Phenylketonurie, Galaktosämie, Biotinidasemangel, MCAD-Mangel, AGS und einige andere seltene Krankheiten. Dieses Stoffwechsel-Screening ist zwischenzeitlich flächendeckend in der Bundesrepublik eingeführt und führt zu einer hohen Erkennungsquote bei einigen seltenen Krankheiten mit einer guten Prognose bei Frühbehandlung.

> In den 1970er Jahren kamen zum Früherkennungsprogramm die ersten Untersuchungen auf Stoffwechselkrankheiten hinzu.

An das Früherkennungsprogramm gekoppelt wurde die prophylaktische Maßnahme der Vitamin-K-Gabe seit 1992 in oraler, bei Risikokindern parenteraler Form, zur Prophylaxe von Blutgerinnungsstörungen.
Am 01.01.1996 wurde ergänzend die Hüftsonografie als Screening-Untersuchung zur Früherkennung von Hüftfehlbildungen eingeführt mit in der Folge erheblichen Reduktion der Morbidität dieses Krankheitsbildes.
Am 01.01.2009 wurde die U2 durch ein Neugeborenen-Hörscreening erweitert. Hieraus ergaben sich deutliche Verbesserungen bei der Früherkennung von Hörstörungen.
Die Einführung der U7a zum 01.07.2008 war die Folge einer intensiven Diskussion in der Gesellschaft nach einigen gravierenden Fällen von Kindesvernachlässigung mit Todesfolge in den Jahren 2006–2008. Die U7a ist die erste vom GBA im Rahmen der Kinderrichtlinie eingeführte Früherkennungsuntersuchung. Die Früherkennung der Vernachlässigungsproblematik stellte sich als äußerst problematisch dar. Die Einführung einer zusätzlichen U7a erschien als geeignetstes Instrument dem Anliegen der Vorsorge bezüglich dieser Fragestellung Rechnung zu tragen. Durch die Kinderrichtlinien werden die Ärzte seit 2009 verpflichtet, bei Hinweisen auf eine Gefährdung des Kindeswohles, entsprechende Maßnahmen zu veranlassen. In 13 Bundesländern werden derzeit

Gemeinsamer Bundesausschuss

Name

Vorname

Geburtstag

Kinderuntersuchungsheft

Bringen Sie Ihr Kind zur Untersuchung:

U2	3.-10. Lebenstag	vom:	bis:
U3	4.-5. Lebenswoche	vom:	bis:
U4	3.-4. Lebensmonat	vom:	bis:
U5	6.-7. Lebensmonat	vom:	bis:
U6	10.-12. Lebensmonat	vom:	bis:
U7	21.-24. Lebensmonat	vom:	bis:
U7a	34.-36. Lebensmonat	vom:	bis:
U8	46.-48. Lebensmonat	vom:	bis:
U9	60.-64. Lebensmonat	vom:	bis:

Diese Untersuchungstermine sollten Sie im Interesse Ihres Kindes bitte genau einhalten.

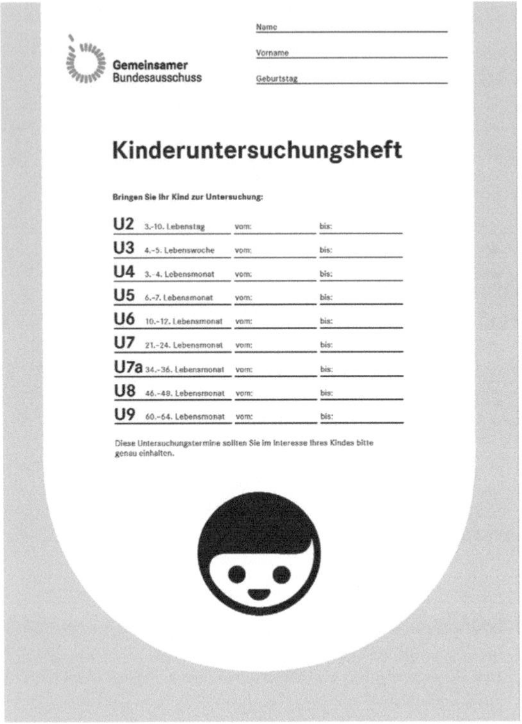

Abb. 9.2 Das Kinderuntersuchungsheft in der Fassung des GBA von 2016

Wichtige Punkte für die Entscheidung über die Angemessenheit eines Screening-Programms

- Die Krankheit ist ein wichtiges gesundheitliches Problem, wobei die Wichtigkeit sich sowohl aus der Häufigkeit der Erkrankung als auch aus deren Schwere ergeben kann.
- Die Krankheit sollte eine klinisch a- bzw. oligosymptomatische Frühphase haben, die eine Frühdiagnose allein durch evidente klinische Symptome nicht erlaubt.
- Die Krankheit ist behandelbar und der Behandlungsbeginn vor Auftreten von Symptomen verhindert die Folge der Krankheit oder vermindert diese erheblich.
- Ein geeignetes und von der Gesellschaft akzeptiertes Testverfahren zur Früherkennung steht zur Verfügung (hohe Sensitivität und Spezifität).
- Die Risiko-/Nutzen-Relation des Screenings liegt auf der Seite des Nutzens.
- Die Kosten für das Screening sind im Kontext anderer Aufwendungen im Gesundheitssystem vertretbar.

individuelle Einladungsschreiben zu den Vorsorgeuntersuchungen zur Motivation der Eltern versendet. In einigen Ländern sind die Ärzte verpflichtet die Teilnahme des Kindes an den einzelnen Untersuchungen zu melden. Restriktionen sind auf der Basis der jetzigen Gesetzeslage aber nicht vorgesehen.

9.3 Grundlagen von Screening-Untersuchungen

Wilson und Jungner haben 1968 in einem umfangreichen WHO-Bericht **Entscheidungskriterien über die Angemessenheit eines Screening-Programms** definiert. Dabei sollen die in der ► Übersicht genannten Punkte Berücksichtigung finden (modifiziert nach von Kries et al. 2009).

Seitdem sind umfangreiche Arbeiten zur Beurteilung von Screening-Untersuchungsprogrammen erschienen (Schmid u. Piribauer 2004). Dies hat zu einer hohen Schwelle für eine Erweiterung des Screenings geführt (von Kries et al. 2009):

- Screening kann, muss nicht immer eine sinnvolle Maßnahme sein.
- Die Verfügbarkeit eines sensitiven Screening-Tests allein ist eine notwendige, aber keine hinreichende Begründung für die Einführung eines Screening-Programms.
- Bei der Einführung von Screening-Programmen müssen neben der Verfügbarkeit eines geeigneten Screening-Tests auch Schwere und Häufigkeit der Erkrankung, der Benefit der Frühdiagnose und die Umsetzbarkeit der Screening-Maßnahme in der Bevölkerung geprüft werden.

9.4 Beurteilung des pädiatrischen Früherkennungsprogramms

Bisher wurde die derzeitige Situation geschildert. Teile der derzeitigen Früherkennungsuntersuchungen aus den 1970er Jahren sind bis heute noch nicht oder nicht wesentlich überarbeitet. Andere, insbesondere die Zusatzuntersuchungen, sind relativ gut auf die Erfüllung der Screening-Kriterien hin untersucht. Die Aufgabe besteht derzeit darin, alle Teile der Früherkennungsuntersuchungen so zu gestalten, dass sie die Screening-Kriterien weitgehend, am besten vollkommen, erfüllen.

Einen besonderen Stellenwert haben die pädiatrischen Früherkennungsuntersuchungen durch die hohe Inanspruchnahme. In der KiGGS-Studie wurde im Jahr 2006 eine Teilnahmequote von der U3 bis zur U9 von 81% an allen Vorsorgeuntersuchungen, von 16% bei einem Teil der Untersuchungen festgestellt. 3% der Bevölkerung nehmen keine Untersuchungen wahr. Damit liegt die Inanspruchnahme bei 97% und ist damit einzigartig für die deutschen Früherkennungsprogramme. In dieser Quote liegt auch der besondere Wert des pädiatrischen Früherkennungsprogramms in Deutschland. Die Teilnahmequote war auch einer der Gründe, weswegen die U7a zusätzlich bei insgesamt mäßiger Evidenzlage zur Früherkennung von Kindesvernachlässigung eingesetzt und erweitert wurde.

9.5 Zukunftsentwicklung der pädiatrischen Früherkennungsuntersuchungen

Der Beschluss der Kinderrichtlinie vom 18.6.2015 wurde durch einen Ergänzungsbeschluss am 20.8.2015 zur **Erweiterung des bestehenden Stoffwechsel-Screenings um das Mukoviszidose-Screening** ergänzt (www.g-ba.de). Die Bestimmungen des Gendiagnostikgesetzes verlangen eine umfassende Aufklärung der Eltern vor der Untersuchung. Beschlossen wurde ein umfassendes Ablaufschema von einer dreistufig angelegten Blutuntersuchung bis hin zur Evaluation.

Keine Berücksichtigung fand der aus ärztlicher Sicht erforderliche Einsatz von Fragebögen zur **Erfassung von sozialen, psychischen und emotionalen Problemen beim Kind und in der das Kind beeinflussenden Umgebung.** Aus ärztlicher Sicht ist dies aussagekräftiger durch den Einsatz von Fragebögen zu erfassen, die im Vorfeld zur Früherkennungsuntersuchung von der Umgebung des Kindes ausgefüllt werden. Die Untersuchungssituation ist insbesondere bei sich wehrenden Kindern bei dadurch entstehender emotionaler Belastung der vorstellenden Person nur sehr eingeschränkt möglich. Es besteht dann die Gefahr, dass Fragestellungen übersehen werden, die die Betreuer des Kindes, in der Regel die Eltern, gerne besprochen hätten.

Bei Vergleichen mit internationalen Screening-Programmen stellt sich die Frage, in welchem Umfang in Deutschland das Stoffwechsel-Screening zukünftig erweitert wird. Grundsätzlich dürften als Ergebnis der Tandem-Massenspektroskopie weitere Stoffwechselerkrankungen die Screening-Kriterien erfüllen. Damit wäre eine Einführung gerechtfertigt.

International wird derzeit der Einsatz der **Pulsoximetrie in den ersten Lebensstunden** zur Früherkennung von potenziell letalen Herzfehlern diskutiert. Auch hier wird eine Stellungnahme des GBA erwartet.

Nach §26 Abs. 1 des SGB V hatten bis zum August 2015 nur Kinder bis zur Vollendung des 6. Lebensjahrs Anspruch auf Früherkennungsuntersuchungen sowie nach Vollendung des 10. Lebensjahrs auf eine Untersuchung zur Früherkennung von Krankheiten, die ihre körperliche oder geistige Entwicklung in nicht geringfügigem Maße gefährden (J1). Durch das im Sommer 2015 verabschiedete neue Präventionsgesetz werden zukünftig auch Vorsorgeuntersuchungen jenseits des 6. Lebensjahres zu Pflichtleistungen der Krankenkassen. Die genaue Ausgestaltung dieser Gesetzesänderung ist derzeit noch unklar.

> Durch das neue Präventionsgesetz werden auch Vorsorgeuntersuchungen nach dem 6. Lebensjahr zur Pflichtleistung für Krankenkassen. Zusätzliche Untersuchungen (U10, U11 und J1) werden von den Kinder- und Jugendärzten empfohlen, bisher aber noch nicht von allen Krankenkassen angeboten.

Tab. 9.1 Entwicklungsscreening bei den Früherkennungsuntersuchungen bis 6 Jahre gemäß der neuen Kinderrichtlinie von 2015

	Grobmotorik	Feinmotorik	Perzeption/Kognition	Sprache	Soziale/emotionale Kompetenz	Interaktion Kommunikation
4.–6. Lebenswoche (U3)	Kopf wird in schwebender Bauchlage für wenigstens 3 s gehalten Kopf wird in Rückenlage für 10 s und in Rumpfebene noch eher geschlossen in Mittelstellung gehalten	Hände werden spontan geöffnet, insgesamt sind die Hände noch eher geschlossen	Folgt mit den Augen einem Gegenstand nach beiden Seiten bis mindestens 45°		Aufmerksames Schauen auf nahe Gesichter nächster Bindungspersonen	
3.–4. Lebensmonat (U4)	Kräftiges alternierendes und beidseitiges Beugen und Strecken der Arme und Beine Hält den Kopf in der Sitzhaltung aufrecht, mind. 30 s Bauchlage wird toleriert, Abstützen auf den Unterarmen, der Kopf wird in der Bauchlage zwischen 40° und 90° mindestens 1 min gehoben	Hände können spontan zur Körpermitte gebracht werden	Fixiert ein bewegtes Gesicht und folgt ihm Versucht durch Kopfdrehen, Quellen eines bekannten Geräuschs zu sehen		Kind freut sich über Zuwendung, Blickkontakt kann gehalten werden Reaktion auf Ansprache, erwidert Lächeln einer Bezugsperson („soziales Lächeln")	
6.–7. Lebensmonat (U5)	Handstütz mit gestreckten Armen auf den Handflächen Bei Traktionsreaktion Kopf symmetrisch in Verlängerung der Wirbelsäule und Beugung beider Arme Federn mit den Beinen	Wechselt Spielzeug zwischen den Händen, palmares, radial betontes Greifen	Objekte, Spielzeuge werden mit beiden Händen ergriffen, in den Mund gesteckt, benagt, jedoch wenig intensiv betrachtet; (erkundet oral und manuell)	Rhythmische Silbenketten (z. B. ge-ge-ge, mem-mem-mem, dei-dei-dei)	Lacht stimmhaft, wenn es geneckt wird Benimmt sich gegen Bekannte und Unbekannte unterschiedlich Freut sich beim Erscheinen eines anderen Kindes	

9.5 · Zukunftsentwicklung der pädiatrischen Früherkennungsuntersuchungen

Tab. 9.1 Fortsetzung

10.–12. Lebensmonat (U6)	Freies Sitzen mit geradem Rücken und sicherer Gleichgewichtskontrolle Zieht sich in den Stand hoch und bleibt einige Sekunden stehen Selbstständiges, flüssiges Drehen von Bauchlage zu Rückenlage und zurück	Greift kleinen Gegenstand zwischen Daumen und gestrecktem Zeigefinger Klopft 2 Würfel aneinander	Gibt der Mutter oder dem Vater nach Aufforderung einen Gegenstand Verfolgt den Zeigefinger in die gezeigte Richtung	Spontane Äußerung von längeren Silbenketten Produziert Doppelsilben (z. B. ba-ba, da-da) Ahmt Laute nach	Kann alleine aus der Flasche trinken, trinkt aus der Tasse, aus dem Becher mit etwas Hilfe Das Kind kann zwischen fremden und bekannten Personen unterscheiden Freut sich über andere Kinder
21.–24. Lebensmonat (U7)	Kann über längere Zeit frei und sicher gehen Geht 3 Stufen im Kinderschritt hinunter, hält sich mit einer Hand fest	Malt flache Spirale Kann eingewickelte Bonbons oder andere kleine Gegenstände auswickeln oder auspacken	Stapelt 3 Würfel Zeigt im Bilderbuch auf bekannte Gegenstände	Einwortsprache (wenigstens 10 richtige Wörter ohne Mama und Papa) Versteht und befolgt einfache Aufforderungen Drückt durch Gestik oder Sprache (Kopfschütteln oder Nein-Sagen) aus, dass es etwas ablehnt oder eigene Vorstellungen hat Zeigt oder blickt auf 3 benannte Körperteile	Bleibt und spielt etwa 15 min alleine, auch wenn die Mutter/der Vater nicht im Zimmer, jedoch in der Nähe ist Kann mit dem Löffel selbst essen Hat Interesse an anderen Kindern Versucht Eltern irgendwo hinzuziehen
33.–36. Lebensmonat (U7a)	Beidseitiges Abhüpfen von der untersten Treppenstufe mit sicherer Gleichgewichtskontrolle Steigt 2 Stufen im Erwachsenenschritt, hält sich mit der Hand fest	Präziser Dreifinger-Spitzgriff (Daumen, Zeige-Mittelfinger) zur Manipulation auch sehr kleiner Gegenstände möglich	Kann zuhören und konzentriert spielen, Als-Ob-Spiele Öffnet große Knöpfe selbst	Spricht mindestens Dreiwortsätze Spricht von sich in der Ich-Form Kennt und sagt seinen Rufnamen	Kann sich gut über einige Stunden trennen, wenn es von vertrauter Person betreut wird Beteiligt sich an häuslichen Tätigkeiten, will mithelfen Gemeinsames Spielen mit gleichaltrigen Kindern, auch Rollenspiele

Tab. 9.1 Fortsetzung

43.–48. Lebensmonat (U8)	Laufrad oder ähnliches Fahrzeug werden zielgerichtet und sicher bewegt Hüpft über ein 20-50 cm breites Blatt	Mal-Zeichenstift wird richtig zwischen den ersten drei Fingern gehalten Zeichnet geschlossene Kreise	Fragt warum, wie, wo, wieso, woher	Spricht 6-Wortsätze in Kindersprache Geschichten werden etwa in zeitlichem und logischem Verlauf wiedergegeben	Kann sich selbst an- und ausziehen Gießt Flüssigkeiten ein Bei alltäglichen Ereignissen kann das Kind seine Emotionen meist selbst regulieren. Toleriert meist leichtere, übliche Enttäuschungen, Freude, Ängste, Stresssituationen	Gemeinsames Spielen mit gleichaltrigen Kindern, auch Rollenspiele, hält sich an Spielregeln
60.–64. Lebensmonat (U9)	Hüpft auf einem Bein jeweils rechts und links, und kurzer Einbeinstand Größere Bälle können aufgefangen werden Läuft Treppen vorwärts rauf und runter im Erwachsenenschritt (wechselfüßig) ohne sich festzuhalten	Nachmalen eines Kreises, Quadrates, Dreiecks möglich Stifthaltung wie ein Erwachsener Kann mit einer Kinderschere an einer geraden Linie entlang schneiden	Mindestens 3 Farben werden erkannt und richtig benannt	Fehlerfreie Aussprache, vereinzelt können noch Laute fehlerhaft ausgesprochen werden Ereignisse und Geschichten werden im richtigen zeitlichen und logischen Ablauf wiedergegeben in korrekten, jedoch noch einfach strukturierten Sätzen	Kann sich mit anderen Kindern gut im Spiel abwechseln Ist bereit zu teilen Kind kann seine Emotionen meist selbst regulieren. Toleriert meist leichtere, übliche Enttäuschungen	Das Kind lädt andere Kinder zu sich ein und wird selbst eingeladen. Intensive Rollenspiele: Verkleiden, Verwandlung in Tiere, Vorbilder (Ritter, Piraten, Helden), auch mit anderen Kindern

Der Berufsverband der Kinder- und Jugendärzte in Deutschland (BVKJ) hat ein eigenes Früherkennungsprogramm entwickelt, das zusätzlich die Früherkennungsuntersuchungen U10, U11 zwischen dem 6. und 10. Lebensjahr und J2 nach dem 13. Lebensjahr umfasst. Diese Früherkennungsuntersuchungen enthalten jeweils auch Fragebogenkonzepte sowie Beratungskomplexe wie sie von der ärztlichen Seite für alle Früherkennungsuntersuchungen gefordert werden. In zahlreichen sog. „Selektivverträgen" mit Krankenkassen werden diese drei zusätzlichen Früherkennungsuntersuchungen Patienten angeboten. Dieses Angebot ist allerdings noch nicht allen Patienten als Pflichtleistung zugänglich. Ob dieses schon weithin praktizierte Konzept vom GBA übernommen wird, wird erst die zukünftige Entwicklung zeigen.

> Die pädiatrischen Früherkennungsuntersuchungen in Deutschland stehen auf einem hohen Niveau bezüglich der Qualität und der Beteiligungsquoten.

Durch die kontinuierliche Fortentwicklung ist auch zukünftig mit der Beibehaltung eines Spitzenplatzes beim Benchmark mit vergleichbaren Staaten zu rechnen.

9.6 Zusammenfassung

Im Jahr 1971 wurde ein Früherkennungsprogramm für Säuglinge und Kleinkindern mit 7 Untersuchungen eingeführt, das kontinuierlich auf derzeit 10 Früherkennungsuntersuchungen und eine Jugendgesundheitsuntersuchung und durch die Einführung zahlreicher zusätzlicher technischer, labortechnischer sowie therapeutischer Maßnahmen erweitert wurde. Die Akzeptanz und Beteiligung der Bevölkerung an diesem Angebot ist mit über 90% sehr hoch. Die wissenschaftlichen Erkenntnisse zum Einsatz von Screening-Untersuchungen haben sich seit 1971 erheblich verändert. Nach 10-jähriger Beratung hat der GBA im Juni 2015 eine neue Kinderrichtlinie, kurz danach die Einführung eines Mukoviszidose-Screening ergänzend verabschiedet. Das verbindlich durchzuführende Entwicklungsscreening bei den Früherkennungsuntersuchung bis 6 Jahre ist eine der wesentlichen Neuerungen der neuen Kinderrichtlinie von 2015 (Tab. 9.1). Neue diagnostische Erkenntnisse und die Verabschiedung eines neuen Präventionsgesetzes werden zu weiteren Innovationen und einer Fortschreibung der Früherkennungsuntersuchungen für Kinder und Jugendliche führen.

Literatur

Hellbrügge Th, Weber G (1965) Über die Notwendigkeit von Vorsorgeuntersuchungen im Kleinkindesalter, Deutsches Ärzteblatt 62: 1539–1546

Kries von R et al. (2009) Prävention und Früherkennung von Krankheiten. In: Schlack HG, Thyen U, von Kries R. Sozialpädiatrie. Springer Medizin Verlag, Heidelberg: 100–108

Schmid F (1965) Vorsorgeuntersuchungen bei Neugeborenen. Fortschr Med 83: 917–918

Schmid D, Piribauer F (2004) Beurteilung der Effektivität und der Qualität von Screening Programmen – WHO, UK-NSC, USPSTF Systeme 1968-2002

Interventionen und vernetzte Versorgungsangebote

Kapitel 10	Schreibabyambulanz und stationäre Sozialpädiatrie – 161
	M. Ziegler

Kapitel 11	Interaktionsorientierte Mutter-Kind-Psychotherapie im stationären Setting – 179
	C. Reck, N. Schlegel

Kapitel 12	Angebote der Kinder- und Jugendhilfe im Bereich der Frühen Hilfen – 191
	C. Hack, R. Schone

Kapitel 13	Interdisziplinäre Frühförderung im Kontext der Frühen Hilfen – 203
	H. Weiß

Kapitel 14	Bedeutung der Schwangerschaftsberatung im Rahmen Früher Hilfen – 213
	U. Busch

Schreibabyambulanz und stationäre Sozialpädiatrie

M. Ziegler

10.1 Einleitung – 162

10.2 Ambulante Therapie bei frühkindlichen Regulationsstörungen – 162
10.2.1 Interventionen bei exzessivem Schreien – 163
10.2.2 Ambulante Therapie bei Schlafstörungen – 166
10.2.3 Ambulante Behandlung bei Fütterstörungen – 170

10.3 Stationäre Sozialpädiatrie – 173
10.3.1 Stationäre Behandlung bei frühkindlichen Regulationsstörungen – 173
10.3.2 Stationäre Behandlung – 175
10.3.3 Fallbeispiel: stationäre Behandlung bei Fütterstörung – 175

10.4 Zusammenfassung – 177

Literatur – 177

10.1 Einleitung

Frühkindliche Anpassungs- und Regulationsstörungen haben in der Regel eine gute Prognose, sie „wachsen" sich aus, insbesondere wenn auf kindlicher und elterlicher Seite Ressourcen vorhanden sind und die Belastungsfaktoren nicht zu groß sind. In ▶ Abschn. 5.1.1 wird ausführlich die Genese der frühkindlichen Regulationsstörungen im Kontext der Entwicklungsaufgaben im frühen Kindesalter beschrieben. Kindliche und elterliche Bedingungsfaktoren tragen dazu bei, dass alltägliche Eltern-Kind-Interaktionen beim Beruhigen, Schlafen legen oder Füttern belastet oder gestört sind (Trias der frühkindlichen Regulationsstörungen nach Mechthild Papoušek). Ein erhöhtes Risiko für Verhaltensstörungen des späteren Kindesalters liegt vor, wenn die kindliche Regulationsstörung persistiert (für das exzessive Schreien über die ersten 3 Lebensmonate hinaus), mehrere Alltags- und Regulationsbereiche betroffen sind (Schlafstörung, Fütterstörung, chronische Unruhe), multiple psychosoziale Belastungen vorliegen, die Eltern-Kind-Beziehung belastet oder gestört ist, Paarkonflikte fortbestehen und eine Depression oder andere psychische Störung bei einem oder beiden Elternteilen vorliegen (Wolke et al. 2002, Laucht et al. 2004, Cierpka 2012). Die ▶ Übersicht fasst die Indikationen für eine weiterführende Beratung/Therapie oder Vorstellung in einer Schreibabyambulanz zusammen (siehe auch AWMF-Leitlinien zu psychischen Störungen im Säuglings-, Kleinkind- und Vorschulalter, von Gontard 2015).

Indikationen für Vorstellung in Spezialambulanz bzw. weiterführende Beratung
- Ausbleibende Besserung: langanhaltendes Schreien, Schlaf- und Fütterprobleme, chronische Unruhe
- Multiple Regulationsstörungen
- Multiple psychosoziale Belastungen
- Depression oder andere psychische Erkrankung eines oder beider Elternteile
- Belastungen oder Störungen der Eltern-Kind-Beziehung
- Gefahr von Vernachlässigung und Misshandlung

Bei ausbleibendem Erfolg der ambulanten Maßnahmen oder zur Krisenintervention bedarf es in einzelnen Fällen auch einer stationären Therapie.

10.2 Ambulante Therapie bei frühkindlichen Regulationsstörungen

Grundlage für eine erfolgreiche Beratung und Therapie ist eine wertschätzende Atmosphäre zwischen Behandler und Eltern mit deren Kind. Die Eltern müssen sich angenommen und verstanden fühlen mit ihren Sorgen und Ängsten, auch mit ihrer Verzweiflung und Wut. Viele haben eine extrem belastende Zeit hinter sich, sind am Ende ihrer Kräfte, fühlen sich schuldig und hilflos. Sie brauchen v. a. wieder Sicherheit im Umgang mit ihrem Kind, sei es bei einem exzessiv schreienden Baby, sei es bei Schlafstörungen oder Fütterstörungen (▶ Übersicht).

Beratung und Therapie bei frühkindlichen Regulationsstörungen
Therapeut:
- empathisch, wertschätzende Haltung
- Sichere Basis für Eltern und Kind
- Förderung der Eltern-Kind-Beziehung in gelingenden Alltagssituationen und im Spiel

Bei frühkindlichen Regulationsstörungen wirken kindliche, elterliche und psychosoziale Belastungsfaktoren zusammen, die in belasteten Alltagssituationen zum Ausdruck kommen (Wollwerth u. Papoušek 2004).

> **Frühkindliche Regulationsstörungen:** Bei kindlichen, elterlichen und psychosozialen Belastungsfaktoren ist eine interdisziplinäre Zusammenarbeit verschiedener Professionen notwendig.

Eine interdisziplinäre Zusammenarbeit zwischen verschiedenen Professionen ist notwendig: Die kinderärztliche Diagnostik und Beratung zum Ausschluss oder Behandlung von Erkrankungen und zur individuellen Entwicklungsbegleitung, die psychologische und psychotherapeutische Diagnostik, Beratung und Begleitung in der Eltern-Kleinkind-Therapie und häufig auch eine sozialpädagogische Unterstützung und Beratung bei schwierigen familiären und sozialen Situationen, z. B. über die vernetzten Angebote der „Frühen Hilfen".

In der **Münchener Sprechstunde für Schreibabys** am Kbo-Kinderzentrum München (Sozialpädiatrisches Zentrum) arbeitet ein interdisziplinäres Team aus Kinderarzt und psychologischem Therapeuten zusammen. Bei Bedarf können eine sozialpädagogische Beratung und weitere Therapien hinzugezogen werden (Physiotherapie, Ergotherapie, mundmotorische Behandlung nach Castillo-Morales®, Montessori-Therapie und Musiktherapie). Im therapeutischen Eltern-Kleinkind-Setting werden beide Eltern mit dem Säugling bzw. Kleinkind eingeladen (Schieche 2010).

Das therapeutische Grundprinzip nach der **Trias der frühkindlichen Regulationsstörungen** lautet (Papoušek 2004) (▶ Abb. 5.1 in ▶ Abschn. 5.1.1: Diagnostische und therapeutische Trias der frühkindlichen Regulationsstörungen):
- Welche therapeutische Begleitung brauchen die Eltern, damit sie ihr Kind (wieder) besser verstehen und unterstützen können und sich die Teufelskreise aus misslingenden Interaktionen auflösen?
- Welche Unterstützung braucht das Baby oder Kleinkind zur Verbesserung seiner Verhaltensregulation und zum Meistern der frühkindlichen Entwicklungsaufgaben?
- Und schließlich: Was fördert eine gelingende Eltern-Kind-Beziehung?

Die Eltern brauchen in erster Linie wieder Sicherheit im Umgang mit ihrem Kind, d. h. auch Sicherheit, dass ihr Kind gesund ist und sich gut entwickelt; sie verdienen Anerkennung und Respekt auch in schwierigen Konstellationen. Das Kind braucht liebevolle und fürsorgliche primäre Bezugspersonen, die es in seiner Verhaltensregulation unterstützen, eine sichere Umgebung und ein förderndes Umfeld, einen strukturierten Tagesablauf und ggf. spezifische Förderung/Therapie. Die Eltern-Kind-Beziehung braucht gemeinsame, unbelastete Zeiten im Alltag für neue und korrigierende Erfahrungen, z. B. im vom Kind gesteuerten Spiel (Wollwerth u. Papoušek 2004).

10.2.1 Interventionen bei exzessivem Schreien

In ▶ Abschn. 5.1.1. werden ausführlich Definition, Inzidenz, kindliche und elterliche Belastungsfaktoren des exzessiven Schreiens in den ersten Lebensmonaten beschrieben. Die Eltern kommen schwer erschöpft und überfordert mit einem unruhigen oder schreienden Baby in die Beratung (▶ Fallbeispiel).

Fallbeispiel
Anna war ein absolutes Wunschkind. Nach einer Fehlgeburt 1 Jahr zuvor war schon die Schwangerschaft sehr schwierig mit wiederholten Blutungen und mit vielen Ängsten der Mutter belastet. Schon in den ersten Lebenstagen war Anna häufig unruhig und konnte nur am Körper der Mutter beruhigt werden. Im Alter von 2 Wochen begannen zunächst abendliche Schreiphasen, in denen sich Anna kaum noch beruhigen ließ. Als die Eltern mit Anna im Alter von 2 Monaten in die Ambulanz kamen, war v. a. die Mutter schwer erschöpft. Sie hatte in den letzten Wochen nachts sehr wenig geschlafen, tagsüber war sie nur damit beschäftigt ihr schreiendes Kind zu beruhigen, nachmittags und abends half aber nichts mehr. Der Vater konnte sich tageweise frei nehmen, aber auch er konnte nicht mehr. Die Herkunftsfamilien wohnten weit weg. Die von den Eltern bereits ausgefüllten Schlaftagebücher zeigten, dass Anna nachts 6–8 h gut schlief, unterbrochen von einer Stillmahlzeit, aber v. a. am Tag sehr wenig und unregelmäßig (20–30 min beim Herumtragen auf dem Arm der Mutter). Am Vormittag hatte sie noch kurze ruhige Wachphasen, am Nachmittag schrie und quengelte sie nur noch und die Mutter versuchte alles, um sie zu beruhigen. Sie am Nachmittag auch nur kurz abzulegen, gelang nie. Anna war gesund, hatte unter der Muttermilchernährung gut zugenommen. In der ärztlichen Untersuchungssituation, die kurz nach dem Aufwachen durchgeführt wurde, war sie ruhig, lächelte kurz. Trotz der massiven Erschöpfung war die Mutter sehr liebevoll und kompetent mit ihrer kleinen Tochter, gerade in der Wickelsituation, als Anna noch ruhig war. Als Anna dann zunehmend unruhig wurde und schließlich exzessiv schrie, wurde auch die Mutter unruhiger, hektischer, lief im Raum umher, wechselte ständig die Position des Kindes. Weder Stillen noch Schnuller noch sanftes Schaukeln halfen, schließlich schlief

sie im Tragetuch beim Vater auf einem Spaziergang ein. Die Mutter erzählte dann unter Tränen, wie verzweifelt und erschöpft sie sei, sich an schlimmen Tagen ihr altes Leben ohne Anna zurückwünsche.

Bei Anna wurde die Diagnose einer frühkindlichen Regulationsstörung gestellt. Sie hatte nur kurze ruhige Wachphasen, schlief am Tag kaum, nachts aber gut. Sie hatte Phasen von exzessivem Schreien, in denen sie sich auch über Stunden nicht beruhigen lies, schien oft müde, war sehr schnell überreizt, die Übergänge vom Wachen zum Schlafen waren von langanhaltenden Schrei- und Quengelphasen begleitet. Laut Schlaftagebüchern über 5 Tage hatte sie einen durchschnittlichen Gesamtschlaf von etwa 11 h und Schrei- und Quengelphasen von etwa 6 h am Tag. In den Wachphasen wurde sie ständig herumgetragen (◐ Abb. 10.1). Die Mutter war schwer erschöpft und depressiv verstimmt. Gemeinsame schöne Zeiten, gemeinsames Spielen beim Wickeln kamen kaum vor.

In der Beratung standen zunächst die psychische und physische Entlastung der Mutter/Eltern im Vordergrund; konkret konnte die Mutter der Mutter für 2 Wochen kommen, damit sich die Mutter erholen konnte. Mit regelmäßigem Tagesrhythmus begann Anna am Tag mehr zu schlafen und schrie weniger (◐ Abb. 10.2). In den noch kritischen Abendstunden konnten sich die Eltern abwechseln. Bis zur Besserung der Schrei- und Quengelphasen und Erholung der Mutter/Eltern fanden wöchentliche Beratungstermine statt. Im Hier und Jetzt wurden in den Therapiestunden einerseits gemeinsam Strategien gesucht, wie die Mutter Anna unterstützen konnte, sich zu beruhigen und einzuschlafen, andererseits wurden die schönen Momente, in denen Anna die Mutter anlächelte und lautierte, für ein gemeinsames Erleben genutzt. Die Mutter konnte rasch sehr viel besser die kindlichen Signale wahrnehmen, reagierte einerseits schneller auf Müdigkeitszeichen, andererseits auch auf Kontaktangebote des Kindes. Parallel wurde eine psychiatrische Mituntersuchung der Mutter angeregt, die sie auch gerne annahm. Von der Psychiaterin wurde eine Anpassungsstörung mit depressiver Verstimmung diagnostiziert, es wurden Entlastung und eine Psychotherapie, aber keine medikamentöse Behandlung empfohlen. In der Eltern-Kleinkind-Therapie war Raum für Gespräche über die belastete Schwangerschaft, die Rolle als Mutter und Frau, konflikthafte Beziehungen zu den Herkunftsfamilien und auch Raum für negative Emotionen, Abschied vom Traumbaby (▶ Abschn. 5.3).

Die Beratung der Eltern beinhaltet eine diagnostische Einschätzung der kindlichen Symptomatik, Ergebnisse aus der ärztlicher Untersuchung, Entwicklungsstand, Einordnen von kindlichen und elterlichen Faktoren, Aufklärung über die Symptomatik und Verlauf des Exzessiven Säuglingsschreien und schließlich konkrete Empfehlungen zur Entlastung und Unterstützung der Eltern und zur Verbesserung der kindlichen Regulationsstörung.

> **Die psychische und physische Entlastung der Eltern steht an erster Stelle. Sie brauchen wieder Sicherheit im Umgang mit ihrem Kind.**

Den Eltern sollte vermittelt werden, dass sie nicht schuld daran sind, dass ihr Baby vermehrt oder exzessiv schreit; das Baby schreit nicht, weil es Hunger oder Schmerzen hat. Die Belastungen mit dem exzessiv schreienden Baby übersteigen die elterlichen Kräfte, so würde es jedem ergehen. Auch Entlastung hinsichtlich negativer Gefühle gegenüber dem Kind, wie Wut, Hilflosigkeit und Rückzug sollte angeboten werden. Konkret werden Entlastungs- und Unterstützungsmöglichkeiten gemeinsam mit den Eltern erörtert, jedes Elternteil sollte regelmäßig auch Auszeiten und Erholungsphasen haben.

Die ▶ Übersicht gibt die zentralen Punkte der Entwicklungsberatung zur Verbesserung der kindlichen Verhaltensregulation an.

Beratung bei exzessivem Schreien in den ersten Lebensmonaten
- Aufklärung über exzessives Schreien
- Reizreduktion: „Ruheinseln am Tag"
- Tagesrhythmus: Übermüdung vermeiden, nach 1–2 h wieder schlafen
- Strukturierung des Tages: Schlafen – Füttern – Spielen
- Beruhigung: kein ständiger Wechsel der Strategien
- Überbrücken der Schreiphasen
- Aufklärung über Schütteln

10.2 · Ambulante Therapie bei frühkindlichen Regulationsstörungen

Verhaltens- und Schlaftagebuch (Tagesprotokoll)

Name des Kindes: *Anna* Alter des Kindes: *2 Monate*

Datum	Vormittag						Nachmittag						Abend						Nacht					
Uhrzeit	6	7	8	9	10	11	12	13	14	15	16	17	18	19	20	21	22	23	24	1	2	3	4	5	6
Unruhe, Quengeln																									
Schreien																									
Schlafen																									
Füttern																									
Spiel mit Eltern																									
Schlafen und Beruhigen																									
Im eigenen Bettchen																									
Im Bett der Eltern																									
Beruhigungshilfen:																									
Herumtragen																									
Stillen/Flasche																									
Andere:																									

Wann haben Sie Ihr Kind am Abend schlafen gelegt?	Um wieviel Uhr war Ihr Kind in der Früh ausgeschlafen?
Wie lange brauchte es zum Einschlafen am Abend?	Wann war der schönste Moment mit Ihrem Kind?
Brauchte es Hilfe beim abendlichen Einschlafen?	Wie sah dieser Moment aus?
Wenn ja, welche?	Wie haben Sie sich heute gefühlt?
Wie oft ist es in der Nacht aufgewacht?	
Brauchte es Hilfe beim Wiedereinschlafen in der Nacht?	
Wenn ja, welche?	

◘ Abb. 10.1 Tagesprotokoll vor Beratung

Bei exzessiv schreienden Babys müssen v. a. Übermüdung und Überreizung vermieden werden. Die Etablierung eines Tagesrhythmus mit zyklischem Wechsel von Schlafen, Füttern, Spielen und wieder Schlafen, mit Wachzeiten von nicht länger als 1,5–2 h strukturiert den Tagesablauf, verhindert Übermüdung und ermöglicht auch leichteres Einschlafen des Kindes (Ziegler et al. 2004, Thiel-Bonney u. Cierpka 2012). Anhand der Verhaltens- und Schlaftagebücher können die Eltern im Verlauf erkennen, wann sich ein Tagesrhythmus zu etablieren beginnt. Wichtig ist eine realistische Einschätzung der kindlichen Regulationsfähigkeit, denn trotz regelmäßigerem Tagesrhythmus müssen die Eltern v. a. in den ersten Lebensmonaten weiterhin mit v. a. abendlichen Schreiphasen rechnen. Daher ist es auch wichtig die Eltern darin zu beraten, wie sie mit Schreiphasen umgehen, wer konkret sie entlasten kann, was sie tun sollen, wenn sie wütend werden.

> Berichten die Eltern von Wut auf das Kind sind eine ausführliche Information über Gefahren des Schüttelns und ggf. eine sofortige stationäre Einweisung zur Entlastung nötig.

Bei aggressiven Gefühlen gegen das Kind sollten die Eltern es an einem sicheren Ort ablegen, meist dem Kinderbettchen, und sich möglichst Unterstützung holen; auch wenn das Kind schreit, sollten sie sich kurz vom Kind entfernen, selbst wieder zur Ruhe kommen und erst dann wieder zum Kind gehen.

Das Lächeln des Babys, die ersten Spielchen und „Gespräche" entschädigen für die Anstrengungen und sind oft erste Lichtblicke für Eltern exzessiv schreiender Babys. Diese Momente positiver Gegenseitigkeiten trotz Erschöpfung wahrzunehmen und sie im hier und jetzt, auch während des Beratungsgesprächs, den Eltern zu spiegeln, ist das zentrale

Verhaltens- und Schlaftagebuch (Tagesprotokoll)

Name des Kindes: _Anna_   Alter des Kindes: _2 ½ Monate_

Datum		Vormittag						Nachmittag						Abend						Nacht					
Uhrzeit	6	7	8	9	10	11	12	13	14	15	16	17	18	19	20	21	22	23	24	1	2	3	4	5	6
Unruhe, Quengeln																									
Schreien																									
Schlafen																									
Füttern																									
Spiel mit Eltern																									
Schlafen und Beruhigen																									
Im eigenen Bettchen																									
Im Bett der Eltern																									
Beruhigungshilfen:																									
Herumtragen																									
Stillen/Flasche																									
Andere:						_Kinderwagen_																			

Wann haben Sie Ihr Kind am Abend schlafen gelegt?	Um wieviel Uhr war Ihr Kind in der Früh ausgeschlafen?
Wie lange brauchte es zum Einschlafen am Abend?	Wann war der schönste Moment mit Ihrem Kind?
Brauchte es Hilfe beim abendlichen Einschlafen?	Wie sah dieser Moment aus?
Wenn ja, welche?	Wie haben Sie sich heute gefühlt?
Wie oft ist es in der Nacht aufgewacht?	
Brauchte es Hilfe beim Wiedereinschlafen in der Nacht?	
Wenn ja, welche?	

Abb. 10.2 Tagesprotokoll nach Beratung

Anliegen in der Eltern-Kleinkind-Therapie (Wollwerth u. Papoušek 2004):
- Unterstützen der intuitiven elterlichen Kompetenzen
- Fördern positiver Beziehungserfahrungen zwischen Eltern und Kind
- Lösen von verstrickten Beziehungsmustern aus der Vergangenheit der Eltern

Neben der schweren Erschöpfung, Hilflosigkeit und Unsicherheit können auch biografische Faktoren (z. B. eigene Vernachlässigungs- und Misshandlungserfahrungen) der Eltern zur Belastung oder Störung der Eltern-Kind-Beziehung beitragen, wie dies in dem Aufsatz von Selma Fraiberg „Ghosts in the nursery" hervorragend beschrieben wird (Fraiberg et al. 1975).

10.2.2 Ambulante Therapie bei Schlafstörungen

Unter den Elternratgebern finden sich viele, die sich mit dem kindlichen Schlaf und Behandlung bei Schlafstörungen befassen. Auf der einen Seite finden sich streng verhaltenstherapeutische Vorgehensweisen, auf der anderen Seite wird das Schlafen im Familienbett propagiert, bis das Kind selbst ausziehen mag. Die Eltern sind unsicher und besorgt, was sie ihrem Kind zutrauen und zumuten können, aber auch erschöpft und genervt, dass die Nächte nicht besser werden und sie es nicht schaffen, dass ihr Kind endlich durchschläft und sie wieder mehr Freiraum für sich, die Partnerschaft und Freunde haben. In ▶ Abschn. 5.1.1 (Schlafstörungen) werden die Entwicklung des kindlichen Schlafs, Ursachen

10.2 · Ambulante Therapie bei frühkindlichen Regulationsstörungen

und Bedingungsfaktoren für kindliche Schlafstörungen dargestellt.

Für eine individuelle Beratung bei frühkindlicher Schlafstörung sind eine eingehende Anamnese zum kindlichen Schlaf, zu Tagesbefindlichkeit, weiteren Regulationsstörungen (z. B. Fütterstörungen, extremes Trotzen oder Klammern) und das Führen von Schlaftagebüchern über etwa 2 Wochen notwendig, außerdem die Anamnese zu elterlichen Belastungsfaktoren in der Schlafsituation (▶ Übersicht in Abschnitt Diagnostik von Schlafstörungen in ▶ Abschn. 5.1.1) (▶ Fallbeispiel). In unklaren Situationen können auch Videos der Einschlafsituation und von nächtlichem Erwachen hilfreich sein. Die Qualität der Eltern-Kind-Beziehung sollte in der Gesprächssituation, beim Wickeln und gemeinsamen Spiel mitbeurteilt werden.

Fallbeispiel
Familie T. hat schon alles versucht. Marie, 18 Monate, wacht trotzdem alle 1–2 h nachts auf, z. T. auch halbstündlich. Mit Streicheln oder Flasche trinken schläft sie meist rasch wieder ein, in manchen Nächten ist sie auch 2 h wach und möchte gerne spielen. Beim Einschlafen abends müssen die Eltern sie herumtragen, vorsingen, massieren und sie mit ins Elternbett nehmen. Trotzdem dauert es immer mindestens 1 h, bis sie eingeschlafen ist. Auch am Tag will Marie zu Hause nicht schlafen, in der Krippe geht es mittlerweile ganz gut. Dort schläft sie oft 2 h. Die Eltern sind ratlos und sehr erschöpft. Bei dem letzten Versuch einer Schlafintervention nach der „Ferbermethode" (siehe unten) hatte Marie 1 h geschrien und schließlich erbrochen. Die Eltern haben sie daraufhin wieder in ihr Bett mitgenommen.

Marie hatte in den ersten Lebensmonaten viel geschrien. Von Anfang an brauchte sie Einschlafhilfen von den Eltern. Diese fordert sie weiterhin z. T. vehement ein. Es liegt eine Ein- und Durchschlafstörung mit fehlendem selbstständigem Einschlafen am Abend und in der Nacht und z. T. dysfunktionalen Einschlafhilfen der Eltern vor. Die Tatsache, dass Marie in der Krippe selbstständig einschläft und insgesamt ausreichend schläft, spricht für eine interaktionelle Störung beim abendlichen Einschlafen. In der Gesprächssituation und beim gemeinsamen Spielen sind beide Eltern sehr liebevoll und fürsorglich mit Marie; bei Grenzsetzungen (als Marie immer wieder das Handy der Mutter möchte und schließlich die Handtasche der Mutter ausräumt) wirken sie unsicher, sind inkonsequent und lassen Marie beide gewähren. Die Eltern schildern die Verunsicherung, die das exzessive Schreien von Marie in den ersten Lebensmonaten bei ihnen ausgelöst hat. Sie wissen nicht, was sie ihr tatsächlich in der Schlafsituation und bei Grenzsetzungen zutrauen können.

Die Beratung der Eltern (▶ Übersicht) beinhaltet neben Informationen zum kindlichen Schlaf auch eine Einschätzung der Entwicklung des Kindes und der anstehenden Entwicklungsaufgaben, wie im o. g. Fallbeispiel, die Autonomieentwicklung. Häufig stehen auch Trennungsängste im Vordergrund. Die Schlafstörung wird in den Kontext der Gesamtentwicklung des Kindes und den Alltag der Familie gestellt. Auch am Tag braucht das Kind wie im o. g. Fall Klarheit und Sicherheit von den Eltern in Grenzsetzungssituationen.

Beratung bei Schlafstörungen (1)
– Information über kindliches Schlafverhalten
– Individuellen Schlafbedarf feststellen
– Schlafrhythmus und Tagesrhythmus anpassen
– Selbstständiges Einschlafen
– Entwicklungsthemen: Trennungsängste, Autonomieentwicklung

Das Vorgehen in der Beratung zu einem selbstständigen Einschlafen des Kindes richtet sich nach dem Alter des Kindes und dessen individuellen Bedürfnissen. In den ersten Lebensmonaten steht die Unterstützung der Selbstregulationsfähigkeit des Kindes im Vordergrund (siehe oben). Im Sinne einer Prävention einer Schlafstörung werden schrittweise Einschlafhilfen reduziert und auf ausreichend lange Schlafphasen, auch am Tag, geachtet.

Eine Schlafintervention sollte nur bei einem gesunden Kind und ab dem 2. Lebenshalbjahr durchgeführt werden. Voraussetzung ist, dass beide Eltern eine Veränderung möchten und sie auch ausreichend Zeit haben, in kleinen Schritten vorzugehen (Scholtes et al. 2012, Schieche et al. 2004).

> Schritte der Schlafberatung: Schlafbedarf ermitteln (Schlafprotokolle über 2 Wochen), Schlafrhythmus an den Schlafbedarf anpassen, selbstständiges Einschlafen, selbstständiges Wiedereinschlafen in der Nacht.

Mithilfe der 24-Stunden-Schlaftagebücher wird der individuelle durchschnittliche Schlafbedarf des Kindes ermittelt. Viele Kleinkinder schlafen sehr unterschiedlich an verschiedenen Tagen (◘ Abb. 10.3). Mit den Eltern wird ausführlich besprochen, wie der Tages- und Schlafrhythmus des Kindes an seinen tatsächlichen Schlafbedarf angepasst werden kann. Gerade bei einem sehr wechselnden Rhythmus, wie z. B. an manchen Tagen spätes zu Bett gehen, längere nächtliche Wachzeiten, sehr unterschiedliche morgendliche Aufwachzeiten bis in den Vormittag hinein, brauchen das Kind und die Eltern z. T. mehrere Wochen, um einen regelmäßigen Tagesrhythmus zu finden. Alleine mit einer Rhythmusanpassung zeigen viele Kinder schon eine Verbesserung ihres Schlafverhaltens und längere nächtliche Wachphasen treten nicht mehr auf. Bei geringem Gesamtschlafbedarf sollte ein Kind (ab etwa 12 Monaten) in der Regel keinen ausgedehnten Mittagschlaf machen (auch nicht in der Kinderkrippe). ◘ Abb. 10.4 zeigt einen regelmäßigen Tagesrhythmus bei einem 18 Monate alten Kleinkind mit kurzem Mittagschlaf und gleichen Bettgehzeiten. Während der Rhythmusanpassung werden allenfalls nur kleine Schritte in Richtung selbstständiges Einschlafen unternommen.

> Damit die Eltern die Einschlafsituation hin zu weitgehend selbstständigem Einschlafen des Kindes verändern können, brauchen sie Unterstützung und Begleitung; sie brauchen Sicherheit und Zutrauen, dass ihr Kind selbstständig einschlafen kann, damit sie selbst klar gegenüber dem Kind sein können. Das Kind braucht die regelmäßige Rückversicherung von den Eltern, dass es nicht alleine ist.

Anstehende Entwicklungsthemen, wie Selbstberuhigungsfähigkeit, Autonomieentwicklung mit Austesten von Grenzen oder vermehrte Trennungsängste, sollten zunächst am Tag bearbeitet werden und weitgehend gebessert sein, bevor die Einschlafsituation zum selbstständigen Schlafen des Kindes angegangen wird. Hilfreich sind Einschlafhilfen, die sich das Kind in der Nacht immer wieder selbst geben kann und mit einer positiven Einschlafsituation assoziiert sind, wie Kuscheltiere, Schnuller, Schmusetuch. Die Eltern müssen darauf vorbereitet werden, dass ihr Kind bei Veränderungen der vertrauten Einschlafsituation wahrscheinlich schreien wird, sei es aus Protest, sei es ein Austesten von Grenzen, sei es, dass vermehrte Trennungsängste ausgelöst werden (Schieche et al. 2004, Scholtes et al. 2012).

In der Münchner Sprechstunde für Schreibabys wird eine schrittweise Entwöhnung von den Einschlafhilfen empfohlen (► Übersicht Beratung (2)). Dabei bestimmen die Eltern mit dem Kind, in welchen Schritten sie vorgehen.

Beratung bei Schlafstörungen (2)
1. Einschlafritual außerhalb des Bettchens
2. Wach ins Bettchen legen und Verabschieden
3. Neben dem Bettchen sitzen bleiben und schrittweise Reduktion der Einschlafhilfen über mehrere Tage
4. Vom Bettchen weggehen, noch im Raum bleiben
5. Aus dem Raum gehen

Kommunikation von Sicherheit und Zutrauen in der Schlafsituation für Kind und Eltern – klare Regeln

In o. g. Fallbeispiel wurde Marie nach einem Abendritual in ihr eigenes Bett gelegt, ein Elternteil blieb aber bei ihr, streichelte sie und sang Schlaflieder, bis sie einschlief. Am ersten Abend quengelte Marie, als sie abends ins Kinderbett, statt ins Elternbett gelegt wurde, wollte immer wieder hinaus, was die Eltern

10.2 · Ambulante Therapie bei frühkindlichen Regulationsstörungen

Wochenprotokoll (24-Stunden)

Name: *Marie* Geburtsdatum: *17 Monate* Alter: _____

Uhrzeit → / Datum ↓	6	7	8	9	10	11	12	13	14	15	16	17	18	19	20	21	22	23	24	1	2	3	4	5	6	Summe Schlaf/24 h
03.09																										10
04.09																										11,5
05.09																										10,5
06.09																										11
07.09																										11,5
08.09																										10
09.09																										13
Uhrzeit →		7	8	9	10	11	12	13	14	15	16	17	18	19	20	21	22	23	24	1	2	3	4	5	6	Summe Schlaf/24 h

Schlafphasen: ——— Wachphasen: *Freilassen* Schreien: ∧∧∧ Mahlzeiten: ▽

Abb. 10.3 Wochenprotokoll, 24 h

liebevoll, aber konsequent verneinten. Schließlich schlief sie nach 1 h ein. Nach etwa 1 Woche war das Einschlafen im Kinderbett kein Problem mehr und die Eltern konnten den nächsten Schritt angehen. Sie blieben noch im Kinderzimmer, aber nicht mehr am Kinderbett; nach weiteren 2 Wochen konnten sie schließlich am Abend Marie in ihr Bett legen, sich von ihr zur Nacht verabschiedeten und das Zimmer verlassen. Marie hatte gelernt selbstständig einzuschlafen. Dadurch wurden auch die Nächte entspannter und Marie wachte nur noch einmal auf. Es genügte dann kurz Marie eine Rückversicherung zu geben – wir sind da, du bist nicht allein – und sie schlief weiter.

Die Schritte zur Entwöhnung von Einschlafhilfen können auch deutlich kleiner sein und es sollte von den Eltern bestimmt werden, was sie sich und ihrem Kind zutrauen.

Die schrittweise Entwöhnung von Einschlafhilfen und individuelles Vorgehen in Abstimmung mit der Familie werden heute vorwiegend in Beratungsstellen empfohlen. Davon abzugrenzen ist die sog. **Ferbermethode** (Ferber 1985) oder „Checking", ein verhaltensorientiertes Vorgehen mit rascher Entwöhnung von Einschlafhilfen. In vielen Studien ist die Wirksamkeit der Methode nachgewiesen (von Gontard 2015). Voraussetzung hierbei ist ebenso, dass das Kind mindestens 6 Monate alt ist und selbstständig in den Schlaf finden kann. Nach einem Abendritual wird das Kind mit Kuscheltier wach in sein Bett gelegt und die Eltern verabschieden sich von ihm und gehen aus dem Raum. Bei Schreien des Kindes gehen die Eltern in regelmäßigen Abständen (z. B. alle 5 min oder gestuft in immer längeren Abständen von 3–10 min) für kurze Zeit zu ihrem Kind und geben ihm Rückversicherung und Trost, ohne es wieder aus dem Bett zu nehmen oder weitere Einschlafhilfen anzubieten, bis es schließlich alleine schläft. Das Kind soll lernen sich selbst zu beruhigen und einzuschlafen. Auch bei nächtlichem Erwachen wird wie oben beschrieben vorgegangen. Mit dieser Methode sollte das Kind nach etwa 2 Wochen deutlich besser schlafen. Ist dies nicht der Fall, sollte das Checking unbedingt abgebrochen werden, da zu vermuten ist, dass andere Themen zuerst bearbeitet werden müssen.

Psychosoziale, psychodynamische Themen und Belastungen in der Eltern-Kind-Beziehung (▶ Abschn. 5.1.1) müssen vor einer Schlafintervention bearbeitet werden, da sie häufig die Schlafstörung des Kindes mit verursachen oder aufrechterhalten (z. B. Kind holt sich Zuwendung in der Nacht, manifeste Paarkonflikte). In o. g. Fallbeispiel war es wichtig in Gesprächen den Eltern auch Raum für die sehr

Wochenprotokoll (24-Stunden)

Name: *Marie* Geburtsdatum: Alter: *18 Monate*

Uhrzeit → Datum ↓	6	7	8	9	10	11	12	13	14	15	16	17	18	19	20	21	22	23	24	1	2	3	4	5	6	Summe Schlaf/24 h
16.10.																										12,5
17.10.																										12,5
18.10.																										12,0
19.10.																										12,2
20.10.																										12,5
21.10.																										12,2
Uhrzeit →	7	8	9	10	11	12	13	14	15	16	17	18	19	20	21	22	23	24	1	2	3	4	5	6		Summe Schlaf/24 h

Schlafphasen: ───── Wachphasen: Freilassen Schreien: ∧∧∧∧ Mahlzeiten: ▽

Abb. 10.4 Regelmäßiger Tagesrhythmus bei einem 18 Monate alten Kleinkind

belastende erste Zeit mit ihrem Kind zu geben, insbesondere darüber zu sprechen, wie sehr sie durch das exzessives Schreien ihres Kindes überfordert waren.

> Bei ausbleibender Besserung einer Schlafstörung unter Beratung sollte an psychodynamische Faktoren und insbesondere Paarkonflikte gedacht werden.

Neben diesen Themen müssen auch differenzialdiagnostisch organische Belastungsfaktoren des Kindes diskutiert werden. Sehr aufschlussreich kann im Verlauf auch eine Videoaufnahme von problematischen Schlafsituationen sein.

10.2.3 Ambulante Behandlung bei Fütterstörungen

Bei Fütterstörungen bzw. frühkindlichen Essverhaltensstörungen kommen die Eltern ratlos und voller Sorge zum Kinderarzt bzw. in die Beratung.

In ▶ Abschn. 5.1.1. (Abschnitt Fütterstörungen) werden kindliche und elterliche Bedingungsfaktoren bei Fütterstörungen vorgestellt. Eine Vielzahl von organischen Erkrankungen und Störungen des Kindes (z. B. sensorische Überempfindlichkeit)

können eine Fütterstörung verursachen oder aufrechterhalten. Häufig finden sich auch subtile Einschränkungen mit mundmotorischer Schwäche oder leichten Koordinationsstörungen in der Saug-Kau- und/oder Schluckkoordination beim Kind, deren Mitbehandlung zu einer Besserung der Fütterstörung beiträgt (von Hofacker et al. 2004). Schließlich müssen auch eine ausreichende Kalorienzufuhr und ein umfassendes Nährstoffspektrum sichergestellt sein (▶ Übersicht). Bei Hinweisen auf Störungen der Schluckkoordination mit Aspirationen, auch Mikroaspirationen, muss die orale Nahrungszufuhr ggf. eingestellt werden und das Kind bis zur Besserung der Schluckkoordination mit einer Sonde ernährt werden.

Behandlung bei Fütterstörungen (1)
- Sicherstellen einer adäquaten, ausreichenden Ernährung (ggf. Ernährungsberatung)
- Ggf. mundmotorische Behandlung nach Castillo-Morales©
- Ggf. Abbau von sensorischer Überempfindlichkeit im Mund- und Gesichtsbereich

- Videobasierte Interaktionsanleitung in der Füttersituation
- Unterstützung der Eltern-Kind-Beziehung
- Entwicklungsthemen: Verhaltensregulation in der Füttersituation, Selbstständigkeit, Selbstwirksamkeit, Autonomieentwicklung, Regeln am Esstisch

> Gerade bei Fütterstörungen ist eine interdisziplinäre Zusammenarbeit zwischen unterschiedlichen Berufsgruppen notwendig, v. a. bei komplexen Fütterstörungen im Rahmen einer organischen Erkrankung oder Entwicklungsstörung.

Die spezifischen Unterschiede der Fütterstörungen, wie in der Klassifikation von Chatoor (▶ Übersicht in ▶ Abschn. 5.1.1., Abschnitt Klassifikation der Fütterstörungen) dargelegt (▶ Fallbeispiel), müssen in der Behandlung berücksichtigt werden (Chatoor 2002, Chatoor 2008). In der u. g. Übersicht wird in Anlehnung an Chatoor übersichtsartig skizziert, welches Vorgehen bei den einzelnen Fütterstörungen im Vordergrund stehen sollte (Chatoor 2012).

Fallbeispiel
Jede Mahlzeit war ein Kampf. Fabian wurde erstmals im Alter von 11 Monaten von seiner Mutter in der Ambulanz vorgestellt. Die Hauptmahlzeiten wehrte er meist ab, spielte eher mit dem Essen und ließ sich, wenn überhaupt, ein paar Löffel süßen Brei füttern. Morgens trank er 2 Milchflaschen, verweigerte diese aber auch am Nachmittag und Abend. Zwischendurch, meist beim Spielen, nahm er Nudeln, Obst oder Brotstückchen zu sich. In den ersten Monaten hatte er mit Stillen gut zugenommen, wog mit 6 Monaten ca. 8 kg. Die Löffelkost hatte er von Anfang an ungern angenommen und nach einem Atemwegsinfekt hatte er schließlich Gewicht verloren, wog bei Vorstellung nur 8,6 kg. Es stand die Krippeneingewöhnung an, da die Mutter demnächst wieder ihre Arbeit aufnehmen musste. In der mit Video aufgezeichneten Füttersituation saß Fabian im Hochstuhl, spielte mit den Nudeln, dem Teller und der Kindergabel, die ihm die Mutter hergerichtet hatte. Anfangs nahm er ab und zu eine Nudel in den Mund; nach kurzer Zeit warf er alles in seiner Reichweite auf den Boden. Die Mutter hob zunächst geduldig, dann immer genervter alles wieder auf, versuchte auch selbst ihm Nudeln unter Ablenkung zu füttern. Fabian war schließlich nur noch damit beschäftigt, aus dem Hochstuhl herauszukommen und die Mutter mit Festhalten und gleichzeitig Anbieten von einem süßen Obstbrei, von dem er sich einige Löffel füttern ließ. Fabian quengelte, wehrte sich gegen das Festhalten und Füttern; die Mutter nahm ihn aus dem Hochstuhl, versuchte ihn noch auf dem Schoß und am Boden zu füttern und beendete schließlich die Mahlzeit, als Fabian nur noch schrie. Er hatte nur 4 Nudelstückchen und 5 Löffel Obstbrei zu sich genommen. Die Mutter war ratlos und verzweifelt, Fabian schien zufrieden.

Bei Fabian wurde die Diagnose einer Fütter- und Gedeihstörung gestellt. Laut den von der Mutter mitgebrachten Nahrungsprotokollen (Vordruck in ▶ Kap. 15) hatte er eine zu geringe Nahrungsaufnahme am Tag (ca. 400 ml Säuglingsmilchnahrung, ca. 200 g Obstgetreidebrei und etwas Brot oder weiteres Fingerfood). Nach der beobachteten Füttersituation, die auch typisch für die häusliche Situation war, wurde die Fütterstörung nach der Klassifikation von Chatoor (2012) (▶ Übersicht in ▶ Abschn. 5.1.1, Klassifikation der Fütterstörungen) als eine Infantile Anorexie eingeordnet (ausführliche Beschreibung in ▶ Abschn. 5.1.1.). Diese Fütterstörung beginnt meist im 2. Lebenshalbjahr. Die Kinder zeigen wenig Hunger und Interesse an der Nahrung, sie sind beim Füttern leicht ablenkbar, alles andere ist wichtiger. Häufig entwickeln sich eine Gedeihstörung und Machtkämpfe bei den Mahlzeiten.

Vorgehen bei besonderen Fütterstörungen (in Anlehnung an Chatoor 2012, ZERO TO THREE)
- **601.** Fütterstörung mit Beeinträchtigung der homöostatischen Regulation. Regulations-Fütterstörung:
    - Ruhige Fütteratmosphäre
    - Füttern nach dem Aufwachen, nicht bei Müdigkeit

- 602. Fütterstörung unzureichender Reziprozität (Interaktion)
  - Unterstützung der Eltern-Kind-Beziehung
  - Eltern-Kleinkind-Psychotherapie
- 603. Infantile Anorexie
  - Soweit möglich selbstbestimmt und selbstständig essen lassen
  - Keine Ablenkung, kein Spielen bei den Mahlzeiten (feste Mahlzeiten am Tisch)
  - Kindliche Wahrnehmung von Hunger und Sättigung stärken
- 604. Sensorische Nahrungsverweigerung
  - Verbesserung der sensorischen Wahrnehmungsverarbeitung
  - Abbau der sensorischen Überempfindlichkeit im Mundbereich
  - Schrittweise Nahrungsspektrum ergänzen (in Kooperation mit Kind)
  - Ggf. Nahrungsergänzung (Vitamine, Spurenelemente)
- 605. Fütterstörung im Zusammenhang mit einer somatischen Erkrankungen
  - Enge Kooperation mit entsprechenden Fachdisziplinen
- 606. Fütterstörung assoziiert mit Eingriffen in den Gastrointestinaltrakt/Posttraumatische Fütterstörung
  - Desensibilisierungsbehandlung im Mund-Schlund-Bereich
  - Zunächst nur die nicht abgewehrte Nahrung
  - Selbstgesteuerte und selbstbestimmte Nahrungsaufnahme des Kindes
  - Ggf. vorübergehende Sondenernährung

Fabian ernährt sich hauptsächlich von 2 Milchmahlzeiten am Morgen und zeigt wenig Interesse am Essen, auch wenig Hunger und Appetit – alles andere ist wichtiger, er möchte spielen, sich viel bewegen. Die Tischmahlzeiten sind zu einem Machtkampf geworden und enden meist mit Schreien und Chaos. Häufig wird Fabian nebenbei beim Spielen gefüttert oder lutscht an einer Brezel beim Spazieren gehen.

Die Aufklärung über diese besondere Fütterstörung, einer Infantilen Anorexie (nach Chatoor), war war für die Mutter/Eltern eine große Entlastung. Als erster Schritt musste eine ausreichende Nahrungszufuhr bei Fabian sichergestellt werden. Vorübergehend bekam er eine hochkalorische Säuglingsmilchnahrung mit den morgendlichen Milchflaschen, die er problemlos akzeptierte. Die Füttersituationen wurden dahingehend verändert, dass Fabian nur noch zu den Mahlzeiten Essen erhielt, nicht mehr zwischendurch. Er bekam zunächst etwas Fingerfood, aber einzeln auf seinen Teller gelegt und wurde dann mit dem Löffel gefüttert, auf Ablenkungen wurde verzichtet. Die Mahlzeiten wurden beendet, sobald Fabian abwehrte. In wöchentlichen ambulanten Terminen wurde das Gewicht kontrolliert und an den Füttersituationen anhand von Videoanalysen gearbeitet.

Die Eltern verstanden, dass Fabian nicht das Essen an sich abwehrte, sondern klare Situationen brauchte und z. B. bei zu vollem Teller schnell nur noch spielte. Fabian nahm langsam wieder an Gewicht zu. Den Eltern war es möglich, die Krippeneingewöhnung und den Arbeitsbeginn der Mutter zu verschieben, was ihnen sehr viel Druck und auch Ängste nahm. Die Termine in der Ambulanz wurden fortgesetzt, bis die Krippeneingewöhnung mit den dortigen Mahlzeiten gelungen war und auch die Erzieher die Mahlzeiten für Fabian entsprechend gestalteten.

Im Sinne der Trias der frühkindlichen Regulationsstörungen werden kindliche, elterliche und interaktionelle Aspekte berücksichtigt. Die ▶ Übersicht gibt die Kernpunkte der Fütterberatung wieder.

Behandlung bei Fütterstörungen (2)
- Information über kindliches Essverhalten und Nahrungsbedarf
- Völliger Verzicht auf Druck, Zwang, Ablenkung und Unterhaltungsangebote
- Nahrungsaufnahme über Appetit steuern
- Selbstständiges Essen (soweit möglich)
- Essensregeln: Feste Mahlzeiten, altersangemessenes Nahrungsangebot, begrenzte Mahlzeitendauer, Kind bestimmt die Nahrungsmenge

> Ziel ist eine durch das Kind selbstgesteuerte Nahrungsaufnahme ohne Druck, Zwang und Ablenkung.

Die Beobachtung und möglichst Videoaufzeichnung der Füttersituation sind häufig der Schlüssel zum Verständnis der Fütterstörung und bieten die Möglichkeit einer konkreten Anleitung der Eltern über die Videoarbeit und damit Veränderung der Füttersituation. Gemeinsam mit den Eltern können beim Betrachten des Videos Schritte zur Veränderung erarbeitet werden. Zeigt das Kind Hunger und Appetit, zeigt es Interesse an der Nahrung, was wehrt das Kind in der Füttersituation ab, was erreicht das Kind damit? Wie geht es der Mutter/den Eltern in der Füttersituation, wie ist ihre emotionale Verfassung? Ausgesprochen belastende Videosequenzen, z. B. bei Zwangsfütterung des Kindes, sollten aber äußerst zurückhaltend verwendet und nur bei einer stabilen und belastbaren therapeutischen Beziehung zwischen Eltern und Berater bearbeitet werden (Wollwerth u. Papoušek 2004).

Wie in ▶ Abschn. 5.1.1. ausführlich dargelegt, steht immer wieder die Eltern-Kind-Beziehung im Vordergrund, gerade wenn sehr maladaptive Füttersituationen alltäglich vorkommen, die die Beziehung häufig massiv belasten (von Hofacker et al. 2004) (▶ Fallbeispiel).

Fallbeispiel
Monika war nach 30 Schwangerschaftswochen viel zu früh geboren worden. Nach vielen Komplikationen mit notwendiger Beatmung und teilweise Sondenernährung war sie schließlich nach 10 Wochen – also am errechneten Geburtstermin – mit einem Gewicht von 2700 g nach Hause entlassen worden. Das Füttern war von Anfang an schwierig, an der Brust hatte Monika nie richtig getrunken, sodass die Mutter Muttermilch abpumpte und ihr mit der Flasche gab. Monika war sehr unruhig, auch beim Füttern, nahm aber gut zu. Mit einem Infekt wurde das Trinken schlechter, Monika wehrte ab, oft schon, wenn die Mutter ihr die Flasche anbot. Zur Erstvorstellung im Alter von korrigiert 4 Monaten trank sie nur noch im Halbschlaf. Die Mutter war voller Ängste und verzweifelt, sie dachte nur noch daran, wie viel Monika schon getrunken hatte und heute noch trinken müsse. Fast immer „schaffte" sie aber die empfohlene Nahrungsmenge nicht.

Monika war gesund, hatte sich bisher sehr gut entwickelt und war gut gediehen. Im Vordergrund der ambulanten Behandlung standen v. a. die psychischen Belastungen der Eltern nach Frühgeburtlichkeit des Kindes. Die massiven Ängste der Mutter um Überleben und Gedeihen ihres Kindes, die Schuldgefühle und Trauer nach vorzeitigem Ende der Schwangerschaft wirkten in die alltäglichen Füttersituationen hinein.

Die Bearbeitung der psychodynamischen Faktoren ist häufig die Voraussetzung, dass die Eltern die Empfehlungen, auch aus der Videoarbeit umsetzen können. Vor allem Ängste um Überleben und Gedeihen führen zu massivem Druck in der Füttersituation, der dann in einer Zwangsfütterung gipfeln und auch zu traumatischen Situationen für das Kind führen kann (Füttern über die Abwehr des schreienden Kindes, Verschlucken, Gefahr von Aspirationen). Häufig ist eine stationäre Behandlung dann notwendig, einerseits um ein weiteres Gedeihen des Kindes unter Veränderung der Füttersituation zu gewährleisten und andererseits um die Eltern mit dem Rückhalt des stationären Teams zu entlasten (von Hofacker 2004, Thiel-Bonney u. von Hofacker 2012).

10.3 Stationäre Sozialpädiatrie

10.3.1 Stationäre Behandlung bei frühkindlichen Regulationsstörungen

Indikationen für eine stationäre Behandlung bei frühkindlichen Regulationsstörungen
Nach den Grundsätzen zur Qualität in der Sozialpädiatrie besteht eine Indikation zur stationären Behandlung, wenn (Hollmann 2009):
— die Erfolge der ambulanten Behandlungs- und Beratungsmaßnahmen weit hinter den Erwartungen zurück bleiben,
— eine diagnostische Einordnung ambulant nicht gelingt und
— zur Krisenintervention, bei akuter Verschlechterung und Dekompensation.

In der ▶ Übersicht sind entsprechende Indikationen für eine stationäre Behandlung bei frühkindlichen Regulationsstörungen aufgeführt.

Stationäre Behandlung bei frühkindlichen Regulationsstörungen
- Exzessives Schreien mit elterlicher Dekompensation
- Gefahr der Misshandlung/Schütteln
- Ein- und Durchschlafstörung mit massiver elterlicher Erschöpfung
- Fütter- und Gedeihstörung mit Gefährdung des Kindes durch unzureichende Ernährung und altersunangemessene Kost, fortgesetzte Zwangsfütterung
- Schwierige Sondenentwöhnung
- Fütterstörungen im Rahmen einer chronischen Erkrankung oder Entwicklungsstörung mit multiplen zusätzlichen Belastungen
- Manifeste Eltern-Kind-Beziehungsstörung ohne Besserung
- Regulationsstörungen bei übergeordneter Erkrankung mit multiplen Störungen
- Kindliche Verhaltensstörungen bei Zusammenwirken von multiplen Belastungsfaktoren (z. B. psychische Erkrankung eines Elternteils)

Im Vordergrund stehen die elterliche Dekompensation und massive Erschöpfung, die eine Umsetzung der ambulanten Empfehlungen erschweren und damit keine Besserung der kindlichen Regulationsstörung, exzessives Schreien oder kindliche Schlafstörung, eintreten lassen. Eine Domäne für die stationäre Behandlung stellen die Fütterstörungen und Sondenentwöhnungen dar, v. a. wenn zusätzlich eine Gedeihstörung vorliegt und eine akute oder chronische gesundheitliche Gefährdung des Kindes gegeben ist. Insbesondere Fütterstörungen bei chronischen Erkrankungen und Entwicklungsstörungen sind hier hervorzuheben (z. B. Fütterstörung bei infantiler Cerebralparese; Fütterstörungen bei genetischen Syndromen). Bei posttraumatischen Fütterstörungen gelingt es meist nur im stationären Setting ohne weitere Traumatisierungen den Nahrungsaufbau zu erreichen (Thiel-Bonney u. von Hofacker 2012). Ein weiterer Schwerpunkt der stationären sozialpädiatrischen Behandlung sind Regulationsstörungen im Kontext multipler psychosozialen Belastungen und psychischer Erkrankung eines Elternteils (z. B. Wochenbettdepression, Angststörungen, Persönlichkeitsstörungen) die ihrerseits eine kindliche Regulationsstörung bzw. psychische Störung im Kleinkindalter mit verursachen oder aufrechterhalten können und häufig auch zu Belastungen oder Störungen der Eltern-Kind-Beziehung beitragen (siehe Mannheimer Risikokinderstudie, Laucht et al. 2004 und Copenhagen Child Cohort 2000, Skovgaard et al. 2007).

> Die stationäre Behandlung bietet ein intensives Setting mit einem interdisziplinären Ansatz und multiprofessionalen Team.

Selbstredend müssen in diesem frühen Lebensalter das Kind zusammen mit seiner Mutter bzw. Elternteil oder primärer Bezugsperson stationär aufgenommen werden und, mit Fokus auf die kindliche Störung, gemeinsam behandelt werden. In Kinderkliniken generell, auch in sozialpädiatrischen Kliniken werden die Behandlungskosten für das Kind von den Krankenkassen übernommen, für das begleitende Elternteil jedoch nur die Verpflegungskosten.

Die stationäre Eltern-Kind-Behandlung bei psychischer Erkrankung eines Elternteils und sich daraus entwickelnden Belastungen und Störungen der Eltern-Kind-Beziehung ist mittlerweile in vielen psychiatrischen Kliniken deutschlandweit etabliert für erkrankte Eltern mit Kindern unter 3 Jahren (Wortmann-Fleischer et al. 2012). Ziel ist, neben der psychiatrischen Behandlung des erkrankten Elternteils, die Förderung einer gesunden psychischen Entwicklung des Kindes (Reck 2012).

Gerade bei frühkindlichen Regulationsstörungen, Bindungs- und Beziehungsstörungen mit stationärem Behandlungsbedarf ist eine integrierte Eltern-Kind-Behandlung zu fordern mit **Behandlung der Kinder und der Eltern** durch kinder- und erwachsenentherapeutische Angebote. Am Kbo-Kinderzentrum, München, soll in einem Modellprojekt mit sozialpädiatrischer vollstationärer Behandlung des Kindes und tagesstationärer psychiatrischer

Behandlung bei psychischer Erkrankung des begleitenden Elternteils beides realisiert werden.

10.3.2 Stationäre Behandlung

Neben einem Basisteam aus Kinderarzt, Psychologe und Pflegefachkraft können in der Klinik für Sozialpädiatrie am kbo-Kinderzentrum München optional weitere Berufsgruppen zur Diagnostik und Therapie je nach individuellem Bedarf des Kindes und der Eltern hinzugezogen werden: Neuropädiatrie, Pädaudiologie, Genetik, Sozialpädagogik, Ernährungsberatung/Diätberatung, Physiotherapie, mundmotorische Behandlung, Ergotherapie, Musiktherapie, Logopädie, Montessori-Therapie. Häufig ist auch die diagnostische Abklärung einer psychischen Erkrankung eines Elternteils durch einen erwachsenenpsychiatrischen Konsiliardienst indiziert.

Für die hochbelasteten Familien bietet der Pflegedienst Entlastung, auch für kurze Auszeiten der Eltern, v. a. aber eine konkrete Anleitung und Unterstützung in schwierigen Alltagssituationen, beim Beruhigen, Füttern und Schlafenlegen. Die Beratungs- und Therapieinhalte bei den einzelnen Störungen sind an die o. g. Vorgehensweisen (▶ Abschn. 10.2, Ambulante Behandlung) angelehnt. Das stationäre Setting bietet einen sicheren Rahmen für Eltern und Kind, von ärztlicher und psychologischer Seite. Beispielsweise wird bei Füttertherapien mit Gedeihstörung das Kind engmaschig gewogen und sein Gesundheitszustand überwacht. In der Eltern-Kleinkind-Therapie steht die Eltern-Kind-Beziehung im Vordergrund.

Im Rahmen eines stationären Vorgesprächs werden die Ziele des stationären Aufenthalts gemeinsam erarbeitet. Die Aufenthaltsdauer variiert in Abhängigkeit der kindlichen Regulationsstörung und elterlichen Belastung zwischen 2 und 6 Wochen.

10.3.3 Fallbeispiel: stationäre Behandlung bei Fütterstörung

Fallbeispiel

Jona wurde mit 6 Monaten wegen massiver Abwehr beim Füttern von beiden Eltern vorgestellt. Meistens schreie und weine er, wenn er angelegt wird, sodass die Mutter nur noch in der Nacht stille; am Tag gelinge die Löffelkost eigentlich nur, wenn der Vater Jona ablenke. Die Mutter berichtet, bereits nach wenigen Minuten unter Tränen, von Anspannung und Ängsten seit dem ersten Tag der Schwangerschaft. Nach 2 Fehlgeburten war Frau M. unter einer IVF-Behandlung schwanger geworden. Die Schwangerschaft war mit Ängsten, auch dieses Kind zu verlieren, bis zum letzten Tag belastet. Nach der Entbindung klappte das Stillen nicht. Niemand hatte Zeit, Frau M. zu unterstützen. Erst die Hebamme zu Hause war für Frau M. da. Nach 2 Monaten, in denen Jona gut zugenommen hatte, begann er beim Stillen unruhig zu werden, trank meist nur eine Seite und nahm in der Folge nur 200 g in 4 Wochen zu. Er hatte v. a. abendliche Schreiphasen, die auch als Hunger gedeutet wurden. Jetzt sollte Frau M. Jona alle 2 h anlegen, 1-mal wöchentlich wurde er gewogen und von Woche zu Woche wurde das Füttern schwieriger. Schließlich trank Jona nur noch im Halbschlaf, schrie, wenn die Mutter ihn in Stillposition brachte. Die Hebamme hatte sich zwischenzeitlich verabschiedet und kam erst auf mehrfaches Bitten der Mutter nochmals. Mit 4 Monaten bekam Jona Löffelkost, die er zunächst gut annahm. Die Mengen pro Mahlzeit blieben aber gering und der Druck und die Ängste der Mutter kehrten zurück. Nur mit maximaler Ablenkung und Zwang nahm Jona ausreichende Mengen zu sich. Am ehesten akzeptierte er einen süßen Milchbrei.

In der mit Video aufgezeichneten Füttersituation ließ Jona sich mit viel Ablenkung (immer wieder neue Spielsachen, Schlüsselbund) und Zwang (Füttern beim Schreien) einige Löffel Gemüsebrei füttern, dann nahm er mit deutlich weniger Abwehr einige Löffel süßen Milchbrei. Frau M. beendete die Mahlzeit, als er auch diesen sehr heftig abwehrte und zu würgen begann. Sie wirkte während der ganzen Füttermahlzeit höchst angespannt, redete nicht mit ihrem Kind; beide begegneten sich kaum im Blickkontakt, nur einmal kurz, als die Mutter den ersten Löffel mit dem Milchbrei anbot.

Jona war gesund und gut entwickelt, es lag eine leichte sensorische Überempfindlichkeit im Mundbereich vor, keine mundmotorische Störung. Er hatte im letzten Monat nicht mehr zugenommen. Nach den anamnestischen Angaben lag wohl in den ersten Lebensmonaten eine Regulationsfütterstörung nach Chatoor (2012) vor (▶ Übersicht unter ▶ Abschn. 10.2.3). Jona war häufig zu überreizt und zu müde um ruhig an der Brust zu trinken. Das Füttern im Halbschlaf war eine kurzfristige Entlastung, funktionierte dann mit der Beikost aber nicht mehr. Nach wie vor klappte aber das Stillen in der Nacht. Zum Vorstellungszeitpunkt wurde die Fütterstörung als eine interaktionelle Störung eingeordnet. Beim gemeinsamen Betrachten des Füttervideos schilderte Frau M. ihre großen Ängste um Jona, die sie schon in der Schwangerschaft begleitet hatten und dann mit der Nahrungsverweigerung von Jona wiedergekommen waren. Sie konnte sich kaum noch freuen an ihm, hatte das Gefühl er werde jeden Tag schwächer und dünner, fühlte sich hilflos und schuldig, sowohl dass er nicht gut zunahm und auch, dass sie oft wütend auf ihn war, v. a. wenn er nach einer mühsamen Mahlzeit wieder alles erbrach. Herr M. versuchte seine Frau möglichst häufig zu entlasten, aber auch bei ihm waren die Mahlzeiten nicht viel entspannter.

Bei hochbelasteter Fütterstörung mit phasenweiser Zwangsfütterung, drohender Gedeihstörung und mütterlicher/elterlicher Dekompensation wurde eine stationäre Aufnahme von Mutter und Kind am Folgetag in unserer Fachklinik für Sozialpädiatrie im kbo-Kinderzentrum in die Wege geleitet. Als Ziele des stationären Aufenthalts wurden vorab mit den Eltern besprochen, dass Jona lernen kann selbstbestimmt, geleitet von Hunger und Appetit, ausreichend altersentsprechende Kost aufzunehmen. Die Füttermahlzeiten sollten für Kind und Eltern entspannt, ohne Druck und Zwang stattfinden. Eine rasche Gewichtszunahme von Jona war aber nicht das erklärte Behandlungsziel.

Zentral war die Unterstützung der Mutter in der Füttersituation mit ihrem Sohn. Die nächtlichen Stillmahlzeiten wurden zunächst beibehalten. Zunächst wurde nur die besser akzeptierte süße Löffelkost (Milchbreie) angeboten. Jona wurde zu den Löffelmahlzeiten in eine Sitzschale gelegt, was auch die Kommunikation von Mutter und Kind bei den Mahlzeiten erleichterte. Frau M. wurde dahingehend unterstützt, genau auf die kindlichen Signale zu achten und kommunikativ und prompt zu reagieren: Interesse an der Nahrung, Zuwendung zur Nahrung/zum Löffel, Aufnahme der Nahrung im Mund, Schlucken, Geschwindigkeit der Löffelfolgen, Zurücknahme und Abwarten bei ersten Zeichen von kindlicher Abwehr, Beenden der Mahlzeit, wenn Kind sich nicht mehr der Nahrung zuwendet und weitere Angebote abwehrt. Frau M. fiel es sehr schwer, eine Mahlzeit zu beenden, wenn Jona nur wenige Löffel zu sich genommen hatte, v. a. wenn dies wiederholt an aufeinanderfolgenden Mahlzeiten am Tag geschah. Regelmäßig aß er abends aber größere Portionen und blieb mit seinem Gewicht stabil. In dieser Phase brauchte Frau M. bei jeder Mahlzeit Beistand durch eine erfahrene Pflegekraft und die kinderärztliche Zusicherung, dass Jona weiterhin gesund und in keiner Weise gefährdet ist. Zwischen den Mahlzeiten war Jona häufig quengelig und unruhig, er schien oft hungrig. In der Eltern-Kleinkind-Therapie standen die Themen der Mutterschaftskonstellation (Stern 1998) im Vordergrund, v. a. mit den Schwerpunktthemen Leben und Wachstum und Beziehungsaufbau zum Kind. Die Ängste der Mutter, die gerade in den Füttersituationen aufkamen, wenn Jona nach 2 Löffeln schon abwehrte, aber auch die Wut begleitet von Schuldgefühlen, hatten Raum und konnten in die bisherige Geschichte von Frau M. eingebunden und reflektiert werden.

Nach 3 Tagen besserte sich sein Essverhalten deutlich, er ließ sich mit Hunger und Appetit kontinuierlich größere Mengen ohne Abwehr füttern, auch im Verlauf die anfangs ganz abgewehrten Gemüsebreie. Mutter und Kind kommunizierten bei den Mahlzeiten mit viel Blickkontakt und Sprache, die Stimmung war meist gut. Zu wiederholten Einbrüchen im Essverhalten von Jona kam es, wenn bei Frau M. vermehrt Ängste auftraten, sie an sich und der guten Entwicklung von Jona zweifelte. Frau M. wurde ermuntert eine eigene Psychotherapie zu beginnen, die sie kurz nach Entlassung antrat. Begleitend und unterstützend erhielt Jona eine ergotherapeutische Behandlung zur Verbesserung der Reizverarbeitung bei sensorischer Überempfindlichkeit. In der Musiktherapie, ebenso bei der Babymassage stand die Eltern-Kind-Kommunikation und -Beziehung im Vordergrund. An den Wochenenden konnte auch der Vater von einer Unterstützung in der Füttersituation mit seinem Sohn profitieren. Nach 5-wöchiger stationärer Behandlung ließ sich Jona altersentsprechende Kost mit ausreichenden Mengen füttern, er nahm wieder langsam an Gewicht zu, die

Mahlzeiten waren entspannt, die Mutter konnte gut die Signale ihres Sohnes wahrnehmen und die Mutter-Kind-Beziehung zeigte sich durchgehend liebevoll. In einem ambulanten Nachgespräch berichteten beide Eltern, wie glücklich sie mit Jona seien und er nun, 8 Monate alt, mit Freude an den ersten Babykeksen lutsche.

10.4 Zusammenfassung

Bei multiplen Belastungsfaktoren bietet eine stationäre Behandlung eine intensive Therapie des Kindes zusammen mit den Eltern. Die Unterstützung der Eltern in den alltäglichen, v. a. belasteten Eltern-Kind-Interaktionen ermöglichen häufig eine rasche Auflösung der Teufelskreise z. B. beim Füttern aus kindlicher Abwehr und elterlichem Druck und Zwang. Gerade bei Fütterstörungen können kritische Phasen, wenn das Kind nach Zwangsfütterung wenige Tage tatsächlich wenig Nahrung zu sich nimmt, durch eine engmaschige medizinische Überwachung gemeinsam gemeistert werden, bis das Kind, geleitet von Hunger und Appetit, tatsächlich wieder ausreichend Nahrung zu sich nimmt (Ziegler 2012). Mit Entlastung im Alltag gerade bei Säuglingen mit exzessivem Schreien und Schlafstörungen können sich die Eltern oft erstmals nach der Entbindung erholen und wieder gestärkt auf ihre intuitiven Kompetenzen zurückgreifen. Schließlich gibt die Tagesstrukturierung mit regelmäßigen festen Mahlzeiten einen Rahmen und bietet gleichzeitig Raum für gemeinsames Spiel von Eltern und Kind. Hierbei gelingt es den Eltern häufig besser, sich von den kindlichen Signalen im Hier und Jetzt leiten zu lassen (Wollwerth u. Papoušek 2004). Vor allem bei chronischen Erkrankungen, Entwicklungsstörungen, neuropädiatrischen Erkrankungen (z. B. Infantile Cerebralparese) werden im Rahmen des stationären Aufenthalts auch diverse Therapien eingesetzt, die einerseits die kindliche Entwicklung fördern, andererseits auch die Regulationsstörung bessern. Gerade bei mundmotorischen Entwicklungsstörungen greifen physiotherapeutische Behandlung, mundmotorische Behandlung nach Castillo-Morales©, sensomotorische Behandlung in der Ergotherapie synergistisch mit der Verbesserung der Fütterinteraktionen zusammen. In der ▶ Übersicht sind die Ziele einer ambulanten und stationären Therapie bei frühkindlichen Regulationsstörungen zusammengefasst. Die beziehungsfördernde Therapie bleibt der übergeordnete Fokus.

Ambulante und Stationäre Behandlung bei frühkindlichen Regulationsstörungen Eltern und Kind
— Förderung der kindlichen Regulationsfähigkeit und Selbststeuerung (Selbstwirksamkeitserfahrungen beim Beruhigen, Spielen, Füttern)
— In Eltern-Kind-Interaktionen: Die Eltern lassen sich von den kindlichen Signalen leiten (z. B. beim Füttern) (Videoarbeit)
— Gemeinsames Spiel als Ressource gelungener Beziehungsmomente
— Bearbeiten psychodynamischer Themen bei einer belasteten elterlichen Vorgeschichte
— Stärken der Eltern-Kind-Beziehung

Literatur

Cierpka M (2012) Frühe Kindheit 0–3 Jahre. Springer Verlag, Berlin Heidelberg
Chatoor I (2002) Feeding disorders in infants and toddlers: diagnosis and treatment. Child and Adolescent Psychiatry. Clin N Am 11(2): 163–183
Chatoor I (2008) Diagnosis and treatment of feeding disorders in infants, toddlers, and young children. ZERO TO THREE, Washington
Chatoor I (2012) Fütterstörungen im Säuglings- und Kleinkindalter. Klett-Cotta Verlag, Stuttgart
Ferber R (1987) Sleeplessness, night awakening, and night crying in the infant and toddler. Pediatrics in review 9: 69–82
Fraiberg S, Adelson E, Shapiro V (1975) Ghosts in the nursery. A psychoanalytical approach to the problems of impaired infant-mother relationships. Journal of the American Academy of Child & Adolescent Psychiatry 14: 387–422
Gontard A von (2015) AWMF Leitlinien zu psychischen Störungen im Säuglings-, Kleinkind- und Vorschulalter (S2k). Stand 26.09.2015
Hofacker N von, Papoušek M, Wurmser H (2004) Fütter- und Gedeihstörungen im Säuglings- und Kleinkindalter. In: Papoušek M, Schieche M, Wurmser H, Hrsg. (2004) Regulationsstörungen der frühen Kindheit. Huber Verlag, Bern: S 171–199

Hollmann H (2009) Therapie und Förderung: Stationäre sozialpädiatrische Behandlung. In: Bode H, Straßburg HM, Hollmann H, Hrsg. Sozialpädiatrie in der Praxis. Urban & Fischer, München: S 224–229

Laucht M, Schmidt MH, Esser G (2004) Frühkindliche Regulationsprobleme: Vorläufer von Verhaltensauffälligkeiten des späteren Kindesalters? In: Papoušek M, Schieche M, Wurmser H, Hrsg. (2004) Regulationsstörungen der frühen Kindheit. Huber Verlag, Bern: S 339–356

Papoušek M (2004) Regulationsstörungen der frühen Kindheit: Klinische Evidenz für ein neues diagnostisches Konzept. In: Papoušek M, Schieche M, Wurmser H, Hrsg. Regulationsstörungen der frühen Kindheit. Huber Verlag, Bern: 77–110

Reck C (2012) Zum Einfluss der postpartalen Depression und Angststörungen auf die Affektregulation in der Mutter-Kind-Interaktion und Ansätze zu deren Behandlung. In: Wortmann-Fleischer S, von Einsiedel R, Dowing G (2012) Stationäre Eltern-Kind-Behandlung, Kohlhammer Verlag, Stuttgart: 49–58

Sarimski K (2013) Soziale Risiken im frühen Kindesalter. Hogrefe Verlag, Göttingen

Schieche M, Rupprecht C, Papoušek M (2004) Schlafstörungen: aktuelle Ergebnisse und klinische Erfahrungen. In: Papoušek M, Schieche M, Wurmser H, Hrsg. Regulationsstörungen der frühen Kindheit. Huber Verlag, Bern: 145–170

Schieche M (2010) Frühe Hilfen bei Regulationsstörungen – Die Münchner Sprechstunde für Schreibabys. In: Kißgen R, Heinen N (2010) Frühe Risiken und Frühe Hilfen: Grundlagen, Diagnostik, Prävention. Klett-Cotta Verlag, Stuttgart: 272–291

Skovgaard AM, Houmann T, Christiansen E, Landorph S, Joergensen T and CCC 2000 Study Team (2007) The prevalence of mental health problems in children 1 ½ years of age – the Copenhagen Child Cohort 2000. Journal of Child Psychology and Psychiatry 48(1): 62–70

Scholtes K, Benz M, Demant H (2012) Schlafstörungen im Kindesalter. In : Cierpka M, Hrsg. Frühe Kindheit 0–3 Jahre. Springer Verlag, Berlin Heidelberg: 199–218

Stern D (1998) Die Mutterschaftskonstellation: Eine vergleichende Darstellung verschiedener Formen der Mutter-Kind-Psychotherapie, Klett-Cotta Verlag: Stuttgart

Thiel-Bonney C, Cierpka M (2012) Exzessives Schreien in: Cierpka M, Hrsg. Frühe Kindheit 0–3 Jahre. Springer Verlag, Berlin Heidelberg: 171–198

Thiel-Bonney C, von Hofacker N (2012) Fütterstörungen in der frühen Kindheit in: Cierpka M, Hrsg. Frühe Kindheit 0–3 Jahre. Springer Verlag, Berlin Heidelberg: 219–248

Wolke D, Rizzo P, Woods S (2002) Persistent infant crying and hyperactivity problems in middle childhood. Pediatrics 109: 1054–1060

Wollwerth R, Papoušek M (2004) Das Münchner Konzept einer kommunikationszentrierten Eltern-Säuglings-/Kleinkind-Beratung und -Psychotherapie. In: Papoušek M, Schieche M, Wurmser H, Hrsg. Regulationsstörungen der frühen Kindheit. Huber Verlag, Bern: 281–310

Wortmann-Fleischer S, von Einsiedel R, Downing G, Hrsg. (2012) Stationäre Eltern-Kind-Behandlung, Ein interdisziplinärer Leitfaden. Kohlhammer Verlag, Stuttgart

ZERO TO THREE (2005) Diagnostic classification of mental health and developmental disorders of infancy and childhood: Revised edition (DC:0-3R). Washington D.C.: ZERO TO THREE Press

Ziegler M, Wollwerth R, Papoušek M (2004) Exzessives Schreien im frühen Säuglingsalter. In: Papoušek M, Schieche M, Wurmser H, Hrsg. Regulationsstörungen der frühen Kindheit. Huber-Verlag, Bern: 111–144

Ziegler M (2012) Fütterstörungen im Säuglings- und Kleinkindalter. In: Giesemann K, Hrsg. Hungern im Überfluss – Essstörungen in der ambulanten Psychotherapie. Klett-Cotta Verlag, Stuttgart: 244–267

Ziegler M, Schieche M (2014) Beziehungsfokussierte Therapie bei Verhaltensstörungen im Kleinkindalter. In: Mall V, Voigt F, Jung N, Hrsg. Wege zur Inklusion, Frühdiagnostik, Frühtherapie, Kindliche Sozialisation. Schmidt Römhild Verlag, Lübeck: 211–221

Interaktionsorientierte Mutter-Kind-Psychotherapie im stationären Setting

C. Reck, N. Schlegel

11.1 Postpartale psychische Störung als entwicklungsrelevanter Risikofaktor – 180

11.2 Bedeutung der Mutter-Kind-Interaktion in den ersten Lebensmonaten – 180

11.3 Therapie – 182
11.3.1 Spezifische Themen der Psychotherapie im Postpartalzeitraum – 182
11.3.2 Psychotherapie der Mutter-Kind-Beziehung – 183
11.3.3 Mutter-Kind-zentrierte Interventionsansätze im stationären Setting – 184
11.3.4 Schlussbemerkung – 186

11.4 Aktuelle Versorgungs- und Finanzierungslage stationärer Mutter-Kind-Therapien – 187

Literatur – 188

© Springer-Verlag Berlin Heidelberg 2016
V. Mall, A. Friedmann (Hrsg.), *Frühe Hilfen in der Pädiatrie*,
DOI 10.1007/978-3-662-49262-8_11

11.1 Postpartale psychische Störung als entwicklungsrelevanter Risikofaktor

Psychische Störungen im Postpartalzeitraum können sich ungünstig auf die Mutter-Kind-Beziehung und die kindliche Entwicklung auswirken. Der Fokus einer entsprechenden Behandlung sollte daher nicht alleine auf der Erkrankung der Mutter liegen, sondern auf die Bereiche der Mutter-Kind-Beziehung und eventuelle psychische Auffälligkeiten des Kindes ausgedehnt werden (Da in unserer Gesellschaft die Hauptbezugsperson eines Säuglings in den meisten Fällen immer noch die Mutter ist, beziehen sich diese Aussagen auf diese, ohne jedoch die bedeutende Rolle der Väter außer Acht lassen zu wollen). Als Folge dessen sind in der Behandlung postpartal psychisch erkrankter Mütter und deren Säuglinge neben einer störungsspezifischen Individualpsychotherapie Mutter-Kind-zentrierte Interventionen indiziert. Spezielle stationär-psychiatrische Behandlungsangebote ermöglichen psychisch erkrankten Müttern dabei eine interaktionsorientierte Mutter-Kind-Psychotherapie, ohne dass sie sich dabei von ihrem Kind trennen müssen. Dies stellt in aller Regel eine immense psychische Entlastung für die betroffenen Frauen dar.

Wie wichtig ein Vermeiden dieser Trennung ist, spiegelt sich in der Bedeutsamkeit der frühen Mutter-Kind-Interaktion wider. Hier zeigt der aktuelle Forschungsstand, dass Erfahrungen in der Interaktion mit nahestehenden Bezugspersonen unabdingbar sind und die elterliche Feinfühligkeit für kindliche Signale in den ersten Lebensmonaten einen entscheidenden Einfluss auf die Entwicklung des Kindes ausübt. Beachtenswert ist hierbei die besondere Intensität der Auswirkungen dieser Faktoren in jenem frühen Lebensabschnitt, der sowohl von hoher Verletzbarkeit als auch von einem hohen Maß an Entwicklungsfortschritten geprägt ist. Studien zeigen zudem, dass Kinder von psychisch kranken Müttern ein deutlich erhöhtes Risiko aufweisen, selbst an einer psychischen Störung zu erkranken (z. B. Murray et al. 2011). Die klinische Psychologie bzw. die klinische Entwicklungspsychologie liefern dabei Erkenntnisse zur Weitergabe von psychischen Störungen über die Eltern-Kind-Interaktion.

Psychische Erkrankungen rund um die Geburt sind keine Seltenheit: So entwickeln ca. 10–15% aller Frauen eine Depression und/oder Angststörung in der Prä- bzw. Postpartalzeit (Reck et al. 2008); 0,1–0,2% erkranken an einer schweren postpartalen Psychose (Riecher-Rössler 1997). Bei jungen Müttern gehört dabei neben den Angststörungen die postpartale Depression zu den häufigsten psychischen Störungen. Diese muss von dem sog. Baby Blues („Heultage") abgegrenzt werden, bei dem es sich um eine lediglich kurz andauernde psychische Störung mit einer leichten depressiven Symptomatik handelt. Sie ist durch Erschöpfung, Weinen, Traurigkeit, Stimmungslabilität, Ängstlichkeit und Irritierbarkeit gekennzeichnet, tritt mit einer Prävalenzrate von ca. 50% zumeist zwischen dem 2. und dem 5. Tag nach der Geburt auf und kann von einigen Stunden bis zu wenigen Tagen andauern.

11.2 Bedeutung der Mutter-Kind-Interaktion in den ersten Lebensmonaten

Kindliche Affekte stehen in enger Beziehung zum mütterlichen Verhalten, das seinerseits von den Zuständen des Kindes beeinflusst wird. Es findet mithin eine Regulation von Affekten durch die Mutter-Kind-Interaktion statt. Die kindliche Sensitivität für mütterliche Affektzustände in den ersten Lebensmonaten ist grundlegend für das Verständnis des Einflusses mütterlicher psychiatrischer Erkrankungen auf die kindliche Entwicklung. Der Depression als der häufigsten psychischen Störung junger Mütter im Postpartalzeitraum kommt dabei eine zentrale Bedeutung zu. Ausgehend von dem Wissen um die affektive Sensitivität in den ersten Lebensmonaten stellt sich die Frage, welche interaktionellen Angebote Säuglinge von ihrer sozialen Umgebung benötigen, um sich störungsfrei entwickeln zu können bzw. unter welchen Bedingungen es zum Auftreten von langfristigen Entwicklungsdefiziten kommt.

Die empirischen Befunde der modernen Säuglingsforschung haben das durch die psychoanalytische Theorie geprägte Menschenbild des Säuglings grundlegend verändert (Dornes 1993). Im Gegensatz zu der Ansicht, dass es sich beim Säugling um ein passives, undifferenziertes und seinen Trieben ausgeliefertes Wesen handelt, hat die systematische Beobachtung des „realen" Säuglings ein neues Bild von einem aktiven, differenzierten und beziehungsfähigen Individuum gezeichnet. In diesem Zusammenhang hat sich der Begriff des „kompetenten Säuglings" etabliert (Dornes 1993).

Eine zentrale elterliche „Ausstattung", welche einen optimal entwicklungsgerechten Umgang der Bezugspersonen mit dem Säugling sichert, sind die sog. „intuitiven Kompetenzen" (im Überblick: Dornes 1993). Dies betrifft z. B. den intuitiven Einsatz einer Ammensprache und Vokalisierung in der frühen Interaktion mit dem Kind. Durch die zu beobachtende Verlangsamung der Sprache mit kürzeren Vokalisationen und längeren Sprechpausen erhält das Kind weniger Informationen und es steht ihm damit mehr Zeit zur Informationsverarbeitung zur Verfügung. Zudem zeigt sich im Vergleich zu der Erwachsenenkommunikation eine höhere Abstimmung der elterlichen und kindlichen Vokalisierungen, wodurch eine größere interaktive Vorhersagbarkeit erreicht wird. Für den Säugling wirkt sich auf der anderen Seite die zuverlässige Auslösung elterlicher kontingenter Reaktionen positiv aus und stärkt ihn in seinem Gefühl der Selbstwirksamkeit. Dieses gut angelegte interaktionell wirkende Belohnungssystem bietet dem Säugling die Möglichkeit der Einübung seiner selbstregulatorischen Fähigkeiten (s. auch „Konzept der positiven Gegenseitigkeit", Papoušek 1998). Es bietet einen Rahmen für die ungestörte Entwicklung und Ausdifferenzierung seiner biologisch verankerten Bedürfnisse nach Kommunikation, Selbstwirksamkeit und Exploration. Eine zentrale Entwicklungsaufgabe der ersten Lebensmonate ist die Unterstützung des Säuglings in der effektiven Regulation seiner Affekte. Dabei nimmt die Interaktion eine zentrale Rolle ein.

Tronick und Cohn beschreiben die interaktive Regulation von Affekten in dem von ihnen postulierten „wechselseitigen Regulationsmodell" (mutual regulation model, MRM) als einen kontinuierlichen Prozess, in dem jeder Partner von Augenblick zu Augenblick (moment-to-moment) Anpassungen an das Verhalten des anderen vornimmt (Tronick u. Cohn 1989). Das Verhalten des einen Interaktionspartners kann sowohl im positiven als auch im negativen Affektbereich aus dem Verhalten des anderen präzise vorhergesagt werden. Diese gemeinsamen Verhaltensregulationen finden weitgehend außerhalb des Bewusstseins auf der Mikroebene statt und werden vermutlich von der Mutter und dem Säugling internalisiert. Sie bilden damit die Grundlage für ein auf prozeduraler Ebene gespeichertes, implizites Beziehungswissen (implicit relational knowing) (Beebe 2000, Stern 1998).

Tronick und Cohn charakterisieren die typische Mutter-Kind-Interaktion als einen flexiblen Prozess, in dem ein kontinuierlicher Wechsel zwischen koordinierten (matches) und unkoordinierten (mismatches oder interactive errors) interaktionellen Verhaltensweisen stattfindet (Tronick u. Cohn 1989). Die interaktionelle Transformation eines unkoordinierten in einen koordinierten Zustand wird als ein interactive repair bezeichnet. In Face-to-Face-Interaktionen mit einem 6 Monate alten Säugling kommt es normalerweise zu einer schnellen Reparatur von interaktionellen Fehlern.

Es ist anzunehmen, dass den Interactive-repair-Prozessen eine zentrale entwicklungspsychologische Bedeutung zukommt. Die Erfahrung, erfolgreich und zuverlässig negative Affektzustände in positive transformieren zu können, führt auf kindlicher Seite zu dem Erleben von Selbstwirksamkeit und dem Erlernen von interaktionellen effektiven Coping-Strategien (Reck et al. 2011). Müller et al. konnten in einer aktuellen Studie die Bedeutsamkeit von Interactive-repair-Prozessen für die kindliche Stressregulation (Cortisolreaktivität) in den ersten Lebensmonaten nachweisen (Müller et al. 2015).

Trotz des Wissens um die Bedeutsamkeit der frühen Mutter-Kind-Beziehung als Quelle erster emotionaler Lernerfahrungen in der entwicklungssensitiven Phase der ersten Lebensmonate sowie der nachgewiesenen Zusammenhänge zwischen Depression und kindlichen Verhaltensauffälligkeiten erscheint es verwunderlich, dass andere psychische Störungen im Postpartalzeitraum, wie z. B. Angststörungen, bisher kaum untersucht wurden (Reck et al. 2013). In diesem Zusammenhang stellt sich die Frage nach der Störungsspezifität interaktioneller Merkmale, die nur in einer vergleichenden Studie unter Einschluss verschiedener mütterlicher Psychopathologien beantwortet werden kann. Aus dem Wissen um die hohe klinische Relevanz spezifischer Interaktionsmuster für die frühkindliche Entwicklung leitet sich ein dringender Interventionsbedarf ab, der direkt darauf abzielt, die Interaktionsmuster zu beeinflussen, die mit der mütterlichen Erkrankung assoziiert sind.

Dabei kommt der Identifizierung störungsspezifischer, entwicklungspsychologisch relevanter interaktioneller Muster eine hohe Bedeutung zu, da sie hervorragend als Ansatzpunkt für die Planung von interaktionsorientieren Interventionen zur Prävention kindlicher Entwicklungsstörungen dienen.

So treten im Rahmen von postpartalen Depressionen und Angststörungen häufig Bonding-Probleme (das Gefühl der Mutter, ihr Kind nicht richtig lieben zu können), Versagensängste in der Mutterrolle, negative mütterliche Wahrnehmungen bezüglich der eigenen Person als auch bei der Betrachtung des Kindes, und nicht zuletzt dysfunktionale Gedanken in interaktionellen Kontexten (z. B. „mein Baby liebt mich nicht" bei selbstregulativer Blickabwendung des Kindes) auf.

Mögliche teufelskreisartige negative Verflechtungen zwischen psychischer Symptomatik der Mutter einerseits und interaktionellen Verhaltensweisen auf kindlicher und mütterlicher Seite andererseits sollten **frühzeitig** diagnostiziert und bei entsprechender Indikation in die Therapie mit einbezogen werden. Hier kommt dem Pädiater in seiner oftmals vertrauensvollen Rolle zu den Eltern eine wichtige Funktion zu. Denn obwohl die psychiatrisch-psychologische Diagnostik nicht seinem Aufgabengebiet unterliegt, ermöglicht ihm der direkte Patientenkontakt im Idealfall, eine psychische Beeinträchtigung der Mutter sowie eine dysfunktionale Interaktion zwischen Mutter und Kind frühzeitig zu erkennen und somit beide in entsprechende Behandlungsmöglichkeiten zu überweisen. Sollte eine solche professionelle Behandlung bereits angelaufen sein, ist dies als informativer Vermerk in seiner Akte im Sinne eines ganzheitlichen Behandlungsansatzes relevant.

> Kindliche Affekte stehen in enger Beziehung zum mütterlichen Verhalten. Intuitive Kompetenzen ermöglichen Eltern im Umgang mit ihren Säuglingen eine zuverlässige und kontingente Auslösung elterlicher Reaktionen, die sich positiv auf das Erleben von Selbstwirksamkeit und die Selbstregulation seiner Affekte auswirkt. Psychische Erkrankungen der Mutter können diese intuitiven Kompetenzen stören und nachhaltig die Mutter-Kind-Interaktion und damit das mütterliche wie kindliche Wohl gefährden.

11.3 Therapie

11.3.1 Spezifische Themen der Psychotherapie im Postpartalzeitraum

Aufgrund der mit einer Geburt einhergehenden besonderen psychosozialen Belastungen und Probleme ist eine systematische Adaptation der psychotherapeutischen Standardtherapien im peripartalen Zeitraum dringend erforderlich. Die oben aufgeführten spezifischen Symptome der Mütter (Ängste, als Mutter zu versagen/schlechte Selbstwirksamkeit in der Mutterrolle/negative Wahrnehmung des Kindes und der eigenen Person/dysfunktionale Gedanken in interaktionellen Kontexten) werden in der Literatur beschrieben (z. B. Murray et al. 1996, Stern 1998). Auch das sind Themen, die möglicherweise im Gespräch mit dem Pädiater zum Ausdruck kommen und einen entsprechenden Unterstützungsbedarf sowie ggf. eine Überweisung an professionelle Hilfe erfordern.

Stern formuliert weitere spezifische Themen der Mutterschaft (Stern 1998):

1. Das Thema des Lebens und Wachstums Es berührt die zentrale Frage der Mutter, ob sie das Baby am Leben erhalten kann. Es werden bestimmte Ängste geweckt, z. B. Angst, das Baby könnte sterben, aufhören zu atmen, es könnte nicht essen oder nicht trinken – weil sie nicht aufpasst, also aufgrund ihrer Unzulänglichkeit. Die Angst betrifft das Versagen ihrer biologischen Vitalität und Kreativität.

2. Das Thema der primären Bezogenheit Das Thema betrifft die soziale und emotionale Bezogenheit der Mutter zu ihrem Baby. Die zentralen Fragen sind: Kann die Mutter das Baby lieben? Kann sie fühlen, dass das Baby sie liebt? Kann sie das Baby lesen, auf seine Bedürfnisse optimal reagieren? Es geht um die Herstellung der Bindung im ersten Lebensjahr, in der Sicherheit und Zuneigung auf der präverbalen Ebene vermittelt werden, es geht um Körperkontakt und das angemessene Halten des Babys, um Sich-Einlassen-Können und Regulierung der Rhythmen des Babys. Mütter können in dieser Zeit Ängste entwickeln, gehemmt, unzulänglich oder innerlich leer zu sein; sie können Ängste entwickeln, ihre eigenen negativen Kindheitserfahrungen weiterzugeben. In der pädiatrischen Praxis fallen solche Ängste mitunter durch eine entsprechende Unsicherheit im „Handling" bei Pflegemaßnahmen am Neugeborenen auf und können evtl. Hinweise auf eine psychische Belastung der Mutter geben.

3. Das Thema der unterstützenden Matrix Es betrifft das Bedürfnis der Mutter, ein schützendes, wohlwollendes Netzwerk der Unterstützung zu schaffen. Die weitgehend verschwundene Großfamilie wurde in unserem heutigen Lebensumfeld durch keine anderen sozialen Einheiten ersetzt. Die Mutter wünscht sich Wissensweitergabe und Anerkennung durch eine kompetente Person. Die Beziehung der jungen Mutter zur eigenen Mutter wird reaktiviert und erhält einen neuen Stellenwert. In der klinischen Arbeit mit depressiven Müttern zeigen sich in diesem Bereich häufig Probleme. Ein Abbruch der Beziehung zur eigenen Mutter aufgrund familiärer Konflikte, die psychische Nichtverfügbarkeit der Mutter aufgrund einer eigenen psychischen Erkrankung sowie der Verlust der eigenen Mutter durch Suizid werden von den Patientinnen gehäuft berichtet. Diese zumeist bereits therapeutisch bearbeiteten Themen erhalten aufgrund der Bedürftigkeit der jungen Mutter eine neue Relevanz und können damit als Depressionsauslöser fungieren. Ein Wissen um entsprechende Vorfälle in der Familienanamnese könnte den behandelnden Pädiater für das Auftreten psychischer Belastungen sensibilisieren. Auch dies sollte durch einen Vermerk in der Akte festgehalten und in der weiteren Betreuung mit berücksichtigt werden.

4. Das Thema der Reorganisation der Identität Dieses Thema bezieht sich auf das Bedürfnis der Mutter, ihre Selbstidentität zu transformieren: Von der Tochter zur Mutter, Rollenveränderungen im beruflichen Bereich, von der jüngeren Generation zur älteren Generation.

Im Postpartalzeitraum treten typischerweise Reaktualisierungen von aus der Kindheit und Jugendzeit stammenden unbewältigten psychischen Konflikten auf. Die Reaktualisierung spezifischer belastender Beziehungsmuster geht häufig mit „Angst vor Wiederholung und vor der transgenerationalen Weitergabe" eben dieser Beziehungserfahrungen einher. Aufgrund der psychischen und physischen Anforderungen und der zu dem Säugling entstehenden unkontrollierbare Nähe können bisher mögliche Bewältigungsstrategien und Abwehrmechanismen nicht mehr erfolgreich angewendet werden.

> Wegen mit der Geburt einhergehenden psychosozialen Belastungen muss die psychotherapeutische Behandlung an spezifische Themen der Mutterschaft angepasst werden. Die in diesem Zusammenhang von Stern genannten relevanten Themenbereiche beziehen sich auf Leben und Wachstum, die primäre Bezogenheit, die unterstützende Matrix und die Reorganisation der Identität.

11.3.2 Psychotherapie der Mutter-Kind-Beziehung

Therapeutisch wirksame Änderungen der Mutter-Kind-Interaktion bzw. kindlichen Dysregulation wurden sowohl durch traditionelle psychodynamische Mutter-Säuglings-Kurzzeittherapien als auch durch auf die Interaktion fokussierende Methoden erreicht (im Überblick Cooper u. Murray 1997, Stern 1998, Downing 2003). Field und Mitarbeiter (1997) konnten in ihrer Therapiestudie einen günstigen Einfluss verschiedener therapeutischer Techniken auf die mütterliche depressive Symptomatik und die Qualität der Mutter-Kind-Interaktion sowie eine Besserung frühkindlicher Verhaltensauffälligkeiten nachweisen. Als besonders effektiv in der Behandlung interaktioneller Störungen depressiver Mütter und ihrer Säuglinge zeigten sich differenziell auf die Symptomatik abgestimmte Strategien des interactional coachings (McDonough 2000, im Überblick Stern 1998). So kann z. B. bei Müttern mit einer eher gehemmt depressiven Symptomatik mit Antriebsstörungen und eingeschränkter emotionaler Schwingungsfähigkeit in wenigen Sitzungen durch die Unterstützung ihres Kontaktaufnahmeverhaltens eine Steigerung kindlicher Initiativen sowie der Blickkontaktaufnahme erreicht und damit das Prinzip der „positiven Gegenseitigkeit" zwischen Mutter und Kind etabliert werden. Steht hingegen eine eher agitierte Symptomatik im Vordergrund, richtet sich der Fokus des interactional coaching zumeist auf intrusive mütterliche Interaktionsverhaltensweisen.

11.3.3 Mutter-Kind-zentrierte Interventionsansätze im stationären Setting

Einleitung und Fallbeispiel

Die besondere Lebenssituation postpartal psychisch erkrankter Mütter und ihrer Säuglinge erfordert eine Anpassung der Individualpsychotherapie unter Integration Mutter-Kind-zentrierter Interventionen an die Bedürfnisse dieser Patientengruppe. Spezielle stationär-psychiatrische Behandlungsangebote ermöglichen psychisch erkrankten Müttern eine adäquate Therapie, ohne dass sie sich dabei von ihrem Kind trennen müssen. Da sich psychische Störungen im Postpartalzeitraum ungünstig auf die Mutter-Kind-Beziehung und die kindliche Entwicklung auswirken können, werden dabei nicht nur die Erkrankung der Mutter, sondern auch die Mutter-Kind-Beziehung sowie evtl. psychische Auffälligkeiten des Kindes behandelt.

Exemplarisch für diesen Ansatz soll im Folgenden das integrative psychotherapeutische Behandlungskonzept der Mutter-Kind-Einheit der Psychiatrischen Klinik Heidelberg mit einer Fokussierung auf die Mutter-Kind-Beziehung vorgestellt werden:

An der Psychiatrischen Klinik der Universität Heidelberg besteht seit 2001 eine Behandlungseinheit für Mütter und Schwangere mit peripartalen psychischen Störungen (Reck 2007) (▶ Fallbeispiel). Das Angebot umfasst die Möglichkeit einer stationären oder teilstationären Mutter-Kind-Aufnahme. Das Therapiekonzept fokussiert Themen der Mutterschaft und der Mutter-Kind-Beziehung und geht damit über reine Rooming-in-Angebote hinaus. Es werden eine auf postpartale Störungen ausgerichtete verhaltenstherapeutische Müttergruppe sowie eine Körpertherapiegruppe, eine Baby-Massage-Gruppe, mütterliche Ergotherapie sowie eine Spielgruppe für ältere Kinder angeboten. Im Falle psychischer Auffälligkeiten des Kindes wird eine eingehende kinderpsychiatrische Diagnostik durchgeführt, gefolgt von spezifisch auf das Kind abgestimmten Interventionen. Zudem stellt die Beteiligung des Vaters oder anderer Familienmitglieder einen wichtigen Baustein der Behandlung dar, gegebenenfalls auch in Form einer Paar- oder Familientherapie. Bei entsprechender Indikation ist eine nachstationäre Betreuung der Mütter in der häuslichen Umgebung vorgesehen (Mobile Bezugspersonensystem und das Mamma-Care-Programm). Seit 2007 besteht darüber hinaus eine an die Station Japsers angegliederte Selbsthilfegruppe „Zwickmühle" für Frauen mit psychischen Störungen im Postpartalzeitraum und während der Schwangerschaft.

In der Mutter-Kind-Therapie kommen u. a. videogestützte Elemente zum Einsatz, welche in den letzten Jahren zunehmend Verbreitung gefunden haben (Papoušek 2000).

Die im Heidelberger Projekt angewandte **Video-Interventions-Therapie** (VIT) wurde von George Downing entwickelt (Downing 2003). Mit der Hilfe von Videofeedback lassen sich die impliziten, nonverbalen und verbalen Prozesse in der Mutter-Kind-Dyade (wie z. B. Interactive-repair-Prozesse) sichtbar machen und Veränderungen des Interaktionsverhaltens anregen. Dysfunktionale entwicklungsrelevante Interaktionsmuster wie die mütterliche Intrusivität oder mütterliches Rückzugsverhalten werden dabei fokussiert. Die mütterliche Fähigkeit, Feinfühligkeit für kindliche Stresssignale zu zeigen sowie der Anteil an positiven Interaktionen soll gesteigert werden. In einer Meta-Analyse zur Effektivität von Interventionen zeigte sich, dass die videobasierte Mutter-Kind-Interaktionstherapie die besten Effekte bezüglich der Steigerung der mütterlichen Sensitivität erzielte (Bakermans-Kranenburg et al. 2003). Dabei erwies sich eine geringe Anzahl von Videositzungen „less is more" (weniger als 5 ist optimal) als gut.

In der Therapie wird die Mutter anhand des Videos zudem auf positive Aspekte ihres Interaktionsverhaltens aufmerksam gemacht, um sie in ihrem mütterlichen Selbstwirksamkeitserleben zu unterstützen (▶ Fallbeispiel).

11.3 · Therapie

Fallbeispiel

Frau R. (Initialen und Name des Kindes geändert) kommt in Begleitung ihres 3 Monate alten Sohns Michael zur Aufnahme in die Mutter-Kind-Einheit der Psychiatrischen Universitätsklinik Heidelberg. Sie berichtet, dass sie nach kurzer Freude über die stark gewollte Schwangerschaft zunehmend unter deutlicher Stimmungsverschlechterung, starken Erschöpfungszuständen und Ängsten gelitten habe. Nach einem sie erfüllenden Geburtserlebnis habe sie nach der Geburt Ihres Sohns zunächst das Gefühl gehabt, dass es ihr deutlich besser gehe als nach der Geburt ihrer Tochter.

Sie habe große Glücksgefühle und eine positive Beziehung zu ihrem Sohn empfunden. Auch in den ersten Tagen zuhause seien diese Gefühle vorherrschend gewesen. Erst mit dem Tag, an dem ihr Ehemann wieder regelmäßig zur Arbeit hätte gehen müssen und ganztags von zuhause fort gewesen sei, hätten sich zunehmende Gefühle der Überforderung, Erschöpfung und große Ängste in ihr breit gemacht. Sie habe das Gefühl gehabt, ihrer Tochter nicht mehr gerecht werden zu können, im Haushalt eine Versagerin zu sein und hygienisch nicht den Standard erfüllen zu können, der für die Pflege eines Säuglings notwendig sei. Daraus habe sich ein zunehmender Zwang entwickelt, ihre Hände vor dem Berühren ihrer Kinder fortlaufend waschen und desinfizieren zu müssen.

Sie fühle sich nun im Alltag komplett überfordert, habe zunehmend das Gefühl eine Versagerin zu sein und könne den Anforderungen in Haushalt und Kinderpflege nicht mehr nachkommen. Frau R. berichtet, dass sie insbesondere ihren kleinen Sohn nicht mehr selbst versorgen könne, weil sie Angst habe, alles falsch zu machen und ihr Kind zu gefährden. Ihr Mann habe seit 2 Monaten unbezahlten Urlaub, was aber nun nicht mehr weiter fortzusetzen sei.

Frau R. gab weiterhin an, nach einer unauffälligen ersten Schwangerschaft vor 4 Jahren habe sie nach der Geburt einer Tochter unter postpartalen Depressionen gelitten, die nach vorzeitigem Abstillen medikamentös und psychotherapeutisch erfolgreich behandelt worden seien.

Vor 2 Jahren habe sie eine Fehlgeburt in der 7. SSW mit notwendiger Abort-Abrasio und 2-tägigem stationärem Aufenthalt erlebt. Seitdem habe sie immer wieder kurze depressive Einbrüche gehabt, die weder medikamentös noch psychotherapeutisch behandelt worden seien.

Die weitere Anamnese der Patientin war frei, mit Ausnahme der Familienanamnese, in der sie von einer depressiven Erkrankung ihrer Mutter berichtete. Bei der körperlichen Untersuchung der Patientin fielen neben den üblichen Postschwangerschafts-/ bzw. Stillsymptomen, Hautveränderungen an beiden Händen und Unterarmen auf. Weitere körperliche Untersuchungsbefunde waren allesamt unauffällig.

Die Diagnose einer akuten mittelschweren Episode einer Major Depression und einer schweren Zwangsstörung führten zur stationären Aufnahme der Patientin.

Psychotherapeutische Behandlung der Mutter

Die stationäre Versorgung der Patientin gestaltete sich zunächst besonders aufgrund der Zwangssymptomatik im Klinikalltag schwierig. Frau R. konnte es schlecht ertragen, wenn andere Patienten oder die Belegschaft ihr Kind berührten. Die eingeleitete verhaltenstherapeutische Expositionstherapie besserte diese Symptomatik nur ganz allmählich. Entscheidend für den Therapieerfolg war neben den aufgeführten speziellen Therapieformen das speziell geschulte Pflegepersonal, das stets unterstützend im Alltagshandling sowie empathisch begleitend bei den Expositionsübungen war.

Frau R. nahm an fachtherapeutischen Behandlungsprogrammen teil (verhaltenstherapeutische Müttergruppe, Bewegungstherapie, mütterspezifische Ergotherapie, körperorientierte Einzeltherapie). In dem Rahmen einer kognitiv-verhaltenstherapeutischen Gruppentherapie erhielt sie Informationen über depressive Krankheitsbilder, den Verlauf depressiver Störungen und erarbeitete sich verhaltensorientierte, aktivierende sowie kognitive Strategien zur Bewältigung depressiver Krisen. In Einzelgesprächen stand die Verarbeitung ihrer Ängste um ihre Kinder und die in diesem Zusammenhang aufgetretenen Zwangssymptome im Vordergrund.

Ein dem Alltag entsprechender Umgang mit dem Baby wurde in Einzelsituationen erarbeitet und im Laufe der Behandlung auf verschiedene Felder ausgedehnt. Auf eine medikamentöse Therapie wurde unter Einbeziehung der Wünsche der Patientin bei weiter fortgeführtem Stillen und mittelschwerer Depression verzichtet.

Therapie der Mutter-Kind-Beziehung

Frau R. erlebte die Beziehung zu ihrem Sohn aufgrund ihrer Ängste und Zwänge als gestört und fühlte sich selbst als Mutter unfähig. Dabei zeigte sie sich jedoch im Umgang mit Michael kompetent und liebevoll. Auffällig war ihr Bestreben in der Beziehung zu ihren Kindern eine perfekte Mutter sein zu wollen. Diese von einem hohen Druck geprägte Haltung sowie ihre Angst, ihrem Sohn mit Berührung schaden zu können, wurde jedoch sichtbar in angespanntem, vermeidendem Verhalten der Mutter und einer damit einhergehenden stark eingeschränkten Sensitivität in der Mutter-Kind-Interaktion.

Anhand einer videounterstützten Rückspiegelung ihrer realen interaktionellen Kompetenzen konnte eine Verbesserung ihres mütterlichen Selbstvertrauens („es gibt auch Dinge, die ich sehr gut mit meinem Kind mache", „mein Kind freut sich, wenn es mit mir spielt") erreicht werden. Parallel zu der Steigerung des mütterlichen Selbstvertrauens und Selbstwertgefühls besserte sich auch die depressive Symptomatik der Mutter im Verlauf, sodass sie am Ende der stationären Behandlung vollremittiert war. Die verhaltenstherapeutischen sowie die körperorientierten Einzelsitzungen führten dazu, dass Frau R. zunehmend im alltäglichen Umgang mit ihrem Sohn entspannte, die Zwänge an Intensität verloren und sie dann auch einwilligte, an der Babymassagegruppe teilzunehmen. Es gelang ihr in diesem geschützten und strukturierten Setting die Interaktion mit und den Kontakt zu ihrem Sohn zunehmend zu genießen. Der Vorschlag der Therapeutin, sich im Alltag durch professionelle Hilfen (z. B. Haushaltshilfe) Entlastung zu verschaffen, bereitete ihr zunächst großes Unbehagen, da es einerseits mit ihrem Bild einer guten Mutter kollidierte und andererseits auch mit ihrer Zwangsstörung schwer vereinbar schien. Nachdem letztere aber im Verlauf der Behandlung an Schwere deutlich nachgelassen hatte und sie eine in ihren Augen patente Haushaltshilfe gefunden hatte, konnte Frau R. ihr „perfektionistisches Mutterbild" („Ich muss alles alleine schaffen") korrigieren und sich darauf einlassen, eine Unterstützung durch eine Haushaltshilfe anzunehmen.

Im Laufe der stationären wie auch noch anschließenden teilstationären und ambulanten Nachbetreuung verloren die Zwangsstörungen von Frau R. zunehmend an Alltagsrelevanz bis auch diese nahezu verschwanden.

Die immer wieder neu auftretenden Ängste um ihre Kinder, die auch in den Augen von Frau R. viel zu häufig und stark waren, führten dazu, dass sie auch im Hinblick auf die erlebte und offensichtlich nicht gut verarbeitete Fehlgeburt eine weiterführende verhaltenstherapeutisch orientierte ambulante Psychotherapie in Erwägung zog.

11.3.4 Schlussbemerkung

Abschließend soll festgehalten werden, dass in der stationären Psychotherapie von psychisch kranken Müttern und ihren Kindern die spezifischen Problemkonstellationen in dieser Patientinnengruppe Berücksichtigung finden müssen. Vorbedingung für eine differenzierte und umfassende Behandlung ist die sorgfältige Diagnostik und Festlegung einer integrativen Behandlungsstrategie für die Mutter, das Kind und die Mutter-Kind-Beziehung. Zukunftsweisend erscheint hier insbesondere der Einsatz videogestützter Therapieverfahren, anhand derer zum einen durch die Rückspiegelung mütterlicher Fähigkeiten das mütterliche Selbstwirksamkeitserleben gestärkt und zum anderen eine Verbesserung der Mutter-Kind-Interaktion sowie die langfristige Prävention kindlicher Entwicklungsauffälligkeiten erreicht werden können.

> Störungen im Postpartalzeitraum können sich ungünstig auf die Mutter-Kind-Beziehung und die kindliche Entwicklung auswirken. Hier ist eine frühzeitige Intervention indiziert, die Themen der Mutterschaft und Mutter-Kind-Beziehung umfassen sollte. Mittels Videofeedback können dabei implizite Prozesse in der Mutter-Kind-Interaktion sichtbar gemacht und entsprechende Veränderungen des dyadischen Verhaltens angeregt werden.

11.4 Aktuelle Versorgungs- und Finanzierungslage stationärer Mutter-Kind-Therapien

Die bereits aufgeführte hohe Prävalenz psychischer Störungen im Zeitraum rund um die Geburt geht mit einem großen Bedarf an entsprechenden Behandlungsangeboten einher. In Deutschland haben sich Mutter-Kind-Behandlungen in der Psychiatrie ab Mitte der 1990er Jahre etabliert. Es kam an verschiedenen Standorten zum Aufbau von Mutter-Kind-Ambulanzen und Mutter-Kind-Sprechstunden (z. B. Hartmann 2001). Während die Frauen früher in der Behandlung den anderen Patienten auf der Station gleichgestellt wurden, bieten die meisten Stationen heutzutage spezielle Angebote wie Mutter-Kind-Therapien (Jordan et al. 2012) zur Behandlung psychotischer Mütter und deren Säuglinge/Kleinkinder an.

Mit einer Übersicht über die aktuelle Versorgungsstruktur beschäftigte sich eine bundesweite Erhebung von Jordan et al. an 199 Kliniken aus der Erwachsenen- und Kinder- und Jugend-Psychiatrie, die an eine Voruntersuchung aus dem Jahr 2005 anknüpfte (Jordan et al. 2012). Insgesamt verfügten 57% über Rooming-In; 7% boten eine ambulante, 6% eine teilstationäre und 24% eine vollstationäre Mutter-Kind-Interaktionstherapie an, die meist den Erwachsenenstationen angegliedert waren.

Bezüglich des Aufbaus von Mutter-Kind-Einrichtungen waren drei im Zeitraum zwischen 1986 und 1990, 21 Einrichtungen zwischen 1991 und 2000 und 18 Einrichtungen zwischen 2001 und 2009 entstanden. Trotz der Gründung von neuen Einrichtungen seit der letzten Erhebung im Jahr 2005 nahm die Gesamtzahl jedoch ab. Hierdurch hat sich die bundesweite Anzahl der stationären Behandlungsplätze von 134 auf 126 Plätze verringert. Von 41 Kliniken mit vollstationärer Mutter-Kind-Interaktionstherapie in der Erwachsenenpsychiatrie wurden 88% gemäß Bundespflegesatz- und Psychiatrie-Personalverordnung, 2,4% extrabudgetär und keine zusätzlich über das Jugendamt finanziert. Der Großteil der 41 Kliniken verfügte dabei lediglich über 1 oder 2 Behandlungsplätze (41%) und die Fallzahl lag bei 34% der Kliniken bei weniger als 10 Patienten pro Jahr. Hinsichtlich der Wartezeiten war es 41% der Kliniken möglich, bei Bedarf eine Aufnahme binnen 14 Tagen zu realisieren.

Bei einer weiteren bundesweiten Befragung zur Versorgung psychisch kranker Mütter, die eine vollstationäre Behandlung mit spezifischer Fachkompetenz benötigen, ließen sich bundesweit lediglich 14 Mutter-Kind-Behandlungszentren identifizieren. Diese boten insgesamt 71 Behandlungsplätze an, durch die bei einer mittleren Verweildauer von 44 Tagen und einem durchschnittlichen Belegungsgrad von 96% im Jahr rund 545 Patientinnen behandelt werden können. Dieser bundesweiten Behandlungskapazität für 545 Patientinnen steht ein nach Prävalenzraten errechneter deutlich höherer Bedarf von 683–1365 Mutter-Kind-Behandlungsmöglichkeiten gegenüber. Darüber hinaus muss der Behandlungsbedarf aus der Exazerbation von vorbestehenden psychiatrischen Erkrankungen, zuzüglich Neuerkrankungen, z. B. affektiver Störungen, neurotischer Entwicklungen, Persönlichkeits- und schwerer Anpassungsstörungen hinzu gerechnet werden. Insgesamt besteht für psychisch schwer/schwerstkranke Mütter, die eine vollstationäre Behandlung mit spezifischer Fachkompetenz benötigen, eine gravierende Unterversorgung um den Faktor 10, die durch den Rückgang qualifizierter Behandlungsangebote tendenziell weiter zunimmt. Grund hierfür könnte die unzulängliche Finanzierung der Mehrkosten bzw. die ungeklärte Finanzierung im neuen Entgeltsystem sein.

Wie in diesem Kapitel gezeigt, bedarf es bei der Mutter-Kind-Therapie nicht nur eines Rooming-in-Konzepts, sondern eines umfassenden Therapiekonzepts mit gut geschultem Personal, das gezielt und empathisch auf die speziellen Bedürfnisse von Mutter und Kind eingehen kann. Dies sollte im optimalen Fall bei einer Überweisung durch den niedergelassenen Pädiater Beachtung finden. Einleuchtend ist, dass sich in solchen stationären Einrichtungen nicht alleine nur räumlich wegen der Unterbringung von Mutter **und** Kind, sondern auch wegen der Versorgung und Betreuung der Säuglinge/Kleinkinder, der speziellen Therapieangebote sowie durch zusätzliche begleitende Behandlungsmaßnahmen hohe Mehrkosten ergeben. Diese müssen nahezu vollständig von den Kliniken selbst getragen werden, was zumeist über eine Umverteilung der therapeutischen Ressourcen einer Klinik zulasten anderer Behandlungsangebote und Patienten realisiert wurde. Dies stellt bei der zunehmenden Ökonomisierung des Gesundheitsmarkts eine zusätzliche Belastung dar, die durch eine Regelversorgung nicht abgedeckt werden kann. Es bleibt die Hoffnung, dass die gesundheitspolitischen Entscheidungsträger und Kostenträger sich ihrer gesellschaftlichen Verantwortung stellen und für eine ausreichende Finanzierung des diagnostischen und therapeutischen Mehraufwandes sorgen, der nicht zulasten anderer notwendiger Behandlungsangebote der stationären Psychiatrie und Psychotherapie gehen darf.

Da die frühzeitige Diagnose und Therapie einer peripartalen psychischen Störung entscheidend für Krankheitsverlauf und Prävention ist, stellen lange Wartezeiten der Spezialeinrichtungen eine Hürde für die optimale Versorgung von Mutter und Kind dar und werden bei weiteren Schließungen dieser Einrichtungen noch zunehmen.

Wichtig wäre es indes noch weiter gehen zu können und der Evaluation der Wirksamkeit störungsspezifischer Eltern-Kind-zentrierter Therapieansätze z. B. bei Subtypen von Angststörungen sowie der Etablierung im bisher weitgehend unterversorgten ambulanten Bereich zukunftsfähigen Raum geben zu können.

> **Hinsichtlich stationärer Mutter-Kind-Angebote ist ein alleiniges Rooming-in in aller Regel nicht ausreichend, sondern es bedarf einer spezifischen Mutter-Kind-Therapie, die mit einer sehr aufwendigen Betreuung einhergeht. Hieraus resultiert eine fortbestehende Unterfinanzierung, die zu einem Mangel entsprechender Angebote führt. Generell existiert eine Unterversorgung um den Faktor 10 für psychisch kranke Mütter, die einer vollstationären Behandlung mit spezifischer Fachkompetenz bedürfen.**

Da Angebote von Spezialkliniken nicht flächendeckend vorhanden sind, werden Internetverweise zu diesem Thema als Orientierungshilfe aufgezeigt: www.schatten-und-licht.de, www.embryotox.de, www.marce-gesellschaft.de.

Literatur

Bakermans-Kranenburg MJ, van IJzendoorn MH, Juffer F (2003). Less Is More: Meta-Analyses of Sensitivity and Attachment Interventions in Early Childhood. Psychological Bulletin 129(2): 195–215

Beebe B (2000) Brief mother-infant treatment using psychoanalytically informed video microanalysis: Integrating procedural and declarative processing. Paper presented at the Association for Psychoanalytic Medicine, Columbia University Psychoanalytic Center

Cooper PJ, Murray L (1997) The impact of psychological treatments of postpartum depression on maternal mood and infant development. In: Murray L, Cooper PJ, eds. Postpartum depression and child development. Guliford, New York: 201–220

Dornes M (1993) Der kompetente Säugling. Die präverbale Entwicklung des Menschen. Fischer, Frankfurt am Main

Downing G (2003) Video-Mikroanalyse-Therapie. Einige Grundlagen und Prinzipien. In: Scheuerer-Englisch H, Hrsg. Wege zur Sicherheit. Bindungswissen in Diagnostik und Intervention. Psychosozial-Verlag, Gießen

Field T (1997) The treatment of depressed mothers and their infants. In: Murray L, Cooper PJ, eds. Postpartum depression and child development. The Guilford Press, New York London: 221–236

Jordan W, Bielau H, Cohrs S et al. (2012) Aktuelle Versorgungs- und Finanzierungslage von Mutter-Kind-Einheiten für schwangerschaftsassoziierte psychische Störungen in Deutschland. Psychiat Prax 39: 205–210

Hartmann H-P (2001) Stationär-psychiatrische Behandlung von Müttern mit ihren Kindern. Praxis der Kinderpsychologie und Kinderpsychiatrie 50 (7): 537–551

McDonough SC (2000) Interaction Guidance: An approach for difficult-to-engage families. In: Zeanah CH, eds. Handbook of infant mental health. 2nd ed. The Guilford Press, New York: 485–493

Müller M, Zietlow A-L, Tronick E, Reck C (2015) What dyadic reparation is meant to do: An association to infant cortisol reactivity. Psychopathology/Psychopathology, DOI:10.1159/000439225

Murray L, Arteche A, Fearon P, Halligan S, Goodyer I, Cooper P (2011) Maternal postnatal depression and the development of depression in offspring up to 16 years of age. Journal of the American Academy of Child and Adolescent Psychiatry 50 (5): 460–470

Murray L, Fiori-Cowley A, Hooper R (1996) The impact of postnatal depression and associated adversity on early mother-infant interactions and later infant outcome. Child Dev 67: 2512–2526

Papoušek M. (1998) Das Münchner Modell einer interaktionszentrierten Säuglings-Eltern-Beratung und -Psychotherapie. In: Klitzing K, Hrsg. Psychotherapie in der frühen Kindheit (pp 88–118). Vandenhoeck u. Ruprecht, Göttingen

Literatur

Papoušek M (2000) Einsatz von Video in der Eltern-Säuglings-Beratung und -Psychotherapie. Prax Kinderpsychol und Kinderpsychiatr 49: 611–627

Reck C, Müller M, Tietz A, Möhler E (2013) Infant distress to novelty is associated with maternal anxiety disorder and especially with maternal avoidance behavior. Journal of Anxiety Disorders 27(4): 404–412

Reck C, Noe D, Stefenelli U et al. (2011) The interactive coordination of clinically depressed mothers and their infants. Infant Mental Health Journal 32(5): 542–562

Reck C, Struben K, Backenstrass M et al. (2008) Prevalence, Onset and Comorbidity of Postpartum Anxiety and Depressive Disorders. Acta Psychiatr 11: 459–468

Reck C (2007) Postpartale Depression: Mögliche Auswirkungen auf die frühe Mutter-Kind-Interaktion und Ansätze zur psychotherapeutischen Behandlung. Praxis der Kinderpsychologie und Kinderpsychiatrie 3: 234–44

Riecher-Rössler A (1997) Psychische Störungen und Erkrankungen nach der Entbindung. Fortschr Neurol Psychiatr 65: 97–107

Stern DN (1998) Die Mutterschaftskonstellation. Klett-Cotta, Stuttgart

Tronick EZ, Cohn JF (1989) Infant-mother face-to-face interactions: Age and gender differences in coordination and the occurence of miscoordination. Child Development; 60: 85–92

Angebote der Kinder- und Jugendhilfe im Bereich der Frühen Hilfen

C. Hack, R. Schone

12.1 Einleitung – 192

12.2 Aufgaben und Struktur der Kinder- und Jugendhilfe – 192

12.3 Was sind und was wollen Frühe Hilfen? – 193

12.4 Handlungsfelder der Frühen Hilfen und Anknüpfungspunkte für die Pädiatrie – 194
12.4.1 Förderung der Erziehung in der Familie – 195
12.4.2 Tageseinrichtungen und Tagespflege für Kinder – 198
12.4.3 Projekte im Rahmen der Frühen Hilfen – 199

12.5 Fazit – 200

Literatur – 201

© Springer-Verlag Berlin Heidelberg 2016
V. Mall, A. Friedmann (Hrsg.), *Frühe Hilfen in der Pädiatrie*,
DOI 10.1007/978-3-662-49262-8_12

12.1 Einleitung

In diesem Beitrag wird explizit auf die Beiträge der Kinder- und Jugendhilfe zur interdisziplinären Leistung der Frühen Hilfen eingegangen. Um diese Beiträge sinnvoll einordnen zu können, wird zunächst das Handlungsfeld der Kinder- und Jugendhilfe skizziert, um daran anschließend jene Angebotsformen herauszustellen, die sich in besonderer Weise als anschlussfähig für eine interdisziplinäre Zusammenarbeit anbieten. Zum Abschluss werden kurz noch einige Projekte skizziert, die zwar oft federführend durch die Jugendhilfe verantwortet werden, aber zumeist schon auf der Grundlage des interdisziplinären Diskurses – insbesondere zwischen Jugendhilfe und Gesundheitswesen – entwickelt wurden.

12.2 Aufgaben und Struktur der Kinder- und Jugendhilfe

Der programmatische Kernsatz der Kinder- und Jugendhilfe steht in §1 Abs. 1 SGB VIII: „Jeder junge Mensch hat ein Recht auf Förderung seiner Entwicklung und auf Erziehung zu einer eigenverantwortlichen und gemeinschaftsfähigen Persönlichkeit." Gleich hier wird der umfassende Anspruch der Jugendhilfe bezogen auf die Erziehung und das Aufwachsen junger Menschen in dieser Gesellschaft deutlich (▶ Übersicht). Konkreter wird dieser Auftrag dann in §1 Abs. 3 SGB VIII gefasst, in dem die Aufgaben der Jugendhilfe wie in der Übersicht gezeigt skizziert werden.

> **Jugendhilfe soll:**
> - zu positiven Lebensbedingungen für junge Menschen und Familien beitragen,
> - eine kinder- und familienfreundliche Umwelt erhalten und schaffen,
> - junge Menschen in ihrer individuellen und sozialen Entwicklung unterstützen,
> - Eltern und andere Erziehungsberechtigte in Fragen der Erziehung beraten und unterstützen,
> - Benachteiligungen vermeiden bzw. abbauen,
> - Kinder und Jugendliche vor Gefahren für ihr Wohl schützen.

Wie hier ersichtlich wird, reicht der Auftrag von der Gewährleistung eines gelingenden Aufwachsens in dieser Gesellschaft (durchaus verbunden mit einem interdisziplinären „Einmischungsauftrag" in andere Politik- und Handlungsfelder, die das Aufwachsen von Kindern und Jugendlichen prägen) bis hin zum unmittelbaren und nachhaltigen Schutz von Kindern und Jugendlichen vor Gefahren für ihr Wohl. All diese Aufgaben werden (nicht zuletzt durch das Bundeskinderschutzgesetz) unter einem weit gefassten Begriff von Kinderschutz zusammengefasst (vgl. Schone 2014).

Zu den originären, im Gesetz ausformulierten Handlungsfeldern der Jugendhilfe gehören:
- Jugendarbeit/Jugendsozialarbeit/erzieherischer Kinderschutz,
- Förderung der Erziehung in der Familie,
- Kindertageseinrichtungen und Tagespflege,
- Hilfen zur Erziehung/Eingliederungshilfe für seelisch behinderte Kinder und Jugendliche und Hilfen für junge Volljährige,
- hoheitliche Aufgaben zum Schutz von Kindern.

Diese Aufgaben werden von öffentlichen und freien Trägern wahrgenommen. Die öffentlichen Träger (vertreten durch die Jugendämter) haben die Gesamtverantwortung dafür, dass einerseits die gesetzlich notwendige und geeignete Infrastruktur in ihrer Stadt/in ihrem Kreis rechtzeitig und ausreichend zur Verfügung steht (§79 SGB VIII) und dass andererseits im Einzelfall sowohl Rechtsansprüche von Bürgern auf soziale Leistungen (Kindergartenplatz, Rechte auf Beratung und Unterstützung, Recht auf Hilfen zur Erziehung) zuverlässig eingelöst als auch Schutzanforderungen für Kinder (bei Kindeswohlgefährdung) konsequent durchgesetzt werden.

Erbracht werden die Leistungen der Jugendhilfe allerdings nur im geringeren Umfang durch den öffentlichen Träger selbst, sondern in der großen Breite durch freie Träger, die sich durch eine Vielfalt unterschiedlicher Leitideen, Organisationsstrukturen, Schwerpunktsetzungen, Konzepte und Arbeitsweisen auszeichnen. Diese (manchmal unübersehbare) Vielfalt ist kein „Unfall", sondern gewollt, da in einer pluralen Gesellschaft auch plurale Angebotsformen für alle Menschen verfügbar sein sollen. Diese Träger sind im sozialrechtlichen Leistungsdreieck (Nutzer – Leistungsträger – Leistungserbringer) wichtige Initiatoren innovativer Hilfsangebote, bleiben aber im Prinzip auf die Finanzierung durch die öffentlichen Träger verwiesen (Ausnahme mitglieder-, spenden- oder stiftungsfinanzierte Aktivitäten).

12.3 Was sind und was wollen Frühe Hilfen?

Im Kern geht es bei Frühen Hilfen um den Auf- und Ausbau von Handlungskonzepten, die sich auf zwei Grundüberlegungen stützen (Wagenblass 2005, Hensen 2005): Es sollen zum einen niedrigschwellige Zugänge zu Familien mit Kindern unter 3 Jahren geschaffen werden, die Unterstützung benötigen und zum anderen sollen frühzeitig schwierige Lebenslagen und/oder riskante Entwicklungen erkannt und bearbeitet werden, um einer Verfestigung dieser Problemlagen entgegenzuwirken. Einerseits bezieht sich das „frühzeitig" demnach auf eine biografische Perspektive, also auf die Entwicklungsphasen von Kindern; andererseits gilt dieses „frühzeitig" dem Entstehungsprozess von Krisen, indem schon zu einem möglichst frühen Zeitpunkt einer Problementstehung/-entwicklung angemessene und wirksame Hilfsangebote formuliert werden. Allein diese **doppelte Dimensionierung des Begriffs „frühzeitig"** im Kontext Früher Hilfen liefert immer wieder die Ursache für Verständigungsschwierigkeiten.

Bei der ersten Dimension geht es nur um das frühe Lebensalter der Kinder. Bei der zweiten Dimension liegt der Fokus auf dem Aspekt der Gewährleistung von guten Bedingungen für das Aufwachsen von Anfang an und der Befähigung für ein gutes Leben als Zielsetzung der Förderung von Familien. Dort wo diese Bedingungen für das Aufwachsen (z. B. aufgrund materieller, sozialer oder gesundheitlicher Einschränkungen von Eltern) problematisch sind, sollen Frühe Hilfen in präventiver Orientierung zur (Wieder-)Herstellung gedeihlicher Bedingungen beitragen. Insgesamt geht es um die Frage, wie die verschiedenen Akteure in den Frühen Hilfen diese Zielsetzung gemeinsam durch Abstimmung ihrer Leistungsangebote befördern können.

Wie man dem vorausgehenden Punkt entnehmen kann, ist ein erheblicher Teil der Kinder- und Jugendhilfe auf frühe Förderung und frühe Unterstützung von Familien und Kinder ausgerichtet.

Dies gilt insbesondere für die Leistungssäulen der Förderung von Kindern in Tageseinrichtungen und Tagespflege und für den Bereich der Förderung der Erziehung in der Familie. Im Bereich der Tageseinrichtungen/Tagespflege (die immerhin zwei Drittel des Etats der Jugendhilfe umfassen) geht es um die frühe Förderung, Erziehung, Betreuung und Bildung von Kindern von 0–6 Jahren; im Bereich der Förderung der Erziehung in der Familie (Familienberatung, Familienbildung, Familienerholung, Trennungs-/Scheidungsberatung, Unterstützung Alleinerziehender etc.) geht es darum, Eltern frühzeitig bei der Bewältigung ihrer Erziehungsaufgaben zu unterstützen – bevor Probleme entstehen oder sich so zuspitzen, dass intensivere Einzelfallhilfen notwendig werden.

Für beide Aufgabenfelder gilt es im Rahmen Früher Hilfen Achtsamkeit gegenüber Lebenslagen von Kindern und Eltern zu entwickeln und durch frühes Erkennen schwieriger Lebensumstände offensiv für die Inanspruchnahme von Unterstützungs- und Förderangeboten im Sinne sozialer Dienstleistungen (Frühe Hilfen) zu werben.

Frühe Hilfen zielen auf den Erhalt bzw. die Eröffnung positiver Entwicklungsmöglichkeiten von Kindern. Sie sind gleichzeitig auch auf das Wohlergehen der Eltern ausgerichtet, da man davon ausgeht, dass, wenn es Eltern aus verschiedenen individuellen Gründen nicht gut geht, dies nicht ohne Auswirkungen auf die Kinder bleiben kann. Frühe Hilfen im Kontext der Jugendhilfe richten sich an alle Familien mit Kindern, insbesondere aber Familien mit Säuglingen und Kleinkindern. Sie gewährleisten dabei niedrigschwellige Zugangsmöglichkeiten auch und besonders für Familien in belastenden Lebenssituationen, um daraus ggf. resultierende negative Entwicklungen der Kinder zu verhindern.

Auslöser für Frühe Hilfen ist ein Beratungsbedarf von Eltern während der Schwangerschaft und/oder in den ersten 3 Lebensjahren des Kindes. Dabei geht es um

- Unterstützung von Eltern bei der Wahrnehmung ihres Erziehungsrechts und ihrer Erziehungsverantwortung,
- proaktive Förderung von Bindung, Bildung, Gesundheit, Entwicklung und Erziehung in der Familie,
- Entwicklung von Netzwerken und Angeboten Früher Hilfen,

- Vermeidung und Abbau von Zugangshürden und Benachteiligungen,
- Förderung von Partizipation und Teilhabegerechtigkeit in Bezug auf Bindungs- und Bildungsangebote.

Es geht um die Schaffung von Entwicklungsbedingungen, die durch soziale und materielle Sicherheit für Kinder und Eltern, durch bestmögliche Bildungschancen und durch die Gewährleistung von optimalen Teilhabemöglichkeiten für die Kinder ein gutes und gesundes Aufwachsen befördern können (vgl. auch ▶ Übersicht). Handlungsmaximen sind dabei:
1. Vertrauen als Handlungsgrundlage,
2. Freiwilligkeit als Grundprinzip,
3. Jugend- und Gesundheitshilfe als interdisziplinäre Dienstleistung (vgl. Schone 2014).

Exkurs: Frühe Hilfen und Schutzauftrag bei Kindeswohlgefährdung
Häufig gibt es in der praktischen Diskussion eine Vermischung von Frühen Hilfen und Schutzauftrag bei Kindeswohlgefährdung (§8a SGB VIII).

Der Schutzauftrag bei Kindeswohlgefährdung richtet im Unterschied zum proaktiven und präventiven Blick der Frühen Hilfen den Blick auf den Schutz von Minderjährigen vor Gefahren für ihr Wohl (hohe Wahrscheinlichkeit erheblicher Schädigungen; Abwehr konkret identifizierbarer Gefahren) und reagiert auf konkrete „gewichtige Anhaltspunkte" für solche Gefährdungen im Einzelfall (§8a SGB VIII). Hier greift das staatliche Wächteramt zum Schutze der Kinder und Jugendlichen. Wenn sich kindeswohlgefährdende Konflikte in Familien im Rahmen der durch Eltern freiwillig in Anspruch genommenen Hilfen zur Erziehung nicht lösen lassen, ist es erforderlich, gerichtliche Entscheidungen herbeizuführen. Es geht dann in der Umsetzung des staatlichen Wächteramts um die Abwehr von Gefahren für das Kind als zentralem Handlungsmaßstab und um Kontrolle und ggf. unfreiwillige Eingriffe und Ausübung von Zwang zum Schutz des Kindes (vgl. Schone 2014).

Frühe Hilfen und der Schutzauftrag bei Kindeswohlgefährdung sind also von den zugrunde liegenden Aufgaben und Handlungsmodalitäten an den jeweiligen Enden eines sehr breiten Handlungsspektrums anzusiedeln. Zwar können auch bei Kindern in den Frühen Hilfen Gefährdungssituationen auftreten, z. B. bei sehr kleinen Kindern, bei denen eine Mangelversorgung sehr schnell in eine konkrete Gefährdung umschlagen kann. Dies rechtfertigt aber in keiner Weise, die beiden mit den Begriffen verbundenen Handlungsaufträge zu vermischen. Im Gegenteil zwingt eine solche Situation sogar dazu, sich der Unterschiedlichkeit der beiden Handlungsansätze in besonderer Weise bewusst zu sein und diese auch immer wieder nach außen transparent zu machen. Die professionelle Herausforderung besteht darin, die beiden oben beschriebenen Handlungsmodalitäten differenziert und konturiert nach ihren je eigenen – sehr verschiedenen – Handlungslogiken und -anforderungen wahrnehmen zu können (vgl. Schone 2015; ▶ Kap. 3).

12.4 Handlungsfelder der Frühen Hilfen und Anknüpfungspunkte für die Pädiatrie

Die Angebotspalette verschiedener Früher Hilfen hat eine lange Tradition im Maßnahmenkatalog der öffentlichen und freien Träger der Kinder- und Jugendhilfe. Zu beachten ist hierbei allerdings, dass die Angebote der Kinder- und Jugendhilfe sowohl sozialräumlich für einzelne Kommunen in einem Kreis oder für einzelne Stadtteile in einer kreisfreien Stadt aufgrund unterschiedlicher Bedarfsmeldungen und aufgrund unterschiedlicher Initiative von freien Trägern sehr unterschiedlich ausfallen können. Nicht alle Angebote sind immer in allen Regionen, für die das Jugendamt zuständig ist, in gleicher Dichte und Intensität vorhanden. Nicht selten sind historisch sehr komplexe und von außen nicht immer einfach zu verstehende Kooperationsstrukturen (Runde Tische, Arbeitskreise etc.) mit unterschiedlichen Partnern und mit unterschiedlichen Schwerpunktsetzungen in einem Jugendamtsbezirk entstanden. Die vom Gesetzgeber durch das Bundeskinderschutzgesetz geforderten Netzwerke Früher Hilfen greifen häufiger auf solche historisch gewachsenen Strukturen zurück, was zu sehr unterschiedlichen Netzwerkstrukturen in den einzelnen Kommunen führt. Der Preis für diese durchaus gewollte Vielfalt ist, dass sich Kooperationspartner von außen (z. B. aus dem Gesundheitswesen) nicht auf bundesweite oder landesweite Standards berufen können, sondern gezwungen sind, sich jeweils einen Überblick über ihre spezifische lokal und regional unterschiedlich ausgestaltete Infrastruktur in ihrem Einzugsbereich zu verschaffen (vgl. Hack 2016).

Im Folgenden werden für die beiden in diesem Zusammenhang bedeutenden Säulen der Kinder- und Jugendhilfe einige ihrer Angebote im Rahmen der Frühen Hilfen kurz vorgestellt und Ideen zur Verknüpfung mit der Pädiatrie skizziert. Da diese Angebote kommunal unterschiedlich stark ausgebaut sind, ist es empfehlenswert sich konkret vor Ort beim zuständigen Jugendamt (z. B. bei der Netzwerkkoordination Frühe Hilfen) über die Angebotspalette zu informieren.

12.4.1 Förderung der Erziehung in der Familie

Zentrale Angebote der Frühen Hilfen sind im zweiten Abschnitt des Kinder- und Jugendhilfegesetzes geregelt. Hier heißt es gleich im ersten Satz in §16 Abs. 1 SGB VIII: „Müttern, Vätern, anderen Erziehungsberechtigten und jungen Menschen sollen Leistungen der allgemeinen Förderung der Erziehung in der Familie angeboten werden. Sie sollen dazu beitragen, dass Mütter, Väter und andere Erziehungsberechtigte ihre Erziehungsverantwortung besser wahrnehmen können."

Originäre Leistungsfelder insbesondere für werdende Eltern und für Eltern mit kleinen Kindern sind hier die Familienbildung, die Beratung in allgemeinen Fragen der Erziehung, das Angebot von Familienfreizeit und -erholung sowie das Angebot der Beratung und Hilfe beim Aufbau elterlicher Erziehungs- und Beziehungskompetenzen.

Familienbildung

§16 Abs. 2 Punkt 1 SGB VIII verpflichtet Jugendämter Familienbildung als Leistung zur „allgemeinen Förderung der Erziehung in der Familie" anzubieten bzw. solche Angebote durch freie Träger zu gewährleisten. Die entsprechende Angebotspalette richtet sich an (werdende) Mütter, Väter, andere Erziehungsberechtigte und junge Menschen und orientiert sich dabei originär an den Bedürfnissen und Interessen der Familien. Ziele sind dabei laut Gesetz, dass auf Bedürfnisse und Interessen sowie auf Erfahrungen von Familien in unterschiedlichen Lebenslagen und Erziehungssituationen eingegangen wird, dass die Familien in ihrer Gesundheitskompetenz gestärkt werden (dies ist eine Ergänzung durch das Präventionsgesetz 2015), dass die Familie zur Mitarbeit in Erziehungseinrichtungen und in Formen der Selbst- und Nachbarschaftshilfe besser befähigt wird sowie dass junge Menschen auf Ehe, Partnerschaft und das Zusammenleben mit Kindern vorbereitet werden (§16 Abs. 2 Punkt 1 SGB VIII).

Die Familienbildung findet sich überwiegend in der Angebotspalette der Familienbildungsstätten – von Trägern der öffentlichen oder freien Jugendhilfe – wieder. Konkrete Themen im Rahmen der Frühen Hilfen sind beispielhaft die Unterstützung in Fragen der Erziehung und Versorgung (z. B. Kurse über Säuglingspflege und -ernährung, Elterncafés, Stillgruppen, Krabbelgruppen, Mutter-Kind-Gruppen, Eltern-Kind-Gruppen etc.), Elternschaft, Familie und Partnerschaft (z. B. Elternschulen, Familienseminare, Ehevorbereitung, Seminare zur Vereinbarkeit von Beruf und Familie) bis hin zu weiteren Themen, wie z. B. alleinerziehende Eltern, Haushaltsführung, gesundes Aufwachsen und Ernährung, Familienerholung und Freizeitgestaltung (z. B. Vater-Kind-Wochenende, Mutter-Kind-Wochenende).

Die Angebote werden sowohl in der Familienbildungsstätte als auch im Rahmen einer dezentralen und bedarfsgerechten sozialräumlichen Unterstützung vor Ort angeboten. Hierfür kooperieren die Familienbildungsstätten mit unterschiedlichen Einrichtungen wie z. B. Kindertagesstätten, Familienzentren (siehe auch unten), Beratungsstellen, Stadtteilhäusern, Hebammenpraxen im jeweiligen Sozialraum.

Für die Pädiatrie bieten die Angebote der Familienbildung Anknüpfungspunkte in zweierlei

Hinsicht. Zum einen können die Pädiater allgemein (z. B. durch Auslage der Programme der Familienbildungsstätten oder durch Aushänge im Wartezimmer) auf diese – nicht allen Eltern bekannten – Angebote hinweisen oder speziell in der Beratung einzelner Eltern die Inanspruchnahme einzelner Angebote empfehlen (z. B. Babygymnastik, PEKIP-Kurse, Babyschwimmen und anderes mehr). Gerade gesundheitsbezogene Angebote der Familienbildungsstätten, die häufig auch von Vertreter des Gesundheitssystems (z. B. Hebammen, Physiotherapeuten) angeboten werden, können dazu beitragen, eine ggf. bestehende Lücke zwischen medizinischer Diagnose und Behandlung und allgemeinen Jugendhilfeangeboten zu schließen. Zum anderen bestehen für Pädiater in Familienbildungsstätten aber immer auch aktive Möglichkeiten im Kontext von Vorträgen und Kursen (z. B. interdisziplinär konzipierter Gruppenangebote) gesundheitsbezogene Themen an die Adressaten heranzubringen.

> Die Angebote der Familienbildung sind für die Pädiatrie insofern von Bedeutung, als Pädiater einerseits auf die Angebote der Familienhilfe hinweisen und für sie werben können und sollten, andererseits sich für Pädiater hier die Gelegenheit bietet, in entsprechenden Kursen selbst als z. B. Vortragende aktiv zu werden.

Beratung in allgemeinen Fragen der Erziehung und Entwicklung junger Menschen

Im Unterschied zum §28 SGB VIII (Erziehungsberatung als individueller Leistungsanspruch im Rahmen der Hilfen zur Erziehung) geht es im §16 SGB VIII um die ausschließlich präventive Komponente der Beratung in Erziehungsfragen (daher auch Beratung in allgemeinen Fragen der Erziehung). In diesem Leistungssegment der Kinder und Jugendhilfe geht es – durchaus auch in einem Bildungsverständnis – um die Stärkung der elterlichen Erziehungskompetenz und Förderung der Erziehung in der Familie im Kontext von Freiwilligkeit und entsprechend der Anliegen und Bedürfnisse von (werdenden) Eltern (§16 Abs. 2 Punkt 2 SGB VIII).

Die Beratung in allgemeinen Fragen der Erziehung wird in der Regel von Erziehungsberatungsstellen – allerdings zumeist als extern ausgerichtete Angebote im Rahmen einer dezentralen und bedarfsgerechten sozialräumlichen Unterstützung vor Ort durchgeführt. Hierfür kooperieren die Beratungsstellen mit unterschiedlichen Einrichtungen wie z. B. Kindertagesstätten, Familienzentren, Familienbildungsstätten, Stadtteilhäusern, Hebammenpraxen im jeweiligen Sozialraum.

Die Beratung in allgemeinen Fragen der Erziehung (§16 SGB VIII) und die Angebote der individuellen Erziehungsberatung (§28 SGB VIII) gehen in der Praxis oft nahtlos ineinander über, obwohl sie zwei verschiedenen Leistungssegmenten mit unterschiedlichen Zielsetzungen und Rechtsqualitäten (Infrastrukturleistung versus individueller Rechtsanspruch) angehören. Dieser nahtlose Übergang ist jedoch im Sinne der Frühen Hilfen sehr zu begrüßen, da bei vertieftem Beratungsbedarf schnelle Übergänge vom einen in das andere Leistungssegment möglich sind (Niedrigschwelligkeit).

Für die Pädiatrie gibt es hier zwar – anders als bei der Familienbildung – weniger Möglichkeiten der direkten Kooperation. Es wäre aber von ausgesprochenem Vorteil, über solche Angebote im Einzugsbereich informiert zu sein und diese Informationen in die Beratungsgespräche mit den Eltern einfließen zu lassen. Gerade für Eltern, die sich scheuen (aufgrund von Problemen) unmittelbar eine Erziehungsberatungsstelle aufzusuchen, wären solche eher allgemeinen Angebote, die ja immer in einem neutralen Rahmen (Kita, Familienzentrum) stattfinden, eine gute Möglichkeit, Schwellen abzubauen und Wege in eine individuelle Beratung zu eröffnen. Natürlich besteht immer auch die Möglichkeit, im Falle der Identifizierung einer notwendigen Unterstützung für (werdende) Eltern, diese direkt an eine entsprechende Beratungsstelle weiter zu vermitteln oder sie über ein konkretes Beratungsangebot zu informieren und zur Inanspruchnahme zu motivieren.

> Die Kooperation mit Angeboten der Beratung in Erziehungsfragen ist insofern wichtig, als sie einerseits den Pädiatern ermöglicht, Eltern mit spezifischen Problemen, Fragen, und Bedürfnissen über entsprechende

Angebote zu informieren, andererseits den Beratungsstellen ggf. Verweise auf pädiatrische Hilfsmöglichkeiten erleichtert.

Familienfreizeit und Erholung

Als Angebote im Rahmen der Familienförderung nach §16 Abs. 2 Punkt 3 SGB VIII werden ausdrücklich auch die Familienfreizeit und Familienerholung – insbesondere in belastenden Familiensituationen – normiert. Diese Angebote sollen bei Bedarf die erzieherische Betreuung der Kinder einschließen. Das Angebot der Familienerholung ist häufiger auch kombiniert mit anderen Leistungen, z. B. der Familienbildung. Es kann eine unterschiedliche Dauer umfassen – von einer Wochenendmaßnahme bis zu mehreren Wochen. Es richtet sich an alle Familien, insbesondere jedoch an Familien mit besonderen Belastungen, wie z. B. niedriges Einkommen, Familien aus sozialen Brennpunkten, kinderreiche Familien, alleinerziehende Elternteile, Familien die behinderte, kranke oder zu pflegende Kinder und/oder Angehörige haben, priorisiert. Darüber hinaus wird häufig der Fokus auf Ehe-, Familien- und Erziehungsfragen sowie Fragen der gesundheitlichen Vorsorge gelegt. Die Bundesländer fördern diese Erholungsmaßnahmen abhängig vom jeweiligen Familieneinkommen. Organisiert werden diese Freizeit- und Erholungsmaßnahmen von Familienverbänden und Träger der freien Wohlfahrtspflege.

Bei dem hier normierten Angebot ergibt sich im Alltag mitunter die Schwierigkeit der Abgrenzung zu Leistungen der Krankenkassen für Mutter-Kind-Kuren. Solche Leistungen sind immer vorrangig. Für die Pädiatrie ist das Wissen über dieses Angebot dann interessant, wenn der Arzt die Notwendigkeit einer zeitweisen Entlastung der Eltern sieht, eine Mutter-Kind-Kur bzw. Vater-Kind-Kur von der Krankenkasse aber als nicht indiziert angesehen wird, bzw. von hier keine Kostenübernahme vorgesehen ist. Hier bietet ggf. eine Familienerholung oder -freizeit eine mögliche Alternative. Deshalb sollten die Pädiater über solche Angebote in ihrer Region Bescheid wissen und den Eltern im Bedarfsfall Wege zu den entsprechenden Ansprechpartnern der Träger der Wohlfahrtsverbände und Familienverbänden weisen können und ihnen ggf. bei der Kontaktaufnahme und der Begründung für die Maßnahme behilflich sein können.

> Angebote der Jugendhilfe im Bereich der Familienfreizeit und -erholung können bei belasteten Eltern eine wertvolle Ergänzung von pädiatrischen Interventionen darstellen und kommen ggf. gar als Alternative infrage, wenn Krankenkassen eine Eltern-Kind-Kur nicht als indiziert erachten.

Beratung und Hilfe in Fragen der Partnerschaft und des Aufbaus elterlicher Erziehungs- und Beziehungskompetenzen

Durch das Bundeskinderschutzgesetz wurde zur Stärkung der Frühen Hilfen ein neuer Absatz 3 in den §16 SGB VIII eingefügt: „Müttern und Vätern sowie schwangeren Frauen und werdenden Vätern sollen Beratung und Hilfe in Fragen der Partnerschaft und des Aufbaus elterlicher Erziehungs- und Beziehungskompetenzen angeboten werden." Wie sehr sich dieses Angebot in die zuvor beschriebenen Angebote einfügt oder zukünftig eigenständig entwickelt, bleibt abzuwarten. Beratung und Hilfen für Mütter und Väter während der Schwangerschaft und in den ersten Lebensjahren des Kindes gehören schon immer – auch ohne expliziten gesetzlichen Auftrag – zum Basisangebot eines jeden Jugendamts und in die Angebotspalette vieler freier Träger der Jugendhilfe. Der §16 Abs. 3 SGB VIII stellt allerdings hier insbesondere die ersten Lebensjahre in den Fokus der Elternberatung und Initiierung weiterer notwendiger Hilfen und Unterstützungsleistungen.

Für die Pädiatrie besteht hier die Möglichkeit, mit entsprechenden Beratungsstellen zu kooperieren und eine bedarfsgerechte, auf die gleichen Zielgruppen ausgerichtete interdisziplinäre Beratung anzubieten. Darüber hinaus kann die Pädiatrie – wie auch schon bei den anderen Angeboten – bei identifiziertem Bedarf die Eltern an entsprechende Beratungsstellen und Beratungsangebote verweisen.

> Im Rahmen der Beratung und Hilfe in Fragen der Partnerschaft und des Aufbaus elterlicher Erziehungs- und Beziehungskompetenzen können Pädiater wertvolle Beiträge für

ein interdisziplinäres Beratungsangebot leisten, wenn sie mit den entsprechenden Beratungsstellen zusammenarbeiten.

Über die hier genannten Kernleistungen im Kontext Früher Hilfen hinaus gibt es im SGB VIII eine Reihe weiterer Angebote, die sich an Familien in spezifischen Lebens- bzw. Krisensituationen befinden (Beratung in Fragen der Partnerschaft, Trennung und Scheidung [§17], Beratung und Unterstützung allein Erziehender in Fragen des Unterhaltes oder des Umgangsrechts [§18], Mutter-Kind-Einrichtungen [§19], Betreuung kleiner Kinder in Notsituationen [§20]). Alle diese Angebote, die verpflichtend von jedem Jugendamt bereitzustellen sind (Gewährleistungsverpflichtung nach §79 SGB VIII), und auf die z. T. individuelle Rechtsansprüche von Eltern bestehen, sind noch unterhalb der Schwelle einer individuellen Hilfe zur Erziehung angesiedelt. Sie wurden in diesem Beitrag nicht ausführlicher dargestellt, da sie zumeist spezifische Krisensituationen in den Blick nehmen. Für Pädiater wäre es allerdings gut, über die Existenz solcher Angebote und über die Zugangswege zu solchen Leistungen Bescheid zu wissen, um im Bedarfsfall Eltern mit spezifischen Problemen oder in besonderen Belastungssituationen Zugangswege zu diesen Leistungen zu eröffnen.

12.4.2 Tageseinrichtungen und Tagespflege für Kinder

Die Tagesbetreuung hat zum Ziel, Kinder in der Entwicklung und Eltern in ihrer Erziehungsverantwortung zu unterstützen. Somit ist neben der Betreuung von Kindern dieses Feld der Kinder- und Jugendhilfe auch mit einem eigenen Bildungs- und Erziehungsauftrag bestückt. Die Ausführungsgesetze für Tageseinrichtungen und Tagespflege sind Ländersache. So gibt es in Deutschland für jedes Bundesland eigene gesetzliche Grundlagen, die sich z. T. sehr unterscheiden. Allen gemein ist jedoch, dass die zentralen Ziele mit den Begriffen der Bildung, Erziehung, Förderung und Betreuung umschrieben werden. Im Kontext der Frühen Hilfen ist von besonderem Interesse, dass das Angebot für 1- bis 3-jährige Kinder in den letzten Jahren massiv ausgebaut wurde und dass bundesweit seit dem 1. August 2013 ein Rechtsanspruch auf einen Platz besteht. Damit werden Tageseinrichtungen und Tagespflege zu zentralen Kooperationspartnern im Kontext der Frühen Hilfen.

Träger der Kinderbetreuungsangebote sind sowohl der öffentliche Jugendhilfeträger als auch die freien Träger der Kinder- und Jugendhilfe. Für die Planung und Finanzierung ist der öffentliche Träger (Jugendamt) zuständig. Hierfür befindet sich dieser in einem kontinuierlichen Austausch sowohl mit den Trägern und Einrichtungen als auch mit den Beteiligten aus Politik und Verwaltung. Die Kosten der Kindertagesstätten und der Kindertagespflege tragen die Bundesländer, die Kommunen und Landkreise und sowie die Eltern mit einem Eigenanteil, der von Land zu Land bzw. von Kommune zu Kommune unterschiedlich festgelegt ist.

Kindertagesstätten

In §22 SGB VIII sind die Grundsätze der Kindertagesbetreuung in Tageseinrichtungen geregelt. Hier werden (Klein-)Kinder unter 3 Jahren und Kinder von 3 Jahren bis zum Eintritt in die Schule betreut. Die Betreuung findet in unterschiedlichen Gruppenformen (z. B. durch Zuordnung der Kinder je nach Alter, integrative Gruppen) und Betreuungszeiten (z. B. in NRW bis zu 25 h, bis 35 h und bis zu 45 h in der Woche) statt.

Kinder- und Familienzentren

In fast allen Bundesländern gibt es Kindertageseinrichtungen, die als „Familienzentren" gefördert. Diese sollen die Erziehungskompetenz der Eltern stärken sowie die Vereinbarkeit von Familie und Beruf verbessern. Sie bilden sozusagen das „Zentrum" verschiedener familien- und kinderunterstützender Angebote und bieten den Eltern und ihren Kindern frühe Beratung, Information und Hilfe in allen Lebensphasen, unterstützen sie individuell und machen spezielle familienbezogene Angebote. Kinder- und Familienzentren sind somit als besondere Brückeninstitution zwischen der Tagesbetreuung von Kinder und den Angeboten der Jugendhilfe, dem Gesundheitswesen und weitere Unterstützungsangebote für Familien zu sehen – durch ihre originäre konzeptionelle Netzwerk- und Kooperationsausrichtung bieten sie eine gute Grundlage für die (Weiter-) Entwicklung gelingender Kooperation in den Frühen Hilfen.

Kindertagespflege

Tagesmütter und Tagesväter betreuen ganztags oder für einen Teil des Tages bis zu fünf gleichzeitig anwesende Kinder im eigenen Haushalt der Tagespflegeperson, im Haushalt der Kindseltern oder in dafür eigens angemieteten Räumen. Die Tagespflege bietet häufig für Kinder bis zu 3 Jahren ein Pendant zur klassischen Kindertageseinrichtung, wenn das Betreuungsangebot in Kindertagesstätten oft nicht ausreichend ist, oder die Kindseltern sich für die ersten Jahre eine familienähnliche Betreuung für ihr Kind wünschen.

Fazit

Der Rechtsanspruch auf einen Platz in einer Kindertageseinrichtung verschafft den Eltern hier eine besondere Stellung. Anders als bei allen zuvor genannten Angeboten sind Eltern (und Sie beratende Pädiater) hier nicht darauf angewiesen, wie gut der jeweilige lokale oder regionale Ausbaustand mit einzelnen Angeboten ist. Der öffentliche Träger hat hier die Pflicht, solche Angebote zu erbringen und kann sich nicht auf eine mangelnde Infrastruktur herausreden.

> Für Pädiater ergeben sich im Kontext der Tagesbetreuung spezifische Beratungsaufgaben, wenn Eltern sich über Umfang und Zeitpunkt der Inanspruchnahme unsicher sind oder wenn es darum geht, die mit dem Angebot verbundenen Entlastungsmöglichkeiten bezüglich der Elternrolle zu thematisieren.

12.4.3 Projekte im Rahmen der Frühen Hilfen

Neben den „klassischen" Infrastrukturangeboten der Träger der Kinder- und Jugendhilfe im Rahmen der Frühen Hilfen gibt es eine Vielzahl von bedarfsgerechten Projekten und Angeboten freier und öffentlicher Träger der Kinder- und Jugendhilfe. Häufig werden diese Projekte von mehreren Trägern, Institutionen und verschiedenen Berufsgruppen in Kooperation entwickelt und angeboten, um (werdenden) Eltern und Familien die notwendige Unterstützung und Hilfe zukommen zu lassen. Somit wird vor Ort dem konzeptionellen Merkmal der Frühen Hilfen – der interdisziplinäre Ansatz – durch multiprofessionelle Kooperation und Vernetzung im Sinne einer abgestimmten Infrastruktur von Hilfen und Angeboten aus den Bereichen des Gesundheitswesens, der Kinder- und Jugendhilfe und anderer sozialer Dienste erfolgreich und nachhaltig umgesetzt. Beispielhaft zu nennen wären hier die im Folgenden genannten Projekte (vgl. Hack 2016).

Babylotsen

Das Angebot Babylotsen richtet sich an Familien rund um die Schwangerschaft und Geburt. In der Regel sind Babylotsen in Geburtskliniken und Arztpraxen vorzufinden, wodurch ihnen eine niedrigschwellige Kontaktaufnahme zu (werdenden) Eltern möglich ist. Babylotsen bieten Beratungsgespräche an, stehen mit Rat und Tat den (werdenden) Eltern zur Seite und vermitteln bei Unterstützungsbedarf in passende Angebote. Hierdurch wird eine schnelle und unkomplizierte Hilfeleistung angeboten, die auch mögliche negative Erfahrungen mit Hilfesuche und -annahme der Eltern vermeiden kann.

Willkommensbesuche für Familien mit Neugeborenen

Willkommensbesuche zielen auf einen ungestörten und vorurteilsfreien Zugang zu Familien mit ihren neugeborenen Kindern. In der Regel werden die Familien kurz nach der Geburt ihres Kindes im privaten Umfeld besucht. Das Neugeborene wird willkommen geheißen und die Eltern erhalten Informationen zu allen familienrelevanten Angeboten, werden bei entsprechenden Fragen beraten und erhalten Unterstützung bei der Vermittlung in Angebote. Willkommensbesuche werden sowohl vom öffentlichen Jugendhilfeträger (Jugendamt) als auch von freien Trägern oder Ehrenamtsprojektträgern durchgeführt.

Wellcome – praktische Hilfe nach der Geburt

Wellcome ist ein bundesweites Angebot für alle Familien mit Kindern bis zum 1. Lebensjahr und bietet (professionell koordiniert und begleitete) Unterstützung für alle Eltern mit ihrem Kind oder ihren Kindern im 1. Jahr nach der Geburt. Dabei orientiert sich das Angebot an der klassischen „Nachbarschaftshilfe" und vermittelt Ehrenamtliche, die Familien individuell unterstützen und entlasten, um ihnen einen gelingenden Übergang in den Alltag mit ihrem Baby zu ermöglichen.

Elterncafés/Café Knirps/ Babyspielstunden etc.

Diese begleiteten Elterntreffs sind ein offenes Angebot für Eltern mit ihren Kindern. Eine gesellige Runde ermöglicht das Knüpfen neuer Kontakte, den Austausch über die individuellen Situationen und das gemeinsame Spielen mit den Kindern. Darüber hinaus erhalten die Eltern durch begleitende Pädagogen und Hebammen Tipps und Anregungen rund um das Thema Entwicklung der Kinder, Erziehung und die Alltagsgestaltung mit Kindern. Bei Bedarf werden konkrete Anleitungen und Hilfestellungen thematisiert und eine Vermittlung in bedarfsgerechte Unterstützungsleistungen ermöglicht. Elterntreffs sind in der Regel sozialraumorientiert ausgerichtet und lassen sich u. a. in Pfarrheimen, Familienzentren, Beratungsstellen und Stadtteilhäusern finden.

Zusammenfassung

Für die Pädiater ergeben sich bezüglich auf solche Projekte 3 Anforderungen, mit denen sie sich auseinandersetzen müssten: Zum Ersten ist es unabdingbar, dass man als Kinderarzt genau wie über die im SGB VIII normierten Angebote über solche Projekte in seinem/ihrem Einzugsbereich orientiert ist. Hier bestehen Möglichkeiten zur Stützung und Unterstützung von Eltern, auf die ein Pädiater kompetent verweisen können sollte und über die er so viel wissen muss, dass er kompetent Zugangswege für Eltern (gerade solchen mit besonderen Berührungsängsten) schaffen kann. Zum Zweiten muss sich ein Pädiater entscheiden, ob und wie intensiv er an Netzwerken Früher Hilfen mitarbeiten will und kann. Hier ist der Ort, an dem die Infrastruktur, auf die auch seine Patienten in besonderer Weise angewiesen sind, geplant, diskutiert und abgestimmt wird. Zum Dritten wäre dann noch zu entscheiden, ob der Pädiater sich selbst im Rahmen einer solchen interdisziplinären Infrastruktur beteiligen will und kann (z. B. als Berater in einem Elterncafé).

> Für Pädiater bieten Projekte im Bereich der Frühen Hilfen vielfältige Möglichkeiten sich zu beteiligen (viele Projekte sind auf ihre Beteiligung angewiesen!). Unabdingbar ist aber, über solche Projekte informiert zu sein, um Eltern und Kindern ergänzend zur pädiatrischen Behandlung Zugänge zu solchen Förder- Hilfs- und Entlastungsprojekten vermitteln zu können.

12.5 Fazit

Wie zu zeigen war, gibt es für die Pädiatrie vielfältige Anknüpfungspunkte zu Leistungen der Jugendhilfe. Viele Leistungen der Jugendhilfe sind schon mit eindeutigem Bezug zu gesundheitlichen Themen formuliert und erfordern allein deshalb eine Kooperation. Um (werdende) Eltern und Familien zur Inanspruchnahme der Hilfe- und Unterstützungsleistungen motivieren zu können, wäre nun der erste Schritt, jeweils vor Ort die tatsächliche Angebotspalette, die Institutionen und deren Akteure und dessen Schnittstellen zunächst zu lokalisieren und die bestehenden Spielräume zu nutzen.

Ein erster struktureller Anker könnte hier das Netzwerk Frühe Hilfen sein: Dieses Netzwerk – in Koordination durch das örtlich zuständige Jugendamt – zielt auf die Schaffung einer nachhaltigen interdisziplinären Kooperationskultur und -struktur und die (Weiter-)Entwicklung von Angeboten im Bereich Frühen Hilfen ab. Dementsprechend besteht für die Pädiatrie die Möglichkeit – sofern nicht schon geschehen – sowohl als Kooperationspartner im Netzwerk selbst zu agieren und die Angebotspalette der Frühen Hilfen vor Ort bedarfsgerecht mitzugestalten, als auch weitere mögliche Kooperationspartner und -institutionen kennenzulernen und mit ihnen partnerschaftlich zusammenzuarbeiten.

Darauf ließen sich dann in einer sich entwickelnden Kooperation weiter Ideen und Projekte aufbauen, wie die wenigen hier skizzierten Projekte schon zeigen. Ganz im Sinne einer „interdisziplinären Kooperation an neuen Orten" ist dabei auch das ein oder andere gemeinsame Beratungs- und Unterstützungsangebot von Jugendhilfe und Pädiatrie in der kinderärztlichen Praxis denkbar und möglich. Für beide Handlungsfelder hält das Thema der interdisziplinären Frühen Hilfen eine Menge an Herausforderungen bereit.

Literatur

Hack C (2016) Kinder- und Jugendhilfe. In: Landeskoordinierungsstelle Frühe Hilfen NRW: Regelungen der Zusammenarbeit im Netzwerk Frühe Hilfen (Def. §1 Abs. 4 KKG). im Erscheinen.

Hensen G (2005) Soziale Frühwarnsysteme in NRW – Frühe Hilfen für Familien durch verbindliche Formen der Kooperation. IKK-Nachrichten (1–2): 5–9

Schone R (2014) Frühe Hilfen – Versuch einer Standortbestimmung im Koordinatensystem des Kinderschutzes. Sozialmagazin Heft 7–8: 14–21

Schone R (2015) Kindeswohlgefährdung von Säuglingen und Kleinkindern – Anforderungen an die Wahrnehmung des Schutzauftrags im Kontext Früher Hilfen. Frühe Kindheit, Heft 3: 28–33

Wagenblass S (2005) Soziale Frühwarnsysteme – Frühe Hilfen für Kinder und Familien. In: Deegener G, Körner W, Hrsg. Kindesmisshandlung und Vernachlässigung (S. 770–781). Hogrefe Verlag, Göttingen: S. 770–781

Weiterführende Literatur:

Merchel J, Schone R (2006) Vereinbarungen mit Trägern von Einrichtungen und Diensten der Jugendhilfe gemäß § 8 a Abs. 2 SGB VIII. Forum Erziehungshilfen, 12. Jg./Heft 2: 109–113

Schone R (2012) „Wenn jeder was anderes meint … " – Zur Notwendigkeit der Systematisierung und Differenzierung der Begrifflichkeiten im Kontext „Früher Hilfen" und des „Schutzauftrags bei Kindeswohlgefährdung". Kindesmisshandlung und -vernachlässigung - Interdisziplinäre Fachzeitschrift für Prävention und Intervention, Heft 12: 148–165

Interdisziplinäre Frühförderung im Kontext der Frühen Hilfen

H. Weiß

13.1	Interdisziplinäre Frühförderung und Frühe Hilfen – begriffliche Orientierungen – 204	
13.2	Das System der Interdisziplinären Frühförderung – 204	
13.3	Zum Stellenwert der Interdisziplinären Frühförderung für den präventiven Kinderschutz – 205	
13.3.1	Behinderungen und kindliche Entwicklungsauffälligkeiten als Risikofaktoren für Kindeswohlgefährdungen – 205	
13.3.2	Positive Bedingungen und Ansatzpunkte – 206	
13.4	Interdisziplinäre Frühförderung und Frühe Hilfen: Gemeinsamkeiten, Unterschiede und Vernetzungsbedarf – 207	
13.4.1	Behinderung und drohende Behinderung als Indikationskriterien der Frühförderung – 207	
13.4.2	Verstärkte Vernetzung als Chance einer angemessenen Früherkennung und Frühförderung – 208	
13.4.3	Zur Frage der (nachhaltigen) Wirksamkeit früher Interventionen – 209	
13.5	Präventivauftrag der Frühen Hilfen und Familienorientierung der Interdisziplinären Frühförderung – 209	
	Literatur – 211	

© Springer-Verlag Berlin Heidelberg 2016
V. Mall, A. Friedmann (Hrsg.), *Frühe Hilfen in der Pädiatrie*,
DOI 10.1007/978-3-662-49262-8_13

13.1 Interdisziplinäre Frühförderung und Frühe Hilfen – begriffliche Orientierungen

Entdecken Kinderärzte oder andere medizinische, pädagogische oder psychologische Fachkräfte, z. B. Fachärzte der Allgemeinmedizin sowie Kinder- und Jugendpsychiatrie oder pädagogische Fachkräfte in Kindertagesstätten, Auffälligkeiten bei einem Kind oder in dessen Lebenswelt, so stellt sich für sie oftmals die Frage einer genaueren Abklärung sowie evtl. weiterer Hilfen für das Kind und dessen Familie. Dazu können auch die Interdisziplinäre Frühförderung (IFF) und Frühe Hilfen gehören. Der Beitrag möchte deshalb einige Grundinformationen zur IFF, ihren wesentlichen Merkmalen, ihrer Bedeutung innerhalb des präventiven Kinderschutzes und ihres Stellenwerts im Kontext der Frühen Hilfen aufzeigen.

Sarimski et al. definieren Frühförderung folgendermaßen (Sarimski et al. 2013):

„Der Begriff der Frühförderung behinderter und von Behinderung bedrohter Kinder bezeichnet ein komplexes System *früher Hilfen* von der Geburt bis zum Schuleintritt. Es umfasst Diagnostik, Therapie und pädagogische Förderung der Kinder ebenso wie Beratung, Anleitung und Unterstützung der Eltern" (2013, 7; Hervorh.: H. Weiß).

Im Sinne dieser Definition wurden „Frühförderung" und „Frühe Hilfen" jahrzehntelang als synonyme Begriffe verstanden. Mit der bundesweiten Etablierung der „Frühen Hilfen" ab 2007 erscheint es sinnvoll, den Begriff **Frühe Hilfen** nicht mehr mit Frühförderung gleichzusetzen. Vielmehr wird in diesem Beitrag die IFF als ein eigenständiges und wichtiges System innerhalb des Netzwerks Frühe Hilfen verstanden. Dem liegt folgende Aussage aus der Begriffsbestimmung Früher Hilfen durch das Nationale Zentrum Frühe Hilfen (NZFH) zugrunde: „Zentral für die praktische Umsetzung Früher Hilfen ist deshalb eine enge Vernetzung und Kooperation von Institutionen und Angeboten aus den Bereichen der Schwangerschaftsberatung, des Gesundheitswesens, der interdisziplinären Frühförderung, der Kinder- und Jugendhilfe und weiterer sozialer Dienste" (URL: http://www.fruehehilfen.de/fruehehilfen/was-sind-fruehe-hilfen/ [Abruf: 11.03.2015]).

„Fachstellen Frühe Hilfen" in Baden-Württemberg, die „Koordinierenden Kinderschutzstellen (KoKi – Netzwerk frühe Kindheit)" in Bayern oder sonstige an einen Freien Träger, das Gesundheits- oder Jugendamt angebundene Familienhebammen oder Familien-, Gesundheits- und Kinderkrankenpfleger könnte man als spezielle Angebote der Frühen Hilfen unter dem Dach des Netzwerks Frühe Hilfen im Sinne der zitierten NZFH-Aussage verstehen. Wenn im Folgenden Gemeinsamkeiten und Unterschiede zwischen der IFF und den Frühen Hilfen angesprochen werden, sind v. a. derartige spezielle Angebote der Frühen Hilfen gemeint.

13.2 Das System der Interdisziplinären Frühförderung

Die Interdisziplinäre Frühförderung für behinderte und von Behinderung bedrohte Kinder hat sich seit den 1970er-Jahren entwickelt. Sie stellt einen wesentlichen Beitrag dar, um Kindern mit manifesten Entwicklungsproblemen und ihren Familien eine möglichst frühzeitige umfassende Diagnostik, Therapie, Förderung, fachliche Beratung und Begleitung bei der Entwicklung, Sozialisation und Erziehung anzubieten. Mit der Einführung des Sozialgesetzbuchs SGB IX und der darauf aufbauenden Frühförderverordnung (FrühV) erhielt sie ein einheitliches rechtliches Fundament mit einem interdisziplinären Leistungsangebot, das gemäß §30 SGB IX sowohl „medizinische Leistungen" zur Früherkennung und Frühförderung als auch „nichtärztliche therapeutische, psychologische, heilpädagogische, sonderpädagogische, psychosoziale Leistungen und die Beratung der Erziehungsberechtigten" umfasst und sich als sog. Komplexleistung versteht.

Neben etwa 130 Sozialpädiatrischen Zentren, die im Sinne des §30 SGB IX ebenfalls Frühförderleistungen anbieten, bilden rund 1000–1100 eigenständige Frühförderstellen in Deutschland ein flächendeckendes Netz relativ niedrigschwelliger, familiennaher Kompetenzzentren für Entwicklungsgefährdungen in der frühen Kindheit. Frühförderstellen arbeiten in der Regel auch mobil-ambulant und verstehen sich als Ansprech- und Kooperationspartner für Kinder und ihre Eltern und Familien im Sozialraum sowie für andere Fachleute und Institutionen, die mit Kindern und Familien zu tun haben.

Einer Abschätzung des „Institutsfür Sozialforschung und Gesellschaftspolitik (ISG)" zufolge erhielten 2010 – einschließlich des geschätzten Anteils der in Sozialpädiatrischen Zentren behandelten Kinder von 0–7 Jahren – rund 112.000 Kinder Frühförderung, was einer Versorgungsquote von 2,3% entspricht (BMAS 2012, S. 26).

Aus den zahlreichen, insbesondere US-amerikanischen Evaluationsstudien ergeben sich die in der ▶ Übersicht genannten Bedingungen für eine nachhaltige Wirksamkeit der Frühförderung.

Bedingungen für eine nachhaltige Wirksamkeit der Frühförderung
- Frühzeitige und längerfristig angelegte Interventionen
- Eine möglichst intensive Zusammenarbeit mit der Familie (Familienorientierung)
- Ein individuelles, fokussiertes Eingehen auf die Bedürfnisse von Kind und Familie (falls erforderlich innerhalb eines breiten Spektrums vernetzter, inhaltlich abgestimmter Hilfeangebote)
- Kombination von außerhäuslicher Förderung des Kinder (in Kindertagesstätten) und familienorientierter, Eltern-Kind-zentrierter Frühförderung insbesondere bei entwicklungsgefährdeten Kindern aus sozial deprivierten Lebenslagen, um ihnen vielfältige Lerngelegenheiten in den natürlichen Lernumgebungen zu ermöglichen (Dunst u. Kassow 2008).

> Kind-, Eltern-/Familien- und Lebensweltorientierung (z. B. bei der Frühförderung eines Kindes in der Lebenswelt Kindergarten), Inter- und Transdisziplinarität sowie Vernetzung sind kennzeichnende Handlungsprinzipien der IFF. Mit möglichen Spannungen zwischen Kindorientierung und Eltern-/Familienorientierung (was braucht das Kind – was brauchen die Eltern) balancierend umgehen zu können ist ein zentraler Aspekt frühförderspezifischer Expertise.

13.3 Zum Stellenwert der Interdisziplinären Frühförderung für den präventiven Kinderschutz

Um die Bedeutung der IFF im präventiven Kinderschutz einschätzen zu können, ist es sinnvoll, kurz auf Zusammenhänge zwischen Kindeswohlgefährdungen und kindlichen Behinderungen sowie (gravierenden) Entwicklungsproblemen einzugehen.

13.3.1 Behinderungen und kindliche Entwicklungsauffälligkeiten als Risikofaktoren für Kindeswohlgefährdungen

Im Hinblick auf das Auftreten von Kindeswohlgefährdungen bei behinderten und von Behinderung bedrohten Kindern kommen Reinhold und Kindler (2006, S. 17-4) zu folgendem vorsichtig formulierten Ergebnis: „[…] sofern die international vorhandenen Befunde auch die Situation in Deutschland korrekt beschreiben, […] sind Kinder mit Entwicklungsrückständen und körperlichen, sensorischen, sprachlichen und geistigen Behinderungen nicht nur in den Statistiken der Jugendhilfe über eingehende Gefährdungsmeldungen, belegbare Gefährdungen und Eingriffe in elterliche Rechte überrepräsentiert […]". In der US-amerikanischen Studie von Sullivan und Knutson – nach Reinhold und Kindler (2006, S. 17-4) „eine der besten der derzeit vorliegenden Untersuchungen" – wurde beim Abgleich der Schülerlisten von Kindern und Jugendlichen aus verschiedenen Sonderschulen einschließlich Kindergärten und Vorschulen in Omaha (Nebraska) mit den entsprechenden Akten der Jugendhilfe und der Polizei ein 3- bis 4-mal höheres Misshandlungsrisiko (maltreatment) bei den Kindern und Jugendlichen mit Behinderung gegenüber jenen ohne Behinderung festgestellt (Sullivan u. Knutson 2000). Bei geistig behinderten Kindern zeigte sich dabei in allen Formen von Kindeswohlgefährdung (Vernachlässigung, körperliche Misshandlung, psychische Misshandlung, sexuelle Gewalt) ein noch höheres Risiko als bei körperlich behinderten Kindern.

Auch bei nichtbehinderten Kindern mit Regulations- und Verhaltensstörungen weisen die

Forschungsbefunde auf eine überdurchschnittliche Prävalenz für Kindeswohlgefährdungen hin.

Im Zusammenhang mit (drohenden) Behinderungen und/oder Regulations- und Verhaltensstörungen der Kinder entstehen gravierende Stressmomente in der Familie und bei den Eltern. Sie können zu erheblichen Interaktionsproblemen zwischen Eltern und Kind führen und sich mitunter in einer fast dramatischen Weise in Form von „Ketteneffekten" (Reinhold u. Kindler 2006, S. 17-5) aufschaukeln. Komplexe Armuts- und Benachteiligungssituationen und lebensgeschichtlich verfestigte psychosoziale und emotionale Belastungen begünstigen solche Stressmomente und sind ein Nährboden für Vernachlässigung.

Es ist davon auszugehen, dass sich in der Klientel der IFF nicht wenige Kinder mit einem hohen Risikopotenzial für Vernachlässigung und sonstige Formen der Kindeswohlgefährdung finden. Sofern (potenzielle) Vernachlässigung oder auch Misshandlung mit elterlicher Überforderung und unzureichender Erziehungskompetenz einhergehen und kindliche Verhaltensauffälligkeiten dabei verstärkend wirken, kommt es darauf an, in zwei Richtungen zu wirken: Die elterlichen Kompetenzen müssen gestärkt und zugleich muss dafür gesorgt werden, dass ein Abbau kindlicher Verhaltensauffälligkeiten gelingt (vgl. Reinhold u. Kindler 2006, 17-5). Damit sind zentrale Ansatzpunkte der Interdisziplinären Frühförderung benannt, die eine Gefährdungsreduzierung herbeiführen können.

> Zentrale Ansatzpunkte der interdisziplinären Frühförderung sind Stärkung der elterlichen Kompetenzen und zugleich Abbau kindlicher Verhaltensauffälligkeiten.

13.3.2 Positive Bedingungen und Ansatzpunkte

Mit ihrem ganzheitlich orientierten fachlichen Profil sowie Struktur- und Prozessbedingungen verfügen Frühförderstellen insgesamt über recht gute Voraussetzungen für den präventiven Kinderschutz. Dazu trägt bei, dass häufig eine „zeitlich überschaubare und kalkulierbare Stabilität" (Held u. Thurmair 2012, 84) entsteht, z. B. durch wöchentliche Besuche in der Familie. Weiterhin sind die prinzipielle Freiwilligkeit der Eltern, das Frühförderangebot anzunehmen, und die nachweislich insgesamt hohe Zufriedenheit der Eltern mit Frühförderung zu nennen (vgl. Sarimski et al. 2013, 41–46).

Zeigt die Fachperson ein als aufrichtig erlebtes Interesse an der Problemlage der Mutter, kann es dieser leichter gelingen, ihrerseits auch (mehr) Interesse für die Bedürfnisse des Kindes zu entwickeln. Eine mögliche Isolation der Mutter (Eltern) und das Gefühl, mit den Problemen alleinzustehen, lassen sich durch gruppenbezogene Angebote (z. B. Eltern-Kind-Gruppen) abbauen. Auf einer hinreichend entwickelten Vertrauensbasis zwischen Eltern und Fachperson wird es möglich, durch interaktionsorientierte Angebote, insbesondere auch durch Deutungs- und Verstehenshilfen an die Eltern über die Ausdrucksweisen des Kindes, Eltern in der Interaktion mit ihrem Kind zu stützen und zu entlasten und damit zur Vermeidung von „Ketteneffekten" und zum Abbau kindlicher Regulationsstörungen beizutragen.

Um dies zu konkretisieren: Oftmals fällt es Eltern bzw. Müttern in hoch belasteten Lebensverhältnissen schwer, ihre intuitiven elterlichen (mütterlichen) Kompetenzen zu aktivieren und die Signale ihres Kindes zu deuten. Hier kann die Frühförder-Fachkraft gemeinsam mit der Mutter in der konkreten Alltagssituation überlegen, was das Weinen oder penetrante Schreien ihres Kindes bedeuten könnte: Hat es Hunger oder Durst, müsste es womöglich gewickelt werden oder hat es vielleicht Schmerzen? Mögliche Deutungshilfen sind behutsam zu geben. Hilfreich ist gerade auch bei schwerer behinderten Kindern der Versuch, gemeinsam mit den Eltern die – möglicherweise durch eine zerebrale Schädigung veränderten – mimischen Ausdrucksweisen ihres Kindes zu verstehen und Deutungshilfen zu geben.

Für einen präventiven Kinderschutz ist es dienlich, wenn die Bedürfnisse des Kindes ins „Spiel" (im wörtlichen und übertragenen Sinn) gebracht werden, sodass die Eltern eine größere Klarheit erzielen und mehr Verständnis aufbringen können. Ferner wird eine ökologisch-lebensweltorientierte Frühförderung die Alltagssorgen und -nöte von Eltern (z. B. wirtschaftliche Situation oder Wohnungsprobleme) ernst nehmen, sie in der Unübersichtlichkeit bürokratischer Prozesse „(Behörden, Ämter,

Kliniken etc.)" (Held u. Thurmair 2012, S. 84) unterstützen und ihnen durch begleitende Weiterverweisung an andere Dienste und Institutionen behilflich sein. Auch haben die Frühförderstellen in ihrer langjährigen Erfahrung mit psychosozial schwer belasteten Familien oftmals eine nicht zu unterschätzende Expertise bei (drohenden) Kindeswohlgefährdungen und deren Einschätzung entwickelt.

> Die IFF hat durch die Prinzipien der Kind- und Eltern-/Familienorientierung, speziell durch eine Unterstützung des Eltern-Kind-Systems vielfältige Ansatzpunkte, die im Sinne des präventiven Kinderschutzes dazu beitragen, die Gefahr von Eltern-Kind-bezogenen Interaktionsentgleisungen „im Vorfeld" zu reduzieren.

13.4 Interdisziplinäre Frühförderung und Frühe Hilfen: Gemeinsamkeiten, Unterschiede und Vernetzungsbedarf

Die beiden Systeme IFF und Frühe Hilfen weisen viele Gemeinsamkeiten auf. So sehen Sarimski et al. als „das übergeordnete Ziel familienorientierter Frühförderung", „die Familie in die Lage zu versetzen, ihre Probleme selbstständig zu lösen" (Sarimski et al. 2013, S. 37). Dies könnte man auch als ein zentrales Ziel der Frühen Hilfen bezeichnen. Ebenso werden in beiden Handlungsbereichen Methoden der videogestützten Interaktionsberatung (z. B. die „Entwicklungspsychologische Beratung" oder „Marte Meo") eingesetzt. Weitere Aspekte ließen sich nennen. Gleichzeitig dürfen Unterschiede nicht verwischt werden (vgl. dazu Weiß u. Sann 2013, Tab. 02), weil sie deutlich machen, dass beide Systeme sich gut ergänzen können.

13.4.1 Behinderung und drohende Behinderung als Indikationskriterien der Frühförderung

Ein ▶ Fallbeispiel mag hier als Einstieg dienen (Sarimski et al. 2013).

Fallbeispiel

„Linus ist 1 Jahr alt, seine Mutter ist erst 17 Jahre. Sie lebt bei ihren Eltern, die über die frühe Elternschaft ihrer Tochter nicht erfreut waren, aber versuchen, Linus in die Familie zu integrieren. Linus' Vater hat […] den Kontakt zur Mutter abgebrochen und möchte auch Linus nicht sehen. Die Mutter hat nach dem Hauptschulabschluss eine Lehre als Friseurin begonnen, die sie aber im Laufe der Schwangerschaft abgebrochen hat.

Der Kinderarzt empfiehlt der Mutter und den Großeltern Kontakt zur Frühförderstelle aufzunehmen, da sich Linus nicht altersgemäß entwickelt. […] Beim ersten Besuch der Fachkraft der Frühförderstelle wird deutlich, dass die Großeltern den Jungen über weite Strecken des Alltags betreuen. Die Mutter versorgt ihn am Morgen und geht mit ihm spazieren […]. Im Umgang mit Linus wirkt sie noch sehr unbeholfen. Einerseits freut sie sich an ihrem Kind und findet gemeinsam mit ihm zu einem entspannten Spiel, wenn sie sich Zeit nimmt. Andererseits hat sie keine klaren Vorstellungen, welches seine Bedürfnisse sind und welche Erwartungen im Alltag an ihr Kind gestellt werden könnten. […] Kritisch sind Situationen, in denen Linus protestiert oder schreit, dann reagiert sie eher impulsiv und schimpft mit ihm, dass er immer so ‚böse' sei" (Zitat aus Sarimski et al. 2013, S. 102).

Linus und seine Mutter könnte man als ein typisches Beispiel für die Indikation Früher Hilfen sehen: Eine minderjährige Mutter und ein Vater, der den Kontakt zu seinem Sohn und dessen Mutter abgebrochen hat – all dies sind Hinweise, die Frühe Hilfen im Sinne eines präventiven Kinderschutzes (z. B. durch eine Familienhebamme) womöglich nahelegen. Der Grund, weswegen der Kinderarzt Frühförderung empfiehlt und – rechtlich gesehen – nur empfehlen kann, liegt indes nicht primär in diesen Kontextfaktoren, unter denen Linus aufwächst, sondern in einem „Merkmal", das sich auf ihn selbst bezieht: seiner nicht altersgemäßen Entwicklung. Damit wird ein wichtiges Charakteristikum der Frühförderung deutlich, das diese von Frühen Hilfen unterscheidet. Die sozialgesetzliche Verankerung der Frühförderung beruht auf den beiden juristisch relevanten Begriffen **Behinderung** und **drohende Behinderung** (s. §2 SGB IX und §53 SGB XII sowie für (drohende) seelische Behinderung §35a SGB VIII): Nur Kinder, die behindert oder von Behinderung bedroht sind, können vom Gesetz her Frühförderung erhalten. Daraus ergibt sich folgende Situation:

- Die Aufnahme von **Kindern mit Behinderungen** in die Interdisziplinäre Frühförderung ist aufseiten der Kostenträger (generell Eingliederungshilfe und Krankenkassen, Kinder- und Jugendhilfe bei „seelischen Behinderungen") unstrittig.
- Soweit eine **drohende Behinderung** durch prä-, peri- und postnatale Risiko- oder Vulnerabilitätsfaktoren bedingt ist, wie z. B. Frühgeburten, Geburtskomplikationen, (chronische) Erkrankungen oder neuropsychologische Defizite, ist die Indikation zur Interdisziplinären Frühförderung in der Regel ebenfalls unstrittig.
- Hingegen werden – jedenfalls bei restriktiver Auslegung der Gesetzeslage – psychosoziale (umweltbedingte) Risikofaktoren, wie deprivierende Lebens- und Sozialisationsbedingungen bei Armut und sozialer Benachteiligung, nicht als Indikationsgrund anerkannt, wenn damit (noch) keine bereits „am Kind" feststellbaren Auffälligkeiten verbunden sind.

13.4.2 Verstärkte Vernetzung als Chance einer angemessenen Früherkennung und Frühförderung

Die Indikationskriterien für die Interdisziplinäre Frühförderung sind also „an das Kind" gebunden, d. h. **am Individuum orientiert.** Somit müssen bei einem Kind bereits Auffälligkeiten im Sinne einer „drohenden Behinderung" feststellbar sein, damit Frühförderung finanziert wird. Bei Linus stellte die nicht altersgemäße Entwicklung die „Eintrittskarte" für die Frühförderung dar, nicht jedoch die Minderjährigkeit seiner Mutter und der Kontaktabbruch des Vaters. Hingegen sind für die Inanspruchnahme von Frühen Hilfen wie einer Familienhebamme Kontextvariablen, z. B. das Alter und die Lebenssituation der Mutter, die Belastung einer schwangeren Frau oder die prekäre Lebenssituation einer Familie mit einem Säugling oder Kleinkind, hinreichende Gründe.

Daher hätte der Kinderarzt von Linus dann, wenn er noch keine wie auch immer geartete Auffälligkeiten bei dem Jungen festgestellt, jedoch die Kontextbedingungen von Kind und Mutter als Hinweis für weitergehende Hilfen angesehen hätte, die Möglichkeit gehabt, der Mutter und den Großeltern Angebote der Frühen Hilfen zu empfehlen. Dazu sind auch ein weiterer Ausbau der Frühen Hilfen und – bei Bedarf – eine hinreichende Durchlässigkeit der beiden Systeme Frühe Hilfen und IFF erforderlich. Sollte z. B. eine Familienhebamme im Rahmen ihrer Arbeit bei einem Kind Anzeichen wahrnehmen, die auf Entwicklungs- oder Verhaltensprobleme bei einem Kind hindeuten könnten, wären weitere Abklärungen über die Erziehungsberechtigten mit dem Kinderarzt oder einer Frühförderstelle erforderlich. Hierzu sehen die Rahmenvereinbarungen für Frühförderstellen in verschiedenen Bundesländern auch die Möglichkeit eines sog. Offenen Beratungsangebots vor, in dem Eltern die Möglichkeit haben, ohne Verordnung oder sonstige Bedingungen, ihr Kind in der Frühförderstelle vorzustellen und deren interdisziplinäre (medizinisch-therapeutische und pädagogisch-psychologische) kindbezogene Expertise zur Abklärung eines möglichen Behandlungs- und Förderbedarfs ihres Kindes zu nutzen. Hierzu Eltern ggf. zu ermutigen liegt im Aufgabenbereich insbesondere von Kinderärzten, pädagogischen Fachkräften in Kindertagesstätten wie auch des Fachpersonals der Frühen Hilfen.

Dass durch eine solche Vernetzungs- und Weitervermittlungspraxis die Chance einer wirklichen **Früh**erkennung und **Früh**förderung von Entwicklungsproblemen im Sinne einer (drohenden) Behinderung erhöht wird, zeigen Zahlen aus dem Ortenaukreis. In diesem großen Flächenlandkreis im Westen Baden-Württembergs mit einem bereits gut ausgebauten System der Frühen Hilfen wurden 2013 56% der Eltern, die Frühe Hilfen in Anspruch genommen haben, von diesen schon im 1. Lebensjahr der Kinder erreicht, davon rund zwei Drittel in den ersten beiden Lebensmonaten (vgl. Böttinger 2015). Darunter waren „sehr viele Mütter und Familien mit hohen, meist mehrfachen sozialen und biografischen Belastungen" (Böttinger 2015, S. 272). Da also „eine hohe Zahl von Kindern mit Entwicklungsverzögerungen und (drohenden) Behinderungen bereits sehr früh in den Frühen Hilfen erreicht" wird, bieten diese „ein große Chance zur Verbesserung der Früherkennung" (Böttinger 2015, S. 277) und damit zu einer Senkung des oftmals sehr späten Aufnahmezeitpunkts in die IFF.

Das Dreieck Kinderarzt – Frühe Hilfen – IFF hat für eine angemessene Früherkennung von entwicklungsgefährdeten Kindern insbesondere aus mehrfach belasteten Familien eine große Bedeutung. Dazu ist es hilfreich, wenn Fachkräfte der Frühen Hilfen – gerade auch in der Zusammenarbeit mit der Frühförderung (z. B. bei fallbezogenen Besprechungen und Runden Tischen) – eine entsprechende Sensibilität und basale Expertise für die Wahrnehmung von Anzeichen erwerben, die möglicherweise auf kindliche Entwicklungsprobleme hindeuten. Dadurch können sie Eltern ermutigen, entsprechende Verdachtsmomente bei ihrem Kind abklären zu lassen.

> Um eine Früherkennung von entwicklungsgefährdeten Kindern zu gewährleisten, ist die Zusammenarbeit zwischen Kinderarzt, Frühen Hilfen und IFF sehr wichtig. Fachkräfte der Frühen Hilfen sollten möglichst Erfahrung und Wissen mitbringen, um Hinweise auf eine mögliche Entwicklungsgefährdung bei einem Kind zu erkennen und die Eltern ermutigen, zusätzliche Hilfe bei einem Kinderarzt oder einer IFF in Anspruch zu nehmen.

13.4.3 Zur Frage der (nachhaltigen) Wirksamkeit früher Interventionen

Maßnahmen der Frühbehandlung und Frühförderung erzielen bei Kindern aus hochbelasteten Lebensverhältnissen und damit zusammenhängenden psychosozialen Entwicklungsgefährdungen nur dann nachhaltige Wirkungen, wenn sie frühzeitig einsetzen, längerfristig orientiert und mehrdimensional, d. h. bezogen auf Eltern, Kind und die familiären Rahmenbedingungen, angelegt sind (▶ Abschn. 13.2). Durch die Möglichkeit einer längerfristigen Förderung bis zum Schuleintritt und die Komplexität der kind- und elternbezogenen Angebote einschließlich der Berücksichtigung von Elementen der Sozialarbeit bestehen in der IFF bei rechtzeitigem Beginn der Intervention gute Voraussetzungen für eine nachhaltige Förderung eines Kindes, verbunden mit einer Stärkung der elterlichen Erziehungskompetenzen und der familiären Sozialisations- und Entwicklungsbedingungen.

Die (nachhaltige) Wirksamkeit der Frühen Hilfen für die Entwicklung der Kinder ist differenziert zu bewerten: Ihre unbezweifelbare Stärke liegt darin, dass sie frühzeitig einsetzen können, bereits in der vorgeburtlichen Phase. Ihre Stärke ist auch, dass sie offensichtlich gut angenommen werden und der Beziehungsaspekt im Rahmen eines Arbeitsbündnisses – ähnlich wie in der Frühförderung – als „Wirkfaktor" eine bedeutsame Rolle spielt. Gemessen an der Notwendigkeit komplexer, mehrdimensionaler, d. h. auf die Eltern/Familien **und** das Kind bezogener Förder- und Beratungsansätze bei multiplen und länger andauernden Deprivationssituationen sind sie in ihrer begrenzten Dauer (maximal 3 Jahre) und Mutter-/Elternzentrierung allerdings oftmals nicht hinreichend und bedürfen der Ergänzung durch weitere Hilfeangebote, insbesondere auch der Frühförderung.

> Auch unter diesem Gesichtspunkten ist die Durchlässigkeit von den Frühen Hilfen zur IFF wichtig, wenn von Fachkräften der Frühen Hilfen kindbezogene Auffälligkeiten und ein komplexerer Hilfebedarf für die Familie erkannt werden.

13.5 Präventivauftrag der Frühen Hilfen und Familienorientierung der Interdisziplinären Frühförderung

Die IFF nimmt eine bedeutsame Rolle im Netzwerk Frühe Hilfen ein und ist ein wichtiger Partner für die speziellen Angebote der Frühen Hilfen. Zusammen mit anderen Systemen in diesem Netzwerk leistet sie einen wesentlichen Beitrag zur Gewährleistung des Kindeswohls, verstanden als Unterstützung zur kindlichen Entwicklung, des präventiven Kinderschutzes und der Hilfe zur Teilhabe von Kindern in allen Bereichen ihres Lebens.

Frühe Hilfen und IFF stehen in einem Komplementärverhältnis und können sich, gerade im

Bereich der rechtzeitigen Erkennung von kontextuellen und individuumbezogenen Problemlagen einer Familie und eines Kindes, gut ergänzen (Weiß u. Sann 2013). In das Netzwerk Frühe Hilfen bringen Frühförderstellen viele Netzwerkleistungen ein (Thurmair 2013) oder sind an Kooperationsprojekten beteiligt, wie z. B. der „Harl.e.kin-Nachsorge in Bayern", einem Angebot für Familien mit früh- und risikogeborenen Kindern sofort nach der Geburt (Berger u. Höck 2015). Für die Gewinnung positiver Synergieeffekte einer solchen Vernetzung und Kooperation wird es auf zwei zentrale Bedingungen ankommen:

- **Niedrigschwelliges Angebot**

Frühe Hilfen müssen von den Eltern als niedrigschwelliges Hilfeangebot gesehen werden, was eine klare Unterscheidung zwischen Hilfe und Kontrolle voraussetzt (Deegener 2014, S. 113ff.). „Zwar können Elemente Früher Hilfen und des Schutzauftrages mitunter – wenn auch eher selten – sehr nahe zusammenrücken (z. B. bei sehr kleinen Kindern, bei denen eine Mangelversorgung sehr schnell in eine konkrete Gefährdung umschlagen kann), aber dies rechtfertigt in keiner Weise, beide Begriffe und damit Handlungsaufträge zu vermischen. Im Gegenteil zwingt es im Interesse der Sache vielmehr dazu, sich der Unterschiedlichkeit der beiden Handlungsansätze in besonderer Weise bewusst zu sein und dies auch immer nach außen transparent zu machen" (Schone 2011, S. 11; ▶ Abschn. 13.3). Dadurch können aufseiten der Frühförderung mitunter bestehende Ängste, durch eine allzu enge Vernetzung in eine zu große Nähe zu dem „Wächterauftrag" des Jugendamtes zu geraten, reduziert werden.

- **IFF als Frühförderung mit den Eltern**

Die IFF muss eine „Frühförderung mit den Eltern" bleiben und den Alltag der Familie als einen zentralen Ansatzpunkt ihrer Arbeit mit beinhalten. Diese Forderung ist aktuell; denn nicht zuletzt mit der Erwerbstätigkeit auch junger Mütter und dem Ausbau der inklusiven Frühen Bildung hat sich der Ort der IFF tendenziell in die Krippen und Kindergärten verlagert. Problematisch würde dies dann, wenn dadurch die Familienorientierung der Frühförderung, ihre Nähe zur Lebenswelt, dem Alltag der Familie teilweise oder ganz verloren ginge. Dies würde einem zentralen Kriterium frühförderspezifischer Effektivität (▶ Abschn. 13.2) widersprechen wie auch den präventiven Kinderschutz der IFF schmälern (▶ Abschn. 13.3). Daher muss sie auch künftig ihre familienorientierte Arbeitsweise erhalten, stärken und weiterentwickeln (Sarimski et al. 2013). So ist entsprechend veränderter Arbeits- und Lebenswelten (Berufstätigkeit beider Elternteile) neben dem Standardmodell der wöchentlichen Frühförderung mit einem Kind in der Einrichtung oder in der Familie wohl auch an andere, z. T. neue Formen der Zusammenarbeit mit den Eltern/Familien zu denken, z. B. gemeinsame Gesprächskreise und Elterngruppen, Eltern-Kind-Gruppen, Elternseminare an Wochenenden mit Kinderbetreuungsmöglichkeiten. Gleichwohl muss es aber auch künftig – insbesondere im Blick auf Familien in Armut und sozialer Randständigkeit – mobile Förderung in der Familie als **reguläre** Form geben. Dabei wird es auf folgende Punkte ankommen:

- die Entwicklung eines Kindes und dessen Leben-Lernen besonders auch in dessen familiären Lebenswelt unterstützend zu begleiten (Speck 1996, S. 15),
- die Eltern in ihren Ressourcen zu stärken,
- sie in ihrem nicht selten verunsicherten Vertrauen in sich und ihre Handlungskompetenzen sowie in die Entwicklungsmöglichkeiten ihres Kindes zu ermutigen,
- mit ihnen gemeinsam handlungspraktische Lösungen für einen „gelingenderen", vielleicht auch ein Stück weit entspannteren Alltag zu entwickeln
- und – nicht zuletzt – gemeinsam mit ihnen nach für sie und ihr Kind hilfreichen Formen des Umgehens mit kindlichen Verhaltensbesonderheiten zu suchen, um Interaktionsentgleisungen vorzubeugen.

All dies bleiben weiterhin Kernaufgaben einer familienorientierten Frühförderung und zugleich integraler Bestandteil im Netzwerk der präventiv ausgerichteten Frühen Hilfen.

Literatur

BMAS (2012) Strukturelle und finanzielle Hindernisse bei der Umsetzung der interdisziplinären Frühförderung gem. § 26 Abs. 2 Nr. 2 i. V. m. §§ 30 und 56 Abs. 2 SGB IX. Abschlussbericht. Forschungsbericht Sozialforschung 419

Berger R, Höck S (2015) Die Harl.e.kin-Nachsorge in Bayern – aus Sich der Eltern. In: König L, Weiß H, Hrsg. Anerkennung und Teilhabe von entwicklungsgefährdeter Kinder. Kohlhammer Verlag, Stuttgart: 142–154

Böttinger U (2015) Frühe Hilfen im Ortenaukreis – Ein (inklusives) Modell der Regelversorgung für Eltern mit Säuglingen und Kleinkindern in besonderen Belastungssituationen. In: König L, Weiß H, Hrsg. Anerkennung und Teilhabe von entwicklungsgefährdeter Kinder. Kohlhammer Verlag, Stuttgart: 263–279

Deegener G (2014) Risiko- und Schutzfaktoren des Kinder- und Jugendhilfesystems bei Prävention und Intervention im Kinderschutz. Pabst Science Publishers, Lengerich

Dunst CJ, Kassow DZ (2008) Caregiver sensitivity, contingent social responsiveness, and secure infant attachment. Journal of Early and Intensive Behavior Intervention 5: 40–56

Held L, Thurmair M (2012) Die Rolle der Interdisziplinären Frühförderung im Zusammenhang mit Frühen Hilfen. frühe Kindheit. die ersten sechs Jahre. Sonderausgabe 14: 84–87

Reinhold C, Kindler H (2006) Gibt es Kinder, die besonders von Kindeswohlgefährdung betroffen sind? In: Kindler H, Lillig S, Blüml H et al., Hrsg. Handbuch Kindeswohlgefährdung nach § 1666 BGB und Allgemeiner Sozialer Dienst (ASD). Deutsches Jugendinstitut, München, Kap. 17

Sarimski K, Hintermair M., Lang M (2013) Familienorientierte Frühförderung von Kindern mit Behinderung. Reinhardt Verlag, München u. Basel

Schone R (2011) „Frühe Hilfen" und „Schutzauftrag bei Kindeswohlgefährdung" – Plädoyer für eine fachliche und begriffliche Differenzierung. In: Freese V, Göppert V, Paul M, Hrsg. Frühe Hilfen und Kinderschutz in den Kommunen. Kommunal- und Schulverlag, Wiesbaden: 17–33

Speck O (1996) Frühförderung entwicklungsauffälliger Kinder unter ökologisch-integrativem Aspekt. In: Peterander F, Speck O, Hrsg. Frühförderung in Europa. Reinhardt Verlag, München u. Basel: 15–23

Sullivan PM, Knutson JF (2000) Maltreatment and Disabilities: A Population-Based Epidemiological Study. Child Abuse & Neglect 24, 1257–1273

Thurmair M (2013) Netzwerke Frühe Hilfen und der Beitrag von Frühförderstellen. Frühförderung interdisziplinär 32: 206–221

Weiß H, Sann A (2013) Interdisziplinäre Frühförderung und Frühe Hilfen – Wege zu einer intensiveren Kooperation und Vernetzung. NZFH, Köln

Bedeutung der Schwangerschaftsberatung im Rahmen Früher Hilfen

U. Busch

14.1 Aufgaben der Schwangerschaftsberatung – 214

14.2 Arbeitsweisen der Schwangerschaftsberatung – 215

14.3 Frühe Hilfen, Kinderschutz und Schwangerschaftsberatung – 216

14.4 Besonderheiten und Abgrenzungen – 217

14.5 Zusammenarbeit zwischen kinderärztlicher Versorgung und Schwangerschaftsberatung – 219

Literatur – 221

© Springer-Verlag Berlin Heidelberg 2016
V. Mall, A. Friedmann (Hrsg.), *Frühe Hilfen in der Pädiatrie*,
DOI 10.1007/978-3-662-49262-8_14

14.1 Aufgaben der Schwangerschaftsberatung

Berater in Schwangerschaftsberatungsstellen gehören zu den Professionellen, die einen frühen Kontakt zu schwangeren Frauen und (werdenden) Eltern haben. Das „Gesetz zur Vermeidung und Bewältigung von Schwangerschaftskonflikten" (Schwangerschaftskonfliktgesetz – SchKG) fixiert das Recht auf Beratung „in allen eine Schwangerschaft oder Geburt mittelbar oder unmittelbar berührenden Fragen und auf Hilfe in Krisen und Konflikten". Das betrifft sowohl die Beratung bei ungewollter Schwangerschaft und vor einem evtl. Schwangerschaftsabbruch als auch die Beratung und Begleitung von Frauen bis zur Entbindung und in den ersten Lebensjahren des Kindes. Das Aufgabenspektrum der allgemeinen Schwangerschaftsberatung ist im §2 SchKG detailliert beschrieben, das der Beratung nach § 218/219 StGB (bei Wunsch nach Schwangerschaftsabbruch) in den §§ 5ff. Das Gesetz ist seit 1996 gültig und hat mehrere Erweiterungen erfahren, u. a. im Kontext des seit 2012 gültigen Bundeskinderschutzgesetzes (BKiSchG).

> Die allgemeine Schwangerschaftsberatung ist eine anerkannte Säule der sozialen, psychosozialen und gesundheitlichen Versorgung. Etwa jede dritte schwangere Frau nimmt ein derartiges Beratungsangebot in Anspruch. Frauen und ggf. deren Partner suchen die Beratungsstellen aus verschiedenen Anlässen, mit unterschiedlichen Anliegen und zu unterschiedlichsten Zeitpunkten im Schwangerschaftsverlauf auf.

Schwangerschaft ist eine Phase des Übergangs in sich ändernde Alltagsrealitäten mit veränderten Anforderungen, Verantwortlichkeiten und Erlebnisbereichen. Das Erleben von Vorfreude, Hoffnung, Zweifeln und/oder Ängsten hängt von der Lebensgeschichte, der aktuellen Lebenssituation der Schwangeren, von ihren individuellen, partnerschaftlichen und familialen Ressourcen und von der Einstellung zur Elternrolle ab. Neben den psychosozialen Schwerpunkten spielen häufig materielle Sorgen und prekäre Lebensverhältnisse eine Rolle, sehr oft ist die Beantragung von Stiftungsmitteln, z. B. der „Bundesstiftung Mutter und Kind – Schutz des ungeborenen Lebens" oder der Landesstiftungen für Schwangere und Familien in Not, primärer Anlass für das Aufsuchen der Beratungsstelle. Schwangerschaftsberatung kann deshalb inhaltlich und in der Intensität der Begleitung sehr variieren. Der Zeitpunkt der Inanspruchnahme von Beratung und das vorgetragene Anliegen bestimmen wesentlich den folgenden Beratungsprozess. Die Berater müssen sich auf jede Beratungssituation unvoreingenommen einstellen können und klientenzentriert agieren.

> Schwangerschaftsberatung wird in Anspruch genommen, um Informationen zu sozialrechtlichen Fragen und Unterstützung bei sozialen Problemlagen zu erhalten und bei der Inanspruchnahme geeigneter Hilfen ggf. begleitet zu werden. Schwierige soziale Lebensbedingungen sind erfahrungsgemäß Stressoren, die sich auch auf die gesamte Lebens- und Partnerschaftsbalance der Klienten auswirken können.

Insofern begegnen Berater häufig Klienten in schwierig zu bewältigenden Lebenssituationen und die sozialen Beratungen erweisen sich nicht selten als möglicher Zugangsweg zu anderen psychosozialen und gesundheitlichen Beratungsthemen. Häufig soll/kann die Beratung dann auch u. a. zur Lösung von Konflikten im partnerschaftlichen oder familialen Umfeld der Frauen beitragen und eigene Ressourcen zur Bewältigung von Überforderungssituationen stärken. Letztlich trägt all dies zu einer Deeskalation von schwierigen Situationen bei, zu Stressabbau und zur Unterstützung beim Aufbau einer liebevollen Bindung zwischen Mutter und Kind. Insofern Frauen und Paare bereits Kinder haben, wirken sich diese Beratungen zugleich positiv auf das bestehende Familiensystem aus. Die Mitarbeiter der Schwangerschaftsberatungsstellen verfügen in der Regel über langjährige Kompetenzen im Umgang mit Klienten in vielschichten psychosozialen Konfliktlagen im Kontext einer Schwangerschaft bis hin zu Erfahrungen mit Interventionsmöglichkeiten in Krisensituationen.

Schwangerschaftsberater beraten die Frauen und Paare nicht nur während einer Schwangerschaft, sondern auch in der ersten Zeit danach. Häufig haben sich Vertrauensverhältnisse entwickelt, die es den Klienten ermöglichen, die unmittelbaren Hilfeangebote der Berater in Anspruch zu nehmen und bei Bedarf auch andere Hilfen aus dem vielfältigen Unterstützungssystem hinzuziehen. Die Beratungsstellen sind gut vernetzt und können mit den Klienten gemeinsam passgenaue Angebote diskutieren.

Es ist ein großer Vorteil der Schwangerschaftsberatung, dass Klienten aller sozialen Schichten und Lebenskontexte erreicht werden. Das können sowohl bildungsferne Frauen und Familien sein, deren Teilhabe an gesellschaftlichen Möglichkeiten sonst erschwert ist, als auch Mittelschichtfamilien oder Akademiker, die von den psychosozialen Herausforderungen der sich vollziehenden Veränderungen ebenso stark betroffen sein können. Viele Beratungseinrichtungen verfügen zudem über große Erfahrungen in der Beratung von Menschen mit Migrationshintergrund. All dies sind Potenziale, die auch Pädiater gut kennen sollten, können sie doch so ggf. ihre Patientenfamilien ermutigen, die ressourcenorientierten Beratungsangebote der Schwangerschaftsberatungsstellen in Anspruch zu nehmen, noch bevor Konfliktsituationen oder Krisen entstehen oder wenn sie zu bewältigen sind.

14.2 Arbeitsweisen der Schwangerschaftsberatung

Auf die Beratungsangebote der Schwangerschaftsberatungsstellen werden die Klienten auf unterschiedliche Weise aufmerksam: Durch die Öffentlichkeitsarbeit der Beratungsstellen selbst, Informationen auf entsprechenden Homepages der Landesministerien, durch Hinweise aus dem Freundes- und Bekanntenkreis, durch Vermittlung anderer Stellen, häufig auch durch Hinweise von Ärzten (nicht selten haben sich Berater bei den Ärzten persönlich vorgestellt oder ihre Flyer hinterlegt). Als „Türöffner" wirken vielfach die Suche nach Unterstützung bei der Beantragung finanzieller Hilfen, sei es in Form der benannten Stiftungen, aber auch sozialrechtliche Beratungsanliegen, so zu Wegen der Inanspruchnahme von Rechtsansprüchen oder von gesetzlichen Leistungen z. B. im Rahmen des Mutterschutzgesetzes, des Elterngeldgesetzes oder des SGB II. Viele Schwangerschaftsberatungsstellen führen auch öffentliche Veranstaltungen durch, in denen zu den einschlägigen Themen informiert wird.

Auf Wunsch erhalten die Frauen, Männer und Paare in der Regel sehr kurzfristig einen persönlichen Beratungstermin, aus dem sich eine Folge von weiteren Terminen ergeben kann. Ausgangspunkt jeder Beratung ist der Bedarf der Ratsuchenden selbst. Sie bringen das Beratungsanliegen ein, das die Grundlage des Arbeitsauftrags ist. Das Beratungsverständnis ist klientenzentriert, d. h. nicht der Berater weiß, was gut für den Klienten ist, sondern die Klienten artikulieren ihre Hilfebedarfe und die Berater entwickeln im Gespräch mit ihnen gemeinsam Angebote und Lösungsvorschläge. Ein paternalistisches oder gar von tendenziell entmündigender Fürsorge geprägtes Beratungsverständnis, wie es noch vor Jahrzehnten in sozialen und gesundheitlichen Arbeitsfeldern vorherrschte, ist einem Arbeitsansatz gewichen, der durch Empowerment und Partizipation gekennzeichnet ist. Dies ist eine wichtige Voraussetzung ressourcenorientierten, vertrauensvollen Arbeitens.

Die Förderung bzw. Aufrechterhaltung der sozialen, psychischen und gesundheitlichen Stabilität durch bedarfsgerechte Unterstützung bei den sich vollziehenden Veränderungen ist ein zentrales Element der Schwangerschaftsberatung. In die Beratung werden das Umfeld der Klienten, mögliche Beziehungsdynamiken und -verflechtungen einbezogen. Auf der Gesprächsebene (d. h. im Rahmen der Betrachtung von Einflüssen und Wirkungen sowohl von Personen als auch Situationen auf diese) werden im Kontext eines systemischen Beratungsverständnisses alle relevanten Mitglieder des familialen Systems „mitgedacht". Das meint auch die ggf. bereits vorhandenen Kinder, genauso aber Überlegungen, Wünsche oder Ängste zur Annahme und Integration des Familienzuwachses und sich daraus ergebende Unterstützungsbedarfe. Die direkte, d. h. persönliche Einbeziehung Dritter in den Beratungsprozess – seien dies der Partner, die Mutter einer minderjährigen Klientin, ein Arzt oder eine Institution wie das Jugendamt – geschieht allerdings prinzipiell nur auf Wunsch bzw. im Einverständnis mit der Klientin selbst.

> Eine grundlegende Voraussetzung sowohl für den niedrigschwelligen Zugang als auch für gelingende Beratung selbst bildet die Vertraulichkeit der Beratungsbeziehung. Die Klienten können sich darauf verlassen, dass die Mitarbeiter in Schwangerschaftsberatungsstellen – den Ärzten ähnlich – nach dem §203 StGB unter Schweigepflicht stehen und Informationen über sie und ihre Familien nicht unbefugt weiter geleitet werden.

Der hohe Wert der Vertraulichkeit in der Beratungsbeziehung kommt nicht zuletzt auch in der im Schwangerschaftskonfliktgesetz §2 Abs. 1 festgeschriebenen Option einer anonymen Beratung zum Ausdruck oder im Zeugnisverweigerungsrecht der Berater bei eventuellen rechtlichen Auseinandersetzungen.

Schwangerschaftsberater können aufgrund ihrer Fachlichkeit zweifelsohne über das zunächst vereinbarte Beratungsziel hinausgehende Bedarfe bei den Klienten wahrnehmen, auch solche, die diese selbst (noch) nicht zu sehen oder anzusprechen vermögen. Der Berater thematisiert dies in einer empathischen und respektvollen Haltung und lotet so die weitere Vorgehensweise gemeinsam mit der Klientin aus, z. B. die mögliche Inanspruchnahme von Angeboten aus dem Bereich der gesundheitlichen Betreuung und Versorgung, der Selbsthilfe, der Frühen Hilfen oder der Kinder- und Jugendhilfe. Besonders bei Klienten in psychosozial belastenden, in materiell prekären oder in anderweitig problematischen Lebenslagen – etwa bei minderjährigen Schwangeren - können sich hochfrequente und intensive Beratungsverläufe über einen langen Zeitraum erstrecken. All dies ist originärer Arbeitsauftrag von Schwangerschaftsberatung und zugleich Basis für ihre präventive Wirkung, die im Konzept der Frühen Hilfen explizit verankert wurde.

14.3 Frühe Hilfen, Kinderschutz und Schwangerschaftsberatung

Frühe Hilfen waren zentrales Anliegen des Bundesaktionsprogramms zum Ausbau eines wirksamen und nachhaltigen Kinderschutzes (BMFSFJ 2015) und sind seit 2012 im Bundeskinderschutzgesetz (BKiSchG) festgeschrieben. Die Schwangerschaftsberatung ist neben anderen Institutionen, Trägern und Professionen als Bestandteil des Verantwortungssystems zum Kinderschutz in das BKiSchG aufgenommen. Der im Schwangerschaftskonfliktgesetz (SchKG) ursprünglich gesetzlich festgeschriebene Auftrag und der o. g. Handlungsrahmen bleiben dabei die Grundlage und werden zielgerichtet erweitert. Frühe Hilfen richten sich insbesondere an Eltern ab Beginn der Schwangerschaft bis zum Ende des 3. Lebensjahres des Kindes und an Eltern in belastenden Lebenssituationen. Essentiell ist: Sie sind ein freiwilliges, präventives und partizipatives Unterstützungsangebot (Paul 2012) und werden v. a. im Zusammenwirken der relevanten Subsysteme bzw. Akteure gesichert.

Schnittstellen zwischen Schwangerschaftsberatung und Frühen Hilfen zeigen sich sowohl die Klienten als auch die Themen betreffend. Schwangerschaft und Geburt eines (weiteren) Kindes und die damit einhergehenden Veränderungen in Paar- und Familienkonstellationen, in Lebensbedingungen und Lebensgestaltung rufen in der Regel den Wunsch und die Zuversicht hervor, mit diesen Veränderungen gut umgehen zu können. Mitunter drängen sich aber auch Fragen und Unsicherheiten in den Vordergrund: Ambivalenzen können sich auftun, antizipierte oder reale Rollenkonflikte aufbrechen. Elternkompetenzen und/ oder Bindungskompetenzen brauchen ggf. Förderung und Vertiefung. Lebenspraktische Alltagsfragen müssen gelöst werden. Diese eigentlich sehr normalen Herausforderungen können auch als Überforderung erlebt werden. Um mit einer Schwangerschaft einhergehende Herausforderungen gut zu bewältigen, bietet Schwangerschaftsberatung vielfältige Leistungen an und ist damit über das gesamte Beratungsangebot des SchKG §2 primärpräventiv wirksam: Sie gibt Informationen über sozialrechtliche Ansprüche und Hilfen bei deren Umsetzung, Hinweise zu Schwangerschaft und Geburt betreffenden gesundheitlichen Fragen, wirkt durch klassisch familienbildende Angebote, aber auch beraterisch-therapeutische Interventionen, regt die Reflexion von Lebenskonzepten, zu Paardynamiken sowie zur Elternrolle und Eltern-Kind-Beziehungen an.

Nicht selten beobachten Berater allerdings **gravierendere Belastungen** werdender und junger Eltern. Problematische Schwangerschaftsverläufe, prekäre Lebenslagen, defizitäre soziale Sicherungen, fehlender Zugang zu sozialen Sicherungen, aber auch fehlende persönliche Ressourcen, Partnerschaftsprobleme und ggf. damit einhergehende soziale Isolation erhöhen die Gefahr, dass Belastungen nicht bewältigt werden können. Dies kann seinen Ausdruck in destruktiven Handlungsimpulsen und Verhaltensweisen gegenüber sich selbst, den Bezugspersonen im Umfeld oder dem erwarteten Kind finden und kann Kreisläufe der weiteren Destabilisierung bewirken. Sekundär- und tertiärpräventiv setzt die Schwangerschaftsberatung dort an, wo besondere Unterstützungsbedarfe der (werdenden) Eltern bereits sichtbar werden oder schwerwiegende Problematiken bereits erkennbar sind. Das können Alkohol und Drogen in der Schwangerschaft, Gewalt in der Beziehung oder gegen bereits vorhandene Kinder, fehlende familiäre Unterstützung und mangelnde persönliche Kompetenzen minderjähriger Schwangerer und anderes mehr sein (Nationales Zentrum Frühe Hilfen 2010).

> **Die Schwangerschaftsberatung ist zum einen primärpräventiv (Information, beraterisch-therapeutische Angebote usw.), aber zum anderen bei bereits bestehenden Problemen auch sekundär-/tertiärpräventiv wirksam.**

Schwangerschaftsberatung kann mithin früh und präventiv wirksam sein, indem sie – wie bereits verdeutlicht – Hilfen sehr individuell und auf unterschiedlichsten Ebenen anbietet. Und sie fördert über diese Erfahrung von Unterstützung und die damit verbundene Minderung von Konfliktpotenzialen ein wachsendes Selbstvertrauen, das Leben verantwortlich und selbstbestimmt gestalten zu können. Durch eine zunehmend positive Situation der Mutter/Eltern kommt dies in der Wirkung auch dem dann geborenen Kind oder bereits in der Familie lebenden Kindern zugute. Insofern leistet die Schwangerschaftsberatung ihren Beitrag zu Frühen Hilfen v. a. im Rahmen ihres originären Arbeitsauftrages (Franz u. Busch 2012).

14.4 Besonderheiten und Abgrenzungen

Grundsätzlich ist bei den im Rahmen des BKiSchG gemeinten Maßnahmen zwischen dem **Hilfesystem** und dem **Kontrollsystem** zu unterscheiden. Das Kontrollsystem wird durch die Jugendämter verkörpert, denen per Gesetz das staatliche Wächteramt über die Sicherung des Kindeswohls und des Kinderschutzes zugeteilt wurde. Um diese Verantwortung übernehmen zu können, sind die Jugendämter mit rechtlichen Kompetenzen ausgestattet, die sie auch zu weitreichenden Sanktionsmaßnahmen (bis zum Entzug des elterlichen Sorgerechts) berechtigen bzw. verpflichten. Anders ist dies beim – dem Kontrollsystem sozusagen vorgeschalteten – Hilfesystem, das präventiv tätig wird, allen Bürgern als Rechtsanspruch zur Verfügung steht und zwar ggf. auf Empfehlung des Jugendamts, aber dennoch freiwillig in Anspruch genommen werden kann. Auch Segmente der Jugendämter sind diesem Hilfesystem zuzuordnen, etwa die Angebote zu „Hilfen zur Erziehung". Vor allem gehören zu diesem Hilfesystem aber die einschlägigen Beratungsstellen, darunter wiederum v. a. die Schwangerschaftsberatungsstellen, aber auch die gesundheitliche Versorgung.

> **Während die Jugendämter als Kontrollsystem auch weitreichende Sanktionen veranlassen dürfen, beruht das Hilfesystem auf freiwilliger Basis.**

Mit dem BKiSchG ist nunmehr eine klare rechtliche Grundlage geschaffen, auch Professionelle, die nicht im Geltungsbereich des SGB VIII/KJHG tätig sind, in den Schutzauftrag bei Kindeswohlgefährdung einzubinden. Das betrifft u. a. Ärzte und Mitarbeiter von Schwangerschaftsberatungsstellen – explizit hervorgehoben im Gesetz. Für diesen Zweck werden Netzwerke geschaffen (§3 KKG), die u. a. auch die Beratungsstellen nach §2 und 8 SchKG einbeziehen. Ebenso werden für die benannten Geheimnisträger nach §203 StGB Beratung und Informationsweitergabe bei Kindeswohlgefährdung geregelt (§4 KKG).

Das BKiSchG intendiert, dass die Schwangerschaftsberatung auch unter dem Blickwinkel Frühe Hilfen und Kinderschutz ihren originären Auftrag behält und kein Wechsel in das System der Kinder- und Jugendhilfe erfolgt. Das ist bedeutsam für die Wirkmöglichkeiten der Schwangerschaftsberatung. Sie ist keine sanktionierende Instanz und gerade dies erleichtert vielen Klienten den Aufbau von Vertrauen. Im Unterschied dazu ist der Auftrag der Jugendhilfeeinrichtungen gerade durch die Verbindung von Hilfe, Kontrolle und ggf. Sanktion gekennzeichnet. Dies ist überaus wichtig für die spezifischen Wirkmöglichkeiten der Jugendhilfe, erschwert aber Klienten häufig einen vertrauensvollen Zugang.

> **Die Schwangerschaftsberatung ist keine sanktionierende Instanz; dies erleichtert Eltern oft den Zugang.**

Das Gesetz will die Mitwirkung der Schwangerschaftsberatung im Kinderschutz verbindlich regeln. Es sollen zuverlässige rechtliche Rahmenbedingungen gesetzt werden, die es ermöglichen in schwierigen Situationen im Interesse des Kindeswohls zu reagieren ohne den grundsätzlich bedeutsamen Vertrauensbezug zwischen Beratern und Klienten zur Disposition zu stellen.

Das BKiSchG verankert das Recht auf anonyme Schwangerschaftsberatung nunmehr auch im SchKG: Es würdigt damit die Bedeutung dieses Beratungssettings und stärkt zugleich die Vertraulichkeit der Schwangerschaftsberatung insgesamt. Es verpflichtet die Schwangerschaftsberatung, in den lokalen Netzwerken für Frühe Hilfen mitzuwirken, auf **struktureller** Ebene Informationen auszutauschen und koordinierte Hilfeangebote zu entwickeln. Bei Verdacht auf Kindeswohlgefährdung gelten für die Schwangerschaftsberatung nunmehr ähnliche Regularien des Vorgehens wie nach §8a SGB VIII:
- Kollegialer Austausch,
- Einbeziehung einer „insoweit erfahrenen Fachkraft",
- ggf. Beratung mit Fachkräften der Jugendhilfe bzw. Information an das Jugendamt – unter steter Einbeziehung der Eltern und bei Transparenz des Geschehens (§4 KKG).

Die beschriebenen Regelungsebenen sind für die Schwangerschaftsberatung nicht neu. Sie entsprechen dem klientenzentrierten Arbeitsverständnis professioneller Beratung in schwierigen Situationen.

Die gesetzliche Hervorhebung der Schwangerschaftsberatung durch das BKiSchG ist aber geeignet, Klienten wie Mitarbeitern in der Schwangerschaftsberatung mehr Sicherheit zu geben.

Kinderschutz gehört nicht zu den expliziten Aufgaben der Schwangerschaftsberatung, kann aber impliziter Effekt gelungener Beratung sein. Er erfolgt z. B. durch Erweiterung der Wahrnehmungs-, Reflexions- und Handlungskompetenzen der Schwangeren und durch die Stabilisierung ihrer sozialen und psychischen Situation im expliziten Auftrag der Ratsuchenden. Wird der Berater auf problematische Aspekte aufmerksam, die die Klientin evtl. selbst nicht als solche wahrnimmt oder (noch) verdrängt, so hat sie alle im Rahmen professioneller Beratung zur Verfügung stehenden Möglichkeiten, ihre Wahrnehmung zu verbalisieren, zu spiegeln und ggf. zu konfrontieren, damit weitere Veränderungen zum Wohl des Kindes von der Klientin vollzogen werden können. In den meisten Fällen ist es möglich, auf der Grundlage einer Vertrauensbeziehung mit der Schwangeren gemeinsame Wege, z. B. die Inanspruchnahme Früher Hilfen zur Überwindung der Schwierigkeiten, zu erarbeiten. Genau dies liegt in der Regel auch im Interesse der Klienten selbst (Brückner u. Busch 2014).

In der Praxis der Schwangerschaftsberatung ist es selten, dass Klienten eine schwierige Situation für sich und ihr (werdendes) Kind ignorieren oder verdrängen und eine Lösungsstrategie für Konflikt- und Problemlagen nicht gemeinsam erarbeitet werden kann. Allerdings: Kindeswohlgefährdung ist ein unbestimmter Rechtsbegriff. Keine noch so gute Checkliste kann eine vollkommene Orientierung oder gar Entscheidungsgrundlage bilden. Der Berater befindet sich im Bereich der Prädiktion und Hypothesenbildung. Sie muss die jeweilige Situation und die möglichen Handlungserfordernisse individuell beurteilen. Schwangerschaftsberater haben die Fachkompetenz und Sensibilität für Situationen, in denen es Eltern nicht aus eigener Kraft gelingt, die notwendigen Bedingungen zu schaffen oder in denen Unsicherheiten oder Belastungen die Stabilität der Frauen und ihres Systems gefährden. Das BKiSchG gibt im §4 nunmehr die **Befugnis**, unter bestimmten Voraussetzungen, etwa bei akuter Kindeswohlgefährdung, Daten weitergeben zu können, z. B. an das Jugendamt. Diese Befugnis setzt in jedem Einzelfall begründete eigene Überlegungen, die Konsultation mit dem Team und/oder der „insoweit erfahrenen Fachkraft" voraus und verlangt, wenn weiterer Handlungsbedarf besteht, dann die Entscheidungen dazu ebenso in professioneller und persönlicher Verantwortung.

Wenn sich der Berater veranlasst sieht, die öffentliche Jugendhilfe auch ohne Zustimmung oder sogar gegen den Willen einer Klientin einzuschalten, so ist die Transparenz des Handelns als grundsätzlicher Ausdruck der Wahrung der Klientenrechte zu sichern (Franz u. Busch 2012). Ein solcher Schritt kann also im Notfall gegen den Willen von Klienten geboten sein, soll aber nicht ohne ihr Wissen erfolgen.

> Der Berater in der Schwangerschaftsberatung ist bei entsprechend begründetem Verdacht auf Kindeswohlgefährdung berechtigt, Angaben über Klienten an das Jugendamt weiterzugeben, auch gegen deren Willen.

Das BKiSchG intendiert weder das Unterhöhlen der Schweigepflicht noch den Impetus eines generellen Gefahrenscreenings oder permanenter Risikounterstellung. Grundlagen professionellen beraterischen Handelns bleiben nach wie vor die Freiwilligkeit im Zugang zu Beratungs- und Unterstützungsleistungen, der Respekt vor der Eigenverantwortlichkeit der Ratsuchenden, ihrer Autonomie und Selbstbestimmung, das ressourcenorientierte, klientenzentrierte Arbeitsverständnis und die Wahrung von Klientenrechten. Viele dieser Aspekte sind auch übertragbar auf die Situation von Ärzten.

14.5 Zusammenarbeit zwischen kinderärztlicher Versorgung und Schwangerschaftsberatung

Im §3 KKG werden alle relevanten Einrichtungen und Leistungsträger verpflichtet, in den regionalen Netzwerken Frühe Hilfen zum Zweck des Kinderschutzes mitzuwirken. Diese Netzwerke zielen auf die koordinierte Zusammenarbeit der Akteure und Institutionen, die die o. g. Zielgruppen erreichen können, insbesondere die Schwangerschaftsberatung, das Gesundheitswesen, die interdisziplinäre Frühförderung, die Kinder- und Jugendhilfe und weitere soziale Dienste. Sie dienen der gegenseitigen Information über das jeweilige Angebots- und Aufgabenspektrum, der Klärung struktureller Fragen der regionalen Angebotsgestaltung und -entwicklung, der Festlegung von Grundsätzen und ggf. Vereinbarungen für eine verbindliche Zusammenarbeit und der Abstimmung von Zuständigkeiten und Verfahren im Kinderschutz. Sie sind als **strukturelle Netzwerke** zu verstehen und zu entwickeln (keinesfalls als Austauschgremien für noch dazu nicht anonymisierte Einzelfälle). Allerdings wirken Pädiater in derartigen Netzwerken aufgrund der sonstigen Abläufe und Verpflichtungen ihres beruflichen Alltags bislang nur selten regulär mit, obwohl sie zu den Professionellen gehören, die im Kontext der Frühen Hilfen hoch bedeutsam sind. Wenn sie im Rahmen von Kinderschutz und Frühen Hilfen aktiv werden, dann sind ihre Kontaktpartner bislang zwar u. a. Familienhebammen, Sozialpädiatrischer Dienst, Frühförderung, Geburtshilfe, kaum aber die Schwangerschaftsberatung.

All dies spricht dafür, dass die gegenseitige Kenntnis und Zusammenarbeit zwischen Pädiater und Schwangerschaftsberatungsstellen gestärkt werden sollte. Noch gibt es zumeist nur wenig Kontakt zwischen beiden professionellen Bereichen, werden doch Schwangerschaftsberatungsstellen schon von ihrer Begrifflichkeit her als nicht so relevant für Eltern mit bereits geborenen Kindern begriffen, Pädiater sind aber gerade für diese zuständig. Wenn auch die Beratung schwangerer Frauen und Paare tatsächlich im Mittelpunkt der Arbeit der Beratungsstellen steht, so ist doch ihr Handlungsauftrag auch auf junge Eltern ausgeweitet. Dies ist so, weil in der Regel in der Schwangerschaftsberatung bereits ein vertrauensvoller Zugang zu ihnen entwickelt werden konnte, der auch über die Geburt des Kinds hinaus genutzt werden kann. Zudem haben Pädiater ihrerseits nicht selten auch Kontakt mit Müttern und Eltern, die ein weiteres Kind erwarten und in deren Kontexten Hilfebedarfe sichtbar werden.

> Einzelfallbezogene Zusammenarbeit wird durch gute regionale Kooperation und gewachsene, lebendige Vernetzung ermöglicht. Ein guter persönlicher Kontakt

und die gegenseitige Kenntnis der Arbeitsprofile und Schwerpunkte zwischen Pädiatern und Schwangerschaftsberatern können in verschiedener Hinsicht sehr sinnvoll sein.

Das folgende ▶ Fallbeispiel soll dies verdeutlichen (alle Namen wurden geändert).

Fallbeispiel
Sabrina Ahorn (24 Jahre, Verkäuferin) ist seit 6 Monaten Mutter von Zwillingen. Sie hat bislang für die Kinder alle Vorsorgeuntersuchungen wahrgenommen, will sie doch eine gute Mutter sein und erhofft sich durch die Besuche bei der Kinderärztin, Frau Dr. Birke, Unterstützung und Sicherheit. Aber seit einigen Wochen fällt ihr alles immer schwerer. Ihr Freund und Vater der Kinder (20 Jahre) arbeitet in Schichten und findet zuhause nicht mehr die Ruhezeiten, die er braucht. Er ist ausgezogen zu seinen Eltern; Frau Ahorn befürchtet, dies könnte der erste Schritt zu einer Trennung sein. Sie hat das Gefühl, alles laste nur noch auf ihr und macht sich auch große finanzielle Sorgen, zumal der Partner bislang auch kein Geld überwiesen hat. Frau Dr. Birke ist beunruhigt über den Zustand der jungen Mutter. Die Kinder selbst machen einen (noch?) gut versorgten Eindruck, aber Frau Ahorn ist nervös, riecht nach Zigaretten, hat dunkle Augenringe. Sie habe manchmal das Gefühl, das alles nicht mehr zu schaffen, nehme häufiger Schlaftabletten, um überhaupt mal zur Ruhe zu kommen, sonst würde sie „ausrasten".
 Bei aller Besorgnis ist Frau Dr. Birke doch erleichtert, dass Frau Ahorn ihr das alles so offen mitteilt. Diesen Vertrauensvorschuss möchte sie nicht verspielen. Aus ärztlicher Sicht warnt sie vor dem übermäßigen Gebrauch von Schlaftabletten, ist sich aber bewusst, dass Frau Ahorn dringend Unterstützung benötigt, die über ärztliche Interventionen hinausgehen. Sie weiß zwar, dass das Jugendamt Familienhebammen vermittelt oder Familienhelfer schicken könnte, aber im laufenden Praxisbetrieb hat sie kaum die Möglichkeit, sich darum zu kümmern und befürchtet zudem, dass das Stichwort Jugendamt Frau Ahorn erschrecken könnte.
 In dieser Situation ist es hilfreich, dass Frau Dr. Birke die junge Mutter auf die Unterstützungsmöglichkeiten der Schwangerschaftsberatungsstelle aufmerksam macht. Frau Ahorn kennt diese Beratungsstelle noch gut, ist sie doch dort vor der Entbindung zu einer sozialen Beratung gewesen und hat Hilfe bei der Antragstellung von Stiftungsgeldern erhalten. Die Ärztin ermutigt Frau Ahorn, sich wieder an den Berater zu wenden. Dieser könnte ihr in ihrer Belastungssituation begleitend zur Seite stehen und verschiedene Hilfen auf den Weg bringen: Einschaltung einer Familienhebamme oder -hilfe, Vermittlungsgespräche zwischen ihr und dem Partner, sozialrechtliche Beratung zu Unterhalts- und Sozialhilfeansprüchen, ggf. auch eine Mutter-Kind-Kur. Diese Optionen erleichtern die junge Mutter – sie hätte nicht gedacht, dass sie sich jetzt noch an die Beratungsstelle wenden könnte. Frau Dr. Birke ruft in Absprache mit Frau Ahorn dort an und vereinbart für sie einen Gesprächstermin in den nächsten Tagen.

Eltern wollen in der Regel gute Eltern sein und ein gutes Zusammenspiel zwischen Pädiater und Schwangerschaftsberatungsstellen kann dies wirkungsvoll unterstützen:

- Pädiater können Mütter, Väter oder Eltern auf die unterstützenden Angebote der Schwangerschaftsberatungsstellen verweisen, unabhängig davon, ob eine Schwangerschaft noch ausgetragen wird oder das Kind bereits geboren ist. Die psychosozialen Beratungsangebote (s. o.) können für viele Situationen hilfreich sein und die Ärzte können den (werdenden) Eltern deren Wahrnehmung besser empfehlen, je genauer sie diese kennen und als passfähig für die Situation einschätzen können.
- Schwangerschaftsberater können Schwangere oder werdende Eltern auf die kinderärztlichen Untersuchungen nach der Geburt des Kindes ebenso verweisen wie auf mögliche gesundheitliche Folgen bestimmter Situationen (z. B. bei Drogen- oder Alkoholkonsum in der Schwangerschaft) für das zu erwartende Kind und die Notwendigkeit ärztlicher Konsultation in der Schwangerschaft und danach. Sie sehen aber ebenso werdende Eltern, die bereits Kinder haben und denen sie ggf. notwendige kinderärztliche Begleitung umso besser empfehlen können, je eher sie die Ärzte und deren Arbeitsweisen kennen.

> Pädiater und Schwangerschaftsberatungsstellen sollten ihre jeweiligen Kompetenzen und Angebote gut kennen, um wirkungsvoll zusammenarbeiten zu können.

All dies geschieht im Kontext der unmittelbaren Beratung von Klienten/Patienten, auf deren Wunsch bzw. mit ihrem Einverständnis, d. h. nicht über ihren Kopf hinweg, sondern in Transparenz und unter ihrer Beteiligung. Mit der (schriftlichen) Zustimmung bzw. Schweigepflichtentbindung der schwangeren Frauen bzw. Mütter ist bei Bedarf auch eine einzelfallbezogene intensive Kooperation möglich. Gerade die Amtsferne von Schwangerschaftsberatung kann es Pädiatern erleichtern, Eltern für eine Beratung in diesem Kontext aufzuschließen. Und sowohl die spezifischen diagnostischen und kurativen Kompetenzen als auch die ärztliche Schweigepflicht können es Beratern erleichtern, die Einbeziehung von Ärzten auch in schwierigen Situationen zu erreichen – noch bevor ggf. weitere Schritte zur Vermeidung von Kindeswohlgefährdungen gegangen werden müssen. Beide Seiten können ihren Klienten bzw. Patienten den Zugang zu den Angeboten der jeweils anderen Berufsgruppe erleichtern, ermutigen und Schwellenängste nehmen.

Literatur

Bundesministerium für Familie, Senioren, Frauen und Jugend (BMFSFJ) (2015). Aus- und Aufbau von Netzwerken früher Hilfen. http://bmfsfj.de/BMFSFJ/kinder-und-jugend,did=119200.html; (zuletzt aufgerufen am 30.01.2015)

Brückner C, Busch U (2014) Schwangerschaftsberatung und Frühe Hilfen – Grundlagen. In: NZFH, Hrsg. Materialien zu Frühen Hilfen. Handreichung Schwangerschaftsberatungsstellen in Netzwerken Frühe Hilfen, S. 8–16

Franz J, Busch U (2012) Schwangerschaftsberatung im Netzwerk Früher Hilfen. Frühe Kindheit. Sonderausgabe 2012: 65

Nationales Zentrum Frühe Hilfen (NZFH), Hrsg. (2010) Die Bedeutung der Schwangerschaftsberatung im Kontext Früher Hilfen. Standortbestimmung. Köln

Paul M (2012). Was sind Frühe Hilfen? In: Frühe Kindheit. Sonderausgabe 2012, S. 7

Schone R (2010) Kinderschutz – zwischen Frühen Hilfen und Gefährdungsabwehr. In: Kinderschutz und Frühe Hilfen. IzKK-Nachrichten. DJI-München 01: 4–7

Weiterführende Literatur:

Deutsches Jugendinstitut (DJI) (2011) Mythos Prävention. Chancen und Grenzen präventiver Konzepte. In: DJI Impulse. Das Bulletin des DJI, Ausgabe 2

Geene R, Wolf-Kühn N (2008) Entwicklungsstörungen, Frühförderung und Frühe Hilfen. In: Gesundheit Berlin, Hrsg. Dokumentation 14. bundesweiter Kongress Armut und Gesundheit, Berlin

Kinderschutz-Zentrum Berlin (2009): Kindeswohlgefährdung. Erkennen und Helfen.

Kindler H, Lillig, S, Blüml H, Meysen Th, Werner A, Hrsg. (2006) Handbuch der Kindeswohlgefährdung. Deutsches Jugendinstitut, München

Kratzsch W, Fischbach Th, Rascher I (2012) Der Beitrag der Kinder- und Jugendärzte zu Frühen Hilfen. In: Frühe Kindheit. Sonderausgabe 2012: 76–79

Lüders Ch (2011) Von der scheinbaren Selbstverständlichkeit präventiven Denkens. In: DJI impulse, München.

Meysen T, Schönecker L, Kindler H (2009) Frühe Hilfen im Kinderschutz. Rechtliche Rahmenbedingungen und Risikodiagnostik in der Kooperation von Gesundheits- und Jugendhilfe. Juventa Verlag, Weinheim

Die Autorin bedankt sich ausdrücklich bei Frau Dipl.-Päd. Jutta Franz für deren fachliche Unterstützung.

Instrumente zur Einschätzung des Bedarfs an Frühen Hilfen

Kapitel 15 Ausgewählte Instrumente für die klinische Praxis zur Einschätzung des psychosozialen Unterstützungsbedarfs – 225
S. Schneidewind, A. Friedmann, V. Mall

Ausgewählte Instrumente für die klinische Praxis zur Einschätzung des psychosozialen Unterstützungsbedarfs

S. Schneidewind, A. Friedmann, V. Mall

15.1 Pädiatrischer Anhaltsbogen zur Einschätzung von psychosozialem Unterstützungsbedarf (U3–U6) – 227

15.2 Wahrnehmungsbogen für den Kinderschutz – 232

15.3 Heidelberger Belastungs-Skala (HBS) – 246

15.4 Fragebogen zum Schreien, Füttern und Schlafen – 250

15.5 Protokolle: Fütter-, Verhaltens- und Schlafprotokoll – 258

15.5.1 Fütterprotokoll – 258

15.5.2 Verhaltens- und Schlafprotokoll in Form des Wochenprotokolls – 260

15.5.3 Verhaltens- und Schlaftagebuch in der Form eines Tagesprotokolls – 262

15.6 Fragebogen zur PPD-Selbsteinschätzung: Edinburgh-Postnatal-Depression-Scale – 264

15.7 Die Depression-Angst-Stress-Skala für die Perinatalzeit (DASS-P) – 266

© Springer-Verlag Berlin Heidelberg 2016
V. Mall, A. Friedmann (Hrsg.), *Frühe Hilfen in der Pädiatrie*,
DOI 10.1007/978-3-662-49262-8_15

15.8 Fragebogen zu Erziehungseinstellungen im Säuglingsalter und im Kleinkindalter – 268

Literatur – 273

15.1 Pädiatrischer Anhaltsbogen zur Einschätzung von psychosozialem Unterstützungsbedarf (U3–U6)

- **Entwicklung des Bogens**

Entwickelt von Michael Barth und Volker Mall, gefördert vom Nationalen Zentrum Frühe Hilfen.

- **Ziele der Dokumentation**
  - Systematische Exploration der psychosozialen Entwicklungsgegebenheiten
  - Quer- und längsschnittliche Verlaufsdokumentation von Zeichen für psychosoziale Fehlentwicklungen und psychosomatische Krankheiten im Zeitfenster von der U3 bis zur U6 (pro Kind ein Bogen über alle 4 U-Untersuchungen)
  - Grundlage für Praxispädiater für vertiefende Explorationen, komplexe und antizipatorische Elternberatungen und ggf. gezielte Weitervermittlungen an Fachambulanzen oder Frühe Hilfen

- **Aufbau des Anhaltsbogens**
  - Seite 1: Übersicht zu den „Startbedingungen" eines Kindes (insbesondere Familienanamnese, Gesundheitsfürsorge) (◘ Abb. 15.1)
  - Seite 2 und 3: Items zu psychosozialen Belastungen und klinisch relevanten Symptomen und entsprechende Handlungsempfehlungen
  - Seite 4: Möglichkeiten für Freitext (Familiäre Ressourcen, Notizen und Dokumentation von Maßnahmen)

- **Handhabung und Auswertung**
  - durchführbar während und gegen Ende der U-Untersuchung
  - ausfüllbar sowohl vom Pädiater allein als auch mit Hilfe des medizinischen Fachpersonals
  - Pro Item 4 Kästchen, je eins für die U3 bis U6.
  - Skalierung:
    - Kreuz bei deutlichen Anzeichen
    - Fragezeichen zur weiteren Beobachtung oder als Erinnerungshilfe für folgende U-Untersuchungen
    - Leerfeld bedeutet, dass keine Anzeichen vorliegen.
  - Auswertung:
    - Pädiatrischer Gesamteindruck unter Berücksichtigung der Kreuze und/oder Fragezeichen und der klinischen Relevanz der Befunde für die Entwicklung des Kindes. Das Ergebnis ist nicht bindend.
  - Das weitere Procedere:
    - Bei deutlichen Anzeichen ist eine vertiefende Exploration indiziert.
    - Ggf. in Absprache mit den Eltern gezielte Weitervermittlung an Fachambulanzen oder Angebote der Frühen Hilfen

Pädiatrischer Anhaltsbogen zur Einschätzung von psychosozialem Unterstützungsbedarf (U3-U6)

Mutter — Geburtstag:

Mutter jünger als 18 Jahre

Familienanamnese

Schwangerschaft / Geburt

Risikonummern Risikonummern der Gynäkologie (Mutterpass / gelbes Heft)	06	07	13	25	29	30	31

Anzahl Schwangerschafts-Vorsorgeuntersuchungen

Erstuntersuchung Schwangerschaftswoche

Fürsorgeanforderungen / Familiäre Erkrankungen / Belastungen

Kind mit erhöhten Fürsorgeanforderungen (z.B. Mehrlinge)

Schwere Erkrankungen in der Familie - wer / welche

Sonstige Belastungen

Gesundheitsfürsorge

Durchgeführte U-Untersuchungen

	U1	U2	U3	U4	U5	U6
Kinderarztwechsel					ja	nein

◘ **Abb. 15.1** Pädiatrischer Anhaltsbogen zur Einschätzung von psychosozialem Unterstützungsbedarf (U3–U6). (Mit frdl. Genehmigung von Michael Barth und Volker Mall, gefördert vom Nationalen Zentrum Frühe Hilfen)

15.1 · Pädiatrischer Anhaltsbogen

Psychosoziale Belastungen					
Familienanamnese					
Die momentanen Belastungen drohen die Bewältigungsmöglichkeiten der Familie zu übersteigen		U3	U4	U5	U6
Auffälligkeiten beim Kind					
Pflege / Ernährung		U3	U4	U5	U6
Entwicklung / Verhalten (Sicht des Pädiaters)		U3	U4	U5	U6
Entwicklung / Verhalten (Sicht der Eltern)		U3	U4	U5	U6
Belastungen der Hauptbezugsperson					
starke Erschöpfung		U3	U4	U5	U6
selbstberichtete mangelnde Unterstützung		U3	U4	U5	U6
Eltern-Kind-Interaktion					
mangelnde Zuwendung (Blick-, Körperkontakt, Ansprache)		U3	U4	U5	U6
wenig einfühlsames Handling		U3	U4	U5	U6
Anzeichen von Überforderung		U3	U4	U5	U6

Klinisch relevante Symptome					
Regulationsstörungen					
Exzessives Schreien / starke Unruhe		U3	U4	U5	U6
Schlafstörungen		U3	U4	U5	U6
Fütterstörungen		U3	U4	U5	U6
Anzeichen Postpartaler Depression					
Antriebslosigkeit, Freudlosigkeit		U3	U4	U5	U6

Abb. 15.1 Fortsetzung

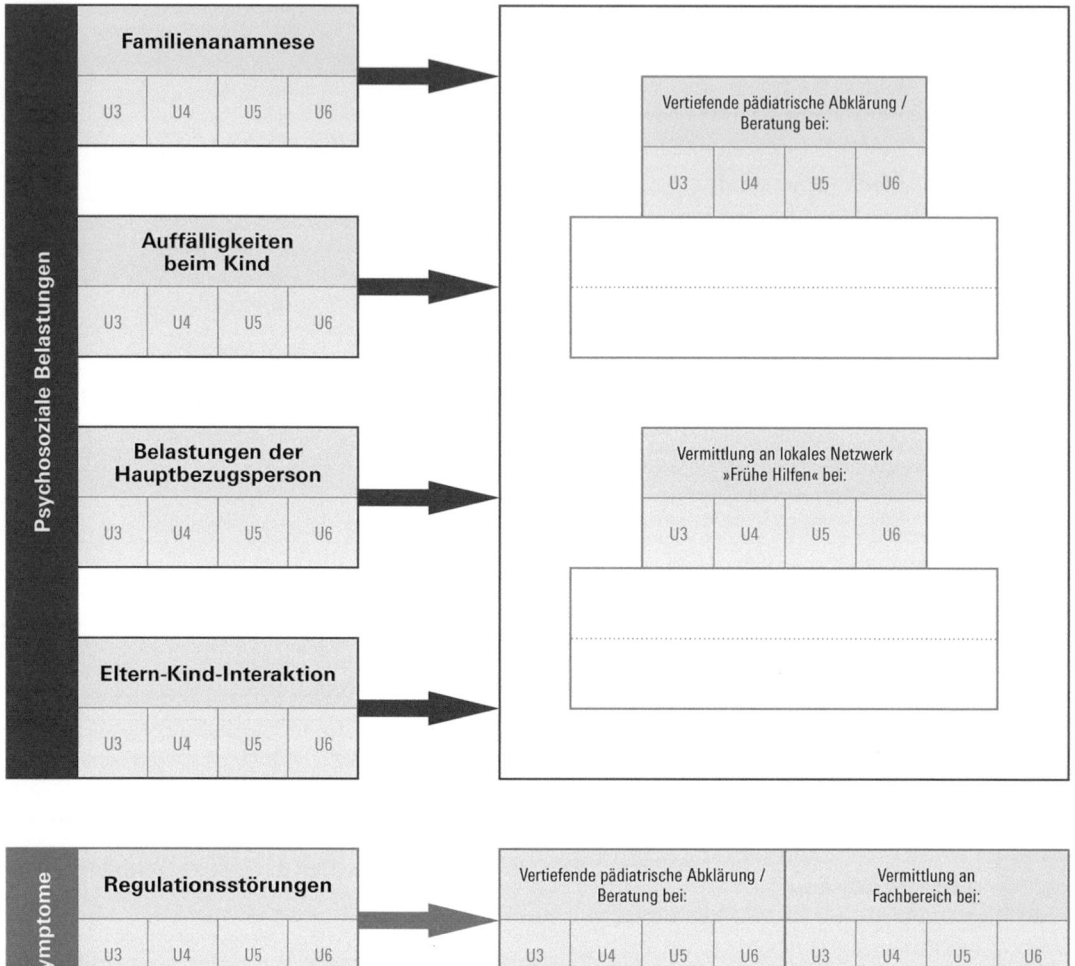

◘ Abb. 15.1 Fortsetzung

15.1 · Pädiatrischer Anhaltsbogen

Falls keine Eintragung auf S.2 und S.3:					
Kein Hilfebedarf bei der Familie erkennbar:		U3	U4	U5	U6

Die Beurteilung des Hilfebedarfs fiel mir:	sehr leicht	leicht	weder noch	schwer	sehr schwer

Vorstellung empfohlen bei:	Datum / Unterschrift

Vorstellung bei Fachstelle ist erfolgt:	Ja	Nein

Empfohlene Maßnahme der Fachstelle:

Eltern nehmen an der Maßnahme teil:	Ja		Nein	
Anzahl der Termine:	Einmal		Mehrmals:	
Maßnahme hilft aus pädiatrischer Sicht:	sehr gut	gut	weder noch	schlecht	sehr schlecht

Familiäre Ressourcen:

Bemerkungen:

Abb. 15.1 Fortsetzung

15.2 Wahrnehmungsbogen für den Kinderschutz

- **Entwicklung des Bogens**

Entwickelt von Anne-Katrin Künster (Klinik für Kinder- und Jugendpsychiatrie/Psychotherapie des Universitätsklinikums Ulm) und Kollegen in Zusammenarbeit mit dem Landratsamt Ostalbkreis und dem Deutschen Jugendinstitut (DJI).

- **Ziele der Dokumentation**

Der Fragebogen dient dazu, systematisch mögliche Risiken in Familien zu erkennen, um möglichst frühzeitig und präventiv Unterstützung anbieten zu können.
  - Er dient dem Entscheidungsprozess, ob eine erfahrende Fachkraft hinzugezogen werden soll.
  - Er unterstützt bei der Vorbereitung eines Gesprächs und/oder einer Beratung.

- **Aufbau des Fragebogens**
  - Der Wahrnehmungsbogen wurde in zwei verschiedenen Versionen entwickelt:
    - Für den Einsatz Rund um die Geburt (◘ Abb. 15.2a)
    - Für Klein- und Vorschulkinder (◘ Abb. 15.2b)
  - Es werden systematisch wichtige Aspekte im Hinblick auf eine mögliche Kindeswohlgefährdung gesammelt und auf einen Blick dargestellt:
    - Fragen zur familiären Situation zur Ressourcenermittlung (Abschnitt A)
    - Wahrgenommene Anhaltspunkte auf Kindesvernachlässigung, -misshandlung und –missbrauch (Abschnitt B)
    - Empirisch belegte Risiko- und Belastungsfaktoren (Abschnitt C)
  - Da je nach Alter der Kinder unterschiedliche Belastungen relevant werden, unterscheiden sich die Risikofaktoren in den beiden Versionen.

- **Handhabung und Auswertung**
  - Der Fragebogen wird durch den klinischen Anwender ausgefüllt.
  - Skalierung:
    - In Abschnitt A können auf das Umfeld des Kindes zutreffende Antworten angekreuzt werden.
    - In Abschnitt B und C ist zu jedem Item ein Kreuz zu setzen. Die Möglichkeiten beschränken sich auf ja, nein, nicht bekannt.
    - In Abschnitt D ist erneut pro Frage ein Kreuz zu setzen. Es handelt sich um 5-stufige Likert-Skalen, aber auch um Ja-nein-Antwortformate sowie differenziert vorgegebene Antwortmöglichkeiten.
  - Auswertung:
    - Entscheidungen über das Vorliegen einer möglichen Kindeswohlgefährdung dürfen nur in Verbindung mit der Abwägung aller bekannten Risiken und Schutzfaktoren getroffen werden.

Wahrnehmungsbogen für den Kinderschutz ©
Version: Rund um die Geburt

Dieser Fragebogen dient dazu, systematisch mögliche Risiken in jungen Familien zu erkennen, um ggf. möglichst frühzeitig und präventiv Unterstützung für die Familien anbieten zu können.

Dieser Fragebogen wurde für Sie zum internen Gebrauch entwickelt. Er dient nicht dazu, eine Entscheidung darüber zu treffen, ob eine Kindeswohlgefährdung vorliegt oder nicht. Diese Entscheidung treffen Sie bitte in Abwägung aller Ihnen bekannten Risiken und Schutzfaktoren und ggf. unter Hinzuziehung anderer Fachkräfte (z. B. nach § 4 KKG, BKiSchG).

A. Angaben zum Kind und zur Familie

Code / Name des Kindes:

Geschlecht des Kindes:
- [ ] männlich
- [ ] weiblich

Alter des Kindes (Monate und Wochen):

Das Kind lebt bei:
- [ ] leiblichen Eltern
- [ ] nur leiblicher Mutter
- [ ] nur leiblichem Vater
- [ ] Pflegefamilie
- [ ] Adoptivfamilie
- [ ] Kinderheim
- [ ] sonstiges (bitte beschreiben)

- [ ] weiß ich nicht

Das Kind wird zudem betreut von:
- [ ] leiblichem Vater
- [ ] leiblicher Mutter
- [ ] Stiefeltern bzw. neuem Partner
- [ ] Pflegefamilie
- [ ] Großeltern / anderen Verwandten
- [ ] Tagespflegestelle / Tagesmutter bzw. -eltern
- [ ] sonstiges (bitte beschreiben)

- [ ] weiß ich nicht

Leben im Haushalt Geschwister?
- [ ] ja
- [ ] nein

Wenn ja, wieviele?

Alter?

◘ Abb. 15.2a Wahrnehmungsbogen für den Kinderschutz, Version Rund um die Geburt. (Mit frdl. Genehmigung von Anne-Katrin Künster, Ulm; Künster et al. 2013)

B. Haben Sie Anhaltspunkte für eine oder mehrere Formen von Kindesvernachlässigung, -misshandlung oder -missbrauch wahrgenommen?

Bitte machen Sie in jeder Zeile ein Kreuz!
Definitionen und Beispiele finden Sie im Anhang des Fragebogens.

	ja	Aufgrund welcher Hinweise kommen Sie zu dieser Einschätzung? (kurze Stichworte)	nein	nicht bekannt
1. Erzieherische Vernachlässigung	☐		☐	☐
2. (Zahn-) Medizinische Vernachlässigung	☐		☐	☐
3. a) Verweigerung angemessener emotionaler Reaktionen (emotionale Vernachlässigung)	☐		☐	☐
b) Ignorieren (emotionale Vernachlässigung)	☐		☐	☐
4. a) Ernährung (körperliche Vernachlässigung)	☐		☐	☐
b) Hygiene (körperliche Vernachlässigung)	☐		☐	☐
c) Obdach (körperliche Vernachlässigung)	☐		☐	☐
d) Kleidung (körperliche Vernachlässigung)	☐		☐	☐
5. Unterlassene Aufsicht	☐		☐	☐
6. Aussetzung einer gewalttätigen Umgebung	☐		☐	☐
7. a) Isolieren (emotionale Misshandlung)	☐		☐	☐
b) Terrorisieren (emotionale Misshandlung)	☐		☐	☐
8. Körperliche Misshandlung	☐		☐	☐
9. a) Sexueller Kontakt (sexueller Missbrauch)	☐		☐	☐
b) Sexuelle Handlungen (sexueller Missbrauch)	☐		☐	☐

Abb. 15.2a Fortsetzung

15.2 · Wahrnehmungsbogen für den Kinderschutz

C. Liegen folgende Belastungen in der Familie vor?
Bitte machen Sie in jeder Zeile ein Kreuz!

C.1 Besondere (auch) soziale Belastungen

	ja	nein	nicht bekannt
Die Mutter ist sehr jung (bei der Geburt des Kindes (≤ 18 Jahre)	☐	☐	☐
Die Mutter hat mehr als ein zu versorgendes Kind bei einem Alter der Mutter ≤ 20 Jahre	☐	☐	☐
Es handelt sich um eine unerwünschte Schwangerschaft	☐	☐	☐
Die Mutter ist alleinerziehend und sozial isoliert (ankreuzen, wenn beides zutrifft)	☐	☐	☐
Es gibt Hinweise auf schwere Konflikte bzw. Gewalt in der Partnerschaft	☐	☐	☐
Mindestens ein Kind der Mutter lebt in Pflege oder wurde zur Adoption freigegeben	☐	☐	☐
Mutter ist in Heimerziehung oder mit mehrfach wechselnden Hauptbezugspersonen aufgewachsen	☐	☐	☐
Misshandlungs-, Vernachlässigungs- oder Missbrauchserfahrungen der Mutter in ihrer Kindheit	☐	☐	☐
Bekannte psychische Erkrankung der Mutter bzw. psychiatrische Vorbehandlungen	☐	☐	☐
Nikotinkonsum der Mutter von > 20 Zigaretten am Tag	☐	☐	☐
Es gibt Hinweise auf Alkoholprobleme bei der Mutter oder ihrem Partner	☐	☐	☐
Es gibt Hinweise auf einen Drogenkonsum durch die Mutter oder ihren Partner	☐	☐	☐
Die Mutter hat keinen qualifizierenden Schulabschluss	☐	☐	☐
Die Familie lebt in Armut (unter Existenzminimum)	☐	☐	☐
Die Familie ist sozial / sprachlich isoliert	☐	☐	☐
Sonstiges (bitte kurz beschreiben):	☐	☐	☐

C.2 Auffälligkeiten bezüglich Vorsorgeuntersuchungen

	ja	nein	nicht bekannt
Mehrere fehlende Schwangerschaftsuntersuchungen oder U-Untersuchungen	☐	☐	☐

C.3 Das Kind stellt deutlich erhöhte Fürsorgeanforderungen, die die Möglichkeiten der Familie zu übersteigen drohen

	ja	nein	nicht bekannt
Frühgeburtlichkeit	☐	☐	☐
Mehrlinge	☐	☐	☐
Angeborene / neonatal erworbene Erkrankungen	☐	☐	☐
Sonstiges (bitte kurz beschreiben):	☐	☐	☐

◘ Abb. 15.2a   Fortsetzung

C.4 Beobachtbare deutliche Schwierigkeiten der Hauptbezugsperson bei der Annahme und Versorgung des Kindes

	ja	nein	nicht bekannt
Wirkt am Kind desinteressiert	☐	☐	☐
Macht ablehnende Äußerungen über das Kind	☐	☐	☐
Wirkt passiv, antriebsarm, psychisch auffällig	☐	☐	☐
Gibt das Kind auffallend häufig ab	☐	☐	☐
Übersieht deutliche Signale des Kindes oder reagiert hierauf unangemessen (z. B. sehr gestresst, wenn Kind schreit oder spuckt)	☐	☐	☐

C.5 Geäußerte Sorgen der Bezugsperson

	ja	nein	nicht bekannt
Hauptbezugsperson beschreibt starke Zukunftsangst, Überforderung oder Gefühl, vom Kind abgelehnt zu werden	☐	☐	☐

C.6 Sonstige besonderen Belastungen, bitte beschreiben

	ja	nein	nicht bekannt
	☐	☐	☐

D. Ihre Einschätzung

Ist das Kind nach Ihrer Einschätzung derzeit gefährdet?

☐ ja   ☐ nein

Wie sicher fühlen Sie sich in der Einschätzung, ob das Kind derzeit gefährdet ist oder nicht?

sehr unsicher	unsicher	eher unsicher	sicher	sehr sicher
☐	☐	☐	☐	☐

Wie hoch schätzen Sie das momentane Risiko für das Kind ein?

sehr niedrig	niedrig	eher hoch	hoch	sehr hoch
☐	☐	☐	☐	☐

Haben Sie vor, bezüglich Ihrer hier angekreuzten Wahrnehmungen ein Gespräch mit den Eltern zu führen?

☐ Es hat bereits ein Gespräch stattgefunden.   ☐ Ich brauche vorher noch mehr Informationen.
☐ Ein Gespräch ist in konkreter Planung.   ☐ Ein Elterngespräch zu diesem Thema ist nicht nötig.

Nach dem wievielten Hausbesuch bei der Familie haben Sie diesen Fragebogen ausgefüllt?

Haben Sie vor, in diesem Fall ein Gespräch mit einer insoweit erfahrenen Fachkraft (nach §8a SGB VIII bzw. §4 KKG, BKiSchG) zu führen?

☐ ja
☐ ich brauche vorher noch mehr Informationen
☐ nein

> **Bitte prüfen Sie nochmals, ob Sie in den Teilen B, C und D in jeder Zeile ein Kreuz gemacht haben!**

◻ **Abb. 15.2a**   Fortsetzung

15.2 · Wahrnehmungsbogen für den Kinderschutz

E. Notizen zu einem ggf. geführten Elterngespräch

F. Notizen zu einem ggf. geführten Gespräch mit einer insoweit erfahrenen Fachkraft (§ 8a SGB VIII bzw. § 4 KKG, BKiSchG):

◘ Abb. 15.2a   Fortsetzung

Anhang: Definitionen und Beispiele zu B

1. **Erzieherische Vernachlässigung:** Bezeichnet einen Mangel an Gesprächen, Spiel und anregenden Erfahrungen sowie fehlende erzieherische Hilfestellung oder Einflussnahme. Z.B. der Säugling wird nicht ausreichend zum Schlafen hingelegt.

2. **(Zahn-) Medizinische Vernachlässigung:** Bezieht sich auf das Versäumnis einer ärztlichen oder medizinischer Vorsorge oder Behandlung. Z.B. es wird mit dem Säugling kein Arzt aufgesucht, wenn er krank ist, erforderliche Medikamente werden nicht oder nur unregelmäßig verabreicht oder die U-Untersuchungen fehlen teilweise bzw. völlig.

3. **Emotionale Vernachlässigung:** Bezieht sich auf einen Mangel an Wärme, Einfühlungsvermögen, Geborgenheit und Zuneigung in der Beziehung zum Säugling.

   a) **Verweigerung angemessener emotionaler Reaktionen:** Z.B. Betreuungsperson bringt dem Säugling keine oder nur wenig sprachliche Zuwendung entgegen, zeigt eine kühle, abweisende Haltung.

   b) **Ignorieren:** Z.B. Betreuungsperson reagiert nicht auf den weinenden Säugling.

4. **Körperliche Vernachlässigung:** Bezeichnet einen Mangel in der Versorgung des Körpers des Säuglings und der Befriedigung seiner physischen Bedürfnisse.

   a) **Ernährung:** Z.B. der Säugling ist deutlich unterernährt und es erfolgt keine altersentsprechende Gewichtszunahme.

   b) **Hygiene:** Z.B. der Säugling ist schmutzig, riecht unangenehm, lebt in einer unhygienischen Umgebung (schmutziges Geschirr, verdorbene Lebensmittel).

   c) **Obdach:** Z.B. die Wohnung ist nicht ausreichend beheizt oder es gibt Ungezieferbefall.

   d) **Kleidung:** z.B. nicht der Jahreszeit entsprechende, angemessene Kleidung, z.B. keine warme oder nur eine zu kleine Jacke im Winter, kaputte oder zerschlissene Kleidung.

5. **Unterlassene Aufsicht:** Bedeutet eine Aufsichtspflichtverletzung. Z.B. die Betreuungsperson geht zum Einkaufen und lässt den Säugling ohne Ersatzbetreuungsperson allein in der Wohnung.

6. **Aussetzung einer gewalttätigen Umgebung:** Die Betreuungsperson ergreift keine Maßnahmen zum Schutz des Kindes vor gegenwärtiger Gewalt oder Gefahr. Z.B. der Säugling lebt in einem Haushalt in dem es zu gewalttätigen Partnerschaftskonflikten kommt oder wird von der Bezugsperson nicht vor gewalttätigen Übergriffen durch eine weitere Person geschützt.

7. **Emotionale Misshandlung:** Meint Verhaltensweisen, die dem Säugling vermitteln, er sei ungeliebt, unerwünscht, wertlos oder gefährdet. Z.B. die Betreuungsperson schreit den Säugling an und benützt dabei Schimpfwörter.

   a) **Isolieren:** Z.B. die Bezugsperson hält den Säugling von anderen Bezugspersonen fern oder schottet ihn vom Kontakt zu anderen Kindern oder von anderen Umwelterfahrungen ab.

   b) **Terrorisieren:** Z.B. die Mutter nimmt dem Säugling den Schnuller oder geliebte Spielsachen weg, um ihn zu ärgern oder für sein Weinen zu bestrafen.

8. **Körperliche Misshandlung:** Meint jede Form von körperlicher Gewalt gegen den Säugling, die ihn verletzt oder das Potential dazu hat. Dies reicht vom sehr groben „Anpacken des Kindes" über Schubsen, Stoßen, Schütteln, bis hin zu Schlagen, Prügeln, Verbrennen oder Würgen. Sichtbare Zeichen hierfür können z. B. Hämatome oder Würgemale, Zigarettenbrandmale, Bisswunden, Kratzer oder andere Verletzungen sein, die für einen Säugling ungewöhnlich sind.

9. **Sexueller Missbrauch:** Meint jede sexuelle Handlung an oder mit dem Säugling.

   a) **Sexueller Kontakt:** Meint absichtliche Berührungen (direkt oder über der Kleidung) der Leiste, der Innenseite der Oberschenkel, der Genitalien, des Anus oder des Gesäßes, die nicht zur normalen Pflege oder Befriedigung der täglichen Bedürfnisse des Kindes notwendig sind.

   b) **Sexuelle Handlungen:** Bedeutet sexueller Kontakt und Penetration (dem Eindringen) von Zunge, Finger, Penis oder anderen Objekten, in den Mund/Anal- oder Genitalbereich, egal ob vom Erwachsenen zum Säugling oder umgekehrt. Mögliche sichtbare Zeichen können starke Rötungen mit Hämatomen, Verletzungen, Hautexantheme, Ausfluss, „Feigwarzen" oder häufige Pilzerkrankungen im Mund/Anal- oder Genitalbereich sein.

Abb. 15.2a Fortsetzung

Wahrnehmungsbogen für den Kinderschutz ©

Version: Klein- und Vorschulkinder

Dieser Fragebogen dient dazu, systematisch mögliche Risiken und Gefährdungen in Familien zu erkennen, um ggf. möglichst frühzeitig und präventiv Unterstützung anbieten zu können.

Der Fragebogen wurde für Sie zum internen Gebrauch entwickelt. Er dient Ihnen beim Entscheidungsprozess, ob Sie eine insoweit erfahrene Fachkraft hinzuziehen werden. Weiterhin unterstützt er Sie bei der Vorbereitung eines Gesprächs und einer weitergehenden Beratung durch eine solche Fachkraft, da systematisch wichtige Aspekte im Hinblick auf eine mögliche Kindeswohlgefährdung gesammelt und auf einen Blick dargestellt werden.

Der Bogen dient nicht dazu, eine Entscheidung darüber zu treffen, ob eine Kindeswohlgefährdung vorliegt oder nicht. Diese Entscheidung treffen Sie bitte in Absprache mit der für Sie zuständigen insoweit erfahrenen Fachkraft.

A. Angaben zum Kind und zur Familie

Code / Name des Kindes:

Geschlecht des Kindes:
☐ männlich   ☐ weiblich

Alter des Kindes (Jahre und Monate):

Das Kind lebt bei:
☐ leiblichen Eltern
☐ nur leiblicher Mutter
☐ nur leiblichem Vater
☐ Pflegefamilie
☐ Adoptivfamilie
☐ Kinderheim
☐ sonstiges (bitte beschreiben)

☐ weiß ich nicht

Das Kind wird zudem betreut von:
☐ leiblichem Vater
☐ leiblicher Mutter
☐ Stiefeltern bzw. neuem Partner
☐ Pflegefamilie
☐ Großeltern / anderen Verwandten
☐ Tagespflegestelle / Tagesmutter bzw. -eltern
☐ Kindertagesstätte / Kindergarten
☐ sonstiges (bitte beschreiben)

☐ weiß ich nicht

Leben im Haushalt Geschwister?
☐ ja   ☐ nein

Wenn ja, wieviele?

Alter?

◼ Abb. 15.2b   Wahrnehmungsbogen für den Kinderschutz, Version Klein- und Vorschulkinder. (Mit frdl. Genehmigung von Anne-Katrin Künster, Ulm; Künster et al. 2013)

B. Haben Sie Anhaltspunkte auf eine oder mehrere Formen von Kindesvernachlässigung, -misshandlung oder -missbrauch wahrgenommen?
Bitte machen Sie in jeder Zeile ein Kreuz!
Definitionen und Beispiele finden Sie im Anhang des Fragebogens

	ja	Aufgrund welcher Hinweise kommen Sie zu dieser Einschätzung? (kurze Stichworte)	nein	nicht bekannt
1. Erzieherische Vernachlässigung	☐		☐	☐
2. (Zahn-) Medizinische Vernachlässigung	☐		☐	☐
3. a) Verweigerung angemessener emotionaler Reaktionen (emotionale Vernachlässigung)	☐		☐	☐
b) Ignorieren (emotionale Vernachlässigung)	☐		☐	☐
4. a) Ernährung (körperliche Vernachlässigung)	☐		☐	☐
b) Hygiene (körperliche Vernachlässigung)	☐		☐	☐
c) Obdach (körperliche Vernachlässigung)	☐		☐	☐
d) Kleidung (körperliche Vernachlässigung)	☐		☐	☐
5. Unterlassene Aufsicht	☐		☐	☐
6. Aussetzung einer gewalttätigen Umgebung	☐		☐	☐
7. a) Isolieren (emotionale Misshandlung)	☐		☐	☐
b) Terrorisieren (emotionale Misshandlung)	☐		☐	☐
8. Körperliche Misshandlung	☐		☐	☐
9. a) Berührungsloser sexueller Missbrauch	☐		☐	☐
b) Sexueller Kontakt (sexueller Missbrauch)	☐		☐	☐
c) Sexuelle Handlungen (sexueller Missbrauch)	☐		☐	☐

Abb. 15.2b Fortsetzung

15.2 · Wahrnehmungsbogen für den Kinderschutz

C. Liegen folgende Belastungen in der Familie vor?
Bitte machen Sie in jeder Zeile ein Kreuz!

C.1 Soziale Belastungen in der Lebenssituation der Familie

	ja	nein	nicht bekannt
Die Mutter ist sehr jung (bei der Geburt des Kindes ≤ 18 Jahre).	☐	☐	☐
Die Mutter hat mehr als ein zu versorgendes Kind bei einem Alter der Mutter ≤ 20.	☐	☐	☐
Die Mutter ist alleinerziehend und sozial isoliert (ankreuzen, wenn beides zutrifft).	☐	☐	☐
Die Bezugsperson erlebt aktuell eine krisenhafte Trennung.	☐	☐	☐
Es gibt Hinweise auf schwere Konflikte oder Gewalt in der aktuellen Partnerschaft.	☐	☐	☐
Es gibt Hinweise auf Alkohol-/Drogenkonsum bei der Mutter oder deren Partner.	☐	☐	☐
Es gibt Hinweise auf psychische Erkrankungen bei der Mutter oder deren Partner.	☐	☐	☐
Die Familie lebt in Armut (unter dem Existenzminimum).	☐	☐	☐
Die Familie ist sozial isoliert und bekommt wenig Unterstützung von außen (im Alltag sind kaum Kontaktpersonen verfügbar).	☐	☐	☐
Sonstiges (bitte kurz beschreiben):	☐	☐	☐

C.2 Das Kind stellt deutlich erhöhte Fürsorgeanforderungen, die die Möglichkeiten der Familie zu übersteigen drohen

	ja	nein	nicht bekannt
Das Kind ist in seinem Verhalten im Vergleich zu Gleichaltrigen schwierig.	☐	☐	☐
Das Kind hat eine diagnostizierte Verhaltensauffälligkeit (z. B. ADS/ADHS).	☐	☐	☐
Das Kind ist deutlich entwicklungsverzögert.	☐	☐	☐
Das Kind ist körperlich/geistig behindert.	☐	☐	☐
Das Kind hat eine chronische Erkrankung.	☐	☐	☐
Sonstiges (bitte kurz beschreiben):	☐	☐	☐

C.3 Beobachtbares Fürsorgeverhalten von Mutter/Vater gegenüber dem Kind
Die Bezugsperson ...

	ja	nein	nicht bekannt
reagiert ablehnend, genervt und uninteressiert auf die Anliegen des Kindes.	☐	☐	☐
zeigt wenig Interesse oder Unterstützung an der Förderung des Kindes.	☐	☐	☐
äußert deutliche Überlastung und Probleme bei der Erziehung des Kindes.	☐	☐	☐
äußert sich überwiegend ablehnend und negativ über das Kind.	☐	☐	☐
reagiert nicht oder mit Überforderung auf die Signale des Kindes.	☐	☐	☐
wirkt psychisch auffällig (depressiv, impulsiv/aggressiv, emotional instabil).	☐	☐	☐
nimmt Unterstützungsangebote trotz erkennbarer Auffälligkeiten des Kindes nicht an.	☐	☐	☐
Das Kind fehlt häufig (unentschuldigt)/es wird nicht regelmäßig gebracht.	☐	☐	☐
Sonstiges (bitte kurz beschreiben):	☐	☐	☐

Abb. 15.2b Fortsetzung

D. Ihre Einschätzung

Ist das Kind nach Ihrer Einschätzung derzeit gefährdet?

☐ ja   ☐ nein

Wie sicher fühlen Sie sich in der Einschätzung, ob das Kind derzeit gefährdet ist oder nicht?

sehr unsicher	unsicher	eher unsicher	sicher	sehr sicher
☐	☐	☐	☐	☐

Wie hoch schätzen Sie das momentane Risiko für das Kind ein?

sehr niedrig	niedrig	eher hoch	hoch	sehr hoch
☐	☐	☐	☐	☐

Haben Sie vor, bezüglich Ihrer hier angekreuzten Wahrnehmungen ein Gespräch mit den Eltern zu führen?

☐ Es hat bereits ein Gespräch stattgefunden.
☐ Ein Gespräch ist in konkreter Planung.
☐ Ich brauche vorher noch mehr Informationen.
☐ Ein Elterngespräch zu diesem Thema ist nicht nötig.

Haben Sie vor, in diesem Fall ein Gespräch mit einer insoweit erfahrenen Fachkraft (nach §8a SGB VIII bzw. §4 KKG, BKiSchG) zu führen?

☐ ja
☐ ich brauche vorher noch mehr Informationen
☐ nein

> Bitte prüfen Sie nochmals, ob Sie in den Teilen B, C und D in jeder Zeile ein Kreuz gemacht haben!

Abb. 15.2b Fortsetzung

15.2 · Wahrnehmungsbogen für den Kinderschutz

E. Notizen zu einem ggf. geführten Elterngespräch

F. Notizen zu einem ggf. geführten Gespräch mit einer insoweit erfahrenen Fachkraft (§ 8a SGB VIII bzw. § 4 KKG, BKiSchG):

◘ Abb. 15.2b Fortsetzung

Anhang: Definitionen und Beispiele zu B

1. Erzieherische Vernachlässigung: Bezeichnet einen Mangel an Gesprächen, Spiel und anregenden Erfahrungen sowie fehlende erzieherische Hilfestellung oder Einflussnahme. Z. B. das Kind darf immer so lange wach bleiben wie es will oder das Kind quält Tiere vor den Augen der Bezugsperson, ohne dass diese eingreift.
2. (Zahn-) Medizinische Vernachlässigung: Bezieht sich auf das Versäumnis einer ärztlichen oder medizinischen Vorsorge oder Behandlung. Z. B. es wird mit dem Kind kein Arzt aufgesucht wenn es krank ist oder die Bezugsperson kümmert sich nicht um die Anwendung von erforderlichen Medikamenten.
3. Emotionale Vernachlässigung: Bezieht sich auf einen Mangel an Wärme, Einfühlungsvermögen, Geborgenheit und Zuneigung in der Beziehung zum Kind. Z. B. die Bezugsperson begegnet dem Kind mit Liebes- und Aufmerksamkeitsentzug oder fehlenden Reaktionen auf seine emotionalen Signale.
    a) Verweigerung angemessener emotionaler Reaktionen: Z. B. das Kind wird nicht getröstet wenn es weint oder es wird sich nicht mit ihm gefreut.
    b) Ignorieren: Z. B. das Kind wird links liegen gelassen, es wird ihm nicht zugehört, nicht geantwortet oder in anderer Form direkte Aufmerksamkeit entgegengebracht.
4. Körperliche Vernachlässigung: Bezeichnet einen Mangel in der Versorgung des Körpers des Kindes und der Befriedigung seiner physischen Bedürfnisse.
    a) Ernährung: Z. B. ein Kind bekommt nie ein Pausenbrot mit oder dieses ist verdorben oder ein Kind fällt auf, weil es deutlich über- oder unterernährt ist.
    b) Hygiene: Z. B. das Kind kommt schmutzig und ungewaschen in den Kindergarten oder es lebt in extrem unhygienischen Zuständen zuhause beispielsweise mit massenweise Müll oder verdorbenen Lebensmitteln in der Wohnung.
    c) Obdach: Z. B. das Kind lebt in einer Wohnung die mit Ungeziefer oder Schimmel befallen ist oder die Wohnung kann nicht geheizt werden.
    d) Kleidung: Z. B. das Kind kommt im Winter ohne warme Jacke in den Kindergarten oder das Kind scheint nur kaputte, zerschlissene, schmutzige und zu kleine Kleidung zu besitzen.
5. Unterlassene Aufsicht: Meint eine Aufsichtspflichtverletzung. Z. B. die Bezugsperson erscheint zum Elternabend und hat das Kind ohne Ersatzperson bzw. Babysitter alleine zuhause gelassen oder verreist gar über ein Wochenende und lässt das Kind ohne Aufsicht und Versorgung alleine zuhause.
6. Aussetzung einer gewalttätigen Umgebung: Die Betreuungsperson ergreift keine Maßnahmen zum Schutz des Kindes vor gegenwärtiger Gewalt oder Gefahr. Z. B. Das Kind lebt in einem Haushalt in dem es zu gewalttätigen Partnerschaftskonflikten kommt oder das Kind wird von der Bezugsperson nicht vor gewalttätigen Übergriffen durch eine weitere Person geschützt.
7. Emotionale Misshandlung: Meint Verhaltensweisen der Bezugsperson, die dem Kind vermitteln, es sei wertlos, fehlerhaft, ungeliebt, unerwünscht, gefährdet oder es sei nur dazu da, die Bedürfnisse anderer zu erfüllen.
    a) Isolieren: Z. B. die Bezugsperson schottet das Kind vom Kontakt zu Gleichaltrigen ab oder das Kind wird von ihm nahe stehenden Personen isoliert oder gar das Kind wird eingesperrt und jeglicher Kontakt zur Außenwelt wird unterbunden.
    b) Terrorisieren: Meint z. B., dass alles was das Kind tut von der Bezugsperson für nicht gut genug gehalten wird oder diese dem Kind das Gefühl vermittelt, dass seine An- oder Abwesenheit ihr gleichgültig ist, bis hin zur Einschüchterung und Ängstigung des Kindes durch Straf-, Gewalt-, Verlust- oder Morddrohungen oder Gewaltausübung gegen eine Person oder ein Objekt die/das das Kind liebt.
8. Körperliche Misshandlung: Jede Form von körperlicher Gewalt gegen ein Kind, die es verletzt oder das Potenzial dazu hat. Von sehr grobem „Anpacken" des Kindes, über Schubsen, Stoßen, Schütteln, bis hin zu Schlagen, Prügeln, Verbrennen oder Würgen.
9. Sexueller Missbrauch: Meint jede sexuelle Handlung, an/mit/vor einem Kind.
    a) Berührungsloser sexueller Missbrauch: Z. B. Exhibitionismus vor dem Kind, Voyeurismus, das Kind wird angehalten sich zur Befriedigung des Beobachters selbst zu berühren oder das Kind soll bei der Selbstbefriedigung der anderen Person zusehen, bis hin zur Darstellung des Kindes in pornographischer Weise auf Fotos oder in Filmen.
    b) Sexueller Kontakt: Berührungen der Leiste, der Brust, der Innenseite der Oberschenkel, des Gesäßes und der Genitalien des Kindes, die nicht zur normalen Pflege oder Befriedigung der täglichen Bedürfnisse des Kindes notwendig sind. Damit sind sowohl Berührungen der Haut als auch Berührungen durch die Kleidung gemeint.
    c) Sexuelle Handlungen: Meint Sexuelle Handlung mit Penetration (dem Eindringen) von Zunge, Finger, Penis oder anderen Objekten in den Anal- oder Genitalbereich, egal ob vom Erwachsenen zum Kind oder umgekehrt.

◘ **Abb. 15.2b** Fortsetzung

Wahrnehmungsbogen für den Kinderschutz

A-K. Künster

Der Wahrnehmungsbogen für den Kinderschutz wurde in Zusammenarbeit der Klinik für Kinder- und Jugendpsychiatrie/Psychotherapie des Universitätsklinikums Ulm, dem Landratsamt Ostalbkreis und dem Deutschen Jugendinstitut (DJI) zum internen Gebrauch im Gesundheitswesen und in der Kinder- und Jugendhilfe entwickelt. Er unterstützt Pädiaterinnen und Pädiatern, Erzieherinnen und Erziehern, Tageseltern, Hebammen und anderen im Frühbereich Tätigen dabei, systematisch Risiken und Anhaltspunkte für Kindesvernachlässigung, -misshandlung oder -missbrauch in Familien zu erkennen, um gegebenenfalls möglichst frühzeitig und präventiv Unterstützung anbieten zu können. Der Bogen **allein** dient **nicht** dazu, eine endgültige Entscheidung darüber zu treffen, ob eine Kindeswohlgefährdung vorliegt oder nicht. Diese Entscheidung muss immer unter Berücksichtigung weiterer individueller Gesichtspunkte getroffen werden und bedarf Rücksprache mit einer insoweit erfahren Fachkraft (§4 KKG, BKiSchG bzw. §8a SGB VIII).

Der Wahrnehmungsbogen für den Kinderschutz kann jedoch dazu beitragen, die eigene Wahrnehmung strukturiert zu erfassen, um sich so ein umfassendes Bild hinsichtlich drohender oder bestehender Gefährdungslagen des Kindes zu machen und Belastungen der Familie durch verschiedene Risikofaktoren besser zu erkennen. Er dient zum einen als **Screeninginstrument** und zum anderen zur **systematischen Vorbereitung von (Eltern-)Gesprächen** und unterstützt den Entscheidungsprozess, ob ein **Gespräch mit einer insoweit erfahrenen Fachkraft** notwendig ist. Wenn dies der Fall ist, kann der ausgefüllte Bogen als Vorbereitung und Gesprächsgrundlage für die weitergehende Beratung durch eine solche Fachkraft dienen, da systematisch wichtige Aspekte im Hinblick auf eine mögliche Kindeswohlgefährdung gesammelt und auf einen Blick dargestellt werden.

Der **Wahrnehmungsbogen für den Kinderschutz** wurde in zwei verschiedenen Versionen entwickelt, einmal für den Einsatz **Rund um die Geburt** und einmal für **Klein- und Vorschulkinder**. In beiden Versionen werden neben Fragen zur familiären Situation (Abschnittt A), die in erster Linie der Ressourcenermittlung dienen, wahrgenommene Anhaltspunkte auf Kindesvernachlässigung, -misshandlung und -missbrauch (Abschnitt B) und empirisch belegte Risiko- und Belastungsfaktoren (Abschnitt C) abgefragt. Die erfragten Risiken unterscheiden sich in beiden Versionen, da je nach Alter der Kinder und beruflichem Kontext andere Belastungsfaktoren relevant werden und wahrgenommen werden können. Grundlage von Abschnitt C beider Versionen ist der von Kindler (2009) entwickelte **Anhaltsbogen für ein vertiefendes Gespräch**.

Erste positive Erfahrungen mit der Anwendung des Wahrnehmungsbogens konnten im Rahmen von Pilotprojekten in Vorarlberg (Österreich) und im Ostalbkreis (Baden-Württemberg) gesammelt werden (Künster et al. 2011, Thurn et al., eingereicht). Eine Untersuchung zur Absicherung seiner Testgüterkriterien läuft derzeit.

Der Wahrnehmungsbogen für den Kinderschutz liegt mittlerweile für Deutschland, die Niederlande, Österreich, die Schweiz und Spanien vor und wird derzeit ins Englische übersetzt.

15.3 Heidelberger Belastungs-Skala (HBS)

- **Entwicklung des Bogens**

Entwickelt von Michael Stasch, Universitätsklinikum Heidelberg, Institut für Psychosomatische Kooperationsforschung und Familientherapie.

- **Ziele der Dokumentation**

Die HBS-Skala dient dazu, aufgrund der Einschätzung des klinischen Anwenders die Funktionsfähigkeit einer Familie oder anderer Beziehungsformen zu beurteilen (Abb. 15.3). Der Einschätzung dient ein hypothetisches Kontinuum, das von einem optimalen Funktionieren bis hin zu einem nicht mehr funktionsfähigen System reicht.

- **Aufbau der Skala**
- Die Einschätzung der Gesamtbelastung eines Beziehungssystems wird anhand der folgenden 4 Bereiche vorgenommen:
    1. Persönliche Belastung des Kindes
    2. Persönliche Belastung der Eltern/Familiäre Belastung
    3. Soziale Belastung
    4. Materielle Belastung

- **Handhabung und Auswertung**
- Die Skala wird durch den klinischen Anwender ausgefüllt.
    - Bei der Einschätzung soll sich auf konkrete Beobachtungen sowie Selbstbeschreibung der Familien oder fremdanamnestische Daten bezogen werden.
- Skalierung:
    - Für jeden der 4 Bereiche erfolgt zur Einschätzung der Belastung eine Orientierung an der vorgegebenen Einteilung der Punktwerte (0–100 Punkte).
    - Es erfolgt eine Festlegung eines spezifischen Skalenwerts für die 4 Belastungsbereiche.
- Auswertung:
    - Anschließend soll eine Gesamteinschätzung der Familienbelastung vorgenommen werden.

15.3 · Heidelberger Belastungs-Skala (HBS)

Heidelberger Belastungs-Skala (HBS)

Auf der *HBS*-Skala soll eine generelle Einschätzung der Funktionsfähigkeit einer Familie oder anderer Beziehungsformen auf einem hypothetischen Kontinuum zwischen einem optimalen Funktionieren bis zu einem nicht mehr funktionsfähigen System vorgenommen werden.
Die Einschätzung der Gesamtbelastung eines Beziehungssystems wird anhand der folgenden 4 Bereiche vorgenommen:

1) Persönliche Belastung des Kindes
2) Persönliche Belastungen der Eltern/Familiäre Belastung
3) Soziale Belastung
4) Materielle Belastung

Anleitung zum *HBS*-Rating

Beziehen Sie sich bei Ihrer Einschätzung auf eigene konkrete Beobachtungen sowie Selbstbeschreibungen der Familien oder fremdanamnestische Daten.
Orientieren Sie sich bei Ihrer Einschätzung für jeden der vier Bereiche zunächst an der vorgegebenen Einteilung der Punktwerte

999	Inadäquate Information
00–20	Das Beziehungssystem weist keine oder nur eine geringe Belastung auf. Evtl. vorhandene Schwierigkeiten werden gut kompensiert.
21–40	Das Beziehungssystem lässt Belastungsfaktoren erkennen, die mittelfristig nicht vollständig kompensiert werden können.
41–60	Die Belastungsfaktoren überwiegen im Vergleich zu unbelasteten Bereichen deutlich.
61–80	Die Belastung ist hoch, Möglichkeiten unbelasteten Funktionierens sind selten.
81–100	Die Belastung ist so schwer, dass Alltagsaufgaben nicht bewältigt werden können. Grundlegende Aspekte von Versorgung (Essen, Kleiden, med. Versorgung) sind nicht sichergestellt. Absoluter Handlungsbedarf!

Diese Einteilungen sind für die einzelnen Bereiche in der Legende (siehe Seite 2 und 3) noch näher erläutert.
Nach der ersten Groborientierung erfolgt für jeden der vier Bereiche die Festlegung *eines* spezifischen Skalenwerts (z. B. 45, 68, 72).
Anschließend soll eine Gesamteinschätzung der Familienbelastung vorgenommen werden.

Gesamtbelastung:

Insgesamt:

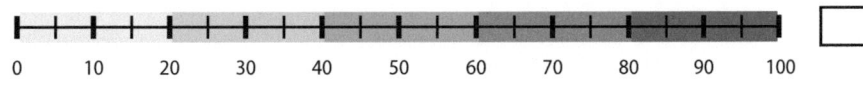

0   10   20   30   40   50   60   70   80   90   100

◘ Abb. 15.3 Heidelberger Belastungsskala (HBS). (Aus: Cierpka 2014)

1) Persönliche Belastung des Kindes:

[00–20] Das Kind ist gesund bzw. zeigt Schwierigkeiten, die im Normbereich liegen.

[21–40] Das Kind kann krank oder auch behindert sein, allerdings gelingt mit der eingeleiteten Behandlung die medizinische/psychosoziale Rehabilitation bzw. Integration.

[41–60] Das Kind ist krank, behindert oder kann verhaltensauffällig sein. Die medizinische/psychosoziale Rehabilitation bzw. Integration gelingt durch die eingeleitete Behandlung nur in Ansätzen.

[61–80] Das Kind ist krank, behindert oder verhaltensauffällig. Die medizinische/psychosoziale Intervention ist unausreichend.

[81–100] Das Kind ist schwer krank, stark behindert oder extrem verhaltensauffällig. Die medizinische/psychosoziale Intervention gelingt nicht.

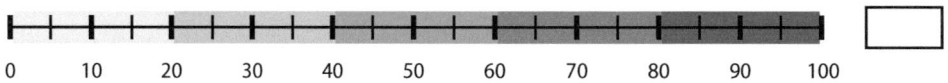

2) Persönliche Belastungen der Eltern/Familiäre Belastung:

[00–20] Die Eltner sind als Paar verfügbar, psychisch stabil und können mit der veränderten Beziehungssituation und der gestiegenen Belastung adäquat umgehen.
Alleinerziehende können auf verlässliche familiäre Unterstützung zurückgreifen oder diese initiieren.
Es herrscht eine situationsangemessene, optimistische Atmosphäre.

[21–40] Die Eltern können durch die veränderte Lebenssituation kurzfristig in eine Krise kommen (bspw. postpartale Depression der Mutter), die allerdings in angemessener Zeit bewältigt werden kann. Die Paarbeziehung ist größtenteils gut, weist aber auch potentielle „Krisenherde" auf. Alleinerziehende können nur eingeschränkt auf familiäre Unterstützung zurückgreifen.

[41–60] Ungelöste Konflikte in der Paarbeziehung bzw. in der erweiterten Familie oder psychische Erkrankungen hemmen häufig die Problemlösung, Kommunikation und die tägliche Routine; in der Anpassung an familiäre Belastungen und Veränderungen gibt es erhebliche Schwierigkeiten. Alleinerziehende sind deutlich überfordert.

[61–80] Die Paarbeziehung ist dauerhaft von Trennung bedroht oder aufgrund persistierender Zerwürfnisse zerbrochen. Psychische Erkrankungen, Alkoholismus und/oder Gewalt spielen eine deutliche Rolle in der Familie.

[81–100] Es gibt kaum einen gemeinsamen Familienalltag (z. B. keine gemeinsamen Mahlzeiten, Schlafens- und Aufstehzeiten, die Familienmitglieder wissen meist nicht, wo die anderen sind; die Kommunikation ist schwer gestört, man redet aneinander vorbei). Psychische Erkrankungen, Alkoholismus, Drogenabhängigkeit und/oder Gewalt spielen eine Rolle in der Familie.

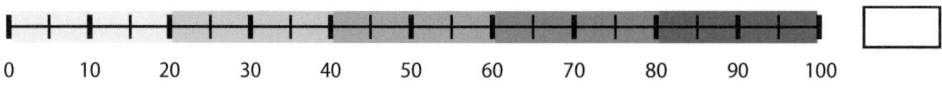

◘ Abb. 15.3 Fortsetzung

15.3 · Heidelberger Belastungs-Skala (HBS)

3) Soziale Belastung:

[00–20]   Die Familie ist sozial gut integriert und kann gegebenenfalls Hilfe aktivieren.

[21–40]   Die Familie kann sozial integriert sein, allerdings trotzdem nur schwer auf bspw. die Herkunftsfamilie oder Bekanntenkreis als verlässliche Unterstützung zurückgreifen.

[41–60]   Die Familie ist sozial wenig integriert, potenzielle Unterstützungssysteme (bspw. Familie, Freundeskreis, Einrichtungen der Jugendhilfe) erscheinen zum großen Teil weit weg, ebenfalls instabil bzw. wenig hilfreich und entlastend.

[61–80]   Die Familie hat keine hinreichende soziale Unterstützung. Das Umfeld ist möglicherweise dissozial, auf keinen Fall aber eine verlässliche Ressource.

[81–100] Das soziale Umfeld ist dissozial, kriminell und insgesamt eher destruktiv.

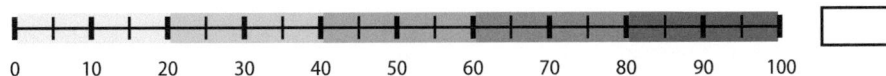

4) Materielle Belastung:

[00–20]   Die finanzielle Situation ist gesichert und kann grundlegende Versorgungsmöglichkeiten gewährleisten. Es besteht ein gewisser finanzieller Spielraum. Die Wohnsituation ist gut.

[21–40]   Die finanzielle Situation ist gesichert und kann grundlegende Versorgungsmöglichkeiten gewährleisten, allerdings sind die darüber hinausgehenden finanziellen Möglichkeiten eingeschränkt. Die Wohnsituation ist ausreichend oder zumindest zumutbar.

[41–60]   Die finanzielle Situation ist bspw. durch Schulden oder längere Arbeitslosigkeit nicht ausreichend gesichert und/oder es herrscht Wohnungsenge.

[61–80]   Die finanzielle Situation ist bspw. durch Schulden oder längere Arbeitslosigkeit völlig unausreichend und es herrscht Wohnungsenge.

[81–100] Es herrscht große Armut und Wohnungsenge.

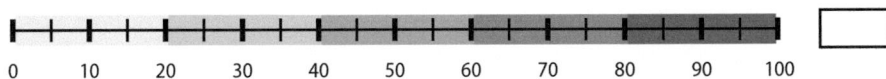

Gesamtbelastung:

[00–20]   Das Beziehungssystem weist keine oder nur eine geringe Belastung auf. Evtl. vorhandene Schwierigkeiten werden gut kompensiert.

[21–40]   Das Beziehungssystem lässt Belastungsfaktoren erkennen, die mittelfristig nicht vollständig kompensiert werden können.

[41–60]   Die Belastungsfaktoren überwiegen im Vergleich zu unbelasteten Bereichen deutlich.

[61–80]   Die Belastung ist hoch, Möglichkeiten unbelasteten Funktionierens sind selten.

[81–100] Die Belastung ist so schwer, dass Alltagsaufgaben nicht bewältigt werden können. Grundlegende Aspekte von Versorgung (Essen, Kleiden, med. Versorgung) sind nicht sichergestellt. Absoluter Handlungsbedarf!

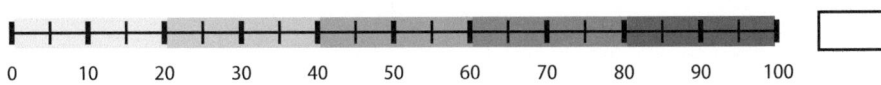

◘ Abb. 15.3   Fortsetzung

15.4 Fragebogen zum Schreien, Füttern und Schlafen

- **Entwicklung des Bogens**

Entwickelt von Sarah Groß, Corinna Reck, Consolata Thiel-Bonney und Manfred Cierpka.

- **Ziele der Dokumentation**

Der Fragebogen ist auf eine „typische Woche" im Familienalltag mit dem Kind ausgerichtet und kann im ersten Lebensjahr Anwendung finden (◘ Abb. 15.4a, ◘ Abb. 15.4b).

Ein Gesamt-Score führt letztlich zu einer generellen Einschätzung der Regulationsfähigkeit.

- **Aufbau des Fragebogens**
    - Der Fragebogen umfasst insgesamt 53 Items:
        - 3 Items zur Erfassung der „Dreierregel" für die Diagnose von exzessivem Schreien 24 Items zum Schreien, Quengeln und Schlafen,
        - 13 Items zum Füttern,
        - 12 Items, die die Koregulation abbilden
        - sowie die Frage, ob das Kind bereits klinisch vorstellig wurde.
    - Es werden Fragen zu folgenden Trias gestellt:
        1. Probleme der frühkindlichen Verhaltensregulation (z. B. Schreidauer, Einschlafdauer),
        2. dysfunktionale Kommunikationsmuster in den für das Verhaltensproblem relevanten Kontexten (Beruhigungsstrategien, Zubettbring-Rituale),
        3. Überlastungssyndrom seitens der primären Bezugspersonen (Interpretationen und Erklärungsansätze für das Problem der Eltern, eigene Belastung).

- **Handhabung und Auswertung**
    - Der Fragebogen wird durch die Eltern des Kindes ausgefüllt.
    - Skalierung:
        - Antworten werden im Ja-nein-Format oder anhand von 4-stufigen Likert-Skalen durch Ankreuzen der zutreffenden Aussage gegeben
    - Auswertung:
        - Vor der Zusammenfassung müssen die grau gedruckten Items zu Skalenwerten umgepolt werden. Es können die Mittelwerte für die 3 Skalen einzeln berechnet werden sowie ein Gesamtmittelwert über alle drei Skalen hinweg. Als Zusatzinformationen dienen die Wessel-Regel (Items 1–3) und die klinische Auffälligkeit (letztes Item).

Fragebogen zum Schreien, Füttern und Schlafen

Denken Sie bitte beim Beantworten der Fragen an die **vergangene Woche**. Falls die vergangene Woche aus einem spezifischen Grund ungewöhnlich gewesen sein sollte, wählen Sie die letzte **typische Woche**.

Datum des Ausfüllens: _____

Geburtstagsdatum Ihres Kindes: _____

Geschlecht Ihres Kindes: ☐ Junge   ☐ Mädchen

Schreit und quengelt Ihr Kind manchmal mehr als **3 Stunden** insgesamt am Tag: ☐ Ja   ☐ Nein

Wenn ja, an wie vielen Tagen pro Woche kommt dies vor? _____

Ist dies an **drei oder mehr Wochen** hintereinander der Fall gewesen?   ☐ Ja   ☐ Nein

Wie häufig schreit und quengelt Ihr Kind zu folgenden **Tageszeiten** eine halbe Stunde oder länger am Stück und lässt sich nicht beruhigen?

	nie/alle paar Wochen	1–3 mal pro Woche	4–6 mal pro Woche	täglich
Vom Aufwachen bis zum Mittag (12 Uhr)	☐	☐	☐	☐
Vom Mittag bis zum frühen Abend (18 Uhr)	☐	☐	☐	☐
In den Abendstunden bis zum Einschlafen	☐	☐	☐	☐
Während der Nacht	☐	☐	☐	☐

Wie häufig haben Sie den Eindruck, die Ursache für das Schreien Ihres Kindes zu erkennen?

nie/sehr selten	manchmal	häufig	immer
☐	☐	☐	☐

Wie häufig spricht Ihr Kind auf die von Ihnen angebotenen Beruhigungshilfen an?

nie/sehr selten	manchmal	häufig	immer
☐	☐	☐	☐

Wenn Ihr Kind **anhaltend schreit und schwer zu beruhigen** ist, wie häufig haben Sie den Eindruck, dass die Ursache Trotz sein könnte?

nie/sehr selten	manchmal	häufig	immer
☐	☐	☐	☐

Wie stark fühlen Sie sich durch das Schreien und Quengeln Ihres Kindes belastet? Wie sehr nehmen Sie es als problematisch wahr?

überhaupt nicht	ein wenig	ziemlich	sehr
☐	☐	☐	☐

Abb. 15.4a Fragebogen zum Schreien, Füttern und Schlafen. Teil 1. (Mit frdl. Genehmigung von Sarah Groß et al.)

Welchen Eindruck haben Sie bezüglich der **Schlafdauer** Ihres Kindes?
Mein Kind …

	nie/alle paar Wochen	1–3 mal pro Woche	4–6 mal pro Woche	täglich
schläft zu wenig	☐	☐	☐	☐
bekommt ausreichend Schlaf	☐	☐	☐	☐
bekommt jeden Tag ungefähr die gleiche Menge an Schlaf	☐	☐	☐	☐
schläft tagsüber mehr als 30 Min. am Stück	☐	☐	☐	☐
wirkt tagsüber ständig müde (reibt sich die Augen, gähnt, etc.)	☐	☐	☐	☐
wirkt nach dem Aufwachen am Morgen o. nach Tagesschläfchen ausgeschlafen und erholt	☐	☐	☐	☐

Bitte geben Sie uns einige Informationen zum **nächtlichen Wachwerden** Ihres Kindes. Was bekommen Sie vom nächtlichen Wachwerden Ihres Kindes mit?
Mein Kind …

	nie/alle paar Wochen	1–3 mal pro Woche	4–6 mal pro Woche	täglich
wacht mehr als dreimal in der Nacht auf	☐	☐	☐	☐
hat nächtliche Wachphasen von mehr als 20 Minuten	☐	☐	☐	☐
wacht schreiend und schwer zu beruhigen auf	☐	☐	☐	☐

Wenn eine Schlafschwierigkeit vorliegt, welche **Ursachen** könnten Ihrem Eindruck nach am ehesten bestehen?
Mein Kind …

	nie/sehr selten	manchmal	häufig	immer
hat Angst alleine zu sein	☐	☐	☐	☐
muss viele Eindrücke des Tages verarbeiten	☐	☐	☐	☐
findet trotz Müdigkeit nicht in den Schlaf	☐	☐	☐	☐

Wie stark fühlen Sie sich durch das Schlafverhalten Ihres Kindes belastet? Wie sehr nehmen Sie es als problematisch wahr?

	überhaupt nicht	ein wenig	ziemlich	sehr
	☐	☐	☐	☐

Wie schläft Ihr Kind tagsüber und am Abend ein?
Mein Kind …

	nie/sehr selten	manchmal	häufig	immer
kann innerhalb von 30 Minuten zum Schlafen gebracht werden	☐	☐	☐	☐
schläft ohne Protest leicht ein	☐	☐	☐	☐
schreit, wehrt sich gegen das Einschlafen	☐	☐	☐	☐
schläft allein im eigenen Bett/Wiege ein	☐	☐	☐	☐
schläft am Körper der Eltern ein	☐	☐	☐	☐
schläft bei wiegender oder rhythmischen Bewegungen ein	☐	☐	☐	☐
wird zum Einschlafen herumgetragen	☐	☐	☐	☐
hat beim Einschlafen die Eltern oder Geschwister im Raum	☐	☐	☐	☐
schläft beim Stillen/Fläschchen trinken ein	☐	☐	☐	☐

◘ **Abb. 15.4a** Fortsetzung

15.4 · Fragebogen zum Schreien, Füttern und Schlafen

Was tun Sie **in der Nacht** gewöhnlich, wenn Ihr Kind aufgewacht ist? Wie häufig verwenden Sie folgende Strategien?
Ich ...

	nie/alle paar Wochen	1–3 mal pro Woche	4–6 mal pro Woche	täglich
brauche nichts zu tun, mein Kind schläft nach dem Aufwachen ohne Hilfe wieder ein	☐	☐	☐	☐
hole mein Kind in der Nacht zu mir ins Bett	☐	☐	☐	☐
trage mein Kind herum	☐	☐	☐	☐
stille mein Kind oder gebe ihm die Flasche	☐	☐	☐	☐

Wie häufig verwenden Sie folgende Beruhigungsversuche, wenn Ihr Kind **anhaltend schreit und schwer zu beruhigen** ist?

	nie/sehr selten	manchmal	häufig	immer
herumtragen	☐	☐	☐	☐
stillen oder Fläschchen geben	☐	☐	☐	☐

Wie nehmen Sie **Ihr Kind** in der Fütterungssituation wahr?
Mein Kind ...

	nie/alle paar Wochen	1–3 mal pro Woche	4–6 mal pro Woche	täglich
isst/trinkt gerne	☐	☐	☐	☐
ist wählerisch beim Essen	☐	☐	☐	☐
lässt sich nicht füttern	☐	☐	☐	☐
isst nur unter Ablenkung (Spielen, Fernsehen, Musik)	☐	☐	☐	☐
braucht mehr als 45 Minuten für eine Mahlzeit	☐	☐	☐	☐
hat Kau-, Saug- oder Schluckprobleme	☐	☐	☐	☐
wird zum Essen gezwungen, damit es überhaupt isst	☐	☐	☐	☐

Wie erleben **Sie** die momentane Füttersituation mit Ihrem Kind?
Ich ...

	nie/sehr selten	manchmal	häufig	immer
sorge mich, dass mein Kind zu wenig isst	☐	☐	☐	☐
fühle mich beim Füttern/Stillen gut, entspannt	☐	☐	☐	☐
fühle mich beim Füttern/Stillen belastet, angespannt	☐	☐	☐	☐

Haben Sie Bedenken bezüglich des Gewichts oder Wachstums Ihres Kindes?

	überhaupt nicht	ein wenig	ziemlich	sehr
....	☐	☐	☐	☐

Hat eine andere Person (z.B. ein Arzt oder eine Hebamme) Bedenken bezüglich des Gewichts oder Wachstums Ihres Kindes?

	überhaupt nicht	ein wenig	ziemlich	sehr
....	☐	☐	☐	☐

Abb. 15.4a Fortsetzung

Wie stark fühlen Sie sich durch das Essverhalten Ihres Kindes belastet? Wie sehr nehmen Sie es als problematisch wahr?

über-haupt nicht	ein wenig	ziemlich	sehr
☐	☐	☐	☐

Haben Sie Ihr Kind aufgrund einer dieser Schwierigkeiten schon bei einem Fachmann/einer Fachfrau vorgestellt?
☐ Nein

Wenn ja, bei wem?
☐ Kinderarzt/-ärztin
☐ Eltern-Säuglings-Sprechstunde, „Schreiambulanz"
☐ Psychotherapeut/-therapeutin
☐ Logopäde/Logopädin

☐ Kinderklinik
☐ Erziehungsberatungsstelle
☐ Krankengymnast/-gymnastin
☐ andere Anlaufstelle: _____

Abb. 15.4a   Fortsetzung

Fragebogen zum Schreien, Füttern und Schlafen

Denken Sie bitte beim Beantworten der Fragen an die **vergangene Woche**. Falls die vergangene Woche aus einem spezifischen Grund ungewöhnlich gewesen sein sollte, wählen Sie die letzte **typische Woche**.

Datum des Ausfüllens: _____
Geburtstagsdatum Ihres Kindes: _____
Geschlecht Ihres Kindes: ☐ Junge ☐ Mädchen

Wesselregel

Schreit und quengelt Ihr Kind manchmal mehr als **3 Stunden** insgesamt am Tag: ☐ Ja ☐ Nein
Wenn ja, an wie vielen Tagen pro Woche kommt dies vor? _____
Ist dies an **drei oder mehr Wochen** hintereinander der Fall gewesen? ☐ Ja ☐ Nein
Wesselregel erfüllt, wenn ja, größer gleich als 3 und ja angegeben

Schreien, Quengeln, Schlafen
Alle Fragen mit 1 bis 4 kodieren

Wie häufig schreit und quengelt Ihr Kind zu folgenden **Tageszeiten** eine halbe Stunde oder länger am Stück und lässt sich nicht beruhigen?

	nie/alle paar Wochen	1–3 mal pro Woche	4–6 mal pro Woche	täglich
Vom Aufwachen bis zum Mittag (12 Uhr)	☐	☐	☐	☐
Vom Mittag bis zum frühen Abend (18 Uhr)	☐	☐	☐	☐
In den Abendstunden bis zum Einschlafen	☐	☐	☐	☐
Während der Nacht	☐	☐	☐	☐

Wie häufig haben Sie den Eindruck, die Ursache für das Schreien Ihres Kindes zu erkennen?

nie/sehr selten	manchmal	häufig	immer
☐	☐	☐	☐

Wie häufig spricht Ihr Kind auf die von Ihnen angebotenen Beruhigungshilfen an?

nie/sehr selten	manchmal	häufig	immer
☐	☐	☐	☐

Wenn Ihr Kind **anhaltend schreit und schwer zu beruhigen** ist, wie häufig haben Sie den Eindruck, dass die Ursache Trotz sein könnte?

nie/sehr selten	manchmal	häufig	immer
☐	☐	☐	☐

Wie stark fühlen Sie sich durch das Schreien und Quengeln Ihres Kindes belastet? Wie sehr nehmen Sie es als problematisch wahr?

überhaupt nicht	ein wenig	ziemlich	sehr
☐	☐	☐	☐

Abb. 15.4b Fragebogen zum Schreien, Füttern und Schlafen. Teil 2. (Mit frdl. Genehmigung von Sarah Groß et al.)

Welchen Eindruck haben Sie bezüglich der **Schlafdauer** Ihres Kindes?
Mein Kind …

	nie/alle paar Wochen	1–3 mal pro Woche	4–6 mal pro Woche	täglich
schläft zu wenig	☐	☐	☐	☐
bekommt ausreichend Schlaf	☐	☐	☐	☐
bekommt jeden Tag ungefähr die gleiche Menge an Schlaf	☐	☐	☐	☐
schläft tagsüber mehr als 30 Min. am Stück	☐	☐	☐	☐
wirkt tagsüber ständig müde (reibt sich die Augen, gähnt, etc.)	☐	☐	☐	☐
wirkt nach dem Aufwachen am Morgen o. nach Tagesschläfchen ausgeschlafen und erholt	☐	☐	☐	☐

Bitte geben Sie uns einige Informationen zum **nächtlichen Wachwerden** Ihres Kindes. Was bekommen Sie vom nächtlichen Wachwerden Ihres Kindes mit?
Mein Kind …

	nie/alle paar Wochen	1–3 mal pro Woche	4–6 mal pro Woche	täglich
wacht mehr als dreimal in der Nacht auf	☐	☐	☐	☐
hat nächtliche Wachphasen von mehr als 20 Minuten	☐	☐	☐	☐
wacht schreiend und schwer zu beruhigen auf	☐	☐	☐	☐

Wenn eine Schlafschwierigkeit vorliegt, welche **Ursachen** könnten Ihrem Eindruck nach am ehesten bestehen?
Mein Kind …

	nie/sehr selten	manchmal	häufig	immer
hat Angst alleine zu sein	☐	☐	☐	☐
muss viele Eindrücke des Tages verarbeiten	☐	☐	☐	☐
findet trotz Müdigkeit nicht in den Schlaf	☐	☐	☐	☐

Wie stark fühlen Sie sich durch das Schlafverhalten Ihres Kindes belastet? Wie sehr nehmen Sie es als problematisch wahr?

	überhaupt nicht	wenig	ziemlich	sehr
	☐	☐	☐	☐

Wie schläft Ihr Kind tagsüber und am Abend ein?
Mein Kind …

	nie/sehr selten	manchmal	häufig	immer
kann innerhalb von 30 Minuten zum Schlafen gebracht werden	☐	☐	☐	☐
schläft ohne Protest leicht ein	☐	☐	☐	☐
schreit, wehrt sich gegen das Einschlafen	☐	☐	☐	☐

Koregulation
Alle Fragen mit 1 bis kodieren

	nie/sehr selten	manchmal	häufig	immer
schläft allein im eigenen Bett/Wiege ein	☐	☐	☐	☐
schläft am Körper der Eltern ein	☐	☐	☐	☐
schläft bei wiegender oder rhythmischen Bewegungen ein	☐	☐	☐	☐
wird zum Einschlafen herumgetragen	☐	☐	☐	☐
hat beim Einschlafen die Eltern oder Geschwister im Raum	☐	☐	☐	☐
schläft beim Stillen/Fläschchen trinken ein	☐	☐	☐	☐

◘ **Abb. 15.4b** Fortsetzung

15.4 · Fragebogen zum Schreien, Füttern und Schlafen

Was tun Sie **in der Nacht** gewöhnlich, wenn Ihr Kind aufgewacht ist? Wie häufig verwenden Sie folgende Strategien?
Ich …

	nie/alle paar Wochen	1–3 mal pro Woche	4–6 mal pro Woche	täglich
brauche nichts zu tun, mein Kind schläft nach dem Aufwachen ohne Hilfe wieder ein	☐	☐	☐	☐
hole mein Kind in der Nacht zu mir ins Bett	☐	☐	☐	☐
trage mein Kind herum	☐	☐	☐	☐
stille mein Kind oder gebe ihm die Flasche	☐	☐	☐	☐

Wie häufig verwenden Sie folgende Beruhigungsversuche, wenn Ihr Kind **anhaltend schreit und schwer zu beruhigen** ist?

	nie/sehr selten	manchmal	häufig	immer
herumtragen	☐	☐	☐	☐
stillen oder Fläschchen geben	☐	☐	☐	☐

Füttern
Alle Fragen mit 1 bis 4 kodieren

Wie nehmen Sie **Ihr Kind** in der Fütterungssituation wahr?
Mein Kind …

	nie/alle paar Wochen	1–3 mal pro Woche	4–6 mal pro Woche	täglich
isst/trinkt gerne	☐	☐	☐	☐
ist wählerisch beim Essen	☐	☐	☐	☐
lässt sich nicht füttern	☐	☐	☐	☐
isst nur unter Ablenkung (Spielen, Fernsehen, Musik)	☐	☐	☐	☐
braucht mehr als 45 Minuten für eine Mahlzeit	☐	☐	☐	☐
hat Kau-, Saug- oder Schluckprobleme	☐	☐	☐	☐
wird zum Essen gezwungen, damit es überhaupt isst	☐	☐	☐	☐

Wie erleben **Sie** die momentane Füttersituation mit Ihrem Kind?
Ich …

	nie/sehr selten	manchmal	häufig	immer
sorge mich, dass mein Kind zu wenig isst	☐	☐	☐	☐
fühle mich beim Füttern/Stillen gut, entspannt	☐	☐	☐	☐
fühle mich beim Füttern/Stillen belastet, angespannt	☐	☐	☐	☐

Haben Sie Bedenken bezüglich des Gewichts oder Wachstums Ihres Kindes?

überhaupt nicht	ein wenig	ziemlich	sehr
☐	☐	☐	☐

Hat eine andere Person (z.B. ein Arzt oder eine Hebamme) Bedenken bezüglich des Gewichts oder Wachstums Ihres Kindes?

überhaupt nicht	ein wenig	ziemlich	sehr
☐	☐	☐	☐

Abb. 15.4b Fortsetzung

Wie stark fühlen Sie sich durch das Essverhalten Ihres Kindes belastet? Wie sehr nehmen Sie es als problematisch wahr?

überhaupt nicht	ein wenig	ziemlich	sehr
☐	☐	☐	☐

Klinische Auffälligkeit
Nominalskaliertes Item

Haben Sie Ihr Kind aufgrund einer dieser Schwierigkeiten schon bei einem Fachmann/einer Fachfrau vorgestellt?

☐ Nein

Wenn ja, bei wem?

☐ Kinderarzt/-ärztin
☐ Eltern-Säuglings-Sprechstunde, „Schreiambulanz"
☐ Psychotherapeut/-therapeutin
☐ Logopäde/Logopädin

☐ Kinderklinik
☐ Erziehungsberatungsstelle
☐ Krankengymnast/-gymnastin
☐ andere Anlaufstelle: _____

Die grau gedruckten Items müssen vor der Zusammenfassung zu Skalenwerten umgepolt werden. Es können die Mittelwerte für die drei Skalen einzeln berechnet werden, sowie ein Gesamtmittelwert über alle drei Skalen hinweg. Die Wesselregel (Items 1 bis 3) und die klinische Auffälligkeit (letztes Item) stellen Zusatzinformationen dar.

◘ **Abb. 15.4b** Fortsetzung

15.5 Protokolle: Fütter-, Verhaltens- und Schlafprotokoll

15.5.1 Fütterprotokoll

■ **Ziele der Dokumentation**

Das Fütterprotokoll dient dazu, die Nahrungsaufnahme eines Kindes möglichst jeden Tag, über einen längeren Zeitraum hinweg, zu dokumentieren. Den Eltern wird mittels des Fütterprotokolls die Möglichkeit gegeben, strukturiert einen Überblick über die jeweiligen Mahlzeiten des Kindes zu gewinnen (◘ Abb. 15.5a).

■ **Aufbau des Protokolls**

Das Protokoll besteht aus mehreren Spalten, in die jeweils erforderliche Daten in Textform eingetragen werden.

■ **Handhabung und Auswertung**
— Das Protokoll wird an die Eltern ausgegeben und von ihnen zu Hause ausgefüllt.
— Skalierung:
  — Die Mahlzeiten eines Tages werden mit entsprechender Uhrzeit in das Fütterprotokoll eingetragen.
  — Darüber hinaus werden die jeweilige Fütterposition, das Verhalten des Kindes sowie die Menge und Dauer einer Mahlzeit protokolliert.
— Auswertung:
  — Die Auswertung kann durch den klinischen Anwender unter jeweiliger Schwerpunktsetzung erfolgen.

15.5 · Protokolle: Fütter-, Verhaltens- und Schlafprotokoll

Fütterprotokoll

Name: _____ Geburtstagsdatum: _____

Datum	Uhrzeit	Nahrungsart/ Flüssigkeit	Menge (ml/g)	Dauer der Fütterung	Fütterungs- position	Verhalten des Kindes

Abb. 15.5a Fütterprotokoll. (Mit frdl. Genehmigung von kbo Kinderzentrum München gemeinnützige GmbH)

15.5.2 Verhaltens- und Schlafprotokoll in Form des Wochenprotokolls

- **Ziele der Dokumentation**

Das Verhaltens- und Schlaftagebuch in Form des Wochenprotokolls schafft eine gute Übersicht über den Verlauf des kindlichen Verhaltens innerhalb eines längeren Zeitraums (◘ Abb. 15.5b).

- **Aufbau des Protokolls**
  - Das Protokoll besteht aus mehreren Spalten, in die entsprechende Symbole eingetragen werden können. Eine Zeile entspricht jeweils einem zu protokollierenden Tag.
  - Die Aufteilung der Spalten ermöglicht eine Differenzierung in Viertelstunden.

- **Handhabung und Auswertung**
  - Das Protokoll wird an die Eltern ausgegeben und von ihnen zu Hause ausgefüllt.
  - Skalierung:
    - Innerhalb der Zeilen füllen die Eltern die Spalten mit den entsprechend vorgegebenen Symbolen aus und beachten dabei die Differenzierung in Viertelstunden.
  - Auswertung:
    - Das Protokoll lässt in der Auswertung Schlüsse über etwaige Entwicklungen im allgemeinen Verhalten sowie im Schlafverhalten über einen längeren Zeitraum hinweg zu.

15.5 · Protokolle: Fütter-, Verhaltens- und Schlafprotokoll

Wochenprotokoll (24-Stunden)

Name .... Geburtsdatum .... Alter ....

Schlafphasen: ——— Wachphasen: *Freilassen* Schreien: ∧∧∧∧ Mahlzeiten: ▽

◨ **Abb. 15.5b** Wochenprotokoll (Ausschnitt 24 h). (Mit frdl. Genehmigung von kbo Kinderzentrum München gemeinnützige GmbH)

15.5.3 Verhaltens- und Schlaftagebuch in der Form eines Tagesprotokolls

- **Ziele der Dokumentation**

Das Verhaltens- und Schlaftagebuch in der Form eines Tagesprotokolls gestaltet sich gegenüber dem Wochenprotokoll differenzierter (◘ Abb. 15.5c):
— Es legt es seinen Fokus stärker auf das Schlafverhalten, indem Schlaf- und Wachzustand mit Unterpunkten jeweils differenzierter beleuchtet werden und im Anschluss weiterführende Fragen im Bezug auf das Schlafverhalten gestellt werden.

- **Aufbau des Protokolls**

Es umfasst neben den Oberpunkten Schreien, Schlafen, Mahlzeiten, Wachphasen auch das Spiel mit den Eltern. Es differenziert außerdem zwischen Schreien und Unruhe/Quengeln.

Auch hier ist eine Unterteilung des Tagesablaufs in Viertelstunden vorgesehen.

- **Handhabung und Auswertung**
— Das Protokoll wird an die Eltern ausgegeben und von ihnen zu Hause ausgefüllt.
— Skalierung:
  — Die Eltern schwärzen entsprechende Spalten in jeweiliger Zeile, je nach Dauer des zu dokumentierenden Verhaltens.
— Auswertung:
  — Das Protokoll lässt in der Auswertung gegenüber dem Wochenprotokoll differenziertere Schlüsse über etwaige Entwicklungen im allgemeinen Verhalten sowie im Schlafverhalten zu. Diese beziehen sich hier jedoch nur auf die Dauer eines Tages.

15.5 · Protokolle: Fütter-, Verhaltens- und Schlafprotokoll

Verhaltens- und Schlaftagebuch (Tagesprotokoll)

Name des Kindes .... Alter des Kindes ....

Datum																							
	Vormittag					Nachmittag							Abend							Nacht			
Uhrzeit	6	7	8	9	10	11	12	13	14	15	16	17	18	19	20	21	22	23	24	1	2	3	4	5	6
Unruhe, Quengeln																									
Schreien																									
Schlafen																									
Füttern																									
Spiel mit Eltern																									
Schlafen und Beruhigen																									
Im eigenen Bettchen																									
Im Bett der Eltern																									
Beruhigungshilfen:																									
Herumtragen																									
Stillen/Flasche																									
Andere:																									

Wann haben Sie Ihr Kind am Abend schlafen gelegt?	Um wieviel Uhr war Ihr Kind in der Früh ausgeschlafen?
Wie lange brauchte es zum Einschlafen am Abend?	Wann war der schönste Moment mit Ihrem Kind?
Brauchte es Hilfe beim abendlichen Einschlafen?	Wie sah dieser Moment aus?
Wenn ja, welche?	Wie haben Sie sich heute gefühlt?
Wie oft ist es in der Nacht aufgewacht?	
Brauchte es Hilfe beim Wiedereinschlafen in der Nacht?	
Wenn ja, welche?	

Abb. 15.5c Verhaltens- und Schlaftagebuch (Tagesprotokoll). (Mit frdl. Genehmigung von kbo Kinderzentrum München gemeinnützige GmbH)

15.6 Fragebogen zur PPD-Selbsteinschätzung: Edinburgh-Postnatal-Depression-Scale

- **Entwicklung des Bogens**

Der Fragebogen wurde entwickelt von J.L. Cox, J.M. Holden und R. Sagovsky.

- **Ziele der Dokumentation**

Mithilfe von 10 Fragen zur Gefühlslage einer Mutter, innerhalb der vorangegangenen 7 Tage, kann letztlich eine Selbsteinschätzung vorgenommen werden, inwieweit das Risiko einer postnatalen Depression besteht (◘ Abb. 15.6).

- **Aufbau des Fragebogens**

Der Fragebogen besteht aus 10 Fragen zur Selbsteinschätzung über das Vorliegen depressiver Symptome.

- **Handhabung und Auswertung**
  - Der Fragebogen wird durch die Mutter des Kindes ausgefüllt.
  - Skalierung:
    - Das Antwortformat ist jeweils vierstufig.
    - Dabei sind die Fragen jeweils mit Punktzahlen auf einer Skala von 0–3 kodiert.
    - Es ist jeweils die Antwort anzukreuzen, die am ehesten auf die Gefühlslage der Mutter zutrifft.
  - Auswertung:
    - Die Punkte der einzelnen Antworten werden summiert. Liegt der Gesamtpunktwert >12, so liegt die Vermutung nahe, dass die Person an einer postnatalen Depression leidet.

Fragebogen zur PPD-Selbsteinschätzung
Edinburgh-Postnatal-Depression-Scale

Bitte markieren Sie die Antwort, die am ehesten beschreibt, wie Sie sich in den letzten sieben Tagen gefühlt haben, nicht nur, wie Sie sich heute fühlen. Bei einer Gesamtpunktzahl von 12 und darüber liegt nur die Vermutung nahe, dass Sie an einer postpartalen Depression leiden.

I. Ich konnte lachen und die schöne Seite des Lebens sehen.
- [0] So wie immer.
- [1] Nicht ganz so wie früher.
- [2] Deutlich weniger als früher.
- [3] Überhaupt nicht.

I have been able to laugh and see the funny side of things.
- As much as I always could.
- Not quite so much now.
- Definitely not so much now.
- Not at all.

II. Ich konnte mich so richtig auf etwas freuen.
- [0] So wie immer.
- [1] Etwas weniger als sonst.
- [2] Deutlich weniger als früher.
- [3] Kaum.

I have looked forward with enjoyment to things.
- As much as I ever did.
- Rather less than I used to.
- Definitely less than I used to.
- Hardly at all.

III. Ich habe mich grundlos schuldig gefühlt, wenn etwas schief ging.
- [3] Ja, meistens.
- [2] Ja, gelegentlich.
- [1] Nein, nicht sehr oft.
- [0] Nein, niemals.

I have blamed myself unnecessarily when things went wrong.
- Yes, most of the time.
- Yes, some of the time.
- Not very often.
- No, never.

IV. Ich war aus unerfindlichen Gründen ängstlich oder besorgt.
- [0] Nein, gar nicht.
- [1] Selten.
- [2] Ja, gelegentlich.
- [3] Ja, sehr oft.

I have been anxious and worried for no good reason.
- No, not at all.
- Hardly ever.
- Yes, sometimes.
- Yes, very often.

V. Ich erschrak leicht oder geriet grundlos in Panik.
- [3] Ja, sehr häufig.
- [2] Ja, gelegentlich.
- [1] Nein, kaum.
- [0] Nein, überhaupt nicht.

I have felt scared and panicky for no good reason.
- Yes, quite a lot.
- Yes, sometimes.
- No, not much.
- No, not at all.

VI. Ich fühlte mich durch verschiedene Umstände überfordert.
- [3] Ja, meistens konnte ich die Situationen nicht meistern.
- [2] Ja, gelegentlich konnte ich die Dinge nicht so meistern wie sonst.
- [1] Nein, meistens konnte ich die Situation meistern.
- [0] Nein, ich bewältige die Dinge so gut wie immer.

Things have been getting on top of me.
- Yes, most of the time I haven't been able to cope.
- Yes, sometimes I haven't been coping as well as usual.
- No, most of the time I have coped quite well.
- No, I have been coping as well as ever.

VII. Ich war so unglücklich, dass ich nur schlecht schlafen konnte.
- [3] Ja, meistens.
- [2] Ja, gelegentlich.
- [1] Nein, nicht sehr häufig.
- [0] Nein, gar nicht.

I have been so unhappy that I have difficulty sleeping.
- Yes, most of the time.
- Yes, sometimes.
- Not very often.
- No, not at all.

VIII. Ich habe mich traurig oder elend gefühlt.
- [3] Ja, meistens.
- [2] Ja, gelegentlich.
- [1] Nein, nicht sehr häufig.
- [0] Nein, gar nicht.

I have felt very sad or miserable.
- Yes, most of the time.
- Yes, quite often.
- Not very often.
- No, not at all.

IX. Ich war so unglücklich, dass ich weinen musste.
- [3] Ja, die ganze Zeit.
- [2] Ja, sehr häufig.
- [1] Nur gelegentlich.
- [0] Nein, nie.

I have been so unhappy that I have been crying.
- Yes, most of the time.
- Yes, quite often.
- Only occasionally.
- No, never.

X. Ich hatte den Gedanken, mir selbst etwas anzutun.
- [3] Ja, recht häufig.
- [2] Gelegentlich.
- [1] Kaum jemals.
- [0] Niemals.

The thought of harming myself has occured to me.
- Yes, quite often.
- Sometimes.
- Hardly ever.
- Never.

Abb. 15.6 Fragebogen zur PPD-Selbsteinschätzung: Edinburgh-Postnatal-Depression-Scale. (Mit frdl. Genehmigung von Schatten und Licht e.V. nach Cox et al. 1987)

15.7 Die Depression-Angst-Stress-Skala für die Perinatalzeit (DASS-P)

- **Entwicklung des Bogens**

Entwickelt von J. Martini, K. Einbock, G-B Wintermann, J. Klotsche, J. Junge-Hoffmeister und J. Hoyer auf der Grundlage der Originalversion von Peter Lovibond.

- **Ziele der Dokumentation**

Die DASS-P dient dem Screening für eine übermäßige Belastung in der Peripartalzeit durch Stress, Angst und depressive Symptome (◘ Abb. 15.7).

- **Aufbau der Skala**
— Das Instrument umfasst folgende drei Skalen mit jeweils 5 Items:
    — Depression (Fragen 1–5)
    — Angst (Fragen 6–10)
    — Stress (Fragen 11–15)

- **Handhabung und Auswertung**
— Das Instrument wurde speziell für den Einsatz ca. 4 Wochen vor und nach der Geburt entwickelt und validiert.
— Der Fragebogen wird durch die Mutter des Kindes ausgefüllt.
— Skalierung:
    — Das Antwortformat ist vierstufig:
        – Nie = 0
        – Manchmal = 1
        – Oft = 2
        – Sehr oft = 3
— Auswertung:
    — Die Auswertung erfolgt durch die Bildung der Summe über alle Items.
— Das weitere Procedere:
    — Bei einem Summenwert >5 Punkten auf der Gesamtskala sollte eine weiterführende Diagnostik durchgeführt werden.

Anwendung der DASS-P
J. Martini

Die DASS-P dient dem **Screening** für eine übermäßige Belastung in der Peripartalzeit durch Stress, Angst und depressive Symptome, die sich als Risikofaktoren für den Verlauf von Schwangerschaft und Postpartalzeit für Mutter und Kind erwiesen haben. Das Instrument wurde speziell für den Einsatz ca. 4 Wochen vor und nach der Geburt entwickelt und validiert. Die Skala hat sich dabei als praktikabel, ökonomisch und sensitiv für psychische Auffälligkeiten in der Peripartalzeit erwiesen. Für klinische Anwender ergeben sich aus der einzelfallbezogenen Auswertung wertvolle Hinweise auf konkrete Problembereiche der Frau.

- **Auswertung**
— Das Instrument umfasst folgende 3 Skalen mit jeweils 5 Items:
    — Depression (Fragen 1–5)
    — Angst (Fragen 6–10)
    — Stress (Fragen 11–15)
— Das Antwortformat ist vierstufig:
    — nie = 0
    — manchmal = 1
    — oft = 2
    — sehr oft = 3
— Die Auswertung erfolgt durch **Bildung der Summe über alle Items**. Bei einem **Summenwert >5 Punkten auf der Gesamtskala** sollte eine weiterführende Diagnostik durchgeführt werden. Evtl. ist die Einleitung einer entsprechenden professionellen Behandlung notwendig.

Achtung: Die DASS-P enthält keine Fragen zu psychotischen Symptomen und zur Suizidalität. Diese Symptome müssen im Gespräch zusätzlich abgeklärt werden. Die DASSP kann dies nicht ersetzen. Ferner müssen die bei Screening-Untersuchungen generell unvermeidbaren statistischen Unsicherheiten (z. B. falsch negative und falsch positive Ergebnisse) beachtet werden.

Weiterführende Informationen zur theoretischen Konzeption, klinischen Interpretation und Validierung der DASS-P finden sich in Martini et al. 2009 und Martini 2011.

15.7 · Die Depression-Angst-Stress-Skala für die Perinatalzeit (DASS-P)

Die Depression-Angst-Stress-Skala für die Peripartalzeit (DASS-P)

Die folgenden Fragen helfen Ihrem Arzt oder Ihrer Hebamme, mögliche emotionale Beschwerden vor und nach der Geburt frühzeitig zu erkennen. Bitte lesen Sie die einzelnen Aussagen sorgfältig durch und kreuzen Sie die Antwort an, die Ihrem Befinden in den *letzten beiden Wochen* am besten entspricht! Es gibt keine „richtigen" oder „falschen" Antworten.

Während der letzten beiden Wochen ...	nie	manchmal	oft	sehr oft
1. ... hatte ich jegliches Interesse verloren.	○	○	○	○
2. ... schien es mir unmöglich, positive Gefühle zu empfinden.	○	○	○	○
3. ... fühlte ich mich als Person wertlos.	○	○	○	○
4. ... fand ich kein Vergnügen und keine Freude an den Dingen, die ich tat.	○	○	○	○
5. ... hatte ich das Gefühl, dass es nichts gibt, worauf ich mich freuen kann.	○	○	○	○
6. ... machte ich mir Sorgen über Situationen, in denen ich panisch reagieren oder mich blamieren könnte.	○	○	○	○
7. ... hatte ich ohne ersichtlichen Grund Angst.	○	○	○	○
8. ... war ich kurz davor, panisch zu reagieren.	○	○	○	○
9. ... befürchtete ich, mich könnte eine einfache aber unbekannte Aufgabe umwerfen.	○	○	○	○
10. ... gab es Situationen, die mich so ängstlich machten, dass ich erleichtert war, wenn die Situationen vorüber waren.	○	○	○	○
11. ... konnte ich es nur schwer tolerieren, wenn ich unterbrochen wurde.	○	○	○	○
12. ... war ich aufgeregt und aufgewühlt.	○	○	○	○
13. ... war ich ständig in einem nervös-angespannten Zustand.	○	○	○	○
14. ... konnte ich mich nur schwer wieder beruhigen, nachdem mich etwas aufgeregt hatte.	○	○	○	○
15. ... war ich sehr empfindlich, reizbar und missgelaunt.	○	○	○	○

Bitte kontrollieren Sie noch einmal, ob Sie alle Fragen beantwortet haben.

Vielen Dank!

Abb. 15.7 Depression-Angst-Stress-Skala für die Perinatalzeit (DASS-P). (Entwickelt von J. Martini, K. Einbock, G-B Wintermann, J. Klotsche, J. Junge-Hoffmeister und J. Hoyer auf der Grundlage der Originalversion von Peter Lovibond; mit frdl. Genehmigung von Peter Lovibond)

15.8 Fragebogen zu Erziehungseinstellungen im Säuglingsalter und im Kleinkindalter

- **Entwicklung des Bogens**

Entwickelt von Julia Martini, Julia Wittich, Lisa Taubert und Anja Strobel.

- **Ziele der Dokumentation**

Der Fragebogen zu Erziehungseinstellungen soll eine Orientierungshilfe zur Erfassung der Erziehungseinstellung der Eltern bei Kindern in den ersten 3 Lebensjahren darstellen (◘ Abb. 15.8a und ◘ Abb. 15.8b).

- **Aufbau des Fragebogens**
  - Der Fragebogen liegt in zwei validierten Versionen vor:
  - Ein 20 Items umfassender Fragebogen zu Erziehungseinstellungen im Säuglingsalter
  - Ein 30 Items umfassender Fragebogen zu Erziehungseinstellungen im Kleinkindalter
  - Diese bilden wesentliche Erziehungsthemen im Säuglings- und Kleinkindalter ab.

- **Handhabung und Auswertung**
  - Auszufüllen durch die Eltern
  - Skalierung:
    - Die Befragung erfolgt im Forced-choice-Format, sodass sich stets zwei sehr gegensätzliche Aussagen gegenüberstehen, um sozial erwünschtes Antwortverhalten einzuschränken. Es muss dementsprechend eine Entscheidung zwischen 2 Aussagen getroffen und entsprechend bei der gewählten Antwort ein Kreuz gesetzt werden.
  - Auswertung:
    - Durch die fallbezogene Auswertung erhält der klinische Anwender Erkenntnisse über emotionale Wärme und Kontrolle bezüglich der Erziehungseinstellung der Eltern.
    - Genauere Angaben zur Auswertung finden sich in der Beschreibung des Instruments durch die Autoren.

15.8 · Fragebogen zu Erziehungseinstellungen im Säuglingsalter und im Kleinkindalter

Fragebogen zu Erziehungseinstellungen im Säuglingsalter

Im Folgenden finden Sie typische Aussagen von Eltern zum Umgang mit ihrem Baby in den ersten Lebensmonaten. Bitte geben Sie an, welcher der beiden Aussagen Sie jeweils eher zustimmen. Wenn keine der beiden Aussagen auf Sie zutrifft, entscheiden Sie sich bitte für die Aussage, die Ihrer Meinung eher entspricht. Da es verschiedene Möglichkeiten gibt, mit einem Baby umzugehen, gibt es keine richtigen oder falschen Aussagen.

Ein Baby sollte ausschließlich nach einem festgelegten Plan gefüttert bzw. gestillt werden.	○	○	Ein Baby sollte immer dann gefüttert bzw. gestillt werden, wenn es hungrig ist.
Wen ein Baby schreit, obwohl es eigentlich gut versorgt ist, muss man dem Baby immer helfen, sich zu beruhigen.	○	○	Wenn ein Baby schreit, obwohl es eigentlich gut versorgt ist, muss sich das Baby immer von allein beruhigen.
Ein Baby muss warten, bis man Zeit für es hat.	○	○	Ein Baby darf man nie warten lassen.
Im Umfeld eines Babys muss man zum Schutz vor Krankheiten immer gründlich auf Hygiene achten.	○	○	Ein Baby sollte zur Stärkung des Immunsystems immer auch mit Schmutz in Berührung kommen.
Für eine gesunde Entwicklung baucht ein Baby nur die Mutter (und den Vater). Das Baby sollte daher nur in der Obhut der Mutter (und des Vaters) sein.	○	○	Für eine gesunde Entwicklung braucht ein Baby unbedingt weitere Bezugspersonen neben der Mutter (und dem Vater). Das Baby sollte daher von Anfang an auch in der Obhut anderer Personen sein.
Ein Baby hat einen eigenen Tag-Nacht-Rhythmus. Danach sollte man sich richten.	○	○	Damit ein Baby einen stabilen Tag-Nacht-Rhythmus entwickelt, muss man ihm einen festen Rhythmus vorgeben.
Ein Baby muss sich immer allein beschäftigen.	○	○	Ein Baby muss immer beschäftigt werden.
Ein Baby sollte so viel Zuneigung und Aufmerksamkeit wie möglich bekommen.	○	○	Ein Baby sollte mit Zuneigung und Aufmerksamkeit nicht überschüttet werden.
Ein Baby versteht nicht, was man ihm sagt. Deshalb muss man ihm auch nichts erklären.	○	○	Ein Baby versteht intuitiv, was man ihm sagt. Deshalb sollte man ihm alles erklären.
Damit das Baby lernt, was richtig und was falsch ist, sollte es für falsches Verhalten Konsequenzen geben.	○	○	Damit das Baby lernt, was richtig und was falsch ist, sollte man es für richtiges Verhalten belohnen.
Beim Spielen geht es in erster Linie darum, dass das Baby Spaß hat.	○	○	Beim Spielen geht es in erster Linie darum, dass das Baby etwas lernt.
Mit einem Baby muss man immer konsequent umgehen.	○	○	Mit einem Baby muss man immer nachsichtig sein.
Beim Windeln und Anziehen sollte man immer gleichzeitig mit dem Baby spielen.	○	○	Windeln und Anziehen dienen der Grundversorgung des Babys. Dabei ist es überflüssig mit dem Baby zu spielen.
Ein Baby braucht mehr als körperliche Nähe als bei der Befriedigung der Grundbedürfnisse (Stillen, Füttern, Schafen) gegeben wird.	○	○	Ein Baby ist mit der körperlichen Nähe, die bei der Befriedigung der Grundbedürfnisse (Stillen, Füttern, Schlafen) gegeben wird, zufrieden.
Eine Mutter darf ihrem Baby auch Gefühle wie Ärger, Traurigkeit oder Angst zeigen.	○	○	Ein Baby darf Gefühlen wie Ärger, Traurigkeit oder Angst nicht ausgesetzt werden.
Man sollte ein Baby ständig dazu anregen, seine Umgebung zu erkunden.	○	○	Ein Baby erkundet seine Umgebung von ganz allein.
Wenn ein Baby schreit, ist es äußert wichtig, in jedem Fall sofort zu reagieren.	○	○	Wenn ein Baby schreit, muss man zunächst prüfen, ob es wirklich etwas braucht. Wenn nicht, muss man es ausschreien lassen.
Wenn ein Baby nicht gefüttert bzw. gestillt werden will, muss man sich unbedingt durchsetzen.	○	○	Wenn ein Baby nicht gefüttert bzw. gestillt werden will, darf man es auf keinen Fall dazu zwingen.
Ein Baby sollte möglichst immer getragen oder gehalten werden.	○	○	Ein Baby sollte so wenig wie möglich getragen oder gehalten werden.
Ein Baby sollte so früh wie möglich ohne Beisein der Mutter (des Vaters) einschlafen.	○	○	Ein Baby sollte so lange wie möglich im Beisein der Mutter (des Vaters) einschlafen.

▫ **Abb. 15.8a** Fragebogen zu Erziehungseinstellungen im Säuglingsalter. (Mit frdl. Genehmigung von Julia Martini, Dresden, et al.)

Fragebogen zu Erziehungseinstellungen im Kleinkindalter

Im Folgenden finden Sie typische Aussagen von Eltern zum Umgang mit ihrem Kleinkind in den ersten drei Lebensjahren. Bitte geben Sie an, welcher der beiden Aussagen Sie jeweils eher zustimmen. Wenn keine der beiden Aussagen auf Sie zutrifft, entscheiden Sie sich bitte für die Aussage, die Ihrer Meinung eher entspricht. Da es verschiedene Möglichkeiten gibt, mit einem Kleinkind umzugehen, besteht sowohl bei Eltern als auch bei Experten keine Einigkeit über den richtigen oder falschen Umgang mit einem Kleinkind. Wir interessieren uns in diesem Fragebogen für Ihre ganz persönliche Meinung.

Ein Kleinkind sollte ausschließlich zu festgelegten Zeiten essen.	○ ○	Ein Kleinkind sollte immer dann essen, wenn es hungrig ist.
Wenn man einem Kleinkind Grenzen setzt, vermittelt man ihm Halt.	○ ○	Wenn man einem Kleinkind Grenzen setzt, engt man es ein.
Ein Kleinkind muss warten, bis man Zeit für es hat.	○ ○	Ein Kleinkind darf man nie warten lassen.
Im Umfeld eines Kleinkindes muss man zum Schutz vor Krankheiten immer gründlich auf Hygiene achten.	○ ○	Ein Kleinkind sollte zur Stärkung des Immunsystems immer auch mit Schmutz in Berührung kommen.
Ein Kleinkind sollte so lange wie möglich nur in der Obhut von Mutter (und Vater) bleiben.	○ ○	Ein Kleinkind sollte so früh wie möglich auch in der Obhut anderer Personen bleiben.
Ein Kleinkind hat einen eigenen Tag-Nacht-Rhythmus. Danach sollte man sich richten.	○ ○	Damit ein Kleinkind einen stabilen Tag-Nacht-Rhythmus entwickelt, muss man ihm einen festen Rhythmus vorgeben.
Ein Kleinkind muss sich immer allein beschäftigen.	○ ○	Ein Kleinkind muss immer beschäftigt werden.
Ein Kleinkind sollte so viel Zuneigung und Aufmerksamkeit wie möglich bekommen.	○ ○	Ein Kleinkind sollte mit Zuneigung und Aufmerksamkeit nicht überschüttet werden.
Ein Kleinkind muss wissen, warum man etwas tut. Deshalb sollte man ihm alles ganz genau erklären.	○ ○	Ein Kleinkind muss nicht wissen, warum man etwas tut. Man muss ihm nichts erklären.
Damit ein Kleinkind lernt, was richtig und was falsch ist, sollte man es für falsches Verhalten bestrafen.	○ ○	Damit ein Kleinkind lernt, was richtig und was falsch ist, sollte man es für richtiges Verhalten belohnen.
Beim Spielen geht es in erster Linie darum, dass ein Kleinkind Spaß hat.	○ ○	Beim Spielen geht es in erster Linie darum, dass ein Kleinkind etwas lernt.
Mit einem Kleinkind muss man immer konsequent umgehen.	○ ○	Mit einem Kleinkind muss man immer nachsichtig sein.
Einem Kleinkind sollten immer alle Schwierigkeiten aus dem Weg geräumt werden, damit es möglichst lange Kind bleiben kann.	○ ○	Ein Kleinkind sollte immer auch mit Schwierigkeiten konfrontiert werden, damit es daran wachsen kann.
Ehe ein Unglück passiert, sollte man ein Kleinkind lieber härter anpacken.	○ ○	Unter gar keinen Umständen darf man ein Kleinkind härter anpacken.
Eine Mutter darf ihrem Kleinkind auch Gefühle wie Ärger, Traurigkeit oder Angst zeigen.	○ ○	Ein Kleinkind darf Gefühlen wie Ärger, Traurigkeit oder Angst nicht ausgesetzt werden.
Man sollte ein Kleinkind ständig dazu anregen, seine Umgebung zu erkunden.	○ ○	Ein Kleinkind erkundet seine Umgebung von ganz allein.
Wenn ein Kleinkind weint, muss es sich von selbst wieder beruhigen.	○ ○	Wenn ein Kleinkind weint, muss man es trösten.
Ein Kleinkind muss essen, was für es zubereitet wurde.	○ ○	Ein Kleinkind muss nichts essen, was es nicht will.
Ein Kleinkind sollte nicht mehr als nötig auf dem Schoß von Mutter (oder Vater) sitzen.	○ ○	Ein Kleinkind sollte so viel wie möglich auf dem Schoß von Mutter (oder Vater) sitzen.
Wenn ein Kleinkind nicht ins Bett will, muss es trotzdem im Bett bleiben, bis es müde wird.	○ ○	Wenn ein Kleinkind nicht ins Bett will, sollte man es mit etwas anderem beschäftigen, bis es müde wird.

Abb. 15.8b Fragebogen zu Erziehungseinstellungen im Kleinkindalter. (Mit frdl. Genehmigung von Julia Martini, Dresden, et al.)

15.8 · Fragebogen zu Erziehungseinstellungen im Säuglingsalter und im Kleinkindalter

Für die kindliche Entwicklung müssen unbedingt immer alle Sicherheitsmaßnahmen getroffen werden.	○ ○	Die ständige Auseinandersetzung mit Risiken und Gefahren ist wichtig für die Entwicklung eines Kindes.
Die Benutzung des Töpfchens sollte man mit einem Kleinkind so früh wie möglich üben.	○ ○	Die Benutzung des Töpfchens lernt ein Kleinkind sobald es soweit ist von ganz allein.
Auch auf die Gefahr hin, dass dabei etwas passieren könnte, sollte man den Entdeckungsdrang eines Kleinkindes unbedingt unterstützen.	○ ○	Weil dabei etwas passieren könnte, sollte man den Entdeckungsdrang eines Kleinkindes unbedingt begrenzen.
Eine Mutter sollte ihr Kleinkind keine Sekunde unbeobachtet lassen.	○ ○	Ein Kleinkind sollte unbedingt auch einmal auf sich allein gestellt sein.
Wenn ein Kleinkind nicht auf das Töpfchen will, muss man es auf jeden Fall dazu zwingen.	○ ○	Wenn ein Kleinkind nicht auf das Töpfchen will, darf man es auf keinen Fall dazu zwingen.
Wenn ein Kleinkind immer wieder die Regeln bricht, sollte man es sofort dafür bestrafen. So wird es die Regeln in Zukunft akzeptieren.	○ ○	Wenn ein Kleinkind immer wieder die Regeln bricht, sollte man ihm diese noch einmal erklären. So wird es die Regeln in Zukunft akzeptieren
Auch auf die Gefahr hin, dass ein großer Entscheidungsspielraum ein Kleinkind überfordern kann, sollte ein Kleinkind so viel wie möglich selbst entscheiden.	○ ○	Weil ein großer Entscheidungsspielraum ein Kleinkind überfordern kann, sollte man einem Kleinkind so viele Entscheidungen wie möglich abnehmen.
Es gibt Situationen, in denen ein Klaps auf den Po das einzig angemessene Signal ist.	○ ○	In keiner Situation ist ein Klaps auf den Po ein angemessenes Signal.
Wenn ein Kleinkind einen Trotzanfall hat, sollte man es solange in Ruhe lassen, bis es sich von allein beruhigt hat.	○ ○	Wenn ein Kleinkind einen Trotzanfall lhat, sollte man es mit allen Mitteln versuchen zu beruhigen.
Ein Kleinkind sollte ohne Beisein der Mutter (des Vaters) einschlafen.	○ ○	Ein Kleinkind sollte im Beisein der Mutter (des Vaters) einschlafen.

◘ **Abb. 15.8b**   Fortsetzung

Fragebögen zu Erziehungseinstellungen im Säuglings- und Kleinkindalter

J. Martini, J. Wittich, L. Taubert, A. Strobel

Erziehungsstile beschreiben die Art des elterlichen Erziehungsverhaltens, wobei üblicherweise die Dimensionen emotionale Wärme versus Zurückweisung und Kontrolle vs. Autonomie unterschieden werden. In den ersten drei Lebensjahren ist die Entwicklung von Kindern noch besonders stark von seinen primären Bezugspersonen abhängig, allerdings gibt es bisher keine Instrumente zur Erfassung der elterlichen Erziehungseinstellungen im Säuglings- und Kleinkindalter. Aus diesem Grund wurden die Fragebögen zu Erziehungseinstellungen im Säuglings- und Kleinkindalter entwickelt, die sich auf den Umgang mit dem Kind in Bezug auf die Versorgung und Erziehung im jeweiligen Alter beziehen.

Die Version für das Säuglingsalter (bis 12 Monate) umfasst 20 Items und die Version für das Kleinkindalter (bis 36 Monate) beinhaltet 30 Items. Intendiert war, mit den Fragebögen wesentliche Erziehungsthemen im Säuglings- und Kleinkindalter (z. B. Stillen/Füttern, Anregen/Beruhigen, Spielen, Schlafen, Sauberkeit) abzubilden. Auf der Grundlage verschiedener Erziehungsratgeber mit unterschiedlichen theoretischen Standpunkten bezüglich einer angemessenen/erfolgreichen Erziehung wurden die Items im sogenannten Forced-choice-Format konstruiert, sodass sich die Befragten jeweils zwischen zwei sehr gegensätzlichen Aussagen zum Thema Erziehung für die Aussage entscheiden müssen, der sie am ehesten zustimmen. Dieses Vorgehen hat sich gerade bei sensiblen Themen als geeignet erwiesen, um sozial erwünschtes Antwortverhalten zumindest einzuschränken.

Die beiden Verfahren wurden hinsichtlich ihrer Güte und Faktorenstruktur geprüft: Für die Säuglingsversion ergab sich eine einfaktorielle Struktur, wobei der Faktor „liebevolle und bedürfnisorientierte Zuwendung" der Dimension emotionale Wärme zugeordnet werden kann. Für die Kleinkindversion ergaben sich 2 Faktoren: Die Skala „liebevolle und bedürfnisorientierte Zuwendung" mit 12 Items entspricht der Dimension emotionale Wärme während die Skala „Grenzen, Regeln und Struktur" mit 8 Items die Dimension Kontrolle vs. Autonomie abgebildet (Taubert, 2012, Wittich et al. 2013).

Die Faktorenstruktur der beiden Skalen ist aus entwicklungspsychologischer Sicht durchaus plausibel, da im Säuglingsalter Themen wie Grenzsetzung oder das Aufstellen von Regeln eine geringere Rolle spielen und erst im Kleinkindalter verstärkt von Bedeutung sind. Die Fragebögen zu Erziehungseinstellungen im Säuglings- und Kleinkindalter dienen als Orientierung zur Erziehungseinstellung der Eltern bei Kindern in den ersten drei Lebensjahren. Sie wurden speziell für das Säuglings- und Kleinkindalter entwickelt und validiert. Die internen Konsistenzen der Skalen lagen im zufriedenstellenden, die Retest-Reliabilitäten im befriedigenden bis guten Bereich, und es zeigten sich erwartungskonforme erste Befunde zur Konstruktvalidität (Taubert 2012). Die Skalen sind praktikabel und ökonomisch einsetzbar. Für klinische Anwender ergeben sich aus der fallbezogenen Auswertung wertvolle Hinweise auf die Erziehungseinstellungen der befragten Eltern in den Bereichen emotionale Wärme (liebevolle bedürfnisorientiertes Zuwendung) und Kontrolle (Grenzen, Regeln, Struktur).

Auswertung: Das Instrument ist ein Forschungsinstrument, d. h. es gibt bisher noch keine Normierung!

Die Anwendung und Interpretation sollte entsprechend mit Sorgfalt und unter Beachtung dieser Tatsache erfolgen. Für die Auswertung der Items im Forced-choice-Format (0 und 1) müssen die Items, die mit einem * gekennzeichnet sind, invertiert werden.

Säuglingsversion: 1, 2*, 3, 4, 5*, 6*, 7, 8*, 9, 10, 11*, 12, 13*, 14*, 15*, 16, 17*, 18*, 19*, 20

Kleinkindversion: 1, 2, 3, 4, 5*, 6*, 7, 8*, 9*, 10, 11*, 12, 13*, 14, 15*, 16, 17, 18, 19, 20, 21, 22, 23*, 24, 25, 26, 27*, 28, 29, 30

Im Fragebogen zu Erziehungseinstellungen im Säuglingsalter können 13 Items dem Faktor liebevolle und bedürfnisorientierte Zuwendung zugeordnet werden, die als Berechnungsgrundlage für einen Summenscore herangezogen werden können: 1, 2*, 3, 5*, 6*, 7, 8*, 9, 12, 13*, 17*, 19*, 20.

Im Fragebogen zu Erziehungseinstellungen im Kleinkindalter können 12 Items dem Faktor liebevolle und bedürfnisorientierte Zuwendung, die als Berechnungsgrundlage für einen Summenscore herangezogen werden können: 3, 5*, 7, 8*, 10, 11*, 18, 19, 22, 25, 26, 28.

Der Skala Grenzen, Regeln und Struktur können die folgenden 8 Items zugeordnet, die als Berechnungsgrundlage für einen Summenscore herangezogen werden können: 1*, 2*, 6, 20*, 21*, 23, 27, 30*.

Es gibt einige Items, die nur von sehr wenigen Personen im Sinne einer sehr strikten Erziehungseinstellung beantwortet werden, z. B.:

- Item 18 in der Säuglingsversion: „Wenn ein Baby nicht gefüttert bzw. gestillt werden will, muss man sich unbedingt durchsetzen." – „Wenn ein Baby nicht gefüttert bzw. gestillt werden will, darf man es auf keinen Fall dazu zwingen."
- Item 28 in der Kleinkindversion: „Es gibt Situationen, in denen ein Klaps auf den Po das einzig angemessene Signal ist." – „In keiner Situation ist ein Klaps auf den Po ein angemessenes Signal."

Diese Items wurden dennoch in den Fragebögen belassen, da sie im Einzelfall wichtige Informationen enthalten und zusammen mit den anderen Items qualitativ als Anknüpfungspunkte für weiterführende Gespräche und Interventionen verwendet werden können.

Achtung: Die Fragebögen zur Erziehungseinstellung enthalten keine expliziten Fragen zu Kindesmisshandlungen, sodass eine mögliche Kindeswohlgefährdung im weiterführenden Gespräch und ggf. durch weitere Diagnostik zusätzlich abgeklärt werden muss. Die Fragebögen zur Erziehungseinstellung können dies nicht ersetzen.

Weiterführende Informationen zur theoretischen Konzeption, klinischen Interpretation und Validierung der Fragebögen zur Erziehungseinstellung finden sich in den Publikationen Wittich et al. 2013 und Taubert 2012.

Literatur

Cierpka M, Hrsg. (2014) Frühe Kindheit 0–3 Jahre: Beratung und Psychotherapie für Eltern mit Säuglingen und Kleinkindern. 2. korr. Aufl., Springer, Berlin Heidelberg

Cox JL, Holden JM, Sagovsky R (1987) Detection of postnatal depression. Development of the 10-item Edinburgh Postnatal Depression Scale. Br J Psychiatry 150: 782-6; veröffentlicht unter http://www.schatten-und-licht.de/joomla/static_content/Dokumente/fragebogenselbsteinschaetzung.pdf

Kindler H (2009) Teil C. Wie könnte ein Risikoinventar für frühe Hilfen aussehen? In: Meysen T, Schönecker L, Kindler H, Hrsg. Rechtliche Rahmenbedingungen und Risikodiagnostik. in der Kooperation von Gesundheits- und Jugendhilfe. Weinheim, München: Juventa

Künster AK, Wucher A, Thurn L, Kindler H, Fischer D, Ziegenhain U (2011) Risikoepidemiologie und Kinderschutzstatistik in der frühen Kindheit – eine Pilotuntersuchung. In: Praxis der Kinderpsychologie und Kinderpsychiatrie. Heft 60 (3): S. 206-223

Künster AK, Wucher A, Thurn L, Kindler H, Fischer D, Ziegenhain U (2011) Wahrnehmungsbogen für den Kinderschutz. Universitätsklinikum Ulm

Martini J, Einbock K, Wintermann G-B, Klotsche J, Junge-Hoffmeister J, Hoyer J (2009) Die Depression-Angst-Stress-Skala für die Peripartalzeit: Ein Screeninginstrument für die Schwangerschaft und das Wochenbett. Klinische Diagnostik und Evaluation, 4(2): 288-309

Martini J (2011) Wenn das Muttersein nicht glücklich macht. Ärztliche Praxis. NeurologiePsychiatrie, 3: 34-37

Taubert L (2012) Korrelate mütterlichen Erziehungsverhaltens: Validierung des Fragebogens zu Erziehungseinstellungen im Säuglings- und Kleinkindalter. Diplomarbeit TU Dresden

Thurn L, Besier T, Ziegenhain U et al. (eingereicht). Risikoepidemiologie und Kinderschutzstatistik in der frühen Kindheit: Eine Pilotuntersuchung mit dem „Wahrnehmungsbogen für den Kinderschutz". Eingereicht am 4.1.2016 bei: Zeitschrift für Kinder- und Jugendpsychiatrie und Psychotherapie

Wittich J, Strobel A, Wittchen HU, Martini J (2013). P.1.k.011 Parenting in early childhood: structural and criterion validity of the Parenting Attitudes towards Infants and Toddlers questionnaire. European Neuropsychopharmacology: The Journal of the European College of Neuropsychopharmacology, 23: S. 305

Serviceteil

Stichwortverzeichnis – 276

Stichwortverzeichnis

A

Ammensprache 181
Angebote, multiprofessionelle 9
Angsterkrankung, postpartale 71
Angststörung eines Elternteils 79
Angststörung, postpartale 182
Anhaltspunkt, gewichtiger 20
Aufmerksamkeitsdefizit- und Hyperaktivitätsstörung (ADHS) 64
Autonomieentwicklung 168

B

Baby-Blues 69
Babylotsen 199
Bedarfslage 121
Behinderung 206
– drohende 207
Belastung
– klinische 135
– psychosoziale 82, 110, 126
Beratungsbedarf 193
Beziehung, konflikthafte der Eltern 79
Beziehungsstörung 73
Beziehungsstrukturen, ungünstige 111
Bindungsbeziehung, Aufbau von 30
Bindungsmuster
– desorganisierte 111
Bindungsmuster, desorganisierte 30
Bonding-Probleme 182
Bundesinitiative Frühe Hilfen 9
Bundeskinderschutzgesetz 9

C

Checking 169

D

Dekompensation der Eltern 174
Depression eines Elternteils 76
Depression, postpartale 69, 180
Durchschlafstörung 59

E

Eheprobleme 80
Einfühlungsvermögen 96

Einschlafen, selbstständiges 167
Einschlafhilfe 169
Einschlafstörung 58
Eltern, psychisch kranke 75
Elterncafé 200
Eltern-Kind-Behandlung, stationäre 174
Eltern-Kind-Beziehung
– Einschätzung der 41
Eltern-Kind-Interaktion
– auffällige 111
– bei psychisch krankem Elternteil 79
Eltern-Säuglings-Psychotherapie 96
Entwicklung, emotionale
– bei psychisch krankem Elternteil 83
Entwicklung, kognitive
– bei psychisch krankem Elternteil 83
Entwicklungsaufgaben
– adaptive 42
– psychoemotionale 42
Entwicklungsscreening 150
Epidemiologie 28
Erkrankung, psychische
– genetische Faktoren 77
– postpartale 65, 180
– Risikofaktoren 77
– Umgang des Kindes 83
– Umweltfaktoren 77
Ernährung im Säuglingsalter 53
Erschöpfung der Eltern 50, 174
Erziehungsberatung 196
Erziehungsverhalten
– inkompetentes 111

F

Faktoren
– kindzentrierte 113
– protektive 87, 113
Familien- und Jugendhilferecht 14
Familienbildung 195
Familienfreizeit und -erholung 197
Familiengerichtsverfahrensgesetz 14
Feinfühligkeit
– Beurteilung 92
– der Eltern 89
– Videointervention 94
Ferbermethode 169
Frühe Hilfen
– Abgrenzung zu Kinderschutz 23

– Anknüpfungspunkte der Pädiatrie 195
– Aufgaben und Ziele 10
– Entwicklung des Angebots 8
– Epidemiologie 28
– Handlungsfelder 194
– Screening 120
– und interdisziplinäre Frühförderung 207
– und Schwangerschaftsberatung 216
– Verknüpfung mit Pädiatrie 4
– Wirksamkeit 32
– Zielsetzung 193
– Zusammenarbeit mit Kinder-/ Jugendhilfe 11
Früherkennung 208
Früherkennungsuntersuchung 127
– Entwicklung 150
– Übersicht über Untersuchungen 157
– und Frühe Hilfen 150
– zukünftige Aufgaben 153
Frühförderstellen 206
Frühförderung, interdisziplinäre
– Definition 204
– Familienorientierung 210
– System 204
– und Früherkennung 208
– und Kinderschutz 205
– Wirksamkeit 209
Fütterkontext, adaptive Entwicklungsaufgaben 53
Füttersituation 172, 175
Fütterstörung, frühkindliche
– ambulante Therapie 170
– bei organischen Krankheiten 56
– Definition 51
– Diagnostik 55
– elterliche Belastung 57
– Eltern-Kind-Beziehung 58
– Klassifikation 52
– posttraumatische 57
– stationäre Therapie 174

G

Gastroösophagealer Reflux (GÖR) 46
Gedeihstörung 51
Gesetz zur Kooperation und Information im Kinderschutz (KKG) 21
Grenzsetzung 167

Stichwortverzeichnis

H

Heultage 69
Hilfebedarf
- psychosozialer 127
- psychosozialer, Einschätzung 136
Hilfesystem 217

I

Infantile Anorexie 53
Integrative Eltern-
    Säuglingsberatung 97
Interactive-repair-Prozess 181
Interdisziplinäre Frühförderung
    (IFF) 204
Intervention, Mutter-Kind-
    zentrierte 184

J

Jugendamt
- Sanktionsmaßnahme 217
Jugendhilferecht 14
Jugendhilfe 192 Siehe Kinder- und
    Jugendhilfe

K

Kinder- und Familienzentren 198
Kinder- und Jugendhilfe
- Aufgaben 192
- Träger 192
- Zusammenarbeit mit dem
    Gesundheitswesen 11
Kinderbetreuungsangebote 198
Kinderschutz 15
- Abgrenzung von Frühen Hilfen 23
- interventiver 23
- präventiver 206
- und Schwangerschaftsberatung 218
Kindertageseinrichtung 193
Kindeswohlgefährdung 17, 205
Kontinuität
- heterotypische 64
- homotypische 64
Kontrollsystem 217
Kuhmilchproteinunverträglichkeit 46

M

Migrationshintergrund 139
Missbrauch 19
Misshandlung 19

Mukoviszidose-Screening 153
Mutter-Kind-Ambulanz 187
Mutter-Kind-Beziehung 180
Mutter-Kind-Beziehungsstörung 73
Mutter-Kind-Interaktion 180
- bei psychisch kranker Mutter 79
Mutter-Kind-Kur 197
Mutter-Kind-Psychotherapie 186
Mutter-Kind-Sprechstunde 187
Mutter-Kind-Therapie 187

N

Nahrungsaufnahme 54
Nahrungsprotokoll 56
Nationales Zentrum Frühe Hilfen
    (NZFH) 8
Netzwerk Frühe Hilfen 200

P

Paarprobleme 79
Pädiatrischer Anhaltsbogen
- Auswertung 133
- Entwicklung 127
- Inhalt 128
- Praktikabilität 143
Parasomnien 59
Parentifizierung 78
Parent-Infant Relationship Global-
    Assessment Scale (PIR-GAS) 41
Partnerschaft der Eltern 111
Persönlichkeitsstörung eines
    Elternteils 78
Postpartalzeitraum 180
Posttraumatische Belastungsstörung,
    postpartale 73
Prävention) 10
Prävention
- primäre 28
- sekundäre 28
Präventionsgesetz 11, 153
Präventionsmaßnahmen
- bei psychisch kranken Eltern 88
Problemverhalten,
    externalisierendes 64
Psychose, postpartale 72
Psychotherapie
- der Mutter 186
- peripartaler Zeitraum 182

R

Regelangebot 9
Regeln, Erlernen sozialer 30

Regulationsstörungen, frühkindliche
- als Risikofaktor 31
- ambulante Therapie 163
- Beratung 162
- Diagnostik 40
- Langzeitfolgen 63
- stationäre Therapie 174
- Therapie 41
Reizverarbeitung, sensorische 45
Resilienz 86
Resilienzfaktoren 87
Ressourcen
- personelle 86
- soziale 86
Risikofaktor
- Koinzidenz 32
Risikofaktoren 28
- biologische 110
- kindbezogene bei psychischen
    Krankheiten 82
- psychosoziale 111
Risikogruppe 29
Rooming-in-Konzept 187

S

Saug- und Schluckkoordination 54
Säuglingsnahrung 53
Schlafbedarf 60
Schlafintervention 169
Schlaforganisation 60
Schlafphasen 60
Schlafstörung, frühkindliche
- ambulante Therapie 166
- Definition 58
- Diagnostik 61
- Differenzialdiagnose 62
- elterliche Belastung 62
- Eltern-Kind-Beziehung 63
- Symptomatik 59
Schlaf-Wach-Regulation 47
Schreibaby 163
Schreibabyambulanz
- Indikationen 162
Schreien, exzessives
- ambulante Intervention 163
- Definition 43
- Differenzialdiagnose 45
- Eltern-Kind-Beziehung 50
- persistierendes 45
- Risikofaktoren 49
- stationäre Therapie 174
- Symptomatik 43
- und Schlaf-Wach-Rhythmus 48
Schütteltrauma 50
Schutzauftrag bei
    Kindeswohlgefährdung 194

Schutzfaktoren 28, 86
– familienzentrierte 113
Schwangerschaft,
    Beratungsangebote 214
Schwangerschaftsberatung
– Arbeitsweise 215
– Aufgaben 214
– und Frühe Hilfen 216
– und Kinderschutz 218
– und pädiatrische Versorgung 219
Schweigepflicht 21
Screening
– Instrumente 120
– klassifikatorische Verfahren 120
– Rolle der Hebammen 122
– Rolle der Pädiater 122
– Vorhersagevalidität 120
– Zielgruppe 121
Selbstberuhigungsfähigkeit 168
Selbstregulationsfähigkeit 44
Selbstwirksamkeit 181
Signale, kindliche 93
Situation, belastende 40
Sozialpädiatrie 4
Sprach-Screening 150
STEEPTM-Programm 93
Stimmungstiefs, postpartale 67
Stoffwechsel-Screening 150
Störung, psychische postpartale 180
Stressoren 110

T

Tagesbetreuung 198
Tagesprotokoll
– exzessives Schreien 164
Tagesrhythmus, regelmäßiger 165
Temperament, schwieriges 45
Trinkschwäche 54

U

Überempfindlichkeit, sensorische 55
Umgebung, psychosoziale 5
Umstände, belastende 31
Umweltfaktoren 110, 126
Unterstützungsangebot 9
Unterstützungsangebote 141
Unterstützungsbedarf 135

V

Verhaltensstörungen
– frühkindliche 40
Vernachlässigung 19

Versorgung/Entwicklung von Kindern,
    Verbesserung der 8
Vertraulichkeit 216
Videoarbeit 98, 173
Video-Interventions-Therapie
    (VIT) 184
Vorsorgeuntersuchung
– und Frühe Hilfen 127
Vorsorgeuntersuchungen 150
Vulnerabilität 86
Vulnerabilität, individuelle 110

W

Wahrnehmung kindlicher Signale 93
Wahrnehmungssensibilisierung 95
Wellcome 200
Wessel-Kriterien 43
Willkommensbesuch 199

Z

Zwangsstörung, postpartale 71

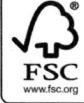

MIX
Papier aus verantwortungsvollen Quellen
Paper from responsible sources
FSC® C105338

If you have any concerns about our products,
you can contact us on
ProductSafety@springernature.com

In case Publisher is established outside the EU,
the EU authorized representative is:
Springer Nature Customer Service Center GmbH
Europaplatz 3, 69115 Heidelberg, Germany

Printed by Libri Plureos GmbH
in Hamburg, Germany